Michael Peintinger

Therapeutische Partnerschaft

Aufklärung zwischen Patientenautonomie und ärztlicher Selbstbestimmung

SpringerWienNewYork

OA Dr. Michael Peintinger
Universität Wien, Wien, Österreich

© 2003 Springer-Verlag/Wien
Printed in Austria

Satz und Datenkonvertierung: Grafik Rödl, A-2486 Pottendorf
Druck und Bindearbeiten: Grasl Druck & Neue Medien, A-2540 Bad Vöslau

Gedruckt auf säurefreiem, chlorfrei gebleichtem Papier – TCF
SPIN: 10830651

Bibliografische Information Der Deutschen Bibliothek
Die Deutsche Bibliothek verzeichnet diese Publikation in der Deutschen Nationalbibliografie; detaillierte bibliografische Daten sind im Internet über <http://dnb.ddb.de> abrufbar.

ISBN 3-211-83792-2 Springer-Verlag Wien New York

Vorwort

In mehr als zwanzig Jahren ärztlicher Tätigkeit habe ich erfahren dürfen, dass die Beziehung zum Patienten, abseits aller medizintechnischen Innovationen, das Zentrum jedes therapeutischen Dienstes darstellt. Das Bemühen um eine kontinuierliche Kommunikation mit dem Kranken und seinem Umfeld, welche zudem über das gerade sachlich Notwendige hinausreicht, war und ist der hauptsächliche Beitrag des Arztes in jedem therapeutischen Prozess. Dieser Beitrag konkretisiert sich vor allem in einem wertorientierten Aufklärungsprozess, der von der ersten Begegnung bis zur Verabschiedung reicht.

Diese Tatsache, sowie die ethischen Aspekte, die neben den kommunikationsspezifischen Aspekten hilfreich sind, habe ich seit mehr als fünf Jahren in medizinethischen Seminaren für Ärzte und Gesundheitsberufe, sowie im Rahmen von Lehraufträgen an der Universität Wien aufzuzeigen versucht.

Die vorliegende Arbeit soll nun einen Beitrag dazu leisten, dass dieser Aufklärungsprozess, als Ausdruck einer therapeutischen Beziehung, die sich an der Autonomie beider Partner orientiert, ins Zentrum des medizinischen Denkens und Handelns rückt. Darüber hinaus möchte ich darlegen, weshalb es mir dringend notwendig erscheint, dass dem Patienten weiters das Recht eingeräumt wird, zur Stärkung seiner Position auch seinen Informanten selbst zu bestimmen.

Dieses Buch wurde vorrangig für Ärzte und Studenten geschrieben. Das Hauptaugenmerk liegt daher auf den praxisrelevanten Aspekten. Theoretische Zusammenhänge und philosophische Grundlagen wurden nur insoweit abgehandelt, als sie für das Verständnis und für die Einsicht in notwendige Änderungen erforderlich sind. Da jede Auswahl zwangsläufig Lücken spürbar werden lässt, wird auf zahlreiche wertvolle Publikationen verwiesen, die es dem interessierten Leser erleichtern sollen, sich in einzelne Fragen weiter zu vertiefen.

Über die spezifischen Berufsgruppen hinausreichend, ist zu wünschen, dass insbesondere das Konzept über die Konversion der Aufklärungshoheit auch von der Allgemeinheit mit Aufmerksamkeit und Wohlwollen aufgenommen wird und zu einer gesellschaftlichen Neuorientierung beitragen kann.

Dieses Buch wäre ohne das große Verständnis meiner Familie nicht möglich gewesen. Ihren Ermutigungen ist es zu verdanken, dass diese Arbeit in Angriff genommen wurde, ihrer Geduld und Toleranz ist es zuzuschreiben, dass eine kontinuierliche Fortführung gewährleistet war, ihrem liebevollen Drängen ist es auch zu verdanken, dass es abgeschlossen wurde. Dafür möchte ich meiner lieben Frau Monika sowie meinen Kindern Barbara, Thomas und Katharina an dieser Stelle von ganzem Herzen danken.

Ebenso danke ich meinem Vater, Hrn. Sektionschef i.R. Dr. Herbert Peintinger, meinem Bruder, Ministerialrat Dipl. Ing. Gerhard Peintinger, und dem Geschäftsführer der Firma Grünenthal, Hrn. Diplomvolkswirt Manfred Fritz. Ihrer aller Großzügigkeit ist es zu verdanken, dass dieses Buch erscheinen konnte.

Herrn Univ. Prof. Dr. Günter Virt danke ich nicht nur für seine Anregungen und Gespräche, sondern insbesondere für seine seit Jahren bestehende herzliche Freundschaft. Seine warmherzige Weise, eine ganz persönliche Gesprächsatmosphäre zu schaffen, die zur Kreativität anregt, zählt zu den besonderen Erfahrungen meines Lebens.

Weiters möchte ich Frau Julia Marschner für ihre Sorgfalt und Umsicht danken, mit der sie meine Arbeit redigierte.

Dem Cheflektor des Verlages Springer, Herrn Raimund Petri-Wieder, sei für seine Ermunterungen und seine Geduld ebenso gedankt, wie für seine sanfte Beharrlichkeit, die dazu beitrug, dass das Buch in angemessener Zeit beendet wurde.

Ich danke den Kollegen, die mir in den vergangenen Jahren durch ihre interdisziplinären Gespräche, durch ihr Verhalten und ihre Vorgehensweisen wertvolle Anregungen für meine medizinethische Arbeit schenkten.

Ich danke den zahlreichen Krankenschwestern und -pflegern, die sich gegen die oft bestehende kommunikative Not ihrer Patienten auflehnten und dadurch wesentliche Impulse zur Entwicklung des hier vorgestellten Konversions-Konzeptes gaben.

Ich danke schließlich all jenen, die zukünftig einige hier vorgestellte Gedanken zum Anlass nehmen, um weiter kreativ daran zu arbeiten, dass der Patient wieder vermehrt die Heilsamkeit der nach wie vor faszinierenden medizinischen Wissenschaft erfahren kann.

Dr. Michael Peintinger

Inhaltsverzeichnis

Inhaltsverzeichnis

Inhaltsverzeichnis

Einführung

„Der ethische Grundauftrag der heutigen Medizin
liegt eindeutig in dem Wert,
den sie der Sprache beimisst oder verweigert"

J. F. Malherbe

Ethische Diskussionen sind „in Mode gekommen". Ihre „Beliebtheit" im medizinischen Bereich ist dabei unter anderem auf zwei wesentliche Umstände zurückzuführen. Erstens, auf das zunehmende Unbehagen über kritikwürdige Zustände und Vorgehensweisen, und zweitens auf die technischen und pharmakologischen Innovationen, die Möglichkeiten für sinnvolle Therapien eröffneten, die bis vor wenigen Jahren noch als unmöglich galten.

Da der immense technische Aufschwung von den Medien vielfach aufgegriffen wurde und daher auch öffentliche ethische Stellungnahmen nach sich zog, trug dies oft zur Auffassung bei, dass erst diese Ausweitung der Möglichkeiten eine ethische Befassung erforderlich gemacht habe. Dagegen ist jedoch festzuhalten, dass der überwiegende Teil medizinethisch relevanter Problematiken vielmehr dort zu finden ist, wo Mediziner[1] und Gesundheitsberufe tagtäglich rund um die Uhr auf durchaus unspektakuläre Weise ihrer Aufgabe nachzukommen versuchen.[2]

Dieser Bereich kann zweifellos auch viele technische und medizinische „Erfolge" aufweisen. Zugleich lässt sich jedoch feststellen,

---

[1] Die Verwendung der gebräuchlichen maskulinen Termini bezieht sich selbstverständlich sinngemäß auf Personen beiderlei Geschlechts und stellt nur eine Konzession an die Lesbarkeit des Textes dar! Ebenso wird durchgängig der gebräuchlichere Begriff „Arzt-Patient-Beziehung" verwendet, der keineswegs auf ein unterschiedliches Gewicht zwischen beiden Partnern Bezug nimmt!

[2] Dies erinnert etwa ein wenig an österreichische Diskussionen, die in den vergangenen Jahren rund um die Errichtung von Hospizen und Palliativstationen geführt werden: So unbestritten die Vorteile und Verdienste sind, so klar muss doch darauf verwiesen werden, dass beispielsweise der überwiegende Teil des Sterbens gänzlich verstreut in allen Institutionen und unter vielfältigen Bedingungen stattfindet, sodass sich die eigentlich zentrale ethische Frage mit der Verbesserung bestehender Gegebenheiten auseinandersetzen sollte. Die „Europäische Konvention zum Schutz der Menschenrechte und der Würde der Todkranken und Sterbenden", Empfehlung 1418 des Europarates, versuchte sich immerhin, dieser Frage anzunehmen! Indem aber gewisse – auch bauliche – exklusive Sterbebereiche errichtet werden, ohne dass zugleich ebenso intensiv nach Verbesserungen für alle damit konfrontierten Stationen und Abteilungen gesucht wird, besteht die Gefahr, dass bis auf weiteres ein Sterben „Erster und Zweiter Klasse" dekretiert und akzeptiert wird. Es bleibt nur zu hoffen, dass das Unbehagen über Zustände, die von jenen auf den Hospizstationen deutlich abweichen, erneut zu ethischen Diskussionen führen, die sich dann der eigentlichen Kernproblematik nähern.

dass diese alltägliche Arbeit selten im Bewusstsein erfolgt, dass allen Entscheidungen auch ethische Fragestellungen innewohnen.

Dieses Unwissen ist den Ärzten zunächst nur bedingt anzulasten, da ihnen im Rahmen des Studiums zumeist noch keine medizinethische Ausbildung geboten wurde. Postgraduelle Seminarangebote werden oft mit dem bedauernden Hinweis auf einen Zeitmangel nur bedingt genützt.

Andererseits sind es jedoch gerade diese Ärzte, die zugleich maßgeblich an der Ausbildung der Jungpromoventen mitwirken. Deren Ausbildungszeit stellt einen wesentlichen Abschnitt der Sozialisation[3] dar, die den Mediziner zusammen mit der Sammlung der naturwissenschaftlichen Erfahrungen erst zum „Arzt" heranbildet. Fehlt den sie begleitenden Ärzten dieses ethische Wissen, wird daher auch das Unbehagen[4] der jungen Kollegen zumeist nicht mit Bezug zu ethischen Begründungen, sondern durch Hinweise auf Ortsüblichkeiten, traditionelle Handlungsmuster oder Sachzwänge der Binnenstruktur beantwortet. Es wäre jedoch dringend notwendig, dass es für die jungen Kollegen im Laufe dieser Jahre auch zur Gewohnheit wird, mitunter den ethischen Gehalt der alltäglichen Situationen zu hinterfragen, Antworten darauf zu suchen, und bei Bedarf kreative Lösungsmöglichkeiten für bestehende Probleme zu entwickeln.

Wenn jedoch ein Betrieb, zumindest auf den ersten Blick, in den Grundzügen zu funktionieren scheint, stellt sich mitunter dir Frage, ob tatsächlich schon ein wenig „Unbehagen" ausreiche, um Gewohnheiten verändern zu müssen. Begleitet wird diese Frage zumeist von der Befürchtung, dass die Identifizierung einer ethischen Frage im Alltag bloß zusätzliche Probleme nach sich ziehen werde.[5] Wenn daraus folgt, dass noch weitere Kraft und Zeit für zusätzliche Lösungsversuche mit ungewissem Erfolg erübrigt werden sollte, bedarf dies schon einer besonderen Motivation, soll die gewonnene Erkenntnis nicht zur resignierenden Rückkehr in alte Gewohnheiten münden. Es wird daher notwendig sein, mit allen Möglichkeiten dazu beizutragen, dass ethische Reflexionen im „medizinischen Alltagsgeschäft"[6] zu einer unspektakulären Selbstverständlichkeit werden.

Viele der im Alltag feststellbaren problematischen Sachverhalte basieren jedoch nicht nur auf einem „Unwissen" der ethischen Grundfragen, sondern auch darauf, dass die eigene Haltung zu wenig reflek-

---

[3] Vgl. Lalouschek, J., „Nur ganz normale Sachen" – Aufgaben und Probleme der medizinischen Gesprächsausbildung, in: Redder, A., Wiese, I., Medizinische Kommunikation, 200f, vgl ebenso Parsons, T., Die akademischen Berufe.

[4] „Ethische Reflexionen beginnen meistens mit einer Irritation", Amelung, E., Ethisches Denken in der Medizin, 10.

[5] So beispielsweise angeführt in der Studie, Grossmann, W. et al., Ethik im Krankenhausalltag, 88f.

[6] Es „lässt sich eine feste Verankerung bio-ethischer Reflexion innerhalb des medizinischen Alltagsgeschäftes kaum finden": Holzem, Ch., Patientenautonomie, 329.

tiert wird. Das eigene Menschenbild, die individuelle Wertehierarchie, das Verständnis von Krankheit, oder die Sicht vom Patienten stellen nur einige jener Aspekte dar, die zur persönlichen Haltung beitragen, welche für den Aufbau einer therapeutischen Beziehung zwischen zwei autonomen Personen – Arzt und Patient – notwendig ist.

Die bislang entwickelten Konzepte zur Verbesserung der kommunikativen Beziehung zielten zumeist auf Nachjustierungen innerhalb der bestehenden Strukturen ab.[7] Die Tatsache, dass dies seit zwei Jahrzehnten zu keinen nachhaltigen Fortschritten führte, erlaubt die Schlussfolgerung, dass es dazu ganz grundsätzlicher Veränderungen bedarf. Deshalb gilt es, die Fundamente der bestehenden Arzt-Patient-Beziehung auszuloten, die sich besonders im kommunikativen Bereich des Aufklärungsprozesses verdeutlichen. Dazu zählt besonders die Frage nach der derzeitigen Selbstbestimmung des Patienten und der Autonomie des therapeutischen Partners, einschließlich den Möglichkeiten, zu einer Förderung beizutragen. Damit eng verbunden sind die Fragen nach dem Umgang mit Patientenwünschen, oder die Auswirkungen eines defensivmedizinischen Verhaltens. Die Rollen und Positionen der Partner müssen vorab erkannt und geklärt, die Gestaltung der Beziehung überprüft und deren Asymmetrie nach Möglichkeit gemildert werden, um die Kommunikationsgemeinschaft zur Basis einer erfolgreichen Aufklärung werden zu lassen. Ein dadurch abgesicherter, zeitlich erweiterter und durch seine explizite Wertorientierung mehrdimensional gewordener Aufklärungsprozess, dessen Ziel in der Förderung der Autonomie des Patienten besteht, kann so zu einem neuen Zentrum jedes therapeutischen Geschehens werden, wodurch die Medizin des 21. Jahrhunderts, abseits ihres enormen technischen und pharmakologischen Fortschritts, wieder das Attribut „heilsam" verdient.

Das Wissen um diese Fundamente, von denen der Aufklärungsprozess getragen wird, mag so für Denkansätze und Lösungsmöglichkeiten hilfreich sein, die problemlos schon jetzt unmittelbar in den Alltag einfließen können. Darüber hinaus sollte dieses Wissen aber auch imstande sein, jene Grundhaltung zu erschüttern, die sich durch die Therapieerfolge in ihrem Handeln so bestätigt fühlt,[8] dass sie auf über

---

[7] Es zeigt sich, dass die gleichen Defizite, wenn auch graduell unterschiedlich, ebenso in Großkrankenhäusern, wie in überschaubaren Behandlungseinrichtungen vorgefunden werden. Dass in den Aufklärungsprozessen und Entscheidungsvorgängen in den Ordinationen, in denen sich zumeist eine bessere Kommunikationsbeziehung entwickelt, ebenso ethisch problematische Aspekte gefunden werden können, bestätigt, dass es sich nicht nur um örtlich bedingte, sondern um grundsätzliche strukturelle Probleme handelt.

[8] Dem klassischen Argument „Wer heilt, hat recht" kann man auch heute noch oft begegnen. Es wird selbst in jenen Fällen verwendet, in denen evidente ethisch problematische Verhaltensweisen angesprochen werden!

naturwissenschaftliche Fakten hinausreichende Begründungen verzichten zu können glaubt.[9]

Im Anschluss an die Darstellung bestehender Problematiken, sowie von Veränderungs- und Verbesserungsmöglichkeiten sollen weiters Überlegungen vorgestellt werden, die einen neuen, Erfolg versprechenden Weg zur Stärkung der Position des Patienten im medizinischen Aufklärungsprozess aufzeigen können und einen Ausblick auf die Entwicklung einer neuen Form des Aufklärungsprozesses gewähren, der insbesondere die Gesundheitsberufe verstärkt einbindet.

Diese Arbeit wurde im Bestreben verfasst, vorrangig all jenen eine Orientierung zu ermöglichen, die bereits ärztlich tätig und mit den alltäglichen Problemen von Kommunikation und Aufklärung konfrontiert sind. Darüber hinaus soll sie den Studierenden die Möglichkeit bieten, von Beginn ihrer medizinischen Laufbahn an ein ethisches „Grundinstrumentarium" zu erwerben. Beiden Gruppen – Ärzten, wie Studierenden – sollte es dadurch ermöglicht werden, ethisch begründbare Intentionen für den Beziehungsaufbau, für die Kommunikation und die Gestaltung eines heilsamen Aufklärungsprozesses zu finden. Die Schlussfolgerungen, die sich daraus ableiten lassen, sollten nicht zuletzt auch dazu beitragen, dass neue Formen der Kommunikation innerhalb eines therapeutischen Teams entwickelt werden, die wiederum dem dann emanzipierten und integrierten Patienten zugute kommen.[10]

Da die Überlegungen mehr die Intentionen als das konkrete Tun beeinflussen sollen, wären Handlungsanweisungen, oder gar Rezepte für „richtiges" Vorgehen verfehlt, da sie mehr auf das punktuelle Ergebnis abzielen, als auf die ihnen notwendigerweise vorausgehende Haltung. Diese bedarf, gemäß den Grundsätzen der medizinethischen Theorien, einer freien Entscheidung des Einzelnen, dass gegebenenfalls auch ein bislang gewohntes Vorgehen im Interesse des Patientenwohles verändert werden kann.

Mit der Verwirklichung dieses mehrdimensionalen Aufklärungsprozesses wird die bedrückende Feststellung von Katz, wonach zwischen Arzt und Patient seit 2500 Jahren kein offenes Gespräch stattgefunden habe,[11] endgültig ihre Berechtigung verloren haben. An ihrer Stelle sollte vielmehr die Erkenntnis treten, dass die Kommunikation zwischen beiden therapeutischen Partnern so offen, so ehrlich und in so vielfältigen und unterschiedlichen Bereichen erfolgt, dass ohne Übertreibung von einer *gemeinsamen Wahrheit* gesprochen werden kann.

---

[9] „Wir Mediziner haben allen Anlass, unser Verhalten und dessen Rechtfertigung kritisch und neu zu überdenken." Zitat Buchanan, in: Huseboe, S., Palliativmedizin, 56.

[10] „Die Qualität der Leistungen wird als Wohl des Patienten definiert.": Grossmann, W. et al., Ethik im Krankenhausalltag, 247.

[11] Katz, J., „The silent world of doctor and patient", 16, zit. in: Avenarius, H.J., Erklärung, 124.

Kapitel 1

Die Autonomie des Patienten als Ausgangspunkt und Ziel des Aufklärungsprozesses

*„Die Medizin ist die Kunst,
die Wissenschaft und die biomedizinische Technik
an der Entfaltung der Autonomie
der Mitmenschen zu beteiligen."*

J. F. Malherbe

Grundlegende Aspekte

Die Entwicklung der Medizin im 2. Teil des 20. Jahrhunderts steht unter zwei besonderen dynamischen Aspekten: Einerseits dem enormen wissenschaftlichen Fortschritt und andererseits der immer lauter werdenden Forderung nach Beachtung der Selbstbestimmung des kranken Menschen.

Bedingt durch den wissenschaftlichen Fortschritt, der sich anfänglich der ungeteilten Sympathie von Medizinern und Patienten erfreute, rückten die ersten Ansätze, dem Prinzip der Selbstbestimmung einen bedeutsameren Stellenwert in der Beziehung zwischen Arzt und Patient einzuräumen, zunächst in den Hintergrund.[1] Als im Zuge der weiteren Entwicklung jedoch in einzelnen Bereichen das Defizit an Respektierung des Patientenwillens ungeachtet aller technologischen Erfolge deutlicher spürbar wurde, nahm auch die Artikulation des immer deutlicher werdenden Unbehagens über die faktisch nur bedingt respektierte Autonomie zu.

Ehe auf den Begriff „Autonomie" im medizinischen Kontext Bezug genommen wird, und die Konsequenzen, die sich aus der Ernstnahme der Autonomie im medizinischen Alltag ergeben, besprochen werden, sollen einige grundsätzliche philosophische Überlegungen zu Definition, Begründung und Geschichte des Prinzips der Selbstbestimmung angestellt werden. Da diese Thematik per se schon den Rahmen des Buches sprengen würde,[2] wird hier nur insoweit Bezug darauf genommen, als es für das Verständnis wesentlich erscheint.

Der aus dem Griechischen stammende Begriff „Autonomie"[3] erhielt durch Immanuel Kant seine bis heute prägende Bedeutung. Der die geisteswissenschaftliche Kultur maßgeblich beeinflussende Philosoph war überzeugt, dass der Mensch mithilfe der praktischen Vernunft zur Selbstbestimmung fähig sei. Diese zeige sich darin, dass er

---

[1] Zum ersten Mal wurde 1957 in einem Gerichtsurteil in den USA der Begriff „informed consent" verwendet. Noch 1961 waren mehr als 50% der Ärzte in den USA der Ansicht, Aufklärung sei nicht notwendig. Vgl. dazu Volkenandt et al., Überlegungen zur ärztlichen Aufklärung von Patienten mit unaufhaltsam progredienten Erkrankungen.

[2] Vgl. insb. Holzem, Ch., Patientenautonomie.

[3] Der Begriff wird aus „nomos" = „Gesetz" und „auto" = „selbst" zusammengesetzt und lässt sich mit Selbstgesetzgebung, Selbstbestimmung übersetzen.

sich aus freiem Willen dem im kategorischen Imperativ formulierten Sittengesetz unterwerfe und bereit sei, der Pflicht („das Gesollte") den Vorrang vor dem Begehren einzuräumen. Freiheit,[4] die zur Ausübung der Selbstbestimmung erforderlich ist, beruhte für Kant darin, dass er die seiner Natur innewohnenden Bedingungen und Bedürfnisse wohl akzeptiert, sich jedoch nicht von ihnen leiten lässt, sondern vielmehr in Beziehung zum Anspruch setzt, inwieweit prinzipiell eine Bedürfnisbefriedigung nach ethischen Kriterien allgemein verbindlich geregelt[5] werden kann.

Kant hat als einprägsames Beispiel das Bild des Forschers gebracht, der nicht von der Natur bestimmt ist, sondern sie nötigt, auf die von ihm an sie gerichteten Fragen zu antworten.[6]

Diesen Autonomiebegriff nehmen die pflichtorientierten Theorien zum Ausgangspunkt, während teleologisch ausgerichtete Ethikkonzepte wie beispielsweise der Utilitarismus in dem Begriff bloß die Erkenntnis- und Entscheidungsfähigkeit des Menschen verorten, um Handlungen hinsichtlich des größtmöglichen Nutzens für möglichst viele Menschen zu bewirken.

Schon aus den Überlegungen Kants ist ersichtlich, dass sich daher die Selbstbestimmung des Menschen nicht in einer bloßen Wunscherfüllung bestätigen kann, wie dies in manchen Auffassungen, besonderes im angloamerikanischen Raum, vertreten wird.[7]

1.1 Das gegenwärtige Verständnis von Autonomie

Ein Blick in Publikationen und Medien beweist, dass der Begriff Autonomie einerseits eine Hochkonjunktur erlebt, andererseits hinsichtlich seines Begriffsinhaltes eine eindeutige Zuordnung vermissen lässt.

Hochkonjunktur zum einen, da auch im kontinentaleuropäischen Raum die Begriffe „Selbstbestimmung" und „Freiheit" geradezu omnipräsent sind, in deren Namen nicht nur Forderungen aufgestellt werden, sondern die auch eine von den Begriffsinhalten losgelöste appellative Zielfunktion darstellen.

Hochkonjunktur ferner, da sich der Mensch mit der Abnahme der Überzeugungskraft oder Plausibilität heteronomer Begründungszusammenhänge und dem Schwinden der Transzendenzverwiesen-

---

[4] „Der Begriff der Freiheit ist der Schlüssel zur Erklärung der Autonomie des Willens": Kant, I., Grundlegung zur Metaphysik der Sitten A 446. Zur Frage der Relativierung der Freiheit, insb. im Sinne ihrer „Determinierung durch das Unterbewusste", vgl u.a.: Pharmig, Der mündige Patient, 88.

[5] Lexikon der Bioethik, Band 1, Abschnitt Autonomie.

[6] Vgl. Gründel, J., Normen im Wandel, 49.

[7] Vgl. Peintinger, M., Voraussetzungen und Grenzen des „informed consent", 201.

heit[8] leicht als Maß aller Dinge empfindet und die daraus resultierende Position mitunter geradezu „zelebriert".

Ein massiver und grundsätzlicher Einwand gegen diese Haltung wird von einigen Moraltheologen erhoben. Angesichts einer nur relativen Bedeutung für die Thematik dieses Buches soll hier nur in gebotener Kürze darauf verwiesen werden.[9]

Der Einwand geht davon aus, dass Autonomie ohne grundlegende religiöse Verankerung des Menschen gefährdet ist, sich als Willkürverhalten zu verselbstständigen. Eine Relativierung der sozialen Eingebundenheit sowie eine wachsende Unfähigkeit zu Sozialverhalten wären damit zu erwarten.[10] Ebenso erscheint es für manche Autoren dieser sehr prononcierten Ansicht geradezu unmöglich, dass „dieser autonome Mensch in dieser Autonomie seine Würde finden oder begründen"[11] könnte.

Hochkonjunktur erlebt der Begriff von der „selbstbestimmten Freiheit" drittens, weil eine evidente, stetige Umwandlung der pflichtorientierten Nachkriegsgesellschaft in eine konsumorientierte Erlebnisgesellschaft[12] bereit und willens ist, von den Traditionen Kants abzurücken und die schleichende Wandlung des Autonomiebegriffes in Richtung einer als anstrebenswert angesehenen Wunscherfüllung zu vollziehen. Indem überdies der Begriff „Pflicht" nach gesellschaftlichem Verständnis zunehmend mit negativen Konnotationen[13] versehen wird, steht einer weiteren Annäherung an die begehrenswerte Gleichung, wonach Freiheit sich in Wunscherfüllung manifestiert, zusehends weniger Hindernisse im Wege.

Hochkonjunktur des Begriffes aber schließlich auch, weil der „größte gemeinsame Nenner in diesem modernen Autonomieanspruch ... die Ablehnung jeder Art von Fremdbestimmung oder Heteronomie"[14] ist und damit tatsächlich sehr unterschiedliche Positionen aus unterschiedlichsten Motiven heraus zu vereinen mag. Nicht zuletzt kraft großer Anhängerschaft vermag diese „Interessensvereinigung" auch gesellschaftspolitische Akzente zu setzen![15]

---

[8] Vgl. Holzem, Ch., Patientenautonomie, 76.

[9] Vgl. dazu näher: Gründel, J., Normen im Wandel.

[10] Gründel, J., Normen im Wandel, 51.

[11] Vgl. Schmitz-Moormann, K., Menschenwürde, 44.

[12] Vgl. Schulz, G., Die Erlebnisgesellschaft.

[13] Dabei lassen sich unterschiedliche Konnotationen finden: Die „Pflicht" als Synonym für oktroyierte Fremdbestimmtheit durch Sachzwänge; die „Pflicht" als Hemmschuh für spontane Kreativität oder als Ursache für die Einschränkung der Phantasie; „Pflicht" als bloße Normenerfüllung ohne persönliches Engagement („Dienst nach Vorschrift"); schließlich auch „Pflicht" als zumeist bloß vermeintliche Entlastung von persönlicher Schuld und Verantwortung („... man habe nur seine Pflicht getan").

[14] Böckle, F., Fundamentalmoral, 50.

[15] Vgl. Schaefer, H., Medizinische Ethik, 165.

1.2 Unterschiedliche Begriffsinhalte

Da die Vorstellung von Autonomie sowie die Bewertung des Vorhandenseins oder Fehlens einer Autonomiekompetenz nicht nur vom philosophischen und/oder theologischen Umfeld und ihren Begründungszusammenhängen abhängig sind, sondern darüber hinaus ihre Begriffsinhalte auch aus dem jeweiligen sozio-kulturellen Umfeld beziehen,[16] mag es kaum verwundern, wenn das Recht auf Selbstbestimmtheit vorwiegend in demokratischen Ländern zur Bedeutung gelangt, während ihr Stellenwert in Ländern, in denen kollektive, seien es religiös oder politisch begründete Normen gegenüber dem Wert individueller Freiheiten den Vorrang haben, gering ist.

Dieser Gesichtspunkt darf natürlich bei ethischen Reflexionen im Bereich der Medizin nicht außer Acht gelassen werden, insbesondere dann, wenn zu einzelnen Thematiken interkulturelle Vergleiche gezogen werden.[17]

Unterschiedliche Begriffsinhalte von „Autonomie" sind weiters zu erwarten, wenn nicht nur verschiedene philosophische Theorien ihre konzeptuelle Sicht vom theoretischen Begriff der Autonomie entfalten, sondern wenn sich darüber hinaus auch andere Wissenschaften des Phänomens der Autonomie annehmen.

Hier seien beispielsweise die je unterschiedlichen Zugänge von Soziologie und Entwicklungspsychologie genannt.

In der Entwicklungspsychologie wird Autonomie als eine „Moral der Zusammenarbeit"[18] angesehen, die erst dann in Erscheinung tritt, wenn eine moralische Kompetenz erlangt wurde. Diese scheint dann vorhanden zu sein, wenn die „gegenseitige Achtung stark genug ist, im Individuum das innerliche Bedürfnis hervorzurufen, den anderen so zu behandeln, wie es selbst behandelt sein möchte."[19]

Die Soziologie hingegen versteht Autonomie etwa als eine Form kreativer Selbstbestimmung, die es beispielsweise erst ermöglicht, jene gesellschaftlichen Strukturen zu unterlaufen, die als repressiv empfunden werden.[20]

Eine weitere Form der Verwendung von „Autonomie" findet sich im Bereich der Politikwissenschaften. Hier wird der Begriff als Zu-

---

[16] Vgl. Holzem, Ch., Patientenautonomie, 76.

[17] Die Aufklärungsproblematik im deutschsprachigen Raum wird auch durch die großen Migrationsbewegungen beeinflusst. Vgl. dazu etwa die Arbeiten von Binder-Fritz, Hackenbroch-Hicke, Wiedersheim!

[18] Piaget, 1981, zit. in Lexikon der Bioethik, Bd. 1, Abschnitt Autonomie 22.

[19] Ebd.

[20] Vgl. Lexikon der Bioethik, Bd. 1, Abschnitt Autonomie, zit. von Macuse, 1969, 129: „Sozialistische Solidarität ist Autonomie; Selbstbestimmung beginnt zu Hause – und das gilt für jedes Ich und das Wir, welches das Ich sich wählt."

standsbestimmung aufgefasst, damit eine Relation zum Gesamtsystem beschrieben werden kann.

Diese Verwendung des Begriffs findet sich etwa in der so genannten Funktionalismusdiskussion. Zur Illustration seien zwei konträre Auffassungen dargestellt. So vertritt Gouldner die Ansicht, dass sich mit dem Begriff einer funktionalen Autonomie die „relative Unabhängigkeit eines Systemteils vom Gesamtsystem"[21] erfassen lasse.

Dem steht etwa die Auffassung von funktionaler Autonomie entgegen, die Nikolaus Luhmann entwirft.[22]

Er sieht die Charakteristik des autonomen Zustandes nicht in der relativen Unabhängigkeit gegeben, die auch zumindest eine theoretische Möglichkeit bietet, selbst bei einer Trennung vom Gesamtsystem bestehen zu bleiben. Vielmehr sieht er in autonomen Teilsystemen die Chance, sich unter einem von allen Subsystemen akzeptierten gemeinsamen Dach des Gesamtsystems weiter in Binnenstrukturen auszudifferenzieren und eigene Programme zu entwerfen. Diese je eigenen Strukturen werden vom Gesamtsystem akzeptiert und damit auch von diesem in seinem Binnenraum abgesichert. So verstandene Autonomie steht gerade nicht als Gegenentwurf zu einer sozialen Gemeinsamkeit, und kann daher nie als bloße Negation des Gesamtsystems missverstanden werden.

Beide Auffassungen bieten durchaus Assoziationen zum medizinischen Kontext. Während sich im Luhmann'schen Konzept zahlreiche Impulse für eine sinnvolle Weiterentwicklung der Autonomie von einzelnen Gesundheitsberufen innerhalb des Gesamtsystems „Krankenhaus" finden lassen, bietet Gouldners Ansatz einige bemerkenswerte Aspekte, die auf eine Stärkung der Position des Patienten ungeachtet der strukturellen Übermacht[23] von Krankenanstalten hinzielen.

Ehe nun einige sich später für die Medizin als relevant erweisende Implikationen für autonome Entscheidungen betrachtet werden, soll hier zunächst eine für die Medizin bereits praktikabel erscheinende Definition gebracht werden, die sich weniger auf die Problematik der „autonomen Persönlichkeit", als mehr auf die Charakterisierung einer einzelnen von dieser Person getroffenen Entscheidung bezieht: Eine Entscheidung darf als autonom bezeichnet werden, wenn „diese aus den eigenen Wertvorstellungen oder dem Glauben einer Person erwächst und auf adäquater Information und Verstehen basiert, frei von äußerer und innerer Nötigung."[24]

Hier wird zunächst die Möglichkeit angesprochen, Handlungen aus eigener, freier Entscheidung setzen zu können. Das impliziert

---

[21] Vgl. Holzem, Ch., Patientenautonomie, 336.2A.
[22] Vgl. Luhmann, N., Zweckbegriff und Systemrationalität 1968, 70.
[23] „Einschüchterungsmacht" des Krankenhauses: Heubel, F., „Haben Patienten das Recht, verstanden zu werden?"
[24] Richter, G., Autonomie und Paternalismus, 30.

selbstverständlich zunächst, dass überhaupt die faktische Möglichkeit zum Handeln gegeben ist. Ferner, dass zumindest zwei Optionen für eine Vorgehensweise vorliegen, und sei dies auch nur in der einfachsten Form zwischen „Handeln" und „Nichthandeln".[25] Diese Handlungsentscheidung setzt die Fähigkeit voraus, die Situation, den Handlungsspielraum und die Optionen rational zu erfassen.

In diesen Vorgegebenheiten sieht Childress die Begründung gegeben, dass Autonomie nicht als „Alles-oder-Nichts"-Prinzip verstanden werden kann, sondern je nach den Umständen und zeitlichen Gegebenheiten in unterschiedlicher Intensität zum Tragen kommt.[26]

Nimmt man die Definition ernst, ergibt sich im Umkehrschluss, dass die Respektierung der Autonomie einer Person zunächst schon in der Anerkennung besteht, dass eine überwiegende Zahl von Entscheidungen nur ihr zustehen, und daher niemand befugt ist, diese einer Kontrolle zu unterwerfen.[27]

Die Anerkennung dieses Rechts der Person ist weder mit bestimmten Eigenschaften noch Zuständen verknüpft. Die Berechtigung, autonome Entscheidungen zu treffen, besteht ferner unabhängig von einer externen Wertung, welche Eigenschaften die Person aufzuweisen hätte, um als autonom betrachtet zu werden.

So gesehen stellt die Aussage, wonach eine Person autonom sei, gerade keine Bewertung dar, die bestätige, dass man sie für reif oder kompetent für einen Entscheidungsakt hielte, sondern dass sie, unabhängig von Umständen, zunächst grundsätzlich *berechtigt* sei, Entscheidungen zu treffen.[28]

Diese grundsätzliche Entscheidungsberechtigung ist jedoch wiederum im Lichte der sittlichen Vorgaben Kants zu sehen: Unter Berücksichtigung des kategorischen Imperativs und verbunden mit der in Freiheit akzeptierten Selbstbeschränkung, fallen die Grenzen der eigenen Freiheit mit den Autonomiegrenzen des je anderen zusammen. Persönliche Entscheidungen werden somit tatsächlich zu einem „moralischen Handeln", indem sie verantwortungsvoll zugleich auch die Freiheit und Verantwortung anderer Menschen mitberücksichtigen.

---

[25] Auch bei der Diskussion um „Tun" und „Unterlassen", insb. zum Thema Sterbehilfe, werden unterschiedliche Gewichtungen vorgenommen. „Unterlassen" ist immer auch mit dem Aspekt des „Weniger-Handelns", und „Laufenlassens" assoziiert.

[26] Childress bezeichnet dies mit dem Begriff „intermittent competence": Childress, J., The Place of Autonomy in Bioethics, 12.

[27] Vgl. Hill, Th.E. Jr.; Gewicht und Bedeutung der Autonomie, 271–283; vgl. Holzem, Ch., Patientenautonomie, 359.

[28] „Zu sagen, eine Person sei autonom, bedeutet in diesem Zusammenhang nicht, die Person zu beschreiben (z.B. als reif, reflektiert oder unabhängig); es bedeutet vielmehr, dieser Person das Recht zuzugestehen, gewisse Dinge selbst zu kontrollieren.": Hill, T.E., Gewicht, 277.

Da moralisches Handeln und selbstbestimmte Entscheidungen in Freiheit und Verantwortung zu Grundgegebenheiten des menschlichen Lebens zu zählen sind, ist Birnbacher daher zuzustimmen, wenn er die Autonomie schlechthin als Ausdruck des Menschseins versteht.[29]

Allerdings steht die von Kant im Kategorischen Imperativ geforderte Möglichkeit der Verallgemeinerung einer Handlungsentscheidung in einem Spannungsfeld zum spezifisch medizinischen Kontext. Dabei geht es weniger um den typischen Fall, dass die Bitte um eine aktive Lebensbeendigung mit dieser Begründung zurückgewiesen wird. Vielmehr lässt sich fragen, inwieweit nicht die – wenn auch schleppende – Wiederentdeckung eines zutiefst subjektiv verstandenen Krankheitserlebens, in dessen Gefolge die individuelle Leidenserfahrung und ihre Reflexion an der eigenen Wertungshierarchie stehen, diese Verallgemeinerungsfähigkeit im Alltag zu einer bloß theoretischen Größe verkommen lässt. Andererseits steht zu befürchten, dass in Zeiten zunehmender ökonomischer Einschränkungen der Appell an den Kranken, seine individuellen Therapiewünsche im Hinblick auf eine sittlich geforderte Verallgemeinerung zu formulieren, mitunter eine ungebührlich hohe moralische Belastung darstellen können.

Eine weitere Deutung, die in der Autonomie das angestrebte Ziel einer persönlichen Entwicklung sieht,[30] verweist bereits konkret auf den pädagogischen Aspekt eines umfassenden und mehrdimensionalen Aufklärungskonzeptes und wird in ebendiesem Zusammenhang abgehandelt werden.

3 Das Autonomiekonzept nach Malherbe als Grundlage einer neuen Orientierung

Schließlich soll noch in besonderer Weise auf das Autonomiekonzept des belgischen Philosophen und Medizinethikers J.-F. Malherbe hingewiesen werden. Da sich sein Konzept einer „Medizinische Ethik" als besonders geeignet erweist, einen konkreten und praktikablen Beitrag zur Förderung der Autonomie des Patienten zu leisten, wird es in der Folge detaillierter vorgestellt.[31]

Malherbes Annäherung an den Autonomiebegriff beginnt mit jener Frage, die er zugleich als eigentliche Grundfrage des Menschen

---

[29] „Mit seiner Autonomie steht oder fällt jedoch sein eigentliches Menschsein": Birnbacher, D., Das Recht auf einen selbstbestimmten Tod, 88.
[30] „Autonomie als Telos der je persönlichen Entwicklung": Holzem, Ch., Patientenautonomie, 360.
[31] Malherbe, J.F., Medizinische Ethik, Abschnitt Autonomie, 36–43.

in der heutigen Zeit bezeichnet: „Welcher Mensch will der Mensch werden?"[32]

Sein Konzept geht damit von der Existenz des Menschen aus. Er entwirft darin eine Begriffsmatrix, in der sich die Autonomie in drei Dimensionen und vier Ursachen für menschliche Handlungen entfaltet. Das Ziel seiner Überlegungen besteht darin, dass der Mensch zunehmend autonomer wird, was für Malherbe gleichbedeutend heißt, dass „aus den Menschen menschlichere Wesen"[33] würden.

Dies gelinge seines Erachtens nur dem, der den Schlüssel zum wahren Dialog findet.[34] Dieser „wahre Dialog" steht im Zeichen der bewussten Bestätigung der Gleichwertigkeit des Partners bei ebenso gleichzeitiger Akzeptanz seiner völligen Andersartigkeit. Ebenso bestätigt der Dialog die Erkenntnis von der eigenen Einsamkeit, die das „Ich" grundsätzlich begleitet.[35] Der Mensch erträgt weiters das Wissen um und die Erfahrung der eigenen Begrenztheit, wie er auch die Bereitschaft bejaht, diese Ungewissheit zu erdulden. Die Förderung der Autonomie liegt somit darin, dass wir im Dialog und durch ihn die „Arbeit des Annehmens unserer menschlichen Bedingtheit"[36] leisten, was bedeutet, dass wir einander „gegenseitig unser Dasein, unsere Andersartigkeit und Gleichwertigkeit anerkennen."[37] Damit erweist sich die „zunehmende Menschwerdung des Menschen" sowohl als individuelles als auch als gesellschaftliches Werk.[38]

Wer diese Grundbedingungen des autonomiefördernden Dialoges erkannt hat und zu erfüllen bemüht ist, weiß zugleich, dass mit dem Eintritt in diesen Dialog auch ein hohes Maß persönlicher Verantwortung eingefordert wird. Diese Verantwortung beruht darauf, dass „jeder nur im und durch diesen Dialog zu sich findet, und dies durch die Öffnung des anderen auf das, was der Dialog eigentlich sein soll."[39]

Aus der Auflistung der Grundbedingungen und den Elementen der Autonomiematrix folgert Malherbe, dass es sich bei der Autonomie somit um keinen Zustand, sondern vielmehr um eine Bewegung handelt. Zu jedem Zeitpunkt des menschlichen Lebens lässt sich auf diese Weise eine Augenblicksdiagnose der je aktuellen Autonomiesituation erstellen. Sie bezieht sich dabei sowohl auf die Dauer der Existenz, als

---

[32] Malherbe, 14.

[33] Malherbe, 39.

[34] Dies stellt auch den zentralen Gesichtspunkt für den mehrdimensionalen Aufklärungsprozess dar.

[35] „... dass nur ich ich selbst bin, dass kein anderer meinen Körper annehmen kann, kein anderer mein eigenes Schicksal erlebt, dass ich in einem Dialog der einzige bin, der zu Recht in meinem Namen ‚ich' sagen darf.": Malherbe, 38.

[36] Malherbe, 39.

[37] „Menschlicher werden kann nur, wer im Dialog die drei Grundwerte verwirklicht.": Malherbe, 39.

[38] Malherbe, 40.

[39] Malherbe, 39.

auch auf den gerade aktuell erreichten Grad der Autonomie. Diese Sichtweise differiert somit deutlich von all jenen ethischen Konzepten, in denen Autonomie gewissermaßen als die statische Größe eines theoretischen Prinzips verstanden wird, wodurch auch dessen Befolgung, Erreichung oder Verfehlen als theoretische Komponenten ohne jeden Bezug zu individuellen Aspekten abgehandelt werden kann. Ein Vergleich aus der Medizin soll dies veranschaulichen.

Malherbes Autonomiekonzept verhält sich dabei zu einer auf der Statik des Prinzips beruhenden Theorie wie das Krankheitserleben eines Menschen zum korrespondierenden, theoretischen Krankheitsbild. Überdies birgt Malherbes Sichtweise vom Bewegungscharakter der Autonomie die Möglichkeit, die individuell menschliche Bedingtheit explizit einzubeziehen. Da dieser Bedingtheit grundsätzlich jederzeit Fortschritte und Rückschritte eigen sind, sind so auch Fortschritte und Rückschritte hinsichtlich des erreichten Autonomiegrades eingeschlossen.

Autonomie als „komplexe Wirklichkeit",[40] die auf ein dialogisches Geschehen angewiesen ist, in dem die Gleichberechtigung wie die Andersartigkeit des Gesprächspartners explizit angenommen wird, steht zudem noch weniger in Gefahr, mit einer willkürlichen Freiheitsausübung verwechselt zu werden.[41]

Der Gegensatz zur oben beschriebenen Begründung Kants im Sinne der sittlichen Selbstverpflichtung ist jedoch nicht zu übersehen.

Dem kategorischen Imperativ entsprechend läge die Grenze hier in der Prüfung der Verallgemeinerungsfähigkeit eines Wunsches, sowie in der Überprüfung, ob der Vorrang der Pflicht gewährleistet sei. Diese Reflexion erlaubt in gewisser Weise durchaus eine monologische Verfahrensweise. Die Ergebnisse sowie die auf ihr basierenden Entscheidungen könnten sich im bloßen „Binnenraum" des Einzelwesens abspielen.

Anders erweist sich die Begründung bei Malherbe. Indem schon die Entwicklung und ebenso die Selbstvergewisserung der Autonomie auf Gegenseitigkeit angelegt und daher an den Dialog gebunden ist, erfährt auch die Freiheitsausübung eine geradezu permanente gemeinsame Kontrolle durch das dialogische Geschehen zwischen den beiden Partnern, die einander als gleichberechtigt erfahren.

Unter den Grundbedingungen des „wahren Dialoges" wird daher die zur Unterscheidung zwischen berechtigter und willkürlicher Freiheitsausübung notwendige Reflexion immer eine dialogische sein!

Aus diesem auf die beschriebene Weise entfalteten Autonomiebegriff heraus entwickelt Malherbe schließlich seinen fundamentalen

---

[40] Malherbe, 36.
[41] „Wir sind viel zu oft der Meinung, die Autonomie gewähre uns das Recht, über uns selbst und die Dinge beliebig zu verfügen. Diese Vorstellung ist jedoch völlig falsch.": Malherbe, 36.

ethischen Imperativ: „Handle immer so, dass du die Autonomie des anderen förderst, dann wird sich zugleich deine eigene Autonomie entwickeln."[42]

Obwohl er selber auf die sprachliche Ähnlichkeit mit Kants kategorischem Imperativ Bezug nimmt, verweist Malherbe darauf, dass es sich dabei keineswegs um eine Neufassung handle. Während nämlich der Kant'sche Imperativ auf die Bestimmung des reinen Prinzips des moralischen Willens hinauslaufe, versuche er vielmehr, die Bedingungen der Möglichkeit menschlicher Existenz imperativ zu erfassen.[43]

Malherbe versteht diesen sittlichen Imperativ als ethische Auslegung des Wesens des Menschen als „autopoietisches Lebewesen".[44]

Dabei geht er davon aus, dass der Mensch als Individuum beschrieben werden kann, der für die Autonomie des anderen verantwortlich ist.[45] Diese Beschreibung lässt sich dann auch in einen Bedingungssatz umwandeln: „Wenn du menschlicher werden willst, musst du die Autonomie deiner Mitmenschen fördern, und deine eigene Autonomie wird sich zugleich auch entwickeln." Aus diesem Satz lässt sich anschließend die Formulierung des ethischen Imperativs gewinnen. Freilich verweist Malherbe selbst zugleich darauf, dass dieser ethische Imperativ formal bleibt, weil damit noch keine konkreten Forderungen aufgestellt werden. Seine Aufgabe sieht er jedoch als Korrektiv[46] im Moralgefüge.

Dass dieser fundamentale ethische Imperativ gerade im Kernbereich der Medizinethik, nämlich der Arzt-Patient-Beziehung unschätzbare Dienste zu leisten imstande ist, wird in den entsprechenden Kapiteln gezeigt werden.

Da die Gegenseitigkeit des Menschen und deren Anerkennung im dialogischen Geschehen zu den Grundnotwendigkeiten des Malherbe'schen Autonomieprinzips zählt, verweist dies zugleich auf ein „Paradoxon der Autonomie".[47]

Es besteht darin, dass das Prinzip der Selbstbestimmung nur in Wechselseitigkeit mit anderen selbstbestimmten Personen ausgeübt werden kann. Das bedeutet, dass die Autonomie letztlich eines sozialen Vertrages bedarf, um ihre Ausübung zu gewährleisten.[48]

---

[42] Malherbe, 53.

[43] Malherbe, 54.

[44] Ebd.

[45] „Die anthropologische Untersuchung zeigt deutlich, dass ich auf die Frage ‚Was ist letztlich ein menschliches Lebewesen?' nur folgende Antwort geben kann: ‚Ein menschliches Wesen ist ein Wesen, das dazu aufgerufen ist, die Autonomie des anderen zu fördern, weil es vom anderen seine Existenz, seine Situation und sein Erbe erhalten hat'.": Malherbe, 54.

[46] Der ethische Imperativ „... kann für das, was wir Moral nennen, nur eine kritische Rolle spielen": Malherbe, 54.

[47] Malherbe, 55.

[48] „Allein kann ich mir nicht das geringste Recht gewähren": Malherbe, 55.

Hier setzt nun die Aufgabe der Ethik ein. Indem sie die Bedingungen dieser Gegenseitigkeit zwischen den Menschen sowie die sich daraus ergebenden Folgen aufzeigt, definiert sie Regeln des menschlichen Zusammenlebens, die es ermöglichen, die Autonomie jedes einzelnen zu garantieren.

Aus der Notwendigkeit, die Ausübung der Selbstbestimmung durch einen sozialen Vertrag zu gewährleisten und die Autonomie als zentrales Prinzip anzuerkennen, führt Malherbe den Nachweis eines weiteren Paradoxons der Autonomie. Dieses trifft allerdings auch auf zahlreiche andere ethische Theorien zu und fasst gleichzeitig die Kant'sche Position noch einmal zusammen. Wenn nämlich die Selbstbestimmung das Entscheidungsrecht ermöglicht, jene Prinzipien auszuwählen, denen man sich in aller Freiheit unterwerfen will, dann unterwirft man sich gleichzeitig und notwendigerweise auch dem Autonomieprinzip selbst. Dies aber bedeutet letztlich, „dass die Autonomie immer mit einer Form von Heteronomie verbunden ist."[49]

In der Entfaltung des Malherbe'schen Konzepts, das Autonomie als einen Ausdruck von Bewegung deutet[50] und den Dialog ins Zentrum rückt, liegen somit zahlreiche Implikationen, die für die Arzt-Patient-Beziehung und den Aufklärungsprozess relevant sind. Aufgrund dieses Verständnisses kann es gelingen, die Autonomie des Patienten derart zu fördern, dass sie von einem zumeist als bloß theoretisch erachteten Faktor zu einer ebenso zentralen wie auch plausiblen Größe im Heilungsprozess aufsteigt, ohne, dass sie zum exzessiven Selbstverwirklichungsprozess oder bloß juridischen Synonym für abgehobene Selbstbestimmtheit verkommt.

Aspekte der Selbstbestimmung in den internationalen Konventionen

Dass sich auch die politisch Verantwortlichen zunehmend des Stellenwertes der Selbstbestimmung im Gesundheitsbereich bewusst wurden, beweist die Entwicklung, die sich anhand der internationalen Konventionen aufzeigen lässt. Ausgehend von der Allgemeinen Erklärung der Menschenrechte durch die Vereinten Nationen,[51] von der an sie anschließenden und weiterführenden „Europäischen Konvention zum Schutze der Menschenrechte und Grundfreiheiten", die 1950 vom Europarat verfasst wurde und 1953 in Kraft trat, wurde die Selbstbestimmung allgemein proklamiert. Fortgeführt und in beson-

---

[49] Malherbe, 55.
[50] „Die Autonomie ist also eine Bewegung, kein Zustand": Malherbe, 41.
[51] Resolution 217 A (III), mit 10. Dezember 1948 datiert, Huseboe nennt das Datum 10. Oktober 1948! Huseboe, S., Palliativmedizin, 294.

derer Weise mit der medizinischen Problematik in Verbindung gebracht wurde die Thematik im „Übereinkommen zum Schutz der Menschenrechte und der Menschenwürde im Hinblick auf die Anwendung von Biologie und Medizin".[52]

Schließlich wird die Sorge für und die Sicherung der Selbstbestimmung insbesondere zum Wohle der schwächsten Patientengruppe zum zentralen Anliegen der Empfehlung 1418 des Europarates zum „Schutz der Menschenrechte und der Würde der Todkranken und Sterbenden".[53] Diese Empfehlung stellt eine Erweiterung der Resolution 613 aus dem Jahr 1976 dar, in der zum ersten Mal auch die Bedürfnisse des Sterbenden thematisiert werden und im Selbstbestimmungsrecht des Patienten ein „fundamentales Menschenrecht" gesehen wird.[54] Im Punkt 19 des „Erläuternden Memorandums" zur Empfehlung 1418, das von der österreichischen Abgeordneten Gatterer im Rahmen des Ausschusses für soziale, Gesundheits- und Familienfragen vorgetragen und dem offiziellen Empfehlungstext angefügt wurde, wird jeder Relativierung der Selbstbestimmung eine eindeutige Absage erteilt: „Das Recht des Einzelnen auf Selbstbestimmung wurzelt in seiner unverletzlichen und untrennbar mit ihm verbundenen Würde. Dieses Recht auf Selbstbestimmung muss vor äußeren Einflüssen bewahrt werden."[55]

---

[52] „Übereinkommen über Menschenrechte und Biomedizin, oder kurz „Biomedizin-Konvention" des Europarates, Oviedo, 4. April 1997.

[53] Verabschiedung des Textes im Ausschuss am 11. Mai 1999 in der 24. Sitzung am 25. Juni 1999.

[54] Vgl. Kopetzki, Ch., Unterbringungsrecht, 407ff.; Kneihs, B., Grundrechte und Sterbehilfe, 342ff.; Kopetzki, Ch., Antizipierte Patientenverfügungen, 39; Condrau, G., Der Mensch und sein Tod, 413.

[55] Dokument 8421 vom 21. Mai 1999, Report, S. 10; Originaltext in der englischen Veröffentlichung: „19. An individual's right to self-determination is rooted in his inviolable and inseparable dignity. This right to self-determination is to be protected against any extraneous influences."; weiters Abschnitt B, Punkte 39.ff., S. 12ff.; Freilich darf in diesem Zusammenhang auch nicht verschwiegen werden, dass die Bemühungen zur Förderung der Selbstbestimmung im Rahmen der Europäischen Institutionen mitunter auch überschießende und bedenkliche Formen angenommen haben. Als Beispiel dafür sei der Resolutionsentwurf des Ausschusses des Europaparlaments für Umweltfragen, Volksgesundheit und Verbraucherschutz angeführt, der am 25.4.1991 in Brüssel bereits mit einer – wenn auch knappen – Mehrheit verabschiedet worden war. Dieser Resolutionsentwurf versuchte – mit Hinweis auf die Selbstbestimmung des Patienten – die als verpflichtend angesehene Erfüllung einer Forderung nach aktiver Sterbehilfe unter bestimmten Umständen festzuschreiben: „Das Europaparlament ist der Meinung, dass beim Fehlen jeder kurativen Therapie und nach dem Fehlschlagen von psychologisch wie auch medizinisch korrekt angewandter palliativer Behandlung und jedes Mal, wenn ein in vollem Bewusstsein befindlicher Kranker nachdrücklich fordert, dass seiner Existenz, die für ihn jede Würde verloren hat" ein Ende gesetzt wird ... Wenn ein hiefür eingesetztes Kollegium von Ärzten feststellt, dass es unmöglich ist, neue Behandlungen

Das Autonomieprinzip: Ausgewählte Konzepte und Kritiken im medizinischen Kontext

Überblick über die Argumentationsbreite zwischen Befürwortern und Mahnern

In der Literatur wird der zunehmenden Erkenntnis von der zentralen Bedeutung des Prinzips im medizinischen Alltag Rechnung getragen, die sich vorwiegend in einer Veränderung der Arzt-Patient-Beziehung, sowie in der Weiterentwicklung des bestehenden Aufklärungsprozesses manifestiert.

Naturgemäß lassen sich auch unter jenen Autoren, die sich mit dem Autonomieprinzip im Hinblick auf dessen Bedeutung im medizinischen Kontext auseinandersetzen, Befürworter und Mahner finden.

So sieht beispielsweise Robert Veatch, der sich in seiner Vertragsethik[56] für die Schaffung eines neuen Sozialvertrages zwischen Arzt und Patient als mündige und gleichberechtigte Partner[57] einsetzt, in der Patientenautonomie das eigentliche Zentralprinzip seiner Theorie. Wie kaum eine andere ethische Theorie legt sie Wert auf die persönliche Freiheit des Patienten, ohne zugleich die ebenso bestehende Autonomie des Arztes zu vernachlässigen. Die in diesem Zusammenhang von Christoph Holzem gestellte Frage, ob „eine so verstandene Patientenautonomie für den ärztlichen und medizinischen Alltag wirklich wünschenswert"[58] sei, reiht sich in einen großen Chor besorgter Stimmen ein. Die Zahl jener Autoren, die das Selbstbestimmungsrecht des Patienten vorzugsweise aufgrund befürchteter negativer Auswirkungen limitiert sehen wollen, ist tatsächlich erheblich. Als prominenter Vertreter sei etwa Bernhard Irrgang genannt.[59] Noch im Jahr 1995, also in einer Zeit, in der die Respektierung der Selbstbestimmung des Patienten zumindest auf dem wissenschaftlich-theoretischen Sektor schon ausreichend diskutiert und problematisiert wurde und unter anderem zu speziellen Verfahrensweisen im Rahmen von Gutachten von Ethikkommissionen führte, schreibt er, indem er auf die Entscheidung des Betroffenen als „letztgültige

---

anzuwenden, dann muss diese Forderung befriedigt werden." Es fällt zusätzlich zu den Problemkreisen „Autonomie und Wunsch" und „Erlaubtheit der aktiven Sterbehilfe" auf, dass hier die gebräuchliche Auffassung der menschlichen Würde verlassen wurde.

[56] Veatch, R., A Theory of Medical Ethics. Sie wird in der Folge konkret besprochen.
[57] Vgl. Sass, H.M., Bioethik in den USA, 26.
[58] Holzem, Ch., Patientenautonomie, 145.
[59] Irrgang, B., Grundriß der medizinischen Ethik, 69–85.

Instanz für die Legitimität oder gar Sittlichkeit einer Behandlung durch den Arzt" zu sprechen kommt: „Dieser Ansatz ist allerdings, obwohl er unserem Demokratieverständnis entspricht und unseren Autonomie- und Emanzipationsbestrebungen entgegenkommt, problematisch, weil Entscheidungen auch willkürlich, irrational, unüberlegt und unbegründet sein können."[60]

Dass er, daran anschließend, die für dieses Prinzip notwendige sittliche Kompetenz, sowie zusätzlich die problematische Anwendung zum Beispiel bei Stellvertreterentscheidungen und Notfällen anführt, um daraus den Schluß zu ziehen, dass „die faktische Zustimmung oder der faktische Konsens nicht generell das letztentscheidende Kriterium sein"[61] kann, stellt wohl – abgesehen von der an sich schon unbefriedigenden Begründung – heute bereits eher einen Sonderfall als die allgemeine Auffassung dar! Dennoch scheint die Versuchung generell nicht gering zu sein, dem Prinzip der Selbstbestimmung etwa durch häufig negativ gefärbte Konnotationen wie beispielsweise „überzogene Autonomie" ein grundsätzliches Mängelimage zu unterstellen.[62]

Zahlreiche Argumentationslinien bauen dabei auf der Spannung zwischen den beiden Polen „ärztliche Sorge für das Wohl des Patienten" gegen „überzogene Autonomie des Patienten" auf. Diese stehen allerdings dabei im Verdacht, mit zweierlei Maß zu messen. Denn schließlich hat gerade eine ärztliche Haltung, die dem Wohl des Patienten einen unbedingten Vorzug einräumte und aus diesem Grund die Selbstbestimmung vernachlässigte, wie die Vergangenheit leider allzu häufig zeigte, einen ebensolchen „überzogenen Paternalismus" hervorgebracht!

Andere Autoren, die dem Prinzip der Selbstbestimmung grundsätzlich positiver, wenn auch im Grundton kritisch gegenüberstehen,[63] argumentierten und argumentieren auch heute noch vorwiegend mit drohenden Gefahren, die aus selbstbestimmten Entscheidungen resultieren könnten. Die dabei am häufigsten genannte Assoziation besteht zumeist in dem Kurzschluss, wonach die zu selbstbestimmten (Therapie-)Entscheidungen notwendigen Informationen in die Nähe einer „schonungslosen Wahrheit" gerückt werden. Vielfach findet sich auch die Huldigung eines „Alles-oder-nichts"-Reflexes,[64] in dem

---

[60] Irrgang, 70.

[61] Irrgang, 70f. Problematisch scheint auch der anschließende Satz zu sein. Er kritisiert darin, dass sich das zuvor negativ bewertete Konzept „zu Unrecht nur auf den Beginn der Behandlung" beschränke.

[62] Diese Argumentation übersieht möglicherweise die sittliche Selbstverpflichtung. Im Gegensatz dazu zeigt es sich, dass die Ärzte dieses Selbstbestimmungsrecht, sowie eine daraus erwachsende Verantwortlichkeit, im Zusammenhang mit präventiven Gesundheitsmaßnahmen wesentlich höher bewerten!

[63] Als einer von vielen: Hartmann, F., Patienten, Arzt und Medizin, 23f.

[64] Z.B. Maguire 1988; Faulkner et al. 1994, zit. in Huseboe, S., Palliativmedizin, 128.

der in relativer Unwissenheit befindliche, und daher gerade deshalb in seinem Wohl nicht beeinträchtigte Patient jenem gegenübergestellt wird, der unter der Last einer „bedrohlichen Wahrheit", die ihm aufgrund des von ihm bewusst ausgeübten Selbstbestimmungsrechts vermittelt wird, zusammenbricht.

Diese Verkürzung übersieht allerdings, dass die respektvolle Wahrnehmung der Selbstbestimmung bereits weit *vor* jedem Aufklärungsgespräch, also damit auch weit vor einer befürchteten „Informationsflut" oder „schonungslosen Wahrheitsverkündigung" ihren Platz hat. Die Respektierung der Patientenautonomie nimmt nämlich nicht erst mit der Durchführung eines Informationsgesprächs ihren Anfang, sondern verlangt vielmehr zunächst danach, den Wunsch des Patienten nach Art und Umfang der Aufklärung zu ergründen.

Wer daher die Ernstnahme der Autonomie vorwiegend im Zusammenhang mit einer unreflektierten Wahrheitsverkündigung sieht, wird sich eine zu enge Auffassung vom Prinzip der Selbstbestimmung vorwerfen lassen müssen.

In Ergänzung zu dieser Engführung muss weiters festgestellt werden, dass zwar die Selbstbestimmung des Patienten immer mit jenen potentiellen Schäden in Verbindung gebracht wird, die ihm aus den für die notwendige Behandlungszustimmung erforderlichen Informationen erwachsen könnten, dass andererseits aber die ebenso vorhandenen Gefahren, die sich aufgrund einer unter Umständen ausufernden Medizintechnologie für die Autonomie des Patienten ergeben können, kaum mit ebensolchem Eifer thematisiert werden!

Befasst man sich eingehend mit dem Thema Autonomie, so kann man sich des Eindrucks nicht erwehren, dass sich viele theoretische Abhandlungen spiegelbildlich zu anderen Gegebenheiten der medizinischen Wirklichkeit verhalten. Ärzte, Ethiker und Philosophen, die sowohl mit bestimmten, traditionellen gesellschaftlichen Begriffsauffassungen aufgewachsen sind,[65] als auch selbst lange in einem paternalistisch orientierten Gesundheitssystem zu leben gewohnt waren, neigen mitunter offenbar eher dazu, negative Auswirkungen einer weitreichenden Patientenautonomie zu postulieren. Jene Autoren hingegen, die bereits unter dem Eindruck einer verstärkten gesellschaftlichen Orientierung an der Selbstbestimmung stehen, und die erste Ansätze auch im medizinischen Kontext nachweisen, scheinen unbefangener für eine tatsächlich wirksame Mündigkeit des Patienten eintreten zu können.

Zu diesen Autoren lässt sich unter anderem H. Tristram Engelhardt zählen.

---

[65] „Gleichwertigkeit, Gleichberechtigung und Autonomie stellen bei uns grundlegende Wertbegriffe dar. Diese Werte werden heute ganz anders verstanden als in früheren Generationen. Auch in der heutigen Zeit sind zwischen Großeltern, ihren Kindern und Enkelkindern erhebliche Unterschiede in der Auffassung und im Verständnis dieser Begriffe vorhanden.": Huseboe, S., Palliativmedizin, 93.3A.

2.2 Hugo Tristram Engelhardt

Engelhardts Theorie der Bioethik[66] versteht sich als ein Instrumentarium, mit dessen Hilfe ein verantwortliches Handeln in einer pluralistischen Gesellschaft ermöglicht werden kann. Aus dem in diesem Konzept vertretenen Personenverständnis leitet sich der unbedingte Vorrang des Autonomieprinzips ab. Gemäß seiner Sicht lässt sich sogar das Prinzip der Fürsorge nur dann als Begründung für eine ärztliche Handlungsverpflichtung heranziehen, wenn der Patient mittels seiner Zustimmung dem Therapeuten einen dezidierten Auftrag erteilt hat.

Indem dieses akzentuierte Konzept auf einem sehr spezifischen Verständnis des Begriffes „Person" beruht, lässt sich zugleich auch seine hauptsächliche Schwachstelle aufzeigen. Nach Engelhardts Auffassung kann nämlich nur jenen Menschen ein „Person-Sein" zugesprochen werden, die selbstbewusst, rational, entscheidungsfähig und auf ethische Überlegungen hin ansprechbar sind.[67] Dieser Personenbegriff ist insofern problematisch, als das „Person-Sein" durch das aktuelle Bestehen von persönlichen Fähigkeiten definiert wird.

Damit lässt dieses Konzept etwa die Frage nach der Behandlung von entscheidungsunfähigen Patienten offen.[68] Denn nach Meinung Engelhardts lässt sich aus diesem Mangelzustand keine Verpflichtung zur Fürsorge ableiten. Die Frage einer aktuellen Rangordnung untereinander konkurrierender Prinzipien wird damit weitgehend umgangen.

So sehr daher aufgrund dieses Konzeptes Impulse für eine Förderung der Autonomie gefunden werden können, bedarf es daher auch ergänzender „Hilfskonstruktion", um den aus dem problematischen Personenbegriff resultierenden Ausblendungen zahlreicher medizinischer Alltagsprobleme begegnen zu können.

Dass sich, ohne auf derart extreme Auffassungen zurückgreifen zu müssen, durchaus auch Konzepte finden lassen, die dem Prinzip der Autonomie einen ebenso großen Stellenwert beimessen, soll in der Folge gezeigt werden.

---

[66] Engelhardt, H.T., The Foundation of Bioethics.
[67] Vgl. Engelhardt, Foundation, 136.
[68] So anerkennt er etwa geistig Zurückgebliebene und dauerhaft Komatöse ebenso wie Kleinkinder und Feten nicht als Personen und spricht ihnen sowohl einen moralischen Status als auch die Zugehörigkeit zu einer Moralgemeinschaft ab. Vgl. Engelhardt, Foundation, 138f.

Robert Veatch

Wie bereits gezeigt, weist auch Robert Veatch in seiner Vertragsethik[69] der Autonomie die erste Stelle in der Rangordnung der Prinzipien zu. Da, wie im Namen bereits deutlich, die Grundlage dieses Ethikkonzeptes in einem „Vertrags- und Vertrauensverhältnis zwischen Bürgern und Patienten auf der einen Seite und medizinischen, ärztlichen und pflegerischen Berufen auf der anderen Seite, mit unterschiedlichen Ebenen von gegenseitiger Loyalität, Vertrauen, Respekt und Fürsorge"[70] besteht, wird sowohl die zentrale Bedeutung der Selbstbestimmung deutlich, als auch zugleich die adäquate Berücksichtigung der Autonomie *aller Beteiligten* festgelegt. Veatchs Vertragstheorie beruht dabei auf einem „Sozialbündnis auf drei Ebenen".[71]

In einem ersten Vertrag[72] werden jene Inhalte fixiert, die den grundlegenden Gehalt eines ethischen Systems festschreiben. Die zweite Vertragsebene schreibt die rollenspezifischen Pflichten und Grundsätze der Interaktion zwischen Ärzten und Nicht-Medizinern fest. Diese beiden Verträge geben jene Grenzen vor, innerhalb derer Ärzte und Patienten die Möglichkeit für weiterführende Verabredungen[73] treffen können. Somit eröffnet die Vertragstheorie auf der dritten Vertragsebene einen definierten Raum, in dem sich die handelnden Personen unmittelbar und konkret einbringen, um miteinander autonome Entscheidungen zu erarbeiten.[74] Die Bedeutung der unterschiedlichen Ebenen kann im Zusammenhang mit dem medizinischen Aufklärungsprozess plausibel aufgezeigt werden.

Auf der Ebene des ersten Vertrages wird das grundsätzliche Recht auf Information mit dem Rückbezug auf die jedem Menschen zukommenden Rechte festgeschrieben. Im zweiten Vertrag werden einerseits die Intentionen des Arztes fixiert, aufgrund derer er seinen Anteil am Kommunikationsprozess leistet. Andererseits werden beispielsweise die aus dem Grundrecht erwachsenden rollenspezifischen Pflichten, etwa hinsichtlich einer schonenden und heilsamen Kommunikationsweise festgelegt.

Auf der dritten Ebene schließlich gilt es, angesichts individuell unterschiedlicher Bewertungen und Erwartungen jenen Spezifizierungsprozess zu erarbeiten, der für die konkrete Situation die Art und den Umfang der Informationen festlegt.[75]

---

[69] Veatch, R., A Theory of Medical Ethics.

[70] Sass, H.M., Bioethik in den USA, 25.

[71] Vgl. Holzem, Ch., Patientenautonomie, 118ff.

[72] Auf die unterschiedlichen Bedeutungen des Begriffs „Vertrag" kann hier nicht näher eingegangen werden. Zur Weiterführung siehe: Holzem, Patientenautonomie, 119f!

[73] Vgl. Veatch, Theory, 138.

[74] Vgl. Holzem, Patientenautonomie, 120.

[75] Vgl. Veatch, Theory, 136.

Im Falle der Vertragsethik kann das Autonomieprinzip einen „Zwangspaternalismus"[76] auf der ersten und zweiten Vertragsstufe ebenso verhindern, wie es andererseits auf der dritten Ebene den individuellen, autonomen Vertragspartnern die Möglichkeit eröffnet, Freiheit in begrenztem Umfang und für überschaubare Dauer, etwa im Rahmen einer Behandlung, abzugeben.[77]

Aufgrund der Charakteristik der ethischen Vertragstheorie von Veatch lässt sich zudem eindeutig zeigen, dass sich die Ärzte einer konsequenz-orientierten hippokratischen Tradition,[78] die unter strikter Befolgung des generell vorherrschenden Prinzips des Wohlwollens ihre Autorität zur bestmöglichen Entscheidung allein auf ihre Fähigkeiten und Urteile stützen, keinem unabhängigen Autonomieprinzip verpflichtet fühlen.[79] Dies trifft andererseits auch auf die Ärzte zu, die sich an utilitaristischen Konzepten orientieren.

Da es eine utilitaristische Ethik, im Gegensatz zur ausschließlich dem Wohl des Einzelnen verpflichteten hippokratischen Ethik, ermöglicht, das Wohl der Gesamtgesellschaft über die individuelle Entscheidung zu stellen,[80] besteht ja gerade die Möglichkeit, die Interessen des Einzelnen zu übergehen. Damit aber werden Situationen vorstellbar, in denen das Autonomieprinzip weitgehend aufgehoben werden kann.

Nur wer sich dem Prinzip der Selbstbestimmung verpflichtet weiß, wird die Auffassungsfähigkeit und das Wertegefüge des je anderen Vertragspartners als einen Beitrag zu einem Konsens verstehen können, der von der Vertragstheorie für Entscheidungen als unabdingbar angesehen wird. Die Zustimmung zu geplanten und ausdiskutierten Handlungen auf der Basis eines bereits entwickelten Konsenses wird damit erleichtert.[81]

2.4 Beauchamp und Childress

Das dritte hier ausgewählte Konzept stammt von den Ethikern Beauchamp und Childress.[82] Bemerkenswert erscheint dieses Konzept

---

[76] Siehe Abschnitt „Paternalismus"!

[77] Vgl. Holzem, Ch., Patientenautonomie, 130.

[78] „Letztendlich wird deutlich, dass das hippokratische Prinzip so subjektiv ist, dass es das Urteil des Arztes sogar über den Konsens einer gesamten Berufsgruppe und das Urteil des Patienten, welcher selbst beurteilen möchte, was ihm gut tut, stellt.": Holzem, Patientenautonomie, 125.

[79] Vgl. Holzem, Patientenautonomie, 131.

[80] Dazu zählt beispielsweise die Ablehnung einer Behandlung aufgrund der übermäßigen finanziellen Belastung. Vgl. dazu auch Holzem, Patientenautonomie, 125.

[81] Vgl. Veatch, Theory, 201.

[82] Beauchamp, T.L./Childress, J.F., Principles of Biomedical Ethics.

zunächst deshalb, weil in ihm der Versuch unternommen wird, die Sichtweise zweier unterschiedlicher philosophischer Richtungen zu vereinen. Dabei trifft die an Ziel und Nützlichkeit orientierte Position des Utilitaristen Beauchamp auf die pflichtorientierte Auffassung des Deontologen Childress. Ein Konzept, das sowohl teleologische[83] als auch deontologische[84] Aspekte in sich zu vereinen sucht, kann damit eine größere Ausgewogenheit garantieren.

Ausgehend von den für die Forschung am Menschen angeführten Prinzipien,[85] die im sogenannten Belmond-Report veröffentlich wurden,[86] formulierten die beiden Autoren die vier grundlegenden biomedizinischen Prinzipien: Dazu zählen neben der Pflicht, die Selbstbestimmung des Patienten, („autonomy"), anzuerkennen, das Prinzip der Schadensvermeidung („nonmaleficience"), sowie die Fürsorgepflicht („beneficence"). Die drei bereits lange Zeit bekannten Prinzipien werden dabei durch das Prinzip der sozialen Gerechtigkeit („justice") ergänzt.

Um aus diesen allgemein formulierten Prinzipien konkrete Verfahrensweisen entwickeln zu können, werden „Prinzipien zweiter Ordnung" benötigt. Zu diesen zählen beispielsweise die Wahrhaftigkeit und Vertrauenswürdigkeit ebenso wie die Schweigepflicht oder Wahrung der Privatsphäre. Die zusätzliche Ergänzung durch bestimmte Leitbilder („ideals") und Tugenden („virtues") ist unverzichtbar, um die „ethische Struktur des ärztlichen Handelns in seiner ganzen unverzichtbaren Konkretion zu erfassen."[87]

In der Konzeption von Beauchamp und Childress sind diese vier „basic ethic principles" auf den ersten Blick gleichrangig angeführt und gelten „prima facie". Das heißt, dass sie befolgt werden müssen, solange nicht gleich starke oder stärkere Verpflichtungen der Beachtung entgegenstehen.[88]

Aufgrund dieser Gleichrangigkeit stehen sie auch in einem Spannungsverhältnis zueinander. Wenn dabei das Selbstbestimmungsprinzip in nicht so extremer Position wie etwa bei Engelhardt vorzufinden ist und durch die grundsätzliche Gleichrangigkeit mit den

---

[83] Von „telos", das Ziel.

[84] Von „to deon", das Gesollte, die Pflicht.

[85] Prinzipien stammen aus dem theoretischen Bereich und stellen Elemente des traditionellen ethischen Denkens dar. So wie Regeln auf sie zurückzuführen sind, benötigen sie selbst wieder die Einbindung in eine ethische Theorie.

[86] The National Commission for the Protection of Human Subjects of Biomedical and Behavioural Research, Ethical Principles and Guidelines for the Protection of Human Subjects of Research (The Belmond Report), OPPF Reports 1979, S. 3–5. Anhang zum Gesetz über die Durchführung von biomedizinischen und sozialwissenschaftlichen Forschungen („National Research Act") von 1974.

[87] Honnefelder, L., Medizin und Ethik, 74.

[88] Vgl. Honnefelder, L., Die Entscheidung im ärztlichen Handeln, 145.

anderen Prinzipien eine gewisse Relativierung erfährt, wird aus den Formulierungen doch deutlich, dass die Autonomie dennoch als erstes grundlegendes Prinzip angesehen und bewertet wird. Dies zeigt sich unter anderem auch dadurch, dass es schon innerhalb des Konzepts im Laufe der Jahre eine diskrete Umdeutung erfährt. Während die Autoren in den ersten beiden Auflagen ihres Buches „principles" gewissermaßen noch „statisch" vom „Prinzip der Autonomie" sprechen, wählen sie ab der dritten Auflage bereits die dynamischere Bezeichnung: „Principles of Respect for Autonomy".[89] Die Wirkungsweise des Prinzips lässt sich sowohl negativ wie auch positiv formulieren. Negativ, wenn autonome Handlungen nicht der Kontrolle anderer überlassen werden dürfen, wodurch gleichzeitig das wechselseitige Recht auf Selbstbestimmung anerkannt ist;[90] positiv, wenn die Verpflichtung zu respektvollem Handeln angesprochen wird.[91] Es ist evident, dass die negative Formulierung besonders auf das Schutzrecht des Patienten Bezug nimmt, während die Ärzte als hauptsächliche Adressaten der positiven Beschreibung gesehen werden, wobei sich deren Verpflichtung aus der treuhänderischen Beziehung zwischen ihnen und den Patienten ableiten lässt.[92]

2.5 Weitere Befürworter

Auch seitens rein utilitaristisch ausgerichteter Ethiker wird, abgesehen von der zuvor beschriebenen Gefahr einer Ausblendung durch den Blick auf das gesellschaftliche Gesamtwohl, auf die herausragende Bedeutung der Autonomie verwiesen. So sei etwa auf die Aussage von Richard Hare verwiesen, der die Respektierung der Autonomie des Patienten aus zwei Gründen als besonders wesentlich ansieht. Einerseits, weil der Mensch es gewissermaßen grundsätzlich als wichtig erachte, Entscheidungen über seine Zukunft selbst zu fällen. Diese Begründung bezeichnet er als den direkten Wert der Autonomie. Andererseits, weil der Mensch tatsächlich am besten beurteilen kann, was für ihn selbst in der Zukunft das Beste sein werde.[93] Sowohl durch die subjektive Folgenbeurteilung des Patienten als auch die selbstbestimmte Entscheidung, dem Arzt gegebenenfalls die Entscheidungsvollmacht zu überlassen, weil diesem eine kompetente Folgenabschätzung für seinen Patienten zugetraut wird, zeigt sich,

---

[89] 3. Auflage, 1989. Vgl. auch Holzem, Ch., Patientenautonomie, 148.

[90] Beauchamp, Childress, Principles, 126.

[91] Ebd; vgl. auch Holzem, Patientenautonomie, 150.

[92] Beauchamp, Childress, Principles, 127.

[93] Vgl. Hare, R.M., Utilitarism and Deontological Principles, 153f; vgl. Holzem, Patientenautonomie, 212f.

dass das Prinzip der Autonomie utilitaristisch begründet werden kann. Zugleich scheint die Schwäche des Utilitarismus darin zu bestehen, dass ungeachtet aller Anerkennung das Prinzip letztendendes nicht ausreichend legitimiert werden kann.[94] Dies lässt sich anhand der Begründung für die persönliche Selbstbestimmtheit zeigen. So schreibt etwa der utilitaristische Ethiker D. Birnbacher: „Von ‚Selbstbestimmung' und ‚Fremdbestimmung' lässt sich sinnvoll doch nur in bezug auf Individuen reden, die einer wie immer rudimentären Willenstätigkeit fähig sind und in dieser von einem fremden Willen beeinflusst werden."[95]

Damit schwingt in dieser Begründung des Prinzips die Fähigkeit zur Erkenntnis und Willensfähigkeit mit. Auf diese Weise wird zwar eine Methode beschrieben, die Autonomie der Person einschätzen zu können. Eine allgemeine ethische Begründung ist jedoch damit noch nicht geleistet!

5 Aspekte des Autonomie-Begriffs bei Feinberg

Im Bemühen, die verschiedenen Aspekte des mehrdeutigen Autonomie-Begriffes herauszuarbeiten wird zumeist der amerikanische Sozialphilosoph Joel Feinberg[96] angeführt.

In seiner Unterscheidung verweist er auf vier zentrale Bedeutungen, die auch in der Praxis als relevant angesehen werden.

So kann Autonomie erstens als grundsätzlich vorhandene persönliche Fähigkeit („capacity") verstanden werden. Die situative Disposition stellt eine zweite Bedeutung der Autonomie dar („actual condition"). Sie baut auf der grundsätzlichen Anlage auf und beschreibt die aktuell vorhandene Fähigkeit, autonome Handlungen durchzuführen oder Entscheidungen zu treffen.

Autonomie kann drittens als Charakterideal („ideal of character") verstanden werden.[97] Schließlich kann Autonomie auch als morali-

---

[94] Holzem, Patientenautonomie, 213.

[95] Birnbacher, D: Gefährdet die moderne Reproduktionsmedizin die menschliche Würde?, 267.

[96] Feinberg, J., Harm, 28.

[97] „Dieses Ideal (wie es etwa Jaspers ... beschrieben hat), ist dadurch charakterisiert, dass der Patient nicht nur autonom genug ist, um in vom Arzt vorgeschlagene diagnostische oder therapeutische Maßnahmen einzuwilligen, sondern dass der Patient alle die Behandlung betreffenden Entscheidungen selbst fällt und der Arzt lediglich die notwendigen Informationen liefert.": Birnbacher, D., Patientenautonomie und ärztliche Ethik, 106. In der Arzt-Patient-Beziehung sind alle vier Bedeutungen von Autonomie nachweisbar: vgl. Grossmann, W. et al., Ethik im Krankenhausalltag, 256.

sches Recht („sovereign authority") gedeutet werden.[98] Während die ersten beiden Bedeutungen deskriptiver Natur sind, stellen die beiden letzteren normative Begriffe dar. Dass sich aus den unterschiedlichen Bedeutungen auch unterschiedliche Optionen ergeben, zeigt Birnbacher, wenn er darauf verweist, dass etwa Autonomie als moralisches Recht einklagbar sein kann und anderen die Pflicht zu seiner Wahrung und Achtung auferlegt, wohingegen Autonomie als Charakterideal lediglich empfohlen werden kann, aber zu nichts verpflichtet.[99]

Eine weitere Unterscheidung ergibt sich aus der Tatsache, dass in den drei ersten Bedeutungen eine Fähigkeit, in der vierten ein (Rechts-)Anspruch beschrieben wird. Dieser verweist wesentlich auf ein Schutzrecht, welches verhindert, dass bestimmte Handlungen ohne oder sogar gegen eine Zustimmung gesetzt werden können.

Schließlich kann auch innerhalb der einzelnen Bedeutungsinhalte des Begriffs zwischen stärkeren und schwächeren Formen unterschieden werden. Da sich zeigen lässt, dass diese Unterscheidungen im konkreten medizinischen Zusammenhang sowie für die Bewertung der Autonomie im konkreten Arzt-Patienten-Verhältnis von Bedeutung sein werden, seien in der Folge einige angeführt. Dieser Auflistung liegt eine Analyse von Birnbacher zugrunde.[100]

So kann Autonomie als faktische oder erwünschte Fähigkeit zunächst das elementare Vermögen einer „partiellen Unabhängigkeit des Willens von dem in der Anschauung hier und jetzt Gegebenen" bedeuten. Auf einer höheren Stufe wird die Fähigkeit als „Bedingung von Zurechenbarkeit und moralischer Vorwerfbarkeit" verstanden. Hier findet etwa die Bewertung von Willensbeeinträchtigungen durch psychische Krankheiten oder schwere neurotische Störungen statt. Schließlich wird sich die Autonomie in ihrer höchsten Ausformung als Fähigkeit repräsentieren, die nicht nur das eigene Verhalten kontrollieren, sondern diese Kontrolle auch auf Motivationen und handlungskonstituierende Wünsche ausdehnen kann.[101]

Auch die Auffassung, wonach die Autonomie als Ideal zu verstehen ist, lässt Abstufungen zu und ist historisch in verschieden starken Versionen vertreten worden. Birnbacher verweist hier insbesondere auf überzogene Formen, die sich jedoch unter realistischen Bedingungen tatsächlich kaum verwirklichen lassen.[102] Zu diesen Formen

---

[98] Birnbacher verweist in diesem Zusammenhang darauf, dass für die Philosophen eine wesentliche Bedeutung, nämlich die „kontrakausale Willensfreiheit" in dieser Aufzählung fehle: Birnbacher, D., Patientenautonomie und ärztliche Ethik am Beispiel der prädiktiven Diagnostik, 107.

[99] Ebd.

[100] Birnbacher, Patientenautonomie, 107ff.

[101] Kontrollierbarkeit von Präferenzen erster Stufe durch Präferenzen zweiter Stufe (Präferenzen für Präferenzen).

[102] Birnbacher bezieht sich dabei besonders auf Harry Frankfurt.

rechnet er beispielsweise die Auffassung, die in einer Autonomie des Denkens jedweder anderen Autorität die Legitimation aberkennt. Weiters, wenn in der Autonomie des Wollens alle Zwecksetzungen in genereller Unabhängigkeit von äußeren – gesellschaftlichen oder kulturellen – Faktoren erfolgen. Ebenso überzogen erscheint es ferner, wenn ein autonomes Handeln die Möglichkeit von Willensschwäche oder der Übermacht starker Affekte ausschließt und darauf beharrt, dass jede Einzelentscheidung stets in Übereinstimmung mit einer rationalen Lebensplanung erfolgt.

Birnbacher stellt diesen unrealistischen Auffassungen ein tatsächlich erreichbares „pädagogisches Ideal" gegenüber. Dieses geht davon aus, dass eine praktikable Autonomie in seinen Forderungen weitaus zurückhaltender sein müsste.

Die freiwillige „Einschränkung" bestünde etwa darin, dass ein autonomes Denken statt der Aberkennung aller Autoritäten bloß für sich in Anspruch nimmt, dass diese Anerkennung frei erfolgt.[103] Autonomes Wollen verstehe sich dann nicht als von allen äußeren Einflüssen befreit, sondern wäre sich der einwirkenden Kräfte ebenso bewusst, wie es auch seine Willensregungen nicht einseitig und gegen eigene tiefste Prinzipien, Ich-Ideale und Lebensvorstellungen dominieren ließe. In der Selbsteinschätzung auf der Basis eines so verstandenen Autonomie-Ideals steht schließlich auch die Erkenntnis, dass menschliches Handeln nicht immer nur rational gesteuert ist. Wohl aber zugleich auch, dass rationale „Reservemotivationen" bereitstehen, die dann eingreifen, wenn ein nicht vollständig rational motiviertes Handeln selbst- oder fremdschädigend zu werden droht.

Die „eigentliche Pointe von Feinbergs Unterscheidung",[104] die für die Respektierung des Prinzips im medizinischen Alltag von wesentlicher Bedeutung ist, besteht im zentralen Stellenwert, den der Rechtsanspruch auf Selbstbestimmung für ihn im Vergleich zu allen übrigen Bedeutungen einnimmt. Dieser stellt nämlich die Garantie dar, dass gerade auch jene Personengruppen in seinen Genuss kommen, die unter Zugrundelegung anderer Konzepte Gefahr laufen, den Rechtsanspruch aufgrund ihrer verringerten Fähigkeiten oder des Verfehlens der für sie ohnehin unerfüllbaren Bedingungen des Autonomieideals zu verlieren.

Selbst wenn also das Prinzip der Selbstbestimmung in utilitaristisch ausgerichteten Ethiken einen prominenten Platz einnimmt, wie dies bereits in Birnbachers zuvor zitierter Formulierung „Mit seiner Autonomie steht oder fällt jedoch sein eigentliches Menschsein"[105] aufscheint, lässt sich doch anhand der genannten Beispiele zeigen, dass

---

[103] Birnbacher verweist auf Dworkin, G., The Theory and Practice of Autonomy, Cambridge 1988, Kapitel 2.

[104] Birnbacher, D., Patientenautonomie, 111.

[105] Birnbacher, D., Das Recht auf einen selbstbestimmten Tod, 88.

damit keineswegs schon die Gefahr überzogener Forderungen droht. Andererseits können auch noch so epische Elogen auf die Bedeutung der Selbstbestimmung des Menschen nicht über die bereits oben angesprochene, den utilitaristischen Ethiktheorien grundsätzliche eigene Problematik hinwegtäuschen, wonach in einer Abwägungssituation zwischen dem Wohl der Gesamtgesellschaft und einer individueller Entscheidung ersterem der Vorrang zukommen soll!

2.7 Mahner und Kritiker

Den oben angeführten Autoren stehen jene gegenüber, die zwar das Prinzip der Selbstbestimmung explizit anerkennen, zugleich aber seine konkrete Bedeutung im Alltag häufig wieder zu relativieren suchen. Dies geschieht zumeist im Anschluss an Beschreibungen von einschlägigen medizinischen Situationen, in denen sich – häufig emotionale – Probleme im Zusammenhang mit dem Versuch, einen „informed consent" zu erwirken, ergaben. Diese Vorgehensweise kann jedoch dazu führen, dass die eigentliche Dimension der Autonomie nicht umfassend genug gewürdigt wird. Die Berücksichtigung der Autonomie des Patienten muss sich vielmehr auch außerhalb der bloßen „Zustimmung nach Aufklärung" nachweisen lassen und bewähren können.

Diese relativierende Haltung zum Prinzip findet sich auch heute noch in zahlreichen Arbeiten. Dennoch lässt sich durchaus die Tendenz erkennen, dass das Autonomieprinzip auch im deutschen Sprachraum immer mehr an Bedeutung gewinnt.

So ordnete etwa Seidler in seiner Rangordnung der elementaren Konstanten in der Medizinethik noch 1979 die Achtung der Würde des Menschen der Fürsorge, der Lebenserhaltung und dem Nichtschadensprinzip unter.[106] Das Selbstbestimmungsrecht des Patienten wird dabei unter Hinweis auf die Würde der Person nur indirekt in den Prinzipienwettstreit eingebracht, etwa, wenn Seidler auf die freiwillige Abhängigkeit und den Vertrauensvorschuss zu sprechen kommt, die der Patient in die therapeutische Situation einbringt, beides Handlungen, denen ja wohl in der Regel eine selbstbestimmte Entscheidung vorausgehen wird.[107] Eine mögliche Begründung für diese Rangordnung mag darin liegen, dass Seidler diese Konstanten

---

[106] „Diese Konstanten sind nicht aus Grundprinzipien abgeleitet, sondern in der Erfahrung mit kranken Menschen und Situationen des Krankseins entstanden: – das Wohl des Kranken voranstellen, – das Leben erhalten, – dem Kranken nicht schaden, – die Würde des Menschen achten, – vertrauenswürdig sein.": Seidler, E., Wörterbuch medizinischer Grundbegriffe.

[107] Vgl. dazu Seidler, E., Primärerfahrungen von Not und Hilfe, in: Schipperges/ Seidler, Unschuld, Krankheit, Heilkunst, Heilung, 399ff.

aus der Erfahrung mit kranken Menschen und Krankheitssituationen entwickelt, statt sie aus etwaigen Grundprinzipien abzuleiten.[108]

Jedoch auch aus juristischer Sicht findet sich in der einschlägigen Literatur noch 1996 ein etwas problematischer Begründungsansatz für die Respektierung der Autonomie.[109] Die Autorin Willinger geht dabei von einem Zitat Illhardts aus, das sich auf die Hilflosigkeit des Patienten bezieht.[110] In ihrer Interpretation ergibt sich die Achtung der Selbstbestimmung, hier als „Respektierung seines Willens" und „Achtung seiner persönlichen Würde" beschrieben, aus der „Hilflosigkeit, in der sich der Patient dem Arzt bzw. dem medizinischen Helfer ausliefert".[111] Wenn sich der Arzt jedoch bloß aufgrund des von ihm wahrgenommenen, und damit zugleich auch bewerteten Grades der Hilflosigkeit zur Respektierung der Autonomie verpflichtet fühlt, besteht die Gefahr, dass die Beachtung des Prinzips dem Ermessensspielraum des medizinischen Partners überantwortet wird. Mit anderen Worten: Der Appell zur Förderung der Autonomie im medizinischen Kontext begründet sich dann nicht aus der dem Menschen als *Mensch* zukommenden Berechtigung zur Selbstbestimmung, sondern durch den Nachweis eines bestimmten Defizits, das zur Hilflosigkeit führt.

Damit erhebt sich natürlich die Frage, wie denn diese Maßnahmen in gegenteiligen Fällen begründet werden könnten, in denen die Patienten nicht aus Hilflosigkeit sondern aus rationalem Kalkül und autonomer Entscheidung in eine Vertragsbeziehung mit dem Arzt ihres Vertrauens eintreten möchten!

Auch der Umstand, dass dieser Appell zur Respektierung der Selbstbestimmung in der Aufzählung der zu beachtenden Prinzipien überdies kein prominenter Platz zukommt, sondern in einer Reihe mit anderen vom Arzt geforderten Verhaltensweisen steht, bestätigt, dass dem Autonomieprinzip noch kein so ausreichend zentraler Stellenwert zugeordnet wird, als dass die Einbeziehung anderer Prinzipien daran ausgerichtet werden könnte.

Ein weiterer Vertreter dieser zögerlichen Anerkennung scheint auch H.-P. Wolff zu sein.[112] In der ethischen Güterabwägung billigt er zwar der Patientenselbstbestimmung einen hohen Stellenwert zu,

---

[108] Vgl. auch Arndt, M., Ethik denken, 62f.

[109] Vgl. Willinger, H., Ethische und rechtliche Aspekte der Aufklärungspflicht, 1996.

[110] „Der Helfer muss mit der ihm dargebotenen Hilflosigkeit des Patienten in menschenwürdiger Weise umgehen. Der Patient ... muss darauf vertrauen dürfen, ... dass man seinen Willen respektiert ..., dass man seine persönliche Würde achtet ...": Illhardt, F.J., Medizinische Ethik, 2f.

[111] Willinger, 22. Das Zitat Illhardts wird dabei meines Erachtens missinterpretiert, da sich aus ihm keineswegs der Schluss ziehen lässt, dass sich die Respektierung der Autonomie aus der Hilflosigkeit ableitet!

[112] Wolff, H.P., Ethische Güterabwägung in der klinischen Medizin, in Sass/Viefhues, Güterabwägung in der Medizin, 108–115.

relativiert diese jedoch dadurch wieder, dass er die Grenzen der Patientenautonomie aufzeigt, die sich aus dem Spannungsverhältnis zur ärztlichen Fürsorgepflicht ergeben.[113] Dies hieße jedoch mit anderen Worten, dass ein Arzt, der die Fürsorgeverpflichtung für seine Patienten als besonders bedeutsam ansieht, auf diese Weise auch die Grenze der Wirksamkeit der Selbstbestimmung definieren könne.

Das aber stünde im Gegensatz zur Ansicht, wonach sich die Grenzen der individuellen Autonomie nur aus den Begrenzungen je anderer autonomer Personen ergeben könnten – eine Auffassung, die sowohl von Kant als auch von Malherbe vertreten wird.

Natürlich kann das Spannungsverhältnis zwischen den beiden Prinzipien Autonomie und Fürsorge im Alltag geradezu unlösbar anmutende Situationen hervorrufen. Es erscheint jedoch unplausibel und nicht durchgängig logisch begründbar, weshalb von zwei einander unter Umständen gänzlich widersprechenden selbstbestimmten Entscheidungen durch die Einbeziehung der Motive – im gegenständlichen Fall wohl die Sorge um das Wohl des anderen – tatsächlich einem ein größeres Gewicht beigemessen werden sollte!

Wenn etwa der Patient an seiner eventuellen Therapieablehnung festhält, während der Arzt sich ebenso selbstbestimmt für diese therapeutische Handlung ausspricht, mag zwar die Sorge um das Wohl des anderen Ansporn dafür sein, nach allen erdenklichen Wegen zu suchen, um die Entscheidung zu beeinflussen. Sie jedoch mit Hinweis auf die Fürsorgepflicht zu relativieren und damit die Patientenautonomie letztlich einzugrenzen, entbehrt jedoch einer ausreichenden Grundlage.

Es gilt noch einmal in aller Klarheit festzuhalten: Tatsächlich begrenzt wird die Selbstbestimmung auch in der unmittelbaren Arzt-Patient-Beziehung nur dort, wo sich die Autonomie des einen an den selbstbestimmten Bereich des anderen annähert.[114]

Eine im Kern eigentlich überraschend relativierende Auffassung von Selbstbestimmung findet sich auch in der Auffassung des Internisten J. Bonelli.[115] In seinen Überlegungen zur personalen Würde des Menschen beleuchtet er in den von ihm aufgezeigten fünf Dimensionen auch jene der personalen Selbstbestimmung.[116] Neben einer

---

[113] Wolff, 110.

[114] Hier wird bewusst auf die letztlich bloß theoretisch existierende Dyade Arzt-Patient Bezug genommen. Weitere wesentliche Faktoren wie die Einwirkung struktureller Bedingungen werden im Zusammenhang mit den Überlegungen zur Arzt-Patient-Beziehung angeführt.

[115] Bonelli, J., Der Patient als Person, in: ders., Der Mensch als Mitte und Maßstab der Medizin, 129f.

[116] Die weiteren Dimensionen sind: Die personale Einzigartigkeit des Menschen, die personale Dimension des menschlichen Herzens, die Dimension der personalen Tat, die Dimension der menschlichen Geschöpflichkeit: Bonelli, J., Der Patient, 121f.

freien Arztwahl, der Berechtigung zur Behandlungsablehnung und der Entscheidung zu freiwilliger Teilnahme an biomedizinischen Forschungsprojekten sieht er natürlich auch in der ausreichenden Aufklärung und informierten Zustimmung die logische Folge der sich aus dem Selbstbestimmungsrecht ergebenden Forderungen.

Die Relativierung dieses Rechts folgt jedoch unmittelbar, wenn er diese Aufklärung und Zustimmung nur für „eingreifende"[117] diagnostische und therapeutische Maßnahmen als unbedingt erforderlich ansieht.

Natürlich bedarf es einer realistischen Sicht der Dinge, zu bestätigen, dass im Alltag nicht selten die Vernachlässigung der klassischen Struktur „Aufklärung – Zustimmung – Handlung" praktiziert oder toleriert wird, wobei mitunter auch das Argument der „konkludenten Zustimmung"[118] bemüht wird, also der Annahme, dass eine Einwilligung dann gewissermaßen schweigend erteilt werde, wenn keinerlei Widerstand gegen die Maßnahme festzustellen sei.

Aber andererseits erhebt sich mit Hinblick auf Bonellis Auffassung doch die Frage, wann eine Maßnahme als so wenig „eingreifend" definiert wird, dass das Selbstbestimmungsrecht des kompetenten Patienten *nicht* als Richtschnur für die Handlung genommen werden muss!

Dies führt in der Folge gleich zum nächsten Problem weiter.

Zweifellos betrachtet sich der Arzt aufgrund seines Fachwissens auch als kompetent genug, eine Bewertung der Handlung hinsichtlich ihrer grundsätzlichen Eingriffsschwere vorzunehmen. Hinsichtlich dieser Eingriffsschwere jedoch erhebt sich die Frage, inwieweit diese tatsächlich nur aus dem konkreten medizinischen Sachverhalt abzuleiten ist, oder ob nicht vielmehr auch gerade diese Eingriffserheblichkeit einer individuellen, den eigenen Wertvorstellungen entsprechenden Einschätzung des Patienten unterliegt und daher auch unterschiedlich erfahren werden kann. Bejaht man letzteres, muss folglich gelten, dass sich die Einschätzung des Arztes – in seiner Rolle als Mediziner – bloß auf den fachspezifischen Teil beschränkt, während für die notwendige ergänzende Bewertung der Patient aufgrund seiner eigenen Wertewelt auch sein eigener Experte ist und bleibt. Wird jedoch die auf medizinischen Parametern beruhende Einschätzung als allein entscheidend angesehen, stellt dies eine Vernachlässigung des Wertungssystems des Patienten und eine Ausblendung wesentlicher Teilbereiche seiner Entscheidungsbasis dar. Damit aber wird das Selbstbestimmungsrecht des Patienten konkret eingeschränkt.

---

[117] Bonelli, J., Der Patient, 129.
[118] Konkludent ist eine Zustimmung, die aus einem zur Situation adäquaten Verhalten des Zustimmungsberechtigten oder einer fehlenden Abwehr geschlossen werden kann. Ihre Plausibilität ist umso größer, je mehr das entsprechende Vorgehen an frühere Handlungen anschließt, für die eine Zustimmung erteilt wurde.

Wird andererseits das individuelle Wertegefüge des Patienten vom Arzt, gewissermaßen nebenher, in *seine* Einschätzung einbezogen und daraus eine Aufklärungsnotwendigkeit bejaht oder verneint, so wird der Autonomieanspruch des Patienten deshalb vernachlässigt, weil ihm dadurch die Möglichkeit genommen wird, sein Recht auf Wissen oder auch Nichtwissen eigenverantwortlich wahrzunehmen.

Zugleich wird im zuletzt beschriebenen Vorgang dem Arzt eine Kompetenz unterstellt, die ihm in dieser umfassenden Weise schon deshalb nicht zukommen kann, weil er lediglich medizinischer Fachmann, nicht jedoch Experte der individuellen Wertehierarchie des Patienten ist. Diese Sichtweise zu negieren oder sich mit dem Hinweis auf das Wohl des Patienten darüber hinwegzusetzen, ließe sich als typisch negative paternalistische Haltung ansehen.

2.8 Anton Leist

Schließlich soll noch das von Anton Leist, dem Vertreter einer interessenorientierten Ethik, entworfene Konzept vorgestellt werden. Auch dieses ist den konsequentialistischen Ethiktheorien zuzurechnen und befürwortet grundsätzlich einen unbedingten Vorrang des Autonomieprinzips. Ausgangspunkt ist dabei die Überzeugung, dass Handlungsverbote praktisch nur dann eine Gültigkeit beanspruchen können, wenn tatsächlich Interessen des Betroffenen verletzt werden. Diese Begründungsfigur wird bis zur Lebensschutzfrage aufrechterhalten.[119]

Ansichten, wie die nun bereits bekannte Grundsatzdefinition des Prinzips der Autonomie,[120] wonach dieses nur durch die Autonomie der anderen Personen begrenzt wird, bis hin zur Feststellung, wonach der Wert einer autonomen Entscheidung, die überlegt, ungezwungen und in klarer Einschätzung der Folgen – selbst im extremsten Fall des Lebensverlustes – größeres Gewicht habe als jeder paternalistische Eingriff,[121] kennzeichnen ihn zunächst als engagierten Verteidiger der Autonomie. Selbst wenn für den Autor außer Zweifel steht, dass „der Wert der autonomen Selbstverfügung zu den sichersten Elementen sowohl unserer modernen Kultur wie der modernen Philosophie gehören",[122] stellt er zugleich auch realistisch fest, dass „sich der

---

[119] „Für konsequenzialistische Ethiker bedeutet Lebensschutz so viel wie Interessensschutz. Wo keine (Überlebens-)Interessen verletzt werden, oder die Tötung im Interesse des Betroffenen liegt, besteht weder ein Abtreibungsverbot noch ein Verbot aktiver Sterbehilfe." Vgl. Pöltner, G., Achtung der Würde und Schutz von Interessen; in: Bonelli, J., Der Mensch als Mitte und Maßstab der Medizin, 3.

[120] „Das Prinzip der Autonomie sagt (zumindest in einer Auslegung), dass Menschen ein Recht haben, über sich und ihr Leben, soweit es sie und nur sie selbst betrifft, zu bestimmen.": Leist, A., Das Dilemma der aktiven Euthanasie, 10.

[121] Vgl. Leist. A., Patientenautonomie und ärztliche Verantwortung, 736.

[122] Leist, A., Das Dilemma der aktiven Euthanasie, 9.

größte Teil moralischer Konflikte nicht einfach durch Verweis auf Selbstbestimmung lösen lässt."[123]

Sein Ansatz zu einer Relativierung des Prinzips weist eine Ähnlichkeit mit jenem von Engelhardt auf. Er zeigt sich in der Erkenntnis, dass die Autonomieposition, ungeachtet ihrer Schlüssigkeit, dann eine Schwachstelle aufweist, wenn „Menschen ihre Fähigkeit zur Einschätzung ihrer Lage und zur Artikulation ihrer Entscheidung verloren haben".[124] Sie ist somit in der Kompetenz und in den Interessen der zur Selbstbestimmung berechtigten Person zu finden.

Indem Leist der Auffassung ist: „Ein Wesen kann nur dann ein *bestimmtes Recht R* haben, wenn es in der Lage ist, ein *bestimmtes Interesse I* zu haben, das durch R gefördert wird"[125] erhebt sich die Frage, ob er die ursprüngliche Wertschätzung der Autonomie nicht dadurch relativiert, dass er die Gültigkeit von einer Befähigung abhängig macht. Das Recht auf Selbstbestimmung von Interessen abhängig zu machen, könnte jedoch in der Praxis ungeahnte Folgen nach sich ziehen. Dies sei anhand eines Beispiels gezeigt: Ein narkotisierter Patient hat seine *Fähigkeit* zur Selbstbestimmung vorübergehend verloren. Unter anderem deshalb wird ja in der Regel für diese Zeit per Vorausverfügung Vorsorge getroffen, was übrigens auch als Begründungsmuster für die Relevanz von Patientenverfügungen dient.[126] Nach obiger Auffassung jedoch müsste er in diesem Zeitraum auch sein Recht auf Selbstbestimmung einbüßen! Wäre dem tatsächlich so, würde beispielsweise eine überraschende Operationserweiterung, so sie nicht ohnehin in der Vorausverfügung berücksichtigt wurde, nicht auf den mutmaßlichen Willen des Patienten zurückgreifen, sondern keiner anderen Begründung bedürfen als jener, wonach dem Patienten in dieser Phase ohnehin kein Selbstbestimmungs*recht* zugekommen wäre!

Eine ähnliche Auffassung scheint Leist auch dann zu vertreten, wenn er die Ergänzung des Selbstbestimmungsprinzips in der alltäglichen Praxis durch das Fürsorgeprinzip begründet. Zwar würdigt er, dass sich das Prinzip schon aufgrund seiner Notwendigkeit für das Zustandekommen eines gültigen Behandlungsvertrages als fundamental erweise, da ja zu dessen Abschluss der Patient notwendigerweise eine Autonomiekompetenz besitzen müsse. Er schreibt jedoch weiter: „Ist der Patient im Verlauf seiner Krankheit zu Autonomie

---

[123] Ebd.

[124] Ein besonderes Verdienst Leists in seiner Stellungnahme besteht darin, dass er den Begriff „unfreiwillige Euthanasie" als Verstoß „gegen den Entscheid eines autonomiefähigen Menschen" einschätzt. Diese „... letzte Kategorie ist wiederum eine der Absonderlichkeiten des Utilitarismus, weil hier doch schlicht von Mord geredet werden sollte.": Leist, A., Leben, Interesse, Selbstbestimmung, 53f.

[125] Leist, A., Eine Frage des Lebens: Ethik der Abtreibung und künstliche Befruchtung, 136.

[126] Vgl. Kopetzki, Ch., Antizipierte Patientenverfügung, 44.

nicht mehr in der Lage, so aktualisiert sich die Fürsorge unter dem stellvertretenden Urteil darüber, was für ihn gut ist."[127] So einsichtig die Vorgehensweise erscheint, erhebt sich doch die Frage, ob hier nicht die Bedeutung der Autonomie vorschnell vernachlässigt wird: Ist ein Patient zunächst autonom, so entspricht es schon grundsätzlich dem Prinzip der Fürsorge (im alltäglichen Verwendungssinn), dass der Arzt zusammen mit dem Patienten eine partnerschaftliche – und damit beiderseits autonome – Entscheidung hinsichtlich der Vorgehensweisen trifft. In diesem zweck- und zielorientierten Prozess müsste jedoch – unabhängig von der Thematik antizipierter Patientenverfügungen – zumindest in groben Zügen auch die Vorgehensweise besprochen und entschieden werden, die als Leitlinie zu gelten hätte, wenn die Entscheidungsfähigkeit des Patienten verloren gehen sollte.

Damit relativiert sich weder die Bedeutung der Fürsorge, noch lässt sich ein Gegensatz zur Autonomie feststellen. Denn das Fürsorgeprinzip wäre in dem Fall zwar, entgegen der Leist'schen Auffassung, nicht mehr der hauptsächliche Beweggrund für ein *stellvertretendes Urteil*, würde aber zum zentralen Motiv, um der vorab getroffenen Entscheidung des nunmehr aktuell willensgeschwächten Menschen zum Recht zu verhelfen! Ja, mehr noch: Wenn der Arzt, im Wissen um typische Verlaufsvarianten der Krankheit, eine ihr charakteristischerweise innewohnende Tendenz zum Autonomieverlust ausreichend früh thematisiert, um dem Patienten die Möglichkeit zu geben, seine Präferenzen und Wünsche für diese Phase rechtzeitig zu bedenken und abzusichern, stellt dies geradezu einen besonderen Akt der Fürsorge dar.[128]

Die Kritiker der interessensorientierten Ethik Leists erheben noch einen zusätzlichen Einwand, der auf dessen Personenverständnis abzielt.

Denn wenn die Interessensethik, wie etwa Pöltner[129] feststellt, den menschlichen Leib tatsächlich zu einem bloßen Werkzeug zum Zweck der Verwirklichung moralischer Werte[130] degradiert, und wenn gemäß ihrer Einschätzung die Personalität eine Eigenschaft ist, lässt sich fragen, ob dann wirklich noch von einer selbstständigen Person gesprochen werden kann.[131] Wenn die Interessenethik den Menschen als Wesen der Freiheit verkennt,[132] indem sie seine Bedeutung mit einer menschlichen Wertschätzung oder Interessenabwägung begründet,

---

[127] Leist, A., Das Dilemma der aktiven Euthanasie, 23.

[128] Deshalb sollte auch der Arzt daran interessiert sein, sich mit der Thematik der antizipierten Patientenverfügungen auseinanderzusetzen.

[129] Vgl. Pöltner, G., Achtung der Würde und Schutz von Interessen, 30f.

[130] „Im Grunde bewegt sich die Interessenethik auf dem Boden eines cartesianischen Dualismus. Sie pervertiert den menschlichen Leib zu einem bloßen Werkzeug zum Zweck der Verwirklichung moralischer Werte.": Pöltner, G., Achtung der Würde und Schutz von Interessen, 30.

[131] Vgl. ebd.

[132] Vgl. Pöltner, 31.

statt diese „mit dem vorgegebenen Sein des entsprechenden Seienden"[133] gleichzusetzen, erhebt sich die Frage, ob nicht eigentlich schon der Inhalt des Autonomiebegriffes erheblich von den bisher vorgestellten Auffassungen abweicht. Überdies scheint in der Betonung, die auf der Verfolgung der eigenen Interessen liegt, die eigentliche Fähigkeit des Menschen aus dem Blickfeld zu geraten, die es ihm ermöglicht, die Interessen anderer nicht nur „als solche anzuerkennen" sondern sie sogar „zu den eigenen zu machen".[134]

Deshalb muss zusätzlich erwogen werden, ob die sittliche Komponente der freien Selbstbestimmung nicht bereits so weit vernachlässigt wird, dass der Autonomiebegriff deutlich von der kontinentaleuropäischen Tradition abweicht und sich einer bloß zweckorientierten, von anderen in Freiheit übernommenen Verpflichtungen entbundenen Wunscherfüllung annähert! In dem Maße, in dem dies geschieht, gerät jede auch noch so engagierte Förderung des Autonomieprinzips im Alltag in Gefahr, unter der Hand einen anderen Sinngehalt zu bekommen!

Dieser Verdacht scheint sich auch zu bestätigen, wenn für Leist das Autonomieprinzip nur dann allgemein anwendbar erscheint, wenn „hinsichtlich Anwendung und Folgen sowohl für sich selbst als auch für andere unterschieden werde".[135] Steht nämlich das Prinzip der Selbstbestimmung einer sittlichen Person unter dem Kant'schen Grundpostulat, wonach die Entscheidung berücksichtigen müsse, dass sie ein Teil eines allgemeinen Gesetzes werden könnte,[136] liegt bereits darin die Verpflichtung, alle Folgen abzuschätzen. Wird diese Vorbedingung erfüllt, so ist damit die allgemeine Anwendbarkeit bestätigt und hat damit zur Folge, dass sie nicht erst durch eine nachfolgende Aufschlüsselung in eigene und fremde Folgen entsteht.

Ungeachtet der Tatsache, dass die Bewertung des Autonomieprinzips, sowohl allgemein, als auch hinsichtlich der speziellen Problematik der Selbstbestimmung des Patienten immer noch nicht unumstritten ist, scheint es doch evident, dass die überwiegende Zahl der nicht-medizinischen Autoren, ungeachtet aller Relativierungen, im Autonomieprinzip eine zentrale Bedeutung für das Geschehnis zwischen Arzt und Patient sehen. So darf Irrgangs zuvor zitierte Auffassung, wonach „es insgesamt als fragwürdig [erscheint], wenn prinzipiell angenommen wird, die Legitimität des ärztlichen Handelns komme allein aus der Zustimmung des Behandelten, während eine Behandlung gegen den klaren Willen des Erkrankten nicht zulässig

---

[133] Ebd.
[134] Ebd.
[135] Leist, A., Das Dilemma der aktiven Euthanasie, 10.
[136] „Das Prinzip der Autonomie ist also: nicht anders zu wählen als so, dass die Maximen seiner Wahl in demselben Wollen zugleich als allgemeines Gesetz begriffen seien": Kant, I., Grundlegung zur Metaphysik der Sitten, A 440.

sei"[137] immer mehr als isolierte Einzelmeinung angesehen werden,
die, so steht zu hoffen, in absehbarer Zeit gänzlich der Vergangenheit
zuzurechnen ist.

Allerdings scheint nach der Durchsicht der allgemeinen Literatur
die Auffassung Haslingers, wonach die meisten Ethiker die Patientenautonomie geradezu als eine Selbstverständlichkeit betrachten,[138]
doch noch zu euphorisch zu sein.[139] Es ist ihm jedoch zuzustimmen,
dass sie dem Prinzip der Autonomie und seiner zentralen Bedeutung
in ungleich aufgeschlossenerer Weise gegenüberstehen, als dies von
einem Großteil der Ärzteschaft behauptet werden kann![140]

Möglicherweise lässt sich dieses typische Verhaltensmuster vieler
Mediziner unter anderem auch damit begründen, dass – wie der
englische Philosoph MacIntyre schreibt – der Blickpunkt der Patientenautonomie immer noch mehr aus der Sicht der Institution statt aus
jener des Betroffenen behandelt wird.[141]

Der positiven Einschätzung der einschlägigen theoretischen Publikationen steht allerdings die Tatsache entgegen, dass sich derzeit
immer noch nur geringe Auswirkungen auf den konkreten Alltag
feststellen lassen. Betrachtet man nämlich auch die in jüngster Zeit
veröffentlichten Studien zum gegenwärtigen Stellenwert der Selbstbestimmung des Patienten, so ergibt sich ein beklemmendes Bild:[142]
Zwar scheint der Autonomiebegriff kein unbekannter Terminus mehr
zu sein und die Problematik der Selbstbestimmung des Patienten in
zahlreichen Bereichen des medizinischen Alltagsbetriebes zumindest
in den handlungsvorbereitenden Diskussionen immer häufiger einzufließen. Dass die Initiativen zur Förderung der Autonomie dabei mehr
den Pflegeberufen als der Ärzteschaft zu verdanken sind, muss ebenso dankbar wie kritisch aufgezeigt werden! Insgesamt aber besteht
der Eindruck, dass zumeist bereits ein geringes Maß von Patienten-

---

[137] Irrgang, B., Medizinisch Ethik, 71.

[138] Haslinger, F., Abschnitt 5, Rechtlich-formaler Rahmen, in: Grossmann, W. et al.,
Ethik im Krankenhausalltag, 255.

[139] Die Zahl der die Patientenautonomie relativierenden Autoren ließe sich noch
beliebig erweitern. So spricht etwa Gerhard Weber davon, dass eine Therapie
durchgeführt werden müsse, wenn die Angehörigen dies erwarteten (Gerhard Weber,
Die Verantwortung des Arztes, in: Wunderli, Medizin im Widerspruch, 54). Ebenso
relativierend die Aussage von Robert Leuenberger, der den Grad des Vertrauens als
Maßstab für die Menge an Informationsvermittlung ansieht (R. Leuenberger, Die
Wahrheit am Krankenbett, in: Wunderli, J., Medizin im Widerspruch, 67).

[140] „Die Patientenautonomie ist nach wie vor ein umstrittenes Thema, bei dem sich
die Meinungen von Philosophen (Ethikern) und Ärzten nur selten treffen. [...] für
manche Ärzte ist sie eher ein Problem, mit dem sie sich ungern auseinandersetzen":
Haslinger in Abschnitt 5, in: Grossmann, W. et al., Ethik im Krankenhausalltag, 255.

[141] MacIntryre, A.: Patients as Agents, zitiert in Arndt, M., Ethik denken 54f.

[142] Insbesondere die Studie des Instituts für Ethik und Recht: Grossmann, W. et al.,
Ethik im Krankenhausalltag.

autonomie mit ihrer weitreichenden Verwirklichung gleichgesetzt wird.[143] Damit kann noch keineswegs von einem *Durchbruch* der Selbstbestimmung im medizinischen Kontext gesprochen werden.

Ziel dieser Arbeit ist es daher, durch eine kritische Betrachtung der Beziehung zwischen Patienten und Gesundheitsberufen, durch einen Ansatz zur qualitativen Verbesserung und Erweiterung des Aufklärungsprozesses und, speziell in diesem Zusammenhang, durch Entwicklung eines neuen Konzeptes einen Beitrag zur Förderung der Selbstbestimmung zu leisten.

Autonomie und Paternalismus im medizinischen Kontext

Grundlegende Aspekte

Wie gezeigt werden konnte, lässt sich aus nahezu allen ethischen Theorien ablesen, dass der Patient die Berechtigung hat, den Anspruch auf Selbstbestimmung zu erheben.[144]

Dieses nach Beauchamp und Childress sogenannte „mittlere Prinzip" erfordert zur Begründung einen Rückgriff auf höhere Prinzipien. Dabei wird die Autonomie des Menschen aus der ihm innewohnenden personalen Würde abgeleitet, die, will man nicht auf eine heteronome Letztbegründung zurückgreifen,[145] als a priori gegeben feststeht und damit letztlich nicht mehr sinnvoll kritisch hinterfragt oder in Zweifel gezogen werden kann.[146]

Aufgrund der grundsätzlichen Gültigkeit dieses Prinzips, ungeachtet der zuvor im theoretischen Bereich gezeigten unterschiedlichen Nuancierungen, gilt es festzustellen, inwieweit die Selbstbestimmung ihren in der Theorie erhobenen Anspruch im medizinischen Alltag erreicht, beziehungsweise erhalten kann, oder ob sie einen allseits akzeptierten Stellenwert überhaupt erst erringen muss.

Weiters gilt es auszuloten, inwieweit das Prinzip Autonomie – abseits aller theoretischen Erwägungen – einem therapeutischen Prozess tatsächlich hilfreich oder hinderlich sein kann, welche Auswirkungen die unterschiedliche Meinungen der Akteure bezüglich des Prinzips haben, und wie sie den medizinischen Alltag beeinflussen.

---

[143] Vgl. Grossmann, W. et al., Ethik im Krankenhausalltag, 260.
[144] Zwischen ihnen herrscht weiters Einigkeit, dass auch ein „Recht" auf Lebenserhaltung, Hilfeleistung, körperliche Unversehrtheit, Respekt vor seiner Person, Wahrhaftigkeit und Verschwiegenheit bestehe.
[145] Etwa im Sinne eines Rückgriffs auf transzendentale Begründungen, wie beispielsweise die „Ebenbildlichkeit Gottes" des Menschen.
[146] Vgl. Fiebig, U., Freiheit für Patienten und Arzt, 17.

Schließlich, wenn das Prinzip nicht bloß als Verkomplizierung der bestehenden therapeutischen Prozesse und der bislang gepflogenen Form der Arzt-Patient-Beziehung missverstanden wird, gilt es aufzuzeigen, welche Akzente gesetzt werden müssen, damit so dem Prinzip jenseits aller juridischen Forderungen zu einer noch umfassenderen Beachtung, insbesondere im Rahmen des Aufklärungsprozesses, verholfen werden kann.

3.1.1 Autonomie als Botschaft der modernen Medizinethik

In einer ersten Standortbestimmung ist festzustellen, dass die Autonomie im medizinischen Kontext zunächst als Schutzrecht aufzufassen ist. Es soll grundsätzlich verhindern, dass Handlungen gegen den Willen des Patienten vorgenommen werden können.[147]

Diese Auffassung, die gewissermaßen als „Minimalvariante", oder als ein im Alltag relativ gebräuchliches „passives" Vorkommen der Patientenselbstbestimmung bezeichnet werden kann, stellt nach dem Arzt und Medizinethiker Howard Brody jene Botschaft der ersten Jahre der modernen Medizinethik dar, die am meisten wahrgenommen wurde, da Werte wie Schadensvermeidung und Fürsorge schon seit der Antike anerkannt waren. Damit wurde die Autonomie zum einzigen, neu in die Diskussion eingebrachten Prinzip.[148]

3.1.2 Historischer Rückblick

Tatsächlich wurden schon in der Schriftensammlung der pythagoreischen Schule, etwa vier Jahrhunderte vor Christus, in der auch der Eid des Hippokrates niedergeschrieben ist,[149] Verordnungen „zum Nutzen der Kranken" und unter Beachtung der Schadensverhütung getroffen.[150]

---

[147] Vgl. Peintinger, M., Voraussetzungen und Grenzen des „informed consent", 200f.

[148] Brody, H., The Healer's Power, 48.

[149] Die hippokratische Schriftensammlung, zu der der Eid gehört, dürfte aus der Bibliothek der Hippokrates-Schule auf Kos hervorgegangen sein. Der Eid selbst stammt wahrscheinlich, wie Ludwig Edelstein [Der Hippokratische Eid, Zürich und Stuttgart 1969] dargelegt hat, aus der pythagoreischen Schule gegen Ende des 4. Jahrhunderts vor Christus: vgl. Wunderli, J., Ausgewählte Probleme der speziellen ärztlichen Ethik, 117; vgl. Spitzy, K.H., Dialogische Ethik in Klinik und Praxis, 88f.

[150] „Ärztliche Verordnungen werde ich treffen zum Nutzen der Kranken nach meiner Fähigkeit und meinem Urteil, hüten aber werde ich mich davor, sie zum Schaden und in unrechter Weise anzuwenden.": aus dem Eid des Hippokrates.

Ein Hinweis auf eine allfällige Teilnahme des Erkrankten am Heilungsprozess fehlte, da diesem eigentlich keine eigene Rolle zugesprochen wurde. Er war vielmehr Objekt der Kunst des Äskulapjüngers, und dies auch nur insofern, als tatsächlich Heilungschancen ausgelotet werden konnten. Die Kunst lag mehr in einer rechtzeitigen prognostischen Abschätzung als in den tatsächlichen Heilversuchen. Im Falle einer negativen prognostischen Einschätzung, die auf den bevorstehenden Tod des Kranken deutete, riet die Standesregel, auf jeden Behandlungsbeginn zu verzichten, um den guten Ruf des Therapeuten und seiner Schule nicht zu schädigen. Dies darf nebenbei auch als Hinweis darauf angesehen werden, dass der Arzt, indem er an diese Standesregel gebunden war, ungeachtet seiner anerkannten Entscheidungsgewalt in wesentlichen Belangen ebenfalls nicht völlig „frei" agieren konnte.[151] Durch die Konzentration auf die Heilkunst fehlten dementsprechend natürlich auch Bestimmungen, die sich mit den Wünschen des Erkrankten auseinandersetzten, sowie etwaige Hinweise, die eine Beachtung des Willens der Kranken einmahnten. Diese Haltung wurde wohl auch durch den Umstand verstärkt, dass die Selbstbestimmung des Menschen angesichts des sozialen Kontextes und seiner „transzendentalen Verwiesenheit", die einer Beherrschung durch die Götter gleichkam, ohnehin kaum vorhanden war.[152]

Auch in der christlichen Tradition schien diese transzendentale Rückbindung lange Zeit keinen Platz für eine Selbstbestimmung des Kranken zu lassen. Wenn auch für Augustinus beispielsweise der Mensch kein „Sklave eines Menschen oder der Sünde" war,[153] stellte die dadurch errungene Freiheit jedoch eine Gnade Gottes dar, die ihn nicht frei über sich selbst verfügen ließ. Dazu trug nicht zuletzt die über lange Zeit tradierte Vorstellung bei, wonach das Geschenk des Lebens nach Art eines Lehensrechtes vom Feudalherrn – Gott – lediglich verliehen und somit der persönlichen Verfügungsgewalt weitgehend entzogen wäre. Der „freie" Willensakt des Kranken bestand einzig im geduldigen Ertragen des Leidens, das als Läuterung für die Aufnahme in die Gemeinschaft Gottes, beziehungsweise, im Rahmen der Märtyrerspiritualität,[154] als irdische Teilhabe am Leiden des gekreuzigten Erlösers verstanden wurde.

Wenige Möglichkeiten zur Ausübung einer Selbstbestimmung wurden dem kranken Menschen auch in der mittelalterlichen Tradition eingeräumt. Da die Behandlungsmöglichkeiten ja schon grundsätzlich weitgehend eingeschränkt waren und blieben, sodass eine tatsächliche Therapiewahl kaum gegeben war, hätte die freie Selbstbestimmtheit des Menschen, abgesehen von einer Entscheidung, das

---

[151] Vgl. den Hinweis im Kapitel „Arzt-Patient-Beziehung".
[152] Vgl. Holzem, Ch., Patientenautonomie, 44.
[153] Augustinus, De civitate Dei, XIX, 15 MPL, 41, 643f.
[154] Vgl. Holzem, 48.

Leiden geduldig zu ertragen, eigentlich nur in einer Behandlungsverweigerung ihren Ausdruck gefunden. Diese wäre aber, etwa nach der Lehre des Thomas von Aquin, sowohl der Eigenliebe als auch der natürlichen Selbsterhaltung entgegengestanden. Da der Mensch nach Ansicht des Kirchenlehrers diesen aber von Natur aus zuneigte,[155] durften keine Entscheidungen getroffen werden, die sich gegen sie richteten.

Diese Einschätzung traf auch im größten Leiden zu, da jede Entscheidung zur Behandlungsverweigerung, mangels wesentlicher medizinischer Alternativen in dieser Zeit, eine Tendenz zur Selbsttötung in sich barg. Selbsttötung als Flucht vor dem Leiden aber war deshalb schon verboten, da auch Thomas von Aquin in aristotelischer Tradition stand, die den Tod als größtes Übel ansah.[156]

Das Zeitalter der Renaissance begann die Selbstbestimmung des Menschen schrittweise zu entdecken. Mit dem Werk „Biathanatos" von John Donne wurde eines der ersten Bücher verfasst, die sich mit der Selbstbestimmung des Patienten auseinandersetzten.[157] Darin folgerte Donne aus der vorrangigen Verpflichtung, dass jeder Mensch eine seinem Gewissen folgende Entscheidung zu treffen habe, dass die Selbsterhaltung, entgegen Thomas von Aquin, nur mehr als sekundäre Pflicht des Menschen angesehen werden konnte. In der Verpflichtung zur Gewissensentscheidung lag ein Moment der Selbstbestimmtheit, die in gewisser Weise auf der Freiheit des Entscheidenden beruhte.

Das Zeitalter der Aufklärung schließlich erhob die Vernunft des Menschen zur alles bestimmenden Größe. Gepaart mit einem expliziten Freiheitsdrang wurde das Selbstgefühl des Menschen gesteigert[158] und die Forderung nach einer Mündigkeit des Bürgers erhoben.[159]

Die bahnbrechenden naturwissenschaftlichen Erkenntnisse verstärkten zudem diese Bewegung. Zu den prominenten Vertretern

---

[155] „Das Gute aber hat die Bewandtnis des Zieles, das Böse aber die Bewandtnis des Gegenteils. Alles, wozu der Mensch von Natur aus geneigt ist, erfasst die Vernunft daher auf natürlichem Wege als gut und folglich als in die Tat umzusetzen.": Thomas von Aquin, Summa Theologica I-D, q. 94, art 2 c., kommentiert von Pesch, O.H., 74f.

[156] „Welches ist also das Furchtbare, dem der Tapfere entgegentritt? Etwa die schlimmsten Dinge? Denn keiner ist eher imstande, das Schreckliche zu ertragen. Das Furchtbarste ist aber der Tod. Denn er ist ein Ende, und es scheint für den Toten weder Gutes noch Schlechtes mehr zu geben.": Aristoteles, Die Nikomachische Ethik 111, 6, 1115a, 25–30, zit. in Holzem, Ch., Patientenautonomie, 52.

[157] Donne, J., Biathanatos, zit. in: Holzem, Ch., Patientenautonomie, 58.

[158] Diese Entwicklung wurde ab dem 11. Jahrhundert nicht zuletzt durch die Idee des Individuums vorbereitet, die sich besonders mit der Reformation im 16. Jhdt. durchsetzen konnte. Vgl. Loewy, E., Ethische Fragen, 16.

[159] Vgl. Pharmig, Der mündige Patient, 127.

zählte etwa in Frankreich Charles Montesquieu, in England David Hume und in Deutschland der bereits zuvor zitierte Immanuel Kant. Montesquieu befürwortete grundsätzlich eine starke Autonomie des Menschen. Dies belegt etwa seine Auffassung, wonach er beispielsweise in der Gesetzgebung problematische Einflüsse für das persönliche Leben aufzeigte. Andererseits aber stellte für ihn der leidende bzw. sterbende Mensch zugleich eine Belastung für die Gesellschaft dar.

Als Vertreter des Liberalismus befürwortete David Hume die Auffassung, dass der Mensch in seine eigene Freiheit entlassen werden müsse. Die Fähigkeit, frei über das je eigene Leben zu bestimmen wurde seiner Meinung nach allerdings durch das „psychologische Moment der Sünde"[160] eingeschränkt, das den Menschen aus Angst an seiner Entscheidung hinderte und daher in seiner Freiheit einschränkte, seinen Fähigkeiten im vollen Umfang nachzukommen.

Immanuel Kants Auffassung von Autonomie als Leitgedanke einer kontinentaleuropäischen Auffassung von Selbstbestimmung wurde bereits zuvor beschrieben. Allerdings waren dieser Freiheit gerade durch die sittliche Selbstverpflichtung zugleich auch Einschränkungen auferlegt, die sich konkret auf den Kranken auswirkten. So verstand es sich geradezu von selbst, dass beispielsweise autonome Handlungen, die sich gegen das eigene Leben richteten, der persönlichen Entscheidungsgewalt a priori entzogen waren.

Das 19. Jahrhundert zeichnete sich dadurch aus, dass die naturwissenschaftliche Medizin im europäischen Kulturkreis ihren ersten großen Aufschwung erlebte. Die Zunahme an Handlungsoptionen verlangte zwar grundsätzlich nach umfassenden ethischen Reflexionen, ließ aber zugleich, insbesondere bedingt durch die Faszination der naturwissenschaftlichen Erkenntnisse, die zunehmende Isolierung des Erkrankten von seiner Krankheit zu. Damit wurde jedoch die von philosophischer Seite so sehr befürwortete weitere Entwicklung der Selbstbestimmung gehemmt.

Die Folgen der mit dem Siegeszug der naturwissenschaftlichen Medizin einhergehenden Vernachlässigung des individuellen Krankheitserlebens relativierten die kaum in Entwicklung befindliche Autonomie bereits wieder. Ihre Auswirkungen sind auch heute noch feststellbar und wirksam. Ihre immer noch bestehende Einschränkung erfordert deshalb explizite Gegenstrategien, wozu unter anderem die hier vorgelegten Gedanken bezüglich der Förderung der therapeutischen Beziehung im Rahmen des Aufklärungsprozesses einen Beitrag leisten können.

Neben der neuerlichen Einschränkung der kaum entwickelten Autonomie durch die im naturwissenschaftlichen Konzept bedingte

---

[160] Vgl. Holzem, Ch., Patientenautonomie, 64.

Objektzentrierung, sahen manche Autoren zugleich auch die Gefahr, dass angesichts der Zunahme an therapeutischen Möglichkeiten und den damit ebenso erweiterten Unterlassungsoptionen Entscheidungen beispielsweise auch zugunsten einer Lebensverkürzung getroffen werden könnten.

Dieser Auffassung war etwa der Arzt Hufeland, der im Zusammenhang mit der Aufklärungsproblematik bei lebensbedrohlichen Erkrankungen häufig zitiert wird. Selbst dem Grundsatz der „Erhaltung, möglichst Verlängerung des Lebens"[161] verpflichtet, verwarf er explizit jedwede Handlung des Arztes, die eine Beschleunigung des Sterbens seines Patienten intendierte. Zugleich sprach er auch dem Patienten die Berechtigung ab, diesbezüglich eine selbstbestimmte Entscheidung zu treffen, wie dies ja damals bereits von Philosophen und Theologen diskutiert wurde.[162]

Da die Bewertung der Selbstbestimmung innerhalb einer Epoche, abgesehen von den medizinischen und philosophischen Auffassungen, überdies von den soziokulturellen Bedingungen der Zeit abhängig ist, lässt sich in den Schriften mancher prominenter Philosophen noch eine zusätzliche Begründung finden, weshalb sich die Selbstbestimmung des Patienten im ausklingenden 19. Jahrhundert nicht zügiger und umfassender weiterentwickeln konnte.

So schreibt etwa Friedrich Nietzsche in seiner „Götzen-Dämmerung", dass der Patient ein Parasit der Gesellschaft sei, dessen Weiterleben in einem gewissen Zustand geradezu als unanständig angesehen werden könnte.[163]

Die Tatsache, dass er, zusammen mit anderen Autoren wie beispielsweise Haeckel oder Hoche und Jost jener Geisteshaltung den Boden bereitete, die in der medizinisch abgewickelten Tötung lebensunwerten Lebens gipfelte, ist hinlänglich beschrieben worden. Davon abgesehen muss jedoch auch bedacht werden, dass eine Gesellschaft, die eine Abqualifizierung von Kranken toleriert oder sogar

---

[161] Hufeland, Ch.W., Von dem Recht des Arztes über Leben und Tod, 19.

[162] „Ich würde diesen Gegenstand nicht so ausführlich behandelt haben, wenn es nicht jetzt eben an der Zeit und von der höchsten Nothwendigkeit wäre, die Begriffe darüber zu berichten; da so manche neuere Philosophen, ja selbst Theologen – die doch die Vorsteher und Träger des göttlichen Gesetzes seyn sollten – diesen furchtbaren, jesuitischen, Grundsatz in Schutz genommen haben: ‚Alles, was man in der subjektiven Ueberzeugung Recht zu Thun, thue, selbst der Meuchelmord, sei auch vor Gott recht getan'.": Hufeland, Ch.W., Von dem Recht des Arztes über Leben und Tod, 22f.

[163] „Der Patient ist ein Parasit der Gesellschaft. In einem gewissen Zustande ist es unanständig, noch länger zu leben. Das Fortvegetieren in feiger Abhängigkeit von Ärzten und Praktiken, nachdem der Sinn vom Leben, das Recht zum Leben verloren gegangen ist, sollte bei der Gesellschaft eine tiefe Verachtung nach sich ziehn.": Nietzsche, F., Götzen-Dämmerung, Streifzüge eines Unzeitgemässen, no. 36. In: Schlechta, F., Friedrich Nietzsche, 1010.

akzeptiert, der grundsätzlichen Selbstbestimmung des Kranken sowie seinen autonomen Entscheidungen wohl keine besondere Bedeutung beimessen wird, und, dass sich in ihr kaum ausreichend Kräfte finden werden, die für eine Fortentwicklung der Selbstbestimmung sorgen können!

Die Entwicklung und Positionierung der Autonomie im Binnenbereich der Medizin des 20. Jahrhunderts lässt sich in einige Abschnitte unterteilen.

Dabei wurde in den ersten Jahrzehnten die Selbstbestimmung des Patienten kaum thematisiert. Vereinzelte Publikationen stellten zumeist einen Zusammenhang mit dem Recht auf Sterbehilfe her, während die anderen relevanten Bereiche kaum Beachtung fanden. Selbst jene wenigen Arbeiten, die sich mit der Aufklärung befassten, bezogen sich zumeist auf andere Begründungen, als auf die Würdigung des Patientenwillens.[164]

Erst in den letzten Jahrzehnten zeigte sich eine Tendenz, die Selbstbestimmung des Patienten zu einem stetig mehr beachteten Thema medizinethischer Überlegungen zu machen. Die Anregungen dazu kamen dabei allerdings zumeist nicht aus dem medizinischen Bereich selbst. Die bis heute wesentlichsten Impulse waren viel mehr der sich zunehmend pluralistisch auffächernden Wertelandschaft zu verdanken.

Kulturgeschichtlich bedingt durften nämlich lange Zeit hindurch die Wertvorstellungen im europäischen Kulturkreis sowohl vom Arzt als auch vom Patient als nahezu völlig deckungsgleich gelten.

Die in einem Wertungssystem eingebundene medizinische Einzelentscheidung beruhte daher, neben den zunehmend relevanten medizinischen Entscheidungsparametern, in der Regel nicht auf einer Privatmoral eines Arztes. Vielmehr konnte mit geringen Einschränkungen davon ausgegangen werden, dass alle Ärzte bei gleichem Wissensstand und gleichen Möglichkeiten die gleichen moralisch abgesicherten Handlungsschlüsse gezogen, und diese auch ähnlich ethisch argumentiert hätten.

Weiters konnte davon ausgegangen werden, dass aufgrund der deckungsgleichen Wertvorstellungen auch der Patient seinem Ent-

---

[164] Zu den interessanten Einzelfällen, die bis ins 19. Jahrhundert zurückreichen, zählt insbesondere jener des Reichskanzlers Bismarck. Er berichtet in seinen Erinnerungen über den an Kehlkopfkrebs erkrankten Thronfolger, den nachmaligen Kaiser Friedrich III.: „Die behandelnden Ärzte waren Ende Mai 1887 entschlossen, den Kronprinzen bewußtlos zu machen und die Exstirpation des Kehlkopfs auszuführen, ohne ihm ihre Absicht angekündigt zu haben. Ich erhob Einspruch, verlangte, daß nicht ohne die Einwilligung des Patienten vorgegangen und, da es sich um den Thronfolger handele, auch die Zustimmung des Familienhauptes eingeholt werde. Der Kaiser, durch mich unterrichtet, verbot, die Operation ohne Einwilligung seines Sohnes vorzunehmen.": Bismarck, O.v., Gedanken und Erinnerungen, Band II (1898), 306, zit in Deutsch, E., Medizinrecht, 76.

schluss die gleichen Werte zugrundegelegt hätte. Diese aufgrund der Gegebenheiten berechtigte „Unterstellung" ließ damit andererseits auch deshalb eine umfassende medizinische Aufklärung als durchaus entbehrlich erscheinen, da ja angenommen werden durfte, dass selbst im Wissen um alle medizinischen Implikationen der Patient aufgrund der gleichen Wertorientierung kaum zu einer anderen Entscheidung gekommen wäre. Dies umso mehr, als abgesehen von seiner Erleichterung über das Bestehen einer grundsätzlichen Hilfsmöglichkeit, die für ihn einzig entscheidungsrelevanten *medizinischen* Fragen nach den Eingriffsrisiken einerseits durch nicht ausreichend wissenschaftliche Erkenntnisse und andererseits durch einen in der Regel notorisch ärztlichen Optimismus bagatellisiert wurden.[165]

Aufgrund dieser Gegebenheiten konnte somit tatsächlich davon ausgegangen werden, dass eine paternalistisch[166] getroffene ärztliche Entscheidung nicht nur im Einklang mit der Auffassung des Patienten stand, sondern dass auch durch das damit aufscheinende Fürsorgeverhalten eine Schutz- und Entlastungsfunktion für den Kranken geboten wurde. Zugleich wurde aus dem Umstand, dass auch eine selbstbestimmte Entscheidung des Patienten in der Regel zu keinem anderen Ergebnis geführt hätte, der Schluss gezogen, dass damit auch ein in Aussicht genommener Entscheidungsprozess nur als eine zu keinen Änderungen führende, zusätzliche Erschwernis für den ohnehin schon krankheitsbedingt belasteten Menschen empfunden worden wäre.

Ungeachtet der durchaus bestehenden Plausibilität dieses Ansatzes muss jedoch erwähnt werden, dass sich gerade aus diesen Überlegungen eine Haltung entwickelte, die darin bestand, keine über ein paar Floskeln hinausgehenden Gespräche mit dem kranken Menschen zu führen. Dadurch wurde das Unbehagen des Patienten über den „sprachlosen Umgang" gefördert und das Empfinden, zum bloßen Objekt eines Medizinbetriebes degradiert worden zu sein, zusehends vertieft.

Der grundlegende Wandel der Wertvorstellungen im Laufe des zu Ende gegangenen 20. Jahrhunderts ließ diese Begründungen zunehmend weniger plausibel erscheinen.

Mit dem inhaltlichen Wandel des „Höchsten Gutes"[167] und den daraus resultierenden Veränderungen der bestehenden Wertemuster, sowie der zunehmenden Pluralisierung der Gesellschaft musste in der Folge immer mehr davon ausgegangen werden, dass gemeinsame

---

[165] Laufs meint in diesem Zusammenhang, dass der therapeutische Optimismus durch ein kritisches ärztliches Denken gezügelt werden sollte: vgl. Laufs, A., Medizin und Recht, 115.
[166] Zum Begriff Paternalismus siehe später!
[167] Vgl. Abschnitt „Einstellung des Kranken" im Kapitel „Arzt-Patient-Beziehung"!

Moralvorstellungen und eine einheitliche Hierarchie der Werte nicht mehr fraglos unterstellt werden konnten. Bei unterschiedlichen Wertungsvorstellungen und der Zunahme medizinischer Möglichkeiten konnten daher bei ein und demselben Sachverhalt erstmals unterschiedliche Entscheidungsszenarien entworfen und verschiedene, einander mitunter diametral entgegenstehende Handlungsvorgänge entwickelt werden. Arzt und Patient standen einander bei weitreichenden unterschiedlichen Wertvorstellungen immer mehr als „moralisch Fremde"[168] gegenüber. Dadurch mussten jedoch medizinisch-therapeutische Entscheidungsprozesse eine grundsätzliche Wandlung erfahren:

Die Auswahl einer angemessenen Handlungsoption kann und darf sich nicht mehr aufgrund der bloßen Reduktion der Situation auf einen medizinischen Sachverhalt an den therapeutischen Möglichkeiten orientieren. Der Wertewandel erfordert vielmehr eine zweite Entscheidungsebene, auf der die bestehenden medizinischen Informationen auf ihre konkrete Bedeutung für die individuellen Wertvorstellungen des Kranken überprüft werden kann. Das Ergebnis dieser Reflexion zeigt sich dann in der Auswahl einer möglichen therapeutischen Option.

Damit lässt sich jedoch auch in einer Vernachlässigung dieser zweiten, wertgestützten Entscheidungsebene der Ansatz für eine neuerliche Objektwerdung des Patienten feststellen.

Während die erste Objektwerdung darin bestand, dass es aufgrund des rein naturwissenschaftlich orientierten Blickwinkels als notwendig erachtet wurde, dass das Krankheitsbild von allen subjektiven Wahrnehmungen des Patienten zu „reinigen" sei,[169] blendet der zweite, gewissermaßen „modernere" Objektivierungsvorgang das subjektive Wertungssystem des Erkrankten beim Entscheidungsprozess aus. Damit wurden und werden zum Teil auch noch die Bemühungen gerade jener Mediziner und Philosophen[170] konterkariert, die seit dem vergangenen Jahrhundert danach trachten, speziell durch Einbeziehung der subjektiven Wahrnehmungen des Kranken und seines sozialen Umfeldes, der „Versachlichung des Patienten" effektiv entgegenzuwirken.

Eine pointiert formuliert „wertlose" Betrachtung des Krankheits-„Falles" birgt zudem auch die schleichende Gefahr in sich, dass der Mensch, der ja sein Selbstverständnis unter anderem auf eine geglückte Verwirklichung seines Lebens mit den von ihm als wesentlich

---

[168] „Moral strangers", vgl. Rössler, D., Die Bedeutung der Einwilligung für die Legitimation ärztlichen Handeln, 62.
[169] Die sog. „Entwendung der Krankheit", vgl. dazu Widder, J., Das vergessene Leben.
[170] Vgl. etwa der sog. „Heidelberger Kreis" um V. v. Weizsäcker, K. Jaspers und L. v. Krehl.

erachteten Werten begründet, auf diese Weise hinsichtlich seines eigenen „Wertes" keine ausreichende Würdigung genießt!

Zweifellos ist es nicht allein den im medizinischen Betrieb Tätigen vorzuwerfen, wenn ihnen, besonders bedingt durch die Faszination des naturwissenschaftlich-technischen Aufschwunges der letzten Jahrzehnte, die Notwendigkeit dieser zweiten Entscheidungsebene allzu lange Zeit verborgen geblieben ist. Zu kritisieren bleibt jedoch, dass die zunehmenden Hinweise durch Philosophen und Ethiker nur zögernd zur Kenntnis genommen, und nur wenige, mitunter halbherzige Versuche unternommen worden sind, diese notwendige Ergänzung vorzunehmen!

Es stellt damit wohl einen Schönheitsfehler in der Chronik der medizinischen Erfolgsgeschichte des zwanzigsten Jahrhunderts dar, dass nicht die eigene Erkenntnis sondern erst der juridische Zwang die Bedeutung der Wertauffassung des Kranken zunehmend bewusster machte und ihre Einbindung in therapeutische Entscheidungen immer mehr zu einer, wenn auch mitunter widerstrebend anerkannten, Notwendigkeit wurde!

Die bestehenden Spannungen, die sich im medizinischen Alltag aus der zunehmenden Bedeutung und der damit einsetzenden konkreten Wahrnehmung der Patientenautonomie ergeben,[171] sind ohne Betrachtung des paternalistischen Grundkonzeptes, das in den vergangenen Jahrzehnten das Medizinwesen entscheidend prägte, nicht ausreichend darstellbar.

3.2 Paternalismus im medizinischen Kontext

3.2.1 Definition und grundlegende Aspekte

Der ursprünglich den staatsphilosophischen Theorien entlehnte Begriff „Paternalismus"[172] wird zumeist mit einem der relevanten mittleren Prinzipien[173] für die Medizinethik, nämlich der Fürsorge in Verbindung gebracht.

Gekennzeichnet ist diese paternalistische Orientierung, auch „benevolenter Paternalismus" genannt, dadurch, dass sie nach Art einer

---

[171] Auf das Bestehen von aktuellen Spannungen verweist auch die Studie von Grossmann et al.: „Eines der größten Spannungsfelder im Bereich der Medizinethik resultiert aus dem Konflikt zwischen einer traditionellen paternalistischen Haltung der Ärzte einerseits und einer seit einigen Jahrzehnten immer heftiger eingeforderten Autonomie der Patienten andererseits." Grossmann, W. et al., Ethik im Krankenhausalltag, 116. Freilich wird auch in diesem Zusammenhang bloß auf die Autonomie des Patienten im Zusammenhang mit der Aufklärung Bezug genommen.
[172] Vgl. Wolff, H.P., Arzt und Patient, 201.
[173] Vgl. Beauchamp und Childress, Principles.

„väterlichen Fürsorge"[174] das Wohl des Kranken als zentrale Begründung für Handlungen betrachtet, die so wichtig ist, dass ihr Fragen nach der Freiheit oder Selbstbestimmung des Patienten untergeordnet werden.[175]

Entscheidungen über medizinische Vorgehensweisen werden daher vom Arzt im Interesse des Patienten getroffen und dienen dem Ziel, die Gesundheit oder das Wohl einer Person zu fördern, ohne dass dabei auf deren volle Zustimmung bedacht genommen werden muss.[176] Die Person wiederum akzeptiert die Entscheidung im besten Fall in „vertrauensvoller Unterordnung".[177]

Aus der Vielzahl von Beifügungen, die den Begriff Paternalismus näher charakterisieren sollen, seien in der Folge nur einige besonders bedeutsam erscheinende herausgegriffen und kommentiert.

So unterscheidet etwa Feinberg[178] einen „starken" Paternalismus, der die Selbstbestimmung eines dazu im Grunde selbst kompetenten Menschen übergeht, von einer „schwachen Form", die sich im Sinne einer stellvertretenden Interessenswahrnehmung über den Willen einer Person hinwegsetzt, die selbst dazu nicht imstande ist oder fähig erscheint.

Während Feinberg seine Unterscheidung im Hinblick auf den Adressaten formuliert, charakterisiert Patzig[179] mit seiner Unterteilung in einen „milden" und einen „harten" Paternalismus die Handlungen selbst.

Einen milden Paternalismus sieht er dann gegeben, wenn durch Maßnahmen wie beispielsweise Unterrichtung oder Veränderung von Rahmenbedingungen die Betroffenen dazu angeregt werden, ihre Verhaltensweisen zu ändern. In der „harten" Form wird durch gesetzliche Verbote mit Sanktionsfolgen eine Verhaltensänderung erzwungen.

Während damit die Unterscheidung Feinbergs auf die unmittelbare Interaktion zwischen Patient und Arzt bezug nimmt, zielt die Unterteilung von Patzig zunächst mehr auf die unterschiedlichen Lösungsansätze im sozial- und gesundheitspolitischen Bereich hin, wobei er sich insbesondere mit präventiven Handlungen befasst.

Grundsätzlich muss zunächst, entgegen den negativen Konnotationen, die der Begriff nach gegenwärtig herrschender gesellschaft-

---

[174] Vgl. Wolff, 201.

[175] „Paternalismus ist eine zwingende Einmischung in die Handlungsfreiheit eines anderen aus Gründen, die sich ausschließlich auf das Gute für einen anderen, auf das Wohl und das Glücklichsein und auf die Bedürfnisse, Interessen oder Werte des anderen berufen.": Dworkin G., Paternalism, in: Monist 56: 64–84, zit. in: Holzem, Patientenautonomie, 93.

[176] Vgl. Richter, G., Autonomie und Paternalismus, 27ff.

[177] Wolff, H.P., Arzt und Patient, 206.

[178] Feinberg, J., Legal Paternalism, 105.

[179] Patzig, G., Gibt es eine Gesundheitspflicht? 3f.

licher Auffassung aufweist, betont werden, dass der „Paternalismus" seiner moralischen Natur nach ambivalent ist und nicht dazu dient, bloß die Machtgelüste eines Arztes zu befriedigen, wie dies häufig polemisch unterstellt, oder anhand eines Missbrauchs als grundsätzlich gegeben angesehen wird!

Diese Feststellung scheint deshalb notwendig zu sein, weil diese Unterstellungen auch in die Diskussion um die Autonomie des Patienten einfließen. Auch das heute favorisierte Selbstbestimmungskonzept, das als Ausdruck des Respekts vor der Würde des Kranken verstanden wird, kann nicht einfach mit einer Machtumkehr verwechselt werden, die es dem Patienten gestatten würde, dem Arzt seinen Willen aufzuzwingen!

Die paternalistische Führung des Patienten zu seinem Besten wurde zumeist gerne mit der hippokratischen Ärztefigur in Verbindung gebracht, die als „gütige, autoritäre und paternale Figur gesehen wird, die weiß, was das Beste für den Patienten ist und die für ihn die Entscheidung trifft".[180]

Diese Charakterisierung verweist übrigens auch darauf, dass sich eine paternalistische Grundhaltung in der Medizin keineswegs bloß auf ihre Auswirkungen in Bezug zu den Aufklärungsprozessen einengen lässt,[181] sondern vielmehr grundsätzlich einen großen Einfluss auf die Gestaltung der gesamten Arzt-Patient-Beziehung ausübt!

Begründungen für paternalistische Vorgehensweisen im Umgang mit dem Kranken boten sich in vielfältiger Weise an.

So wurden erstens medizinische Kenntnisse als bedrohlich und damit dem Wohl des Patienten abträglich eingeschätzt. Zweitens wurde dem Kranken aufgrund der fehlenden medizinischen Ausbildung ein grundsätzliches Unvermögen unterstellt, die medizinischen Erkenntnisse im Hinblick auf das eigene Zustandsbild zu bewerten. Drittens wurde fälschlicherweise unterstellt, dass erforderliche Entscheidungen nach keiner anderen Verantwortung als jener des Arztes verlangten. Schließlich wurde viertens die Überzeugung vertreten, dass eine etwaige Teilhabe an Entscheidungen den Kranken sowohl aufgrund des beschriebenen Unwissens als auch aufgrund der krankheitsbedingten physischen und psychischen Belastung[182] grundsätzlich überfordere. Gerade das aber widerspricht auch der

---

[180] Pellegrino, Die medizinische Ethik in den USA 5; Selbstbestimmung und Wahrhaftigkeit stellten nach Auffassung aller traditioneller Ärzteschulen dieser Zeit keinen zu beachtenden Stellenwert dar; vgl. dazu auch: Wolff, Arzt und Patient, 201; „Im Eid des Hippokrates findet sich keine Stelle, in der nach dem Willen oder der Ansicht des Patienten gefragt wird.": Richter, G., Autonomie, 29.

[181] So etwa die Darstellung von Richter, Autonomie und Paternalismus, 28.

[182] Vgl. Richter, Autonomie und Paternalismus 29; vgl. auch Wolff: „... erodierender Einfluss der Krankheit auf die Integrität und das Entscheidungsvermögen des Kranken": Wolff, H.P., Arzt und Patient, 202.

damals vorherrschenden Meinung über das anzustrebende Wohl des Patienten.

Die zwingende Konsequenz dieser Begründungen bestand darin, dass eine umfassende Aufklärung, unabhängig von der noch gar nicht als notwendig erachteten Entscheidungsteilhabe, dem Prinzip der Schadensvermeidung entgegengestanden wäre und daher ein Verzicht als ethisch geboten angesehen wurde.

Anhand dieser vier angeführten Begründungen lässt sich überdies deutlich zeigen, weshalb eine paternalistische Grundhaltung der Mediziner über einen großen Zeitraum hinweg und weitgehend widerspruchslos akzeptiert wurde. Solange eine Handlungsentscheidung auf rein medizinische Umstände ausgerichtet und damit reduziert wurde und das Wertungssystem des Patienten ausgeblendet blieb, konnten, auch mit dem Nachklang der Erleichterung, dass überhaupt eine Hilfestellung geboten werden konnte, tatsächlich nicht allzu viele Argumente angeführt werden, weshalb eine Entscheidung nicht gerade von der Person getroffen werden sollte, die die größtmögliche fachliche Kompetenz nachweisen konnte und für die Durchführung verantwortlich war.

Die somit vordergründig bestehende Übereinstimmung zwischen den Vorstellungen des Arztes und den mehr oder weniger bewussten Wünschen des Patienten machten eine Auseinandersetzung um die weiteren Vorgänge entbehrlich. Im Sinne eines „verdeckten Paternalismus" wurde die Vorgehensweise durch den Arzt festgelegt. Die mehr oder weniger deutliche Beipflichtung des Patienten stellte damit mehr einen höflichen Akt als eine eigene, freie Entscheidung auf Basis der gebotenen Informationen dar. Die dennoch bestehenden Spannungen zwischen einer in Anfängen wahrgenommenen Autonomie und dem als gewohnt empfundenen Paternalismus wurden überdeckt.[183]

Damit jedoch ist zugleich auch die zentrale Problematik einer paternalistischen Grundhaltung angesprochen.

Unabhängig von ihrer primär moralisch neutralen Natur und selbst unter Berücksichtigung des Umstandes, dass die Intentionen des paternalistischen Arztes zumeist auf das Wohl des Kranken und nicht auf einen eventuellen eigenen Machtzuwachs oder eine Herrschaftsausübung ausgerichtet ist, findet eine Vernachlässigung der freien Selbstbestimmung des Patienten selbst dann statt, wenn sich der Patient seines Rechts überhaupt nicht bewusst war.

Eine weitere Problematik schließlich ergibt sich aus dem Umstand, dass aufgrund der fehlenden Beachtung der Selbstbestimmung und damit auch Wertewelt des Patienten eine Entscheidung zwar unter Berufung auf das Wohl, jedoch unter Vernachlässigung alle wichtigen Parameter jenseits des rein medizinischen Sachverhalts erfolgt, wo-

---

[183] Vgl. Wolff, H.P., Arzt und Patient, 201.

durch die erkrankte Person ebenso zum naturwissenschaftlichen Krankheitsfall degradiert wird, wie dies am anderen Ende des Aufklärungsprozesses, nämlich bei der anamnestischen Zustandserfassung, geschieht, wenn die subjektiven Faktoren des Erkrankten als Störfaktoren ausgeblendet werden.

Grundsätzlich problematisch ist ferner auch die Tatsache, dass eine vom Arzt zum Wohl des Patienten nach bestem Wissen getroffene Handlungsentscheidung, die sich damit gerade nicht als streng medizinisch ausgerichtet versteht, auf einer Fremdeinschätzung beruht. Denn abgesehen von der grundlegenden Unsicherheit, ob der Arzt imstande sei, tatsächlich eine kompetente Einschätzung über das – weit über den medizinischen Horizont hinausreichende – „Beste" für den erkrankten Menschen abzugeben,[184] bedingt dieses Bemühen auch einen Wertungsprozess, der unter Zuhilfenahme der Wertvorstellungen des Arztes abläuft, und zwar gleichgültig, ob dies reflektiert oder unreflektiert geschieht.[185]

Bei völliger Übereinstimmung der Wertehierarchien wird dies ohne wesentliche Auswirkungen bleiben. Je differenter sich diese jedoch erweisen, oder je weniger diese Differenz aufgrund einer fehlenden Erhebung beachtet wird, desto größer wird die Gefahr werden, dass das Wohl des Patienten falsch eingeschätzt wird.

Damit wird deutlich, dass der Paternalismus, unabhängig von allen anderen Begründungen, zumindest zu jenem Zeitpunkt seine Berechtigung weitgehend verloren hat, in dem aufgrund der gesellschaftlichen Entwicklungen die Annahme verlassen werden musste, wonach die Wertungsvorstellungen von Arzt und Patient nahezu gleich seien.

Im Alltag bedurfte es für eine paternalistische Grundhaltung viele Jahrzehnte lang keiner Begründung, umso weniger einer Rechtfertigung.

Dies einerseits, weil das traditionelle Ärztebild hippokratischer Prägung als Ideal propagiert wurde, im Alltag als Vorbild erfahrbar war, und im Rahmen der Sozialisation dem jungen Mediziner weitergegeben wurde. Damit ließ ein insgesamt relativ homogenes Berufsbild auch kaum die Aufmerksamkeit auf eventuell mögliche andere Verhaltensweisen und Begründungsmuster entstehen.

Andererseits schien aber auch deshalb eine Begründung nicht notwendig zu sein, da es zunächst eines langen Zeitraumes bedurfte, ein aufkeimendes Unbehagen über die Beziehung zwischen Arzt und Patient erst zuzulassen, später langsam und gegen Widerstände zu artikulieren und schließlich die Ursachen dafür zu finden.

Dieser Prozess gestaltete sich umso schwieriger, als beispielsweise die enormen naturwissenschaftlich-technischen Erfolge der Medizin

---

[184] Vgl. ebd.
[185] Auf ein unreflektiertes Maßnehmen an den eigenen Wertungsvorstellungen wird später Bezug genommen.

gerne als Gegengewicht ins Treffen geführt wurden. Der vermeintliche Gegensatz zwischen der Beziehungsproblematik und der Hilfsmächtigkeit wurde bewusst eingesetzt. Das Unbehagen über die Situation sollte durch das archaisch anmutende Argument relativiert, wenn nicht sogar bagatellisiert werden,[186] man möge es nicht gering schätzen, dass überhaupt eine Hilfe geboten werden könne.

Auch heute noch argumentieren Befürworter einer paternalistischen Grundhaltung vornehmlich mit der Berufung auf ein Fürsorgeprinzip, das dem Wohl des Patienten und einer Schadensabwehr absolute Priorität zuerkennt, und damit eine etwaige Verletzung des (prima facie gleichstarken) Selbstbestimmungsprinzips bewusst in Kauf nimmt. Sie akzeptieren das Bestehenbleiben einer asymmetrischen Arzt-Patient-Beziehung[187] nicht bloß, sondern bejahen es ausdrücklich unter dem Hinweis, dass der kranke Patient in seiner rationalen Entscheidungsfähigkeit grundsätzlich eingeschränkt und daher außerstande sei, ein kompetentes Urteil darüber abzugeben, was für ihn gut sei.[188]

Pinkard verweist in diesem Zusammenhang kritisch darauf, dass dabei weniger die durch die paternalistische Einstellung grundsätzlich ermöglichte Freiheitseinschränkung das Hauptproblem darstelle, sondern dass die wahre Problematik vielmehr in der Begründung der Selbstschädigung liege.[189]

Eine besondere Rechtfertigung des Paternalismus lässt sich beispielsweise auch in Husaks Ansatz finden. Er begründet die Berechtigung der Einschränkung der Selbstbestimmung damit, dass eine, auch ohne Zustimmung des Patienten, durchgeführte Therapie ja letztlich einen wesentlichen Beitrag zur Wiederherstellung der Patienten-Autonomie leiste, und es sich damit um einen „freedom-maximising paternalism" handle.[190]

Wer heute den Paternalismus, wenn auch in zeitgemäßen Formen, propagiert, nimmt die mitunter defizitäre Ausübung des Selbstbestimmungsrechtes durch den Patienten zum Anlass. Diese Strategie erscheint jedoch problematisch. Sie würde nämlich einer Kritik der Autonomiebefürworter an paternalistisch ausgerichteten Denkwei-

---

[186] Wolfgang Jacob schrieb schon 1981: „Es gehört zu den widersprüchlichen Erscheinungen unseres gegenwärtigen Krankenhauswesens, dass in einer Zeit, in der die Medizin einen diagnostisch und therapeutisch erfolgreichen Aufschwung genommen hat wie nie zuvor in der Weltgeschichte, das Unbehagen nicht nur des Kranken, sondern auch der menschlichen Mitwelt des Kranken wächst.": Jacob, W., Hat der Kranke noch Bürgerrechte in der Medizin?, 357.

[187] Zu bestehenden Asymmetrien siehe Kapitel „Arzt-Patient-Beziehung".

[188] Vgl. Pieper, A., Autonomie, 97; vgl. auch Murphy, J.G., Incompetence and Paternalism, 465ff.

[189] Pinkard, Bioethik und das Amerikanische Rechtswesen, 220ff.

[190] Husak, D.S., Paternalism and Autonomy, in: Philosophy and Public Affairs 10 (1981), 27–46, zit. in: Pieper, A., Autonomie, 97.

sen gleichen, die grundsätzlich eine bloße Machtintention der Ausführenden unterstellte.

Sinnvoll und der Klärung dienlicher erscheint es jedoch, das Spannungsverhältnis zwischen den beiden mittleren Prinzipien zu beleuchten und zu fragen, inwieweit sich unter den heutigen Verhältnissen das traditionelle Ungleichgewicht zugunsten der Fürsorge noch begründen lässt. Daraus abgeleitete Erkenntnisse müssen dann in einem zweiten Schritt hinsichtlich ihrer notwendigen Relativierung im konkreten Alltag befragt werden.

Schon vorab sei jedoch klargestellt, dass der problematischen Sichtweise, wonach ein Kranker geradezu grundsätzlich in seiner rationalen Entscheidungsfähigkeit eingeschränkt sei, auch aufgrund der täglichen Erfahrung entschieden widersprochen werden muss!

Träfe die Begründung der grundsätzlichen Schwäche tatsächlich zu, würde sie als sogenanntes „winner argument" das Prinzip der Autonomie im medizinischen Alltag zu einer rein theoretischen Größe verkommen lassen.

Dann aber müsste letztlich auch im einzig „tolerierten" Teilbereich der Autonomie, der „informierten Einwilligung" die dabei unterstellte Entscheidungsunfähigkeit des Patienten einer neuerlichen ethischen Prüfung unterzogen werden.[191]

Die Sichtweise greift überdies auf einen unspezifischen Krankheitsbegriff zurück, der zumeist als Beispiel typische Notfallsszenarien anführt. Die daraus gewonnenen Begründungen können jedoch aufgrund des breiten Spektrums von Krankheits- und Zustandsbildern nicht als allgemein gültig angenommen werden. Dies zeigt sich etwa an Menschen mit chronischen Erkrankungen, die ungeachtet verschiedener psychologischer Zustandsbilder, die sie im Laufe ihres Krankheitsprozesses durchlaufen, aufgrund ihrer ständigen Befassung mit ihrer Erkrankung zumeist an fachlicher und autonomer Kompetenz gewinnen!

Zudem gerät das Prinzip der Selbstbestimmung in Gefahr, wenn nicht primär seine Gültigkeit bestätigt und erst sekundär mögliche Defizite und deren Behebung hinterfragt werden, sondern seine Gültigkeit von einer Kompetenzeinschätzung abhängig gemacht wird.

Die Berechtigung, dem Patienten seine Autonomie aufgrund von Fähigkeiten zuzuerkennen, beziehungsweise die Einschränkung des Selbstbestimmungsrechts aufgrund persönlicher Defizite festzulegen, schreiben dabei die Befürworter einer paternalistischen Grundhaltung dem Arzt einfach zu. Dies wäre allerdings nur dann vertretbar, wenn die Auffassung, wonach die Krankheit per se bereits die Autonomie relativierte, tatsächlich gültig wäre, da es sich dann um eine Zuschreibung handeln würde, die schon grundsätzlich aus einer fachgerecht erstellten Diagnose abzuleiten wäre. Verneint man dies aber unter

---

[191] Vgl. dazu auch Ehlers grundsätzliche Kritik im Kapitel „Aufklärung"!

Vernachlässigung von einigen wenigen Ausnahmen, stellt sich die Frage, aufgrund welcher Kompetenz der Arzt die Einschätzung vornimmt, und gegebenenfalls aufgrund welcher Berechtigung er die Relativierung der Patientenselbstbestimmung durchführen könnte. Zur Illustration der Problematik sei ein Beispiel aufgezeigt.

Im alltäglichen Verlauf von Aufklärungs- und Zustimmungsprozessen wird die Selbstbestimmungskompetenz des Patienten sogar von paternalistisch orientierten Medizinern dann unterstellt, wenn der Patient einer vom Arzt vorgeschlagenen Therapie zustimmt. Umgekehrt werden zumeist dann typischerweise Zweifel an der Selbstbestimmungsfähigkeit des Patienten geäußert, wenn er von seinem Verweigerungsrecht Gebrauch macht.[192] Verschärft wird diese Einschätzung gelegentlich sogar dadurch, dass eine Zustimmung zur Therapie als „vernünftig", die Ablehnung jedoch als „unvernünftig" apostrophiert wird.[193]

Es besteht damit die Gefahr, dass im Alltag die Selbstbestimmungsfähigkeit des Patienten an der Kongruenz seines Willens zum Arztwillen gemessen wird![194]

Dabei kann es problematisch sein, dass die Bewertung durch jenen Arzt erfolgt, dessen Vorschlag abgelehnt wurde. Denn der Arzt ist dabei gewissermaßen zugleich Sachverständiger und Richter, während dem Patienten kaum die Möglichkeit eingeräumt wird, gegen dieses Urteil, wenn er es überhaupt erfährt, Einspruch zu erheben. Da der abgelehnte Handlungsvorschlag zudem, wie gezeigt, abseits der situationsadäquaten medizinischen Sachebene auch unter Einbeziehung des Wertensembles des Arztes entsteht, unterliegt die Einschätzung der Gefahr, dass die subjektive Vorstellung des Arztes als Maßstab für

---

[192] Eine besondere Problematik stellt der Fall dar, dass der Patient – ohne tatsächlich willensschwach zu sein – der Chimäre von der normativen Kraft des Faktischen, sowie der Eigendynamik von Geschehnissen erliegt und den Dingen ihren Lauf lässt, ohne tatsächlich eine reflektierte Entscheidung getroffen zu haben. Diese von den Juristen zumeist als konkludente Zustimmung ausgelegte Vorgehensweise mag zwar teilweise zutreffen, ist jedoch in ethischer Hinsicht nicht immer als tatsächlich autonome Handlung anzusehen!

[193] Diese Haltung erscheint auch in der juristischen Literatur und wurde zuletzt anhand der Thematik des Widerspruchs von minderjährigen Kindern diskutiert: vgl. etwa in jüngster Zeit: Haidenthaller, P., Die Einwilligung Minderjähriger in medizinische Behandlungen, RdM, 6/2001, 169ff.

[194] Ungeachtet aller Probleme, die sich aus Therapieablehnungen ergeben können, muss jedoch aus Gründen der intellektuellen Redlichkeit hinterfragt werden, inwieweit es sich tatsächlich begründen lässt, wenn im Falle einer Zustimmung eine autonome Handlung unreflektiert bestätigt wird, während eine Ablehnung jedoch selbst dann als Indiz für mangelndes Vermögen gewertet wird, wenn ihr kein evident einsichtiger Irrtum, sondern eine grundsätzlich andere Wertungshierarchie zugrunde liegt! Vgl. auch Engljähringers Feststellung: Engljähringer, D., Ärztliche Aufklärungspflicht vor medizinischen Eingriffen, 155.

die „objektiv vorliegende" Selbstbestimmungsfähigkeit des Patienten dient. Ebenso problematisch kann es sein, wenn die Entscheidung an der fiktiven Zustimmung eines typischen Durchschnittspatienten gemessen wird. Denn wenn eine statistisch verallgemeinerte Wertungsvorstellung als Referenz herangezogen wird, besteht die Möglichkeit, dass die Individualität der konkret betroffenen Person, sowie ihre konkreten Lebensumstände mit der daraus resultierenden Wertehierarchie ausgeblendet werden. Dies kommt jedoch neuerlich einer tendenziellen Verobjektivierung des Patienten gleich.

Eine auch heute noch als berechtigt anzusehende Begründung für eine paternalistische Grundhaltung könnte gefunden werden, wenn zur Therapie keine akute Notwendigkeit besteht, die Selbstbestimmungsunfähigkeit des kranken Menschen tatsächlich erwiesen ist, der Einsatz eines Sachwalters – aus welchen Gründen auch immer – innerhalb absehbarer Zeit kaum möglich erscheint, und vor Eintritt dieser Umstände die Wertungsvorstellungen von Arzt und Patient als praktisch deckungsgleich erkannt wurden.[195] Die Entscheidung zum paternalistischen Vorgehen aufgrund dieses Deckungsgleiche sollte dann allerdings nicht alleinige Sache des involvierten Arztes sein, da er aufgrund der konkreten – in diesem Fall besonderen – Arzt-Patient-Beziehung gewissermaßen auch eine Parteienstellung innehat.

Da diese Kongruenz der Werte in einer pluralistischen Gesellschaft allerdings immer seltener anzutreffen ist, muss allen Gegnern einer paternalistischen Grundhaltung[196] in ihrer Ansicht beigepflichtet werden, wonach die Einschränkung der Selbstbestimmung – ungeachtet aller tatsächlichen Kontingenz! – wesentliche Rechte und Freiheiten des Patienten verletzt. Dies kann sogar bis zu einem „eklatanten Verstoß gegen die Menschenwürde"[197] reichen, der durch das Fürsorgeprinzip wohl gemildert, jedoch niemals aufgewogen werden kann.

3.2.2 Sonderformen des Paternalismus

Sonderform: Der „konzedierte Paternalismus"

Eine Sonderform einer paternalistischen Haltung versucht Rössler zu entwickeln, indem er für einen „konzedierten" oder „limitierten" Paternalismus eintritt.[198] Er charakterisiert ihn dadurch, dass der Pa-

---

[195] Dies kann etwa bei langjährig bestehenden (Haus-)Arzt-Patient-Beziehungen zutreffen!

[196] so zum Beispiel Dworkin, G., Paternalism; Anschütz, F., Ärztliches Handeln; Malherbe, J.F., Medizinische Ethik; Pinkard, Bioethik und das amerikanische Rechtswesen.

[197] Vgl. Pieper, A., Autonomie, 97.

[198] Rössler, D., Die Bedeutung der Einwilligung für die Legitimation ärztlichen Handelns, 65.

tient seine Einwilligung für ein Behandlungsziel erteilt, aber die dazu notwendigen – und in gewisser Weise standardisiert definierten – Maßnahmen seinem Arzt überlässt.[199] Rössler erachtet das Konzept deshalb für notwendig, weil der Grundsatz, wonach das ärztliche Handeln dem Wohl des Patienten diene,[200] dann problematisch werde, wenn dieses Ziel aufgrund der Komplexität durch die fortschreitende Differenzierung[201] zusehends seine selbstverständliche Eindeutigkeit verliert.[202]

Die Vorteile sieht der Autor einerseits darin, dass in der wertorientierten Entscheidung bezüglich des Behandlungszieles eine grundsätzliche Respektierung der Autonomie des Patienten vorliegt.[203] Andererseits trägt das Konzept dazu bei, dass die medizinischen Heilbehandlungen durch eine immer stärker ausdifferenzierte Einwilligungsbürokratie nicht weiter belastet werden.

Der Lösungsversuch Rösslers wirkt zunächst deshalb interessant, da er im typischen Streit zwischen den unterschiedlichen Haltungen „Fürsorge versus Autonomie" einen Mittelweg anzubieten scheint.

Bei genauerer Betrachtung lässt sich jedoch eine große Ähnlichkeit zur autonomen Entscheidung des Patienten hinsichtlich der Vorgehensweise, sein Recht auf Nichtwissen einzufordern, nachweisen. Sowohl die Zustimmung zum ausgehandelten Therapieziel, als auch die persönliche Entscheidung, über Handlungsdetails nicht aufgeklärt werden zu wollen, sind durchaus autonome Handlungen des Patienten, die keineswegs eine zusätzliche paternalistische Haltung des Arztes erfordern!

Allerdings lassen sich beim Konzept des konzedierten Paternalismus auch einige Probleme aufzeigen,[204] die sich aus dem Begriff „definierter Kreis von Maßnahmen" ableiten lassen.

So erscheint das Konzept nur dann problemlos angewendet werden zu können, wenn die Erreichung eines Behandlungszieles, sowohl im diagnostischen, als auch im therapeutischen Abschnitt, jeweils nur durch *eine* Vorgehensweise möglich ist. Dies ist jedoch nur äußerst selten der Fall.[205] Problematisch wird die Anwendung des Konzepts

---

[199] Rössler, D., Die Bedeutung, 65f.

[200] Vgl. Rössler, 59.

[201] Vgl. Rössler, 63.

[202] Vgl. Rössler, 65.

[203] „Der Einwilligung in einen konzedierten Paternalismus steht das Autonomie-Konzept nicht entgegen.": Rössler, 66.

[204] Auf einige davon geht allerdings auch Rössler (63ff) implizit ein.

[205] So beispielsweise die für ein Ergebnis möglicherweise gleichwertigen Techniken von der Sonographie und einer radiologischen Untersuchung. Selbst wenn – dank der fortschreitenden Technik – die Strahlenbelastungen minimiert werden konnten, wird von Patienten eine mögliche Gefährdung immer noch thematisiert und mitunter auch in den Medien als vermeidbare Bedrohung qualifiziert!

jedoch bereits, wenn unterschiedliche operative Vorgehensweisen möglich sind, die zwar das gleiche Behandlungsziel erreichen, denen jedoch unterschiedliche Risiken und gesundheitliche Beeinträchtigungen innewohnen.[206] Zusätzlich muss darauf verwiesen werden, dass die diagnostischen Maßnahmen, bedingt durch eine zunehmende Fachspezialisierung, selten von dem für die Therapieaufklärung verantwortlichen Therapeuten selbst durchgeführt werden. Damit kann von ihm wohl auch kein so umfassendes Expertenwissen für die relevanten Risiken erwartet werden. Es kann auch nicht unterstellt werden, dass der Patient über diese Maßnahmen schon vorab ausreichend informiert ist. Es bedarf daher wieder einer Vergewisserung durch den Arzt und einer eventuell nachfolgenden umfassenden Aufklärung, auf die der Patient dann natürlich explizit verzichten kann. Aus der vorausgehenden Pauschalzustimmung zu einem allgemeinen Maßnahmenkatalog lässt sich dieser Verzicht jedoch kaum ableiten.

Das Konzept scheint auch im Licht des medizinischen Fortschritts problematisch zu sein. Ungeachtet der Prominenz medizinischer Themen und neuer Therapieformen in den Medien sowie ungeachtet des allgemeinen Informationsstrebens der Patientenschaft darf grundsätzlich weder das Wissen über die sich eben neu etablierenden Therapien noch jenes über sich dynamisch verändernde Behandlungsformen vorausgesetzt werden.[207]

Da der Arzt grundsätzlich verpflichtet ist, die Behandlung seines Patienten gemäß „state of the art" zu gestalten, und der Patient seinerseits auch darauf vertraut, lassen sich Informationen über einzelne, eben in Etablierung befindliche Abweichungen in therapeutischen Schritten nicht einfach mit der Begründung übergehen, der Patient habe im Wissen um die grundsätzlich verwendete Technik ohnedies dem Behandlungsziel zugestimmt. Da zudem einzelne Abweichungen nur aufgrund der üblichen Vorgehensweise plausibel beschrieben werden können, muss deren Bekanntheit aber erst recht hinterfragt werden.

Ein weiteres Problem kann sich daraus ergeben, dass der „definierte Kreis von Maßnahmen", der für den Arzt eine weitgehende Selbstverständlichkeit darstellt, im Gespräch zur Entscheidung nur mehr oberflächlich und kursorisch angedeutet wird.

Damit zeigt sich, dass das Konzept des konzedierten Paternalismus im Alltag kaum so hilfreich sein wird, wie dies der Autor in Aussicht stellt.

---

[206] Wenn zum Beispiel das Behandlungsziel „Cholecystectomie" sowohl endoskopisch als auch laparoskopisch erreicht werden kann!

[207] Hier handelt es sich keineswegs um die Problematik von Heil*versuchen*, die einer gesonderten Aufklärung bedürfen. Vielmehr geht es hier um Adaptationen von bestehenden Therapieformen, die deutlich über bloß unwesentliche Details hinausgehen.

Akzeptiert man, dass in diesem Konzept bei genauerer Betrachtung eigentlich zwei autonome Entscheidungen des Patienten die zentralen Elemente des Aufklärungsprozesses darstellen, lässt sich fragen, worin dann die tatsächliche Pointe des Konzeptes des „limitierten Paternalismus" liegen könnte.

Ein Aspekt liegt zunächst zweifellos darin, die derzeit gebräuchlichen bürokratischen Strukturen nach erfolgter Aufklärung ein wenig einzudämmen, indem nicht jeder einzelne diagnostische und therapeutische Schritt mit juridisch zwar in dieser Weise nicht geforderten, aber aus Gründen des Nachweises gerne durchgeführten schriftlichen Willenserklärungen bestätigt wird. Wie die Rechtsprechung, die zuletzt häufig die mangelnde Aufklärung über individuell relevante Einzelrisiken kritisierte,[208] allerdings damit verfahren wird, bleibt abzuwarten.

Die Hauptpointe des Konzeptes liegt jedoch in der Intention, das Behandlungsziel im Aufklärungsgespräch zum eigentlichen Hauptthema zu erheben. Damit ergibt sich die Chance, dass die Wertungsvorstellungen des Patienten deutlicher thematisiert werden können, als dies in den alltäglich geübten Aufklärungsgesprächen der Fall ist, in denen ja vorwiegend den medizinischen Handlungsvariationen Augenmerk geschenkt wird und so die Wertthematik im besten Fall bloß implizit mitschwingt.[209] Aufgrund dieses Umstandes trägt das paternalistische Konzept letztlich zur Stärkung der Autonomie des Patienten bei! Denn jeder Aufklärungsvorgang, der sich nicht auf die einfache Risikoauflistung konzentriert und diese aus forensischen Gründen „absegnen" lässt, sondern vielmehr die grundsätzliche Frage nach dem Stellenwert der geplanten Therapie im Lebenskontext des Menschen stellt, führt ja gerade erst dazu, dass der Akt der Zustimmung die Selbstbestimmung des Patienten im Rahmen seiner sittlichen Verantwortung für sein Leben widerspiegelt.

So betrachtet kann dieses Konzept eigentlich mehr als Versuch gewertet werden, die Qualität autonomer Patientenentscheidungen auf ein höheres Niveau zu stellen, also letztlich die Autonomie des Patienten zu fördern.[210] Insofern scheint der Begriff „limitierter Paternalismus" nach dem derzeitigen Begriffsverständnis ein wenig irreführend zu sein, da er – zumindest für den Alltagsgebrauch –

---

[208] Diesbezüglich lassen sich unterschiedliche Auffassungen zwischen den Österreichischen und den Deutschen Gerichtsurteilen feststellen.

[209] Den Umstand hebt auch Rössler hervor, wenn er schreibt: „Die Verständigung über den Nutzen und über das Ziel des ärztlichen Handelns schließt persönliche Fragen deutlicher ein, als das bei der Besprechung technischer Eingriffe der Fall ist.": Rössler, D., Die Bedeutung, 65.

[210] Dies steht auch im Einklang mit der Auffassung des Autors, wenn er gerade die „Einwilligung in einen konzedierten Paternalismus", bei der Zwecke in die Entscheidungen involviert sind, als Akt „starker Autonomie" bezeichnet: Rössler, 66.

suggeriert, ein Rückzugs-Reservat für eine paternalistisch orientierte ärztliche Haltung anzubieten.

Zweifellos kann der *Effekt* eines konzedierten Paternalismus im Alltag zum Tragen kommen, wenn es sich etwa um die Behandlung einwilligungsunfähiger Patienten handelt.[211] Die Erfahrung lehrt, dass Stellvertreter in Gesundheitsangelegenheiten[212] bzw. gerichtlich bestimmte Sachwalter zwar an der gemeinsamen Definition des Behandlungszieles für den entscheidungsunfähigen Patienten mitwirken, häufig jedoch auf viele detaillierte Informationen verzichten, da sie auf die „Verlässlichkeit der ärztlichen Durchführung"[213] vertrauen.

Ein im Effekt zum „limitierten Paternalismus" ähnliches Vorgehen lässt sich überdies im Alltag bereits in anderer Hinsicht finden. Wie beispielsweise Michel in ihrer Studie beschreibt, neigen zahlreiche Menschen nach operativer Entfernung maligner Tumore und vor Beginn einer adjuvanten Chemotherapie häufig dazu, die Verantwortung an die behandelnden Ärzte zu delegieren. Dabei wird dem Behandlungsziel zugestimmt, die konkreten Verfahrensweisen werden jedoch, allenfalls aufgrund einer Rückfrage bezüglich der befürchteten Nebenwirkungen, dem Arzt überlassen.[214] Da im Verlauf der Therapie jedoch zumeist das Bedürfnis nach Selbstverantwortung und Kontrolle wieder zunimmt, ist es erforderlich, diese Bedürfnisse laufend zu hinterfragen und diese „paternalistische Hypothek" im Verlauf der Behandlung so zügig wie möglich abzutragen.[215]

Schließlich kann auch im Umgang mit jenen Patienten, die in den letzten Phasen lebensbegrenzender Erkrankungen stehen, ein Verhalten festgestellt werden, das im Effekt einem konzedierten Paternalismus ähnlich ist. Dies ergibt sich dadurch, dass angesichts des dramatischen Fortschreitens der Erkrankung und der ihr innewohnenden grundsätzlichen Begrenzung von therapeutischen Möglichkeiten die Behandlungsziele nicht mehr im Hinblick auf einen entfernt liegenden Lebenskontext bewertet werden, sondern die Behandlungsmöglichkeiten überwiegend der sogenannten Symptomenkontrolle dienen. Damit nähern sich die Behandlungsziele und die Folgen von Einzelmaßnahmen immer mehr an und fließen schließlich ineinander. Die Zustimmung zum Behandlungsziel, eine

---

[211] Auf den Umstand, dass die Einwilligungsunfähigkeit keinen Paradigmenwechsel in der medizinischen Ethik erfordert, wird später konkret Bezug genommen.

[212] Eine Regelung, die in Deutschland, jedoch nicht in Österreich gesetzlich verankert wurde.

[213] Vgl. Rössler, D., Die Bedeutung, 65f.

[214] Michel, U. et al., Compliance bei adjuvanter Chemotherapie.

[215] Vgl. Harrer, M., Ethik und Verantwortung in der somato-psycho-sozialen Betreuung krebskranker Menschen, 27.

persistierende Übelkeit zu bekämpfen, unterscheidet sich von der Zustimmung zur Einzelmaßnahme wohl nur mehr darin, dass in ersterer nicht auf die unterschiedlichen begleitenden Wirkungen der zur Disposition stehenden Präparate eingegangen wird.

Eine weitere Begründung für eine gewisse Form des konzedierten Paternalismus in dieser Situation mag auch darin liegen, dass Kranke, die sich in dieser Phase befinden, zumeist unter großem Kraftverlust leiden. Aus dem Bestreben, mit der wenigen Kraft, die zur Verfügung steht, sparsam umzugehen, erwächst dann nicht selten der Wunsch, nur absolut unverzichtbare Entscheidungen zu treffen und auf weitergehende Details bewusst zu verzichten.

Sonderform: Der „zeitmangelbedingte Paternalismus"

Eine im Alltag keineswegs selten feststellbare Verhaltensweise, die sich mit dem Begriff „zeitmangelbedingter Paternalismus" beschreiben lässt, findet sich vor allem in invasiv orientierten Fächern.

Er beruht auf dem oft grundlegenden Selbstverständnis der Institution Krankenhaus, wonach ein geplantes Handlungsgeschehnis für den Patienten a priori heilsamer sei als eine „bloße" Kommunikation. Dieses Selbstverständnis ist übrigens gesellschaftlich weitgehend anerkannt[216] und wird selbst in der neueren Literatur noch gewissermaßen als eine grundsätzliche Gegebenheit betrachtet.[217] Dabei wird den Patienten die gleiche Einschätzung unterstellt und daher dementsprechend gehandelt. Auch auf diese Weise können die unter Umständen diametral entgegenstehenden Interessen des Patienten, der ein Gespräch vorrangig anstrebt, einer ärztlichen Vorentscheidung „zu seinem Wohl" untergeordnet werden.[218] Dies wird häufig damit begründet, dass ja auch der Patient letztlich nicht des Gesprächs, sondern des Eingriffs wegen die Abteilung aufgesucht habe und daher die vorrangige Berücksichtigung des Eingriffs seinen Er-

---

[216] Man denke etwa an die inadäquate Honorierung von Gesprächen im Vergleich zu einfachen ärztlichen Behandlungen.

[217] Vgl. Pöltner: „Patientenaufklärung stellt an den Arzt hohe Anforderungen, denen er unter den Bedingungen ärztlichen Alltags (Zeitknappheit) in vollem Umfang oft nicht wird nachkommen können (das betrifft insbesondere die rechtlichen Anforderungen bezüglich eines ‚informed consent') – was nicht hindert, sich der gestellten Aufgabe bewusst zu bleiben.": Pöltner, G., Ethische Probleme ärztlicher Aufklärung, 4.

[218] „Es gibt eine Reihe von Untersuchungen, die zeigen, dass die Ärzte weniger Zeit mit den Patienten verbringen als bisher. Der Effektivitätsdruck in den Krankenhäusern und in den Praxen ist groß. Es wird erwartet, dass wir Patienten wie am Fließband behandeln, um Kosten zu senken. Die Klagen von Patienten und Angehörigen, die sich auf mangelhafte Information und Zeit der Ärzte beziehen, haben deutlich zugenommen; eine Entwicklung, die sich in der Zukunft noch verstärken wird.": Huseboe, S., Palliativmedizin, 294 115.3A.

wartungen entgegenkommen müsste.[219] Dagegen muss allerdings eingewendet werden, dass diese Haltung ja unmittelbare Auswirkungen auf die Ausgestaltung des Arzt-Patient-Verhältnisses und des therapierelevanten Aufklärungsprozesses hat. Die mangelnde Berücksichtigung der Einbettung insbesondere von massiv eingreifenden, invasiven Therapien in das Lebenskonzept des Patienten, sowie die häufige Delegation von Aufklärungsprozessen an nachgeordnete Ärzte stellen dafür typische Beispiele dar.[220]

Der tatsächlich vorhandene, oder bloß aufgrund der Prioritätensetzung unterstellte Mangel an der Ressource Zeit in Verbindung mit dem Fürsorgeappell lässt diese Sonderform des Paternalismus auch bei der Betreuung von Patienten mit Entscheidungsschwächen[221] wirksam werden. In diesem Zusammenhang findet sich die Tendenz, auch ohne Notfall anstehende Entscheidungssituationen auf bloße Ja/Nein-Entscheidungen zu reduzieren, um rasch und zeitsparend die Zustimmung zu einer als für das Wohl des Patienten unmittelbar notwendig angesehenen therapeutischen Handlung zu erwirken. Diese Reduktion auf das aus Sicht des Arztes Wesentliche birgt die Gefahr in sich, dass das Aufklärungsgespräch banalisiert wird und unter Umständen Aspekte, die für den Patienten wesentlich sein könnten, ausgeblendet werden. Der Patient wiederum hat aufgrund des straff durchgeführten Verfahrens kaum die Möglichkeit, weitere, unter Umständen „entlegener" scheinende Gesichtspunkte zu bedenken oder anzusprechen. Damit kommt dies, bei vordergründig imponierender Entscheidungsfreiheit, tatsächlich einer Einschränkung seiner Selbstbestimmung gleich.

Sonderform: Der „ökonomiebedingte Paternalismus"

Aus der zunehmenden Allokationsdebatte im Gesundheitswesen und einer daraus resultierenden vermehrten Einbeziehung von ökonomischen Erwägungen in Therapieentscheidungen hat sich eine paternalistische Verhaltensweise entwickelt, die Feuerstein mit dem Begriff „Neopaternalismus" charakterisiert hat.[222]

Der Autor sieht diese Verhaltensweise hinter einer ärztlichen Informationspolitik verborgen, die zwar die medizinischen Aspekte der

---

[219] „Sicherlich erwartet der Patient vom Chirurgen zuallererst und oft allein, dass er sein ‚Handwerk' gut versteht.": Illhardt, F.J., Medizinische Ethik, 60.

[220] Siehe Kapitel „Aufklärung"!

[221] Etwa bei weit fortgeschrittenen konsumierenden Erkrankungen, siehe Kapitel „Aufklärung"!

[222] Feuerstein, G., Kuhlmann, E., Neopaternalistische Medizin. Wie anhand der weiteren Sonderformen gezeigt werden kann, lässt sich der von Feuerstein verwendete Begriff gewissermaßen als Überbegriff für alle neu entstehenden paternalistischen Haltungen verstehen. Er sollte daher nicht bloß der ökonomisch induzierten Form vorbehalten bleiben!

Handlungsalternativen offensiv thematisiert, sie jedoch zugleich auch dazu benützt, um den Ausschluss von Therapiealternativen zu begründen, die eigentlich ökonomischen Erwägungen zum Opfer fielen.[223] Diese „Notlüge aus Barmherzigkeit" zum Wohle des Patienten hat beispielsweise bereits im Bereich der Transplantationsmedizin Einzug gehalten,[224] und es steht zu erwarten, dass sie aufgrund zunehmender Ressourcenbeschränkungen auch in die Aufklärungsgespräche zu anderen finanziell expansiven Therapien einfließen wird.[225]

Die Gefahren, die dieser Haltung innewohnen, sind in mehrfacher Hinsicht bemerkenswert.

Schon aus dem Begriff lässt sich erahnen, dass diese Vorgehensweise letztlich auf eine Relativierung der Autonomie des Patienten hinausläuft. Diese besteht jedoch nicht darin, dass ihm die grundsätzliche ökonomische Problematik verschwiegen wird. Denn da der Patient hinsichtlich einer Ressourcenverwendung praktisch keine Verfügungsgewalt hat, würde sich auch die Frage nach seiner selbstbestimmten Entscheidung erübrigen. Zudem ist die theoretische Möglichkeit, wonach der Patient im Wissen um die bestehende Güterknappheit aus altruistischen Motiven eine Therapie zugunsten eines anderen Patienten ablehnen könnte, wohl wenig wahrscheinlich. Wohl aber ergibt sich die Problematik, wenn etwa im Rahmen der Aufklärung medizinisch durchaus ebenso indizierte Therapiealternativen aus binnenökonomischen Gründen der betroffenen Abteilung verschwiegen werden.[226] Mit dem Vorenthalten des Wissens wird damit dem Patienten zumindest die grundsätzliche Entscheidung verwehrt, die gegebenenfalls favorisierte Behandlungsform an einer anderen Abteilung erwirken zu wollen und zu diesem Zweck seinen aktuell laufenden Behandlungsvertrag aufzulösen.

Eine Relativierung der Patientenautonomie ergibt sich weiters aus der Tatsache, dass wohl beispielsweise alle Therapieformen im Aufklärungsgespräch aufgelistet werden, jene aber, die aus binnenökonomischen Gründen nicht zur Verfügung stehen, mit allgemeinen oder spezifisch medizinischen negativen Konnotationen versehen werden könnten. Weil dadurch die tatsächlich verfügbaren Behand-

---

[223] Feuerstein, G., Kuhlmann, E., Neopaternalistische Medizin, 12f.

[224] Virt, G., Organtransplantation in ethischer Sicht.

[225] Peintinger, M., Einige Ethische Aspekte der Organtransplantation, 19; vgl. auch: Feuerstein, Günter, Das Transplantationssystem.

[226] Feuerstein bezeichnet den Vorgang pointiert als „informed consent-Rationierung": „Welchen reellen Wert diese Art der ‚informed consent'-Rationierung ... für die Entlastung des medizinischen Systems haben kann, wird nicht zuletzt an der Diskussion um Patientenverfügungen und den Behandlungsabbruch intensivmedizinischer Therapien deutlich.": Feuerstein, G., Neopaternalismus und Patientenautonomie, 12; vgl. auch Feuerstein, G., Symbolische Gerechtigkeit. Zur verfahrenstechnischen Ausblendung von Wertkonflikten in der Mikroallokation medizinischer Behandlungsressourcen.

lungsmethoden in günstigerem Licht erscheinen, denen der Patient dann naturgemäß eher zuneigt, lässt sich die Vorgehensweise am ehesten im Sinne einer strategischen Manipulation beschreiben.

Am meisten wird die Selbstbestimmung des Patienten korrumpiert, wenn, wie bereits gezeigt, aus ökonomischen Erwägungen nicht in Frage kommende Therapiealternativen tatsächlich durch medizinische Begründungen ausgeschlossen werden. Jeder Akt der Unwahrheit, selbst wenn es sich um eine „barmherzige" Notlüge handelt, bewirkt ja, gemäß Malherbe, durch seine Täuschungsabsicht den Verlust der Autonomie.[227] Eine „unangemessene Information, die den Willen des Patienten in die Richtung einer unangemessenen Behandlungsentscheidung lenkt",[228] suggeriert demnach eher eine selbstbestimmte Entscheidung, als sie, auf der Basis bloß vermeintlich umfassender Informationen, dem inneren Gehalt nach zutrifft.

Weitere Gefahren bestehen in der Folgewirkung, die sich aus der einmal etablierten und schließlich unreflektiert eingenommenen neopaternalistischen Haltung ergeben.

So etwa, wenn angesichts des klaglosen Funktionierens der neopaternalistischen Vorgehensweise bei ständig steigender Ressourcenverknappung immer mehr außermedizinische Verteilungsmaximen im Schutz einer medizinischen Diktion zur Anwendung gelangen, sodass medizinische Begründungen für eine aus außermedizinischen Gründen getroffene Ressourcenverweigerung mehr die Regel als eine Ausnahme darstellen.

Schließlich besteht im Neopaternalismus auch die Gefahr, dass sich nach der Etablierung dieser Form des „barmherzigen Verschweigens" hinter einer durchaus offensiv wirkenden Informationspolitik weitere Möglichkeiten „für die unterschiedlichsten Formen der Umdeutung und Neudeutung eines Paternalismus"[229] eröffnen. Die Vermutung scheint nicht abwegig zu sein, dass sich damit ein „Paternalismus" etablieren könnte, der sich schließlich immer weniger dem individuellen Patientenwohl, sondern vielmehr den gesellschaftlichen Interessen verpflichtet weiß, die sich aus einer Mischung von statistisch definiertem Allgemeinwohl und marktwirtschaftlichen Interessen zusammensetzen.[230]

---

[227] „Die Autonomie kann sich auf dem Boden von Verdrängung nicht entwickeln, geschweige denn auf dem Boden von Verneinung oder der Lüge.": Malherbe, F.J., Medizinische Ethik, 135.

[228] Feuerstein G., Kuhlmann, E., Neopaternalismus und Patientenautonomie, 13.

[229] Ebd.

[230] „Die Wettbewerbs- und marktfixierte Umstrukturierung erweist sich allein aufgrund der generellen Qualitätsminderung der Aufklärungspraxis als kontraproduktiv. Sie begünstigt entgegen ihren Proklamationen neopaternalistische Tendenzen in der Ärzteschaft und schränkt die ohnehin geringen Einflussmöglichkeiten von Patientinnen weiter ein. Basierte der traditionelle Paternalismus auf einer bestmög-

Sonderform: Der „fortschrittsinduzierte Paternalismus"

Schließlich scheint sich noch eine weitere Variation eines modernen Paternalismus zu etablieren. Angesichts der großen medizintechnischen Innovationen und des naturwissenschaftlichen Fortschritts stellt sich mitunter die Frage, ob nicht das Wissen um konkrete Einzelheiten bei vielen Therapieformen so komplex und unüberschaubar erscheint, dass es dem Patienten letztlich nur in höchst eingeschränkter Weise vermittelbar sei.[231] Gepaart mit einem zumeist massiven Fortschrittsoptimismus des Therapeuten wird die Aufklärung zunehmend auf ein euphorisch vorgetragenes, wenngleich nicht weniger probabilistisches[232] Ziel fokussiert. Die Vermittlung der Handlungsschritte und Details wird damit einerseits mit der Feststellung umgangen, dass dieses Wissen viel zu komplex sei, andererseits wird durch expliziten Verweis auf die Erreichbarkeit eines bislang nicht erreichbaren Ziels die Aufmerksamkeit vom Vorgang zum Ziel gelenkt. Dem Ergebnis nach erinnert die Vorgehensweise ein wenig an das Modell des zuvor beschriebenen konzedierten Paternalismus. Der große Unterschied besteht jedoch darin, dass in Rösslers Konstruktion – wie schon gezeigt – der Patient von sich aus bewusst auf Wissen verzichtet, von dem beide Teilnehmer des Aufklärungsgespräches überzeugt sind, dass es dem Patienten grundsätzlich zugänglich sei. Im Fall des fortschrittsinduzierten Paternalismus jedoch unterstellt der Therapeut schon vorab, dass die Informationen das Verständnisvermögen des Patienten übersteigen.

Damit aber scheinen zwei Möglichkeiten der Beeinträchtigung der Autonomie des Patienten zu bestehen. Einerseits wird „zu seinem Wohl" von der Übermittlung detaillierter Informationen mit dem Hinweis abgesehen, dass er es ohnehin nicht verstünde, und zugleich wird danach getrachtet, seine Aufmerksamkeit bloß auf das Ergebnis zu lenken. Andererseits können aufgrund von persuasiven Strategien, die der Fortschrittseuphorie entspringen, manipulative Elemente in der Aufklärung möglicherweise die Überhand gewinnen und damit einer tatsächlichen Entscheidungsfreiheit zuwiderlaufen.[233]

---

lichen Entscheidung im Patienteninteresse nach medizinischen Kriterien, so erfolgt die Orientierung nunmehr an ökonomischen Mustern.": Kuhlmann, E., Aufklärung im Dienste der Ressourcenallokation? in: Feuerstein, 87.

[231] Vgl. Wieland, W., Strukturwandel; siehe Kapitel „Aufklärung"!

[232] Vgl. Wieland, Strukturwandel.

[233] Dass dieses paternalistische Verhalten bereits auch bei relativ einfachen therapeutischen Vorgehensweisen angewendet wurde, lässt sich anhand der Etablierung der minimal invasiven chirurgischen Eingriffe zeigen. Der Sachverhalt ist dabei zweifellos als verständlich einzustufen! Durch die besondere Betonung des Therapieergebnisses, das nicht mehr bloß in der Behebung der Beschwerden bestand, sondern in das auch die frühere Mobilisation, die Verkürzung des Spitalsauf-

3.3 Autonomie im medizinischen Kontext

3.3.1 Erste Ansätze der Beachtung des Prinzips

Die Erkenntnis, dass der Patient selbstbestimmt und dies im medizinischen Kontext zu beachten sei, fand – wie gezeigt – erst im zwanzigsten Jahrhundert seinen ersten Niederschlag, und wurde insbesondere durch die juridische Forderung nach Berücksichtigung und Integration des Autonomieprinzips im medizinischen Kontext ausgelöst. Der Zeitpunkt lässt sich etwa mit der ersten Verwendung des Begriffs „informed consent" im Oktober 1957 festlegen,[234] der die freie Entscheidung des Patienten mit einem dafür zwingend notwendigen Wissen verknüpfte.

Die daran anschließende und zögerlich geführte Diskussion, deren grundsätzliche Notwendigkeit zudem von medizinischer Seite lange Zeit in Frage gestellt wurde, stand damit schon von Anfang an unter negativen Aspekten. Einerseits sah man sich aufgrund drohender rechtlicher Sanktionen zur Befassung mit diesem „neuen Problem" gezwungen. Andererseits schien sich die Positionierung der Selbstbestimmung nur durch die Beschneidung von bestehenden Gewohnheiten und vermeintlichen Rechten, wie etwa der falsch verstandenen Therapiefreiheit des Arztes, erreichen zu lassen.

---

enthalts und beispielsweise die Reduktion von Schmerzmittel aufgenommen wurde, wurden die konkreten Verfahrensschritte, einschließlich der ihnen innewohnenden Risiken weitgehend ausgeblendet. Mögliche therapeutische Alternativen im Sinne konventioneller, so genannter „offener" Eingriffe, die bislang – etwa im Vergleich zu konservativen Behandlungsweisen – möglicherweise ebenso engagiert empfohlen wurden, wurden plötzlich mit negativen Konnotationen versehen, oder, zumeist nur zur juridischen Absicherung, nur im Falle des Misslingens in Aussicht gestellt. Da damit eine konkrete Standardmethode schon vorab mit einer negativen Bewertung versehen wurde, konnte eine tatsächlich unbeeinflusste Entscheidung zwischen unterschiedlichen Therapiealternativen nicht getroffen werden. Damit aber erfolgte letztlich eine vordergründig als autonom imponierende Entscheidung des Patienten doch teilweise fremdbestimmt.

[234] „Ein Arzt begeht eine Pflichtverletzung gegenüber dem Patienten und haftet, wenn er irgendwelche Tatsachen zurückhält, die eine notwendige Grundlage für eine verständige Zustimmung des Patienten zu der vorgeschlagenen Behandlung sind". Richter Bray zitiert dabei Formulierung von „American College of surgeons": Avenarius, H.J., Erklärung, Verständnis, Einverständnis, 124. Auch wenn, wie Holzem schreibt, der Begriff des „informed consent" an sich wesentlicher älter ist (Holzem, Patientenautonomie, 154) und beispielsweise der Erlass des Preußischen Kultusministers aus dem Jahr 1900 sowie die „Reichsrichtlinien zur Forschung am Menschen" von 1931 schon konkret auf die notwendige Zustimmung des Patienten eingehen, beziehen sich doch diese Stellungnahmen bloß auf nichttherapeutische und therapeutische Versuche, die insbesondere seit den Prozessen von Nürnberg einer besonderen Regelung unterworfen wurden (vgl. Helsinki-Deklaration).

Eine Autonomieauffassung aber, die sich damit aus der gewohnten, paternalistisch geprägten Arzt-Patient-Beziehung heraus entwickelte, verhinderte, dass die Selbstbestimmung in allen Bereichen der therapeutischen Beziehung als eigenständiges und gleichberechtigtes Prinzip wahrgenommen werden konnte. Nur dort, wo es aufgrund der externen Zwänge als unumgänglich notwendig erschien, wurde ihm mehr oder weniger widerstrebend Aufmerksamkeit geschenkt. Da sich die Rechtsprechung auf die Autonomie im Zusammenhang mit der informationsgebundenen Zustimmungserklärung konzentrierte, bündelten sich daher auch sowohl die Emanzipationsbestrebungen als auch etwaige Verhinderungstendenzen auf diesen Bereich.

Selbst wenn mittlerweile das Autonomieprinzip in der Patientenaufklärung zumindest im Grundsatz weitgehend unbestritten ist und die Ausübung des Selbstbestimmungsrechts des Patienten im Aufklärungsprozess grundsätzlich akzeptiert wird, muss doch andererseits auch anerkannt werden, dass nach wie vor zahlreiche Umstände festzustellen sind, die dieses Recht im Alltag relativieren.[235]

Andererseits scheint gerade der Umstand, dass die Berücksichtigung der Selbstbestimmung im Aufklärungsbereich teilweise verwirklicht wurde, mitunter bereits als Beweis dafür zu dienen, dass die Patientenautonomie bereits ausreichend berücksichtigt sei. Sowohl ein fehlendes Problembewusstsein, als auch eine mangelhafte Bearbeitung der Thematik lässt damit eine umfassende Emanzipation des Autonomieprinzips im medizinischen Bereich derzeit kaum erwarten.

2 Definitionen von Autonomie im medizinischen Kontext

Die Exklusivität, mit der das Autonomieprinzip im Zusammenhang mit der Aufklärung behandelt wird, dokumentiert sich in zahlreichen Definitionen, Abhandlungen und Diskussionen.

Dass sich diese Konzentration auf den einen – wenn auch sehr bedeutsamen – Bereich relativierend auf eine allgemeine Respektierung der Autonomie auswirkt, soll in der Folge anhand der Definition von Wolff gezeigt werden.

3 Definition von Wolff

Wolff bezeichnet die Autonomie als „Recht und Vermögen des Kranken, selbstständig zu entscheiden, was mit seinem Körper geschehen soll".[236]

---

[235] Dazu zählt beispielsweise auch der Umstand, dass nach wie vor eine diskrete paternalistische Grundhaltung in der Ärzteschaft festzustellen ist.
[236] Wolff, H.P., Arzt und Patient, 199.

Diese Definition, die explizit vom Entscheidungsrecht über „den Körper" ausgeht,[237] erweist sich dabei zunächst in einem ganz anderen Zusammenhang als problematisch.

Die Betonung des Begriffes „Körper" erscheint wie ein Nachklang auf die allzu lange propagierte Auffassung vom Dualismus zwischen Körper und Seele. Dieser Dualismus wurde in neuerer Zeit in eine Dichotomie zwischen Körper und Geist umformuliert.[238]

Zur Überwindung dieses Dualismus sind zahlreiche Autoren, wie etwa jene des „Heidelberger Kreises" rund um V. v. Weizsäcker, angetreten.[239] Erst durch die Entdeckung der Kybernetik und der Selbststeuerungs- und Rückkopplungsmechanismen der Zelle scheint sie endgültig der Vergangenheit anzugehören.[240]

Diese durch viele Jahrhunderte gepflegte dualistische Sicht hat im medizinischen Alltag bis in die Neuzeit ihre Spuren hinterlassen, auf die an dieser Stelle nicht weiter eingegangen werden kann.[241] Es ist jedoch zweifellos problematisch, wenn ein Medizinverständnis, das sich gegenwärtig langsam einer ganzheitlichen Sicht öffnet, wieder auf geisteswissenschaftliche Auffassungen stößt, die eine latente Dualismusauffassung indirekt unterstützen!

Die Fixierung der Definition auf den Begriff „Körper" hat konkrete Auswirkungen auf den Aufklärungsprozess. Denn Aufklärungsvorgänge, die sich explizit auf die körperliche Dimension beziehen, werden sich damit auch vorwiegend auf Handlungen beziehen, die diesen unmittelbar betreffen. Dabei wird die Invasivität der geplanten diagnostischen oder therapeutischen Schritte gewissermaßen zum Maßstab des Umfangs der Aufklärung. Je mehr der „Körper" von der geplanten Handlung betroffen erscheint, desto unverzichtbarer erscheint die nach Information erfolgende Zustimmung des Patienten. Im Umkehrschluss erscheint die Aufklärung umso vernachlässigbarer, je weniger die Maßnahmen als „körperlich invasiv" eingestuft werden![242] Die Respektierung der Autonomie wird damit jedoch we-

---

[237] Ebd.

[238] Man denke etwa an die ersten Diskussionen zum Thema Hirntod, die sich am 1968 vorgelegten Konsenspapier der Harvard Commission entzündeten. Vgl. dazu Jonas, H., Gehirntod und menschliche Organbank, 219–241.

[239] So etwa auch R. v. Krehl, K. Jaspers und A. Mitscherlich. Vor dieser Zeit lassen sich Ansätze beispielsweise bei Gottfried Wilhelm Leibniz oder bei John Locke feststellen („Essay Concerning Human Understanding"). In der Gegenwart zählen etwa Thure von Uexküll und W. Wesiack zu den prominentesten Autoren.

[240] Vgl. Begemann, H., Auf dem Weg zu einer ökologischen Medizin, 9.

[241] So beispielsweise, wenn sich im Hinblick auf die Haftungsfrage immer noch die unterschiedliche Gewichtung zwischen somatischen und psychischen Krankheiten bemerkbar macht.

[242] Dies entspricht wesentlich der oben zitierten Auffassung Bonellis: ders., Der Patient als Person, 129f.

niger vom Recht des Patienten als vorrangig vom Charakter einer Handlung abhängig gemacht! Die Ausübung des Autonomieprinzips scheint zudem wieder von einer Fremdbestimmung abhängig zu sein. Die Notwendigkeit und der Umfang der Aufklärung werden aufgrund der Einschätzung des Grades an Invasivität festgelegt.

Stuft der Arzt beispielsweise diese Invasivität aufgrund seiner fachlichen und persönlichen Einschätzung als unerheblich ein, kann die Aufklärung entweder in „small talk"-Manier auf eine inadäquate Weitergabe von geradezu banaler Informationen reduziert, oder sogar gänzlich vernachlässigt werden. Auch in der Invasivität findet sich eine Begründung für die Delegierung der Aufklärung an nachgeordnete ärztliche Mitarbeiter. Einer juristischen Forderung soll Genüge getan werden, während die Handlung selbst als ein für das therapeutische Geschehen nicht wesentlich eingestuftes Accessoire betrachtet wird.

Diese Sichtweise bestimmt aber auch den wesentlichen Inhalt des Aufklärungsgespräches. Jenen Aspekten, die in unmittelbarem Zusammenhang mit der Handlungsinvasivität stehen, wird besondere Aufmerksamkeit gewidmet werden, wohingegen viele nur mittelbare, und daher vom Arzt als vernachlässigbar angesehene Details ungeachtet dessen ausgeblendet werden, dass sie für die Entscheidung des Patienten vielleicht ebenso relevant sein könnten. Da der Patient zumeist kein umfassendes Wissen besitzt und damit etwaige Defizite zumeist auch nicht anzusprechen vermag, kann dadurch das Informationsvolumen in unzulässiger Weise eingeschränkt werden.

Die Orientierung an der Invasivität einer medizinischen Handlung unterstützt zudem neuerlich eine geradezu mechanistische Auffassung, wonach bloß das „Machbare" von Relevanz sei, und die eigentliche Reflexion der Handlung auf der Basis der Wertungsvorstellungen des Patienten letztlich unerheblich sei. Indem nach medizinischem Selbstverständnis nahezu alles als „machbar" eingeschätzt wird, kann diese Haltung auch noch zusätzlich massiv emotional untermauert werden!

Die Betonung der körperlichen Dimension und der zentrale Stellenwert der „Machbarkeit" fördern zudem die Auffassung, wonach die Krankheit ein vorwiegend naturwissenschaftliches Phänomen, ein „materielles Geschehen"[243] sei. Die daraus resultierenden, weitreichenden Folgen sind oft beschrieben worden. So werden beispielsweise die Empfindungen des Erkrankten als nur bedingt messbar

---

[243] „... dass eine Auffassung der Krankheit, die dahin zielt, die Leidenslehre (Pathologie) zu einer Wissenschaft messbarer Körpervorgänge zu machen, die Krankheit durch ein materielles Geschehen charakterisiert sieht. Empfindungen des Erkrankten sind dann nur noch Sekundärphänomene.": Mitscherlich, A., Krankheit als Konflikt, 66f.

eingestuft und mit dem Verweis auf deren „Subjektivität", die im Gegensatz zu den „objektiven" Parametern steht, als weniger bedeutsam abgewertet.[244] Damit verkommen sie neben dem „eigentlichen" diagnostischen und therapeutischen Geschehen zu unerheblichen Sekundärphänomenen.

Wenn aber Krankheiten im wissenschaftlichen Kontext aufgrund der „oligosymptomatischen Sicht" der Medizin[245] nach wie vor als „Körperkrankheiten"[246] verstanden werden, und der Umstand, wonach der Krankheitsbegriff letztlich als ein zutiefst subjektiver Begriff verstanden werden muss, im Alltag keine Relevanz besitzt, droht damit die eigentliche Intention des Aufklärungsprozesses, nämlich die Förderung der Selbstbestimmung, schon von Beginn an relativiert zu werden. Denn schon der anamnestische Prozess zielt dann darauf ab, das subjektive Krankheitserleben mithilfe einer naturwissenschaftlich kompatiblen Symptomensprache in statistisch gereinigte und „objektivierbare" Sachverhalte zu übersetzen, die durch die Betonung von „objektivierbaren Parametern" im Zuge des diagnostischen Prozesses noch verstärkt werden. Die Kluft zwischen einem von jedem persönlichen Erleben weitgehend „gereinigten", bis zur Unkenntlichkeit veränderten wissenschaftlichen Krankheitsbild, das auch nur mehr bedingt dem Zustand des Patienten entspricht, und der kranken Person selbst wird größer. Die ursprünglich autonome Position des Patienten wird durch die Ausblendung wesentlicher Teile seiner Lebenswirklichkeit relativiert[247] und lässt sich auch durch detailreiche Informationen im Zuge eines Aufklärungsprozesses nicht so einfach wiederherstellen.

Der offizielle Charakter der naturwissenschaftlichen Diagnose zementiert nicht nur die bestehende Inkongruenz zwischen dem Krankheitserleben und dem Krankheitsbegriff.

Da sich der Patient aufgrund dieser offiziellen Diagnose entlastet fühlt, weil seine Ratlosigkeit und Unsicherheit im Zusammenhang mit

---

[244] „Dahinter steht die Überzeugung, dass das subjektive Empfinden über sich selbst einen täuschen könne und das objektive Wissen sicherer sei.": Widder, J., Das vergessene Leben 25.

[245] „In unserer heutigen ‚Schulmedizin' herrscht eine Tendenz zur mono- bzw. oligosymptomatischen Sicht von Krankheit vor. Die moderne Medizin versucht, Krankheiten semiotisch durch möglichst wenige Zeichen zu beschreiben. Diese Zeichen sollen möglichst sicher und damit objektivierbar sein.": Öls, Th., Arzt-Patienten-Kommunikation und Krankheitsbegriff, 31.

[246] Vgl. Mitscherlich, A., Krankheit als Konflikt, 54f.

[247] Diese Auffassung vertritt beispielsweise Joachim Widder: „Der Kern der Autonomie von Patienten in der Medizin liegt hingegen m.E. darin, dass schon der Krankheitsbegriff als ein subjektiver Begriff verstanden werden muss. Erkenntnistheoretisch betrachtet kann nämlich Krankheit wie Gesundheit in letzter Instanz immer nur aus (subjektivem) Empfinden erkannt werden": Widder, J., Das vergessene Leben, 20.

seinem Zustand beendet wird, misst er ihr auch selbst eine größere Bedeutung bei als dem eigenen Erleben.[248]

Der in Diskussionen oft vorgebrachte Standpunkt „Wer heilt, hat recht", wird somit dahingehend erweitert, dass schon der Recht habe, der eine naturwissenschaftliche Diagnose ausspreche.

Wenn aber der Patient im Verlauf des Aufklärungsgespräches eine Diagnose als einzig notwendigen Ausgangspunkt für die folgenden therapeutischen Überlegungen akzeptiert, bejaht er damit, ohne es zu wissen, letztlich auch die ihr innewohnende, durch den diagnostischen Prozess vorgenommene Relativierung seiner Autonomie. Seine Position ist damit schwächer als am Beginn der Beziehung!

Damit schwächt die „materialistische Krankheitsauffassung"[249] letztlich die Autonomie auch als moralisches Recht („sovereign authority"),[250] und setzt den Patienten der verstärkten Gefahr einer instrumentellen Manipulation aus.[251]

Die Sichtweise von der Krankheit als vorwiegend naturwissenschaftlichem Phänomen spiegelt sich auch heute noch in der medizinischen Grundhaltung wider.[252]

Die Begründung für diese Beharrungstendenz liegt einerseits darin, dass sie im Rahmen des Studiums als notwendig, weil „objektiv" und „wissenschaftlich" propagiert wird. Andererseits kann die überwiegend naturwissenschaftlich ausgerichtete Ausbildung im Zuge der Sozialisation des Mediziners zum Arzt verantwortlich gemacht werden.[253]

Der Umstand, dass beide Begründungen zumeist unreflektiert bleiben, stellt ein zusätzliches Hemmnis dar, der Autonomie des Patienten ausreichend zur Geltung zu verhelfen. Dies kann nur in einer

---

[248] Ohne die Verringerung der Unsicherheit gering schätzen zu wollen, lässt sich doch immer wieder bedrückend feststellen, wie viele Kranke einer möglicherweise nur mäßig abgesicherten Diagnose, insbesondere wenn sie sehr überzeugend vorgetragen wurde, mehr Glauben schenken als ihren eigenen Gefühlen und Erfahrungen!

[249] Mitscherlich, A., Krankheit als Konflikt, 66f.

[250] Vgl. Feinberg, J., Legal Paternalism.

[251] „Das Verständnis des eigenen Leibes als Körper bedeutet sozial die Abhängigkeit von anderen und praktisch die instrumentelle Manipulation des Körpers": Böhme, G., Anthropologie in pragmatischer Hinsicht, 116.

[252] Vgl. Mitscherlich, Krankheit als Konflikt, 67.

[253] „Der Arzt wird vom Beginn seines Studiums an zur Einäugigkeit erzogen. Im Lehrstoff ist aus der Natur des Menschen die Erlebnissphäre ausgeklammert, und damit eine der mächtigsten Quellen krankmachender Einflüsse. Soweit die Erlebnissphäre des Menschen als Krankheitsquelle in vielen wissenschaftlichen Untersuchungen und in den meisten praktischen diagnostischen Erwägungen und Therapien unberücksichtigt bleibt, ist das eine Angelegenheit, die nur den Bereich der ärztlichen Orientierung am Phänomen Krankheit betrifft.": Mitscherlich, Krankheit als Konflikt, 46.

Änderung der Sichtweise geschehen. Die Patientenautonomie darf einerseits nicht auf das Segment „Aufklärung" eingeengt werden. Andererseits sollte die Erlangung eines „informed consent" als Teilerfolg der Selbstbestimmung, jedoch noch nicht als ausreichender Beweis für die ausreichende Respektierung der Autonomie angesehen werden.

Neben diesen Aspekten ist die auf den Körper zentrierte Autonomiedefinition Wolffs noch in einer weiteren Hinsicht problematisch. In ihr werden gerade jene vielen Entscheidungen außer Acht gelassen, die sich nicht auf eine Manipulation des Körpers beziehen. Zu diesen zählen beispielsweise die Verfügungen darüber, welche Personen von der Krankheit in Kenntnis gesetzt werden dürften, oder die Zustimmung zur Weitergabe von Daten, sofern dies nicht durch gesetzliche Bestimmungen erzwungen wird.[254]

3.3.4 Der Begriff des „Vermögens" – Aspekte der Autonomiekompetenz

Die Definition Wolffs bezieht sich auf das „Recht" und das „Vermögen" des Kranken zur selbstständigen Entscheidung.

Der darin verwendete Begriff „Vermögen" geht von der Auffassung aus, dass das Prinzip der Autonomie nicht nur das Recht auf Selbstbestimmung beschreibt, sondern dass es darüber hinaus auch einiger Fähigkeiten bedarf, dieses Recht auf autonome Selbstbestimmung auch tatsächlich ausüben zu können. Dies bezieht sich auf die erste Unterscheidung von Feinberg, wonach Autonomie als persönliche Fähigkeit („capacity") verstanden wird.[255]

Während jedoch das *Recht auf Autonomie*, selbst wenn es bloß im Zusammenhang mit dem Aufklärungs- und Zustimmungssegment betrachtet wird, und die zuvor beschriebene grundsätzliche Relativierung außer Acht gelassen wird, insofern unproblematisch erscheint, als dessen Anerkennung zunächst weder an bestimmten Eigenschaften noch Umstände geknüpft ist,[256] impliziert die Feststellung des *„Vermögens zur Autonomie"*, dass diese *Kompetenz zur Entscheidung* einer Beurteilung unterworfen sein muss.

Es ist zweifellos unproblematisch, wenn alle Beteiligten dies grundsätzlich in dem Sinn auffassen, dass die Beurteilung des Vermögens dem Patienten zusteht. Bezogen auf den schmalen Sektor der Aufklärung hieße das bloß, dass der Patient im Wissen um sein Bestim-

---

[254] So etwa die Meldepflichten im Rahmen des Seuchen-Hygienegesetzes oder im Rahmen des Aids-Gesetzes.

[255] Vgl. Holzem, Ch., Patientenautonomie, 130.

[256] Vgl. Birnbacher, D., Autonomie als moralisches Recht mit Verpflichtung zur Wahrung und Achtung. Vgl. Hill, Th.E. Jr., Gewicht und Bedeutung der Autonomie.

mungs*recht* beurteilt, ob er aufgrund des ihm zur Verfügung gestellten Wissens auch bereits zu einer Entscheidung fähig sei, oder ob seiner Ansicht nach weiterer Informationsbedarf besteht.

Diese autonome Beurteilung verwirklicht sich kontinuierlich *während* des Aufklärungsgespräches und endet in dem Augenblick, in dem der Patient den Informationsgrad erreicht sieht, in dem er sich kompetent genug fühlt, um eine selbstbestimmte Entscheidung zu treffen.[257]

Deshalb kommt dem medizinischen Partner die besondere Bedeutung zu, dieses Vermögen zur Entscheidung zu fördern,[258] eine Hilfe, die im Sinne des Malherbe'schen Imperativs geleistet wird.

Schon aus diesem Grund kann der Aufklärungsprozess nicht auf die bloße Vermittlung von Handlungsalternativen und die Vertiefung in technische Details, sowie deren Risiken beschränkt werden. Denn schon die Entscheidung des Patienten, inwieweit der Informationsgehalt eine selbstbestimmte Entscheidung ermöglicht, ist nicht frei von Wertungen und Interpretationen.

Im Sinne dieser Selbstzuschreibung zeigt sich die Autonomie des Patienten in zweifacher Hinsicht und dokumentiert sich letztlich auch in zwei autonomen Entscheidungen. Die erste trifft der Patient, wenn er den Informationsgehalt als ausreichend und damit sein Vermögen als gegeben sieht; die zweite, indem er anschließend von seinem Recht auf selbstbestimmte Entscheidung bezüglich der angebotenen Therapie Gebrauch macht.[259]

Damit zielt die Selbstzuschreibung, die im Begriff „Vermögen" mitschwingt, auf die Basis des Aufklärungsprozesses und reicht weit über eine Vermittlung von Informationen, die anhand juristischer Maßstäbe ausgewählt werden, hinaus.

Anders aber stellt sich die Sachlage dar, wenn das „Vermögen" als Zuschreibung von außen verstanden wird, wie dies im medizinischen Alltag vorwiegend gebräuchlich ist, nämlich die Beurteilung der Fähigkeit zur Selbstbestimmung des Patienten durch den Arzt und weitere mit ihm befasste Mitarbeiter.[260]

---

[257] Vgl. dazu die Auswege aus der Problematik des therapeutischen Privilegs im Kapitel „Aufklärung"!

[258] Siehe Kapitel „Aufklärung"!

[259] In dem ersten Entscheidungsschritt lägen demnach weiters die grundsätzlichen Möglichkeiten, sowohl in autonomer Entscheidung ein (weiteres) Recht auf Nichtwissen einzufordern, als auch beispielsweise in das Modell eines konzedierten Paternalismus einzutreten.

[260] Wenn nämlich in den kritischen Stellungnahmen immer von evident zustimmungsunfähigen Patienten ausgegangen wird, um damit die zunehmende Bedeutung der Autonomie zu relativieren, muss doch dagegen auf den ungleich häufigeren Umstand verwiesen werden, dass die überwiegende Zahl von Patienten zur selbstbestimmten Entscheidung sehr wohl imstande ist und diese ihre Fähigkeit zumeist erst durch externe Einflüsse relativiert wird!

Die Beurteilung der Autonomiekompetenz ist dabei eng mit einem Beurteilungsmechanismus verbunden, die jeder Arzt-Patient-Beziehung letztlich von Anfang an innewohnt.

Schon ab dem ersten Augenblick einer sich aktuell konstituierenden Beziehung steht der Patient gewissermaßen „unter ärztlicher Beobachtung".[261] Dies entspricht überdies der grundsätzlichen Erkenntnis, wonach alle verbalen und nonverbalen Äußerungen des Patienten zur Beurteilung seines Zustandes und seiner Befindlichkeit hilfreich sein können.[262]

Die aufmerksame Beobachtung, die, entsprechend dem Rollenethos, gerade einen sorgfältigen Arzt charakterisiert, besteht dabei jedoch nicht in einer rein wissenschaftlichen Sammlung von Symptomen. Die Einordnung der Beobachtung in ein Gesamtbild geht zumeist mit einer Beurteilung einher. Selbst wenn dies nebenher und unreflektiert geschieht, ist es geradezu unumgänglich, dass damit jede Lebensäußerung einer Bewertung ausgesetzt ist, die sich abseits der medizinisch-naturwissenschaftlichen und psychologischen Maßstäbe auch an gesellschaftlichen Werthaltungen orientiert, die wiederum mit den Wertvorstellungen des beobachtenden Arztes korrelieren. Seine persönliche Werthaltung unterliegt dabei überdies einem Einfluss, den die spezifische Situation auf ihn ausübt.

Wohl ist es hinlänglich bekannt, dass spezifische Umgebungsbedingungen wie etwa das Wartezimmer, die Untersuchungsräume, das Mehrbettzimmer, der Operationssaal, die freie Entscheidung des Patienten beeinflussen können.[263] Weniger bewusst ist es jedoch, dass auch die ärztlichen Wertmaßstäbe durch den unterschiedlichen Umgebungsrahmen beeinflusst werden. Rosenhan zeigt dies in besonders eindrücklicher Weise anhand von Untersuchungen an psychiatrische Abteilungen auf.[264] Selbst im allgemeinmedizinischen Bereich lassen sich diese Auswirkungen feststellen. Von dieser Beeinflussung ist jeder Arzt betroffen, da die ihm vertraute medizinische Umgebung zumeist sein Rollenverhalten verstärkt.[265]

---

[261] Natürlich beobachtet der Patient den Arzt ebenso. Allerdings wirken sich die Erkenntnisse des Patienten, sieht man von ökonomischen Aspekten ab, keineswegs so umfassend aus!

[262] Beispielsweise wird in einschlägigen Werken zurecht darauf verwiesen, dass schon die Art und Weise, wie der Patient sich etwa im Wartezimmer vor der unmittelbaren Begegnung mit dem Arzt verhält, eine Vielzahl von Informationen über ihn gibt, weshalb geraten wird, den Patienten von dort auch tatsächlich in die Ordination zu geleiten und nicht bloß aufzurufen; vgl etwa Ripke, Th., Patient und Arzt im Dialog.

[263] Vgl. Hartmann, F., Patient, Arzt, Medizin.

[264] Vgl. Rosenhan, D.L., „Gesund in kranker Umgebung", in: Watzlawick, P., Die erfundene Wirklichkeit, 111–138.

[265] Man denke etwa an gewisse Haltungen und Äußerungen des Patienten, die man in einer von rollenspezifischen Prägungen freien Zufallsbegegnung unterschiedlich bewerten und aus denen man auch unterschiedliche Schlüsse ziehen würde!

Indem also alle verbalen und nonverbalen Stellungnahmen des Patienten grundsätzlich einem ärztlichen Beurteilungsprozess unterworfen sind, erscheint es nur verständlich, dass auch die Autonomie des Patienten zunächst geradezu automatisch weniger als Recht bestätigt wird, sondern mehr einer Beurteilung ausgesetzt ist.

Die Tatsache, dass das *Recht auf* und *Vermögen zur* autonomen Entscheidung von Wolff auf gleicher Ebene zu stehen scheinen, stellt den Kernpunkt unzähliger medizinethischer Diskussionen dar.[266] Deren häufige Fruchtlosigkeit liegt darin, dass der Begriff je nach Auffassung entweder präskriptiv im Sinne der Beschreibung des moralischen Rechts oder deskriptiv im Hinblick auf die autonome Kompetenz verwendet wird. Damit sind missverständliche Auslegungen kaum zu verhindern. Versteht man beispielsweise Kuttigs Aussage, wonach der Mensch nicht zu jeder Zeit und bei jeder Gelegenheit als autonom anzusehen sei,[267] als Bestätigung der gewissermaßen summarischen Definition Wolffs von der Gleichrangigkeit von Recht und Vermögen, kann dies im konkreten Alltag fatale Auswirkungen nach sich ziehen.

Natürlich ist beispielsweise das Vermögen zu Selbstbestimmung irrelevant, wenn keine Berechtigung zur Ausübung gegeben ist und ebenso erscheint die Definition eines Rechts alltagsfremd, wenn keine wie immer geartete Fähigkeit zur Ausübung vorstellbar ist.[268]

Die fatalen Auswirkungen im medizinischen Alltag ergeben sich jedoch vielmehr daraus, dass Recht und Vermögen bezüglich ihrer konkreten Bedeutung, aus psychologischen Gründen zumeist unterschiedlich gewichtet werden. Während das Recht zur autonomen Entscheidung für den Arzt eine theoretische Richtlinie darstellt, deren Auswirkungen er erst zu akzeptieren lernt, fordert das Vermögen seine aktive Beurteilung heraus. Seine Aufmerksamkeit kann sich damit mehr dem „praktischen" Vermögen als dem „theoretisch selbstverständlichen" Recht widmen. Damit kann die in der Definition bestehende Gleichsetzung von Recht und Vermögen im Alltag

---

[266] Vgl. Holzem, Ch., Patientenautonomie 356.

[267] „Die Verbindung von Freiheit und praktischer Vernunft im Autonomiebegriff macht plausibel, dass eine Person nicht zu jeder Zeit und bei jeder Gelegenheit als autonom anzusehen ist. Sie legt ferner nahe, dass Autonomie, wenn sie überhaupt ein Attribut von Personen und nicht nur von Handlungen ist, jedenfalls kein Attribut ist, das einer Person entweder zukommt oder nicht zukommt, dass es hier vielmehr Grade, ein Mehr oder Weniger von Autonomie und von Vernunft gibt.": Kuttig, L., Autonomie zwischen ethischem Anspruch und medizinischer Wirklichkeit, 277.

[268] Es erscheint an dieser Stelle nicht sinnvoll, die spezifische Problematik tatsächlich entscheidungsunfähiger Patienten zu behandeln. Diese kann erst nach der Betrachtung der grundsätzlichen Gegebenheiten und Defizite der Autonomie und ihrer Verwirklichung bei zustimmungsfähigen Patienten im Alltag erfolgen. Denn erst wenn zwischen persönlichen und strukturellen Ursachen unterschieden wurde, lassen sich Möglichkeiten entwickeln, damit man in diesem konkreten Fall dem Malherbe'schen Axiom gerecht werden kann.

jedoch sogar eine schleichende Umkehrung erfahren. Indem *zunächst* die Fähigkeit zur Selbstbestimmung beurteilt wird, wird daraus erst die konkrete Reichweite und Wirksamkeit des Rechts zur autonomen Entscheidung festgelegt! Die an sich schon problematische Gleichstellung wird von einer noch viel problematischeren Vorzugsstellung für die Kompetenz abgelöst. Der „persönlichen Fähigkeit" im Alltag wird dann faktisch ein höherer Stellenwert eingeräumt als dem „moralischen Recht".[269] Aus dieser fatalen Umkehrung der Rangordnung lässt sich die Auffassung Kuttigs, wonach die Autonomie „jedenfalls kein Attribut ist, das einer Person entweder zukommt oder nicht zukommt"[270] überhaupt erst nachvollziehen.

Angesichts dieser Vormachtstellung des „aktuellen Vermögens" gerät das moralische Recht zusehends wieder aus dem Blickfeld und wird höchstens dann in Ansätzen wahrgenommen, wenn eine Begründung für die juristische Forderung nach einer Einverständniserklärung gesucht wird. Damit wird der Begriff des „autonomen Patienten" letztlich zu einer „diagnostischen" Zuschreibung, die – abgesehen von einer allfälligen Einverständniserklärung – als akzidentiell, verzichtbar, gelegentlich sogar kontraproduktiv bewertet wird.

Die Folgen dieser Umkehrung lassen sich anhand aktueller Studien zeigen:[271]

Die von den medizinischen Gesprächspartnern selbst festgestellte Diskrepanz zwischen dem bejahten Anspruch auf Autonomie und der mangelhaften Umsetzung in der Realität wird tatsächlich häufig in der Überforderung des Patienten gesehen. Statt jedoch Lösungskonzepte zu entwerfen, die zur Förderung der Kompetenz eingesetzt werden könnten, werden weitgehend solche gesucht, die auf das Fürsorgeprinzip zurückgreifen, woraus sich letztlich nur eine weitere Verstärkung der Position des Arztes entwickelt.[272]

Im Endeffekt wird die Autonomie durch eine mitunter recht rigid anmutende Vermögenseinschätzung selten als handlungsleitend angesehen. Durch diese wiederholte, und teilweise selbst induzierte Erfahrung aber wird das Prinzip noch zusätzlich als „praxisfremd" desavouiert und letztlich seine Bedeutung noch weiter relativiert. Diese aus der unreflektierten Verwendung des mehrdeutigen Begriffs alltäglich vorgenommene Ungleichgewichtung zwischen Vermögen und Recht stellt zweifellos eine der wesentlichen Ursachen dar, weshalb die Selbstbestimmung des Patienten abseits aller Lippenbekenntnisse bis heute nicht selbstverständlich zum zentralen Bezugspunkt im therapeutischen Prozess werden konnte.

---

[269] Vgl. Zitat Feinberg in: Grossmann, W. et al., Ethik im Krankenhausalltag, 255f.

[270] Kuttig, L., Autonomie zwischen ethischem Anspruch und medizinischer Wirklichkeit, 277.

[271] Vgl. Studie des Instituts für Ethik und Recht in der Medizin, in: Grossmann, W. et al., Ethik im Krankenhausalltag.

[272] Vgl. Grossmann, W. et al., Ethik im Krankenhausalltag, 257.

Der tatsächliche humanistische Fortschritt in der Medizin mit seiner konkreten Heilsamkeit für den Patienten wird, ungeachtet aller bewunderungswürdigen technischen und naturwissenschaftlichen Innovation jedoch erst an diesem Umdenken und den dadurch geänderten Handlungsweisen zu messen sein!

Ein Impuls dafür scheint sich aus dem relativ neuen Konzept der „Care-Ethik" gewinnen zu lassen. Ihre Grundintention beruht darauf, Antworten auf einen Hilferuf zu finden, ohne dabei zuerst die Positionen von Hilfesuchenden und Helfer zu definieren.[273] Die Entwicklung einer Theorie der Fürsorge[274] beruht nach Tronto auf der Erkenntnis, dass der Mensch nicht allein frei und autonom ist, sondern immer auch gleichzeitig verletzbar und abhängig.[275] Im Gegensatz zu Kuttigs summarischer Feststellung, scheint hier der selbstverständliche Vorrang des Rechts auf Selbstbestimmung aufzuscheinen, aufgrund dessen erst die Verletzbarkeit und Abhängigkeit im Sinne einer Vermögenseinschränkung wahrzunehmen ist. Diese stellt den Impuls dar, gemäß dem Malherbe'schen Axiom nach Maßnahmen zu suchen, um ein vorübergehendes oder bleibendes Vermögensdefizit kompensieren zu können.

Einschränkungen der Autonomiekompetenz

Nachdem den Bestrebungen, über den Begriff „Vermögen" eine tendenzielle Relativierung der Selbstbestimmung des Patienten zu erreichen, eine klare Absage erteilt wurde, kann gefahrloser festgestellt werden, dass es tatsächlich viele Gründe geben kann, die dieses Vermögen relativieren können, ohne dass dabei andererseits bereits die Autonomiefähigkeit des Patienten in Frage gestellt werden muss.

Dazu erscheint es zunächst notwendig, den Begriff Vermögen oder die Kompetenz des Patienten ein wenig detaillierter zu betrachten.

Mit Beauchamp stellen dabei die grundsätzliche Eignung zu rationaler Überlegung, die generelle Befähigung zur Fällung von Entscheidungen sowie die Fähigkeit, durch eine Entscheidung zu einem vernünftigen Ergebnis zu kommen, Kernpunkte dieses „Vermögens" dar.[276] Die realistische Einschätzung der aktuellen Situation, die Aufnahmebereitschaft und die Fähigkeit zur Verarbeitung relevanter Informationen, sowie die Eignung, Gründe zumindest ansatzweise argumentativ darlegen zu können, stellen diese Kompetenz dabei unter Beweis.[277]

---

[273] Vgl. Holzem, Ch., Patientenautonomie, 362.

[274] Tronto, J., Moral boundaries. A political argument for an ethic of care, New York/ London 1993.

[275] Vgl. Holzem, Patientenautonomie, 364f.

[276] Vgl Beauchamp, T.L., Childress, J.F., Principles, 83.

[277] Principles, 84; vgl. Irrgang, B., Grundriß, 80f.

Wesentlich und unverzichtbar für die Kompetenz des Patienten scheint meines Erachtens neben den oben genannten Voraussetzungen auch die prinzipielle Bereitschaft und Fähigkeit zu sein, zukünftige Situationen zumindest in Ansätzen imaginieren zu können. Diese Fähigkeit ist schon im alltäglichen Aufklärungsprozess, insbesondere bei nachhaltig lebensverändernden Therapiehandlungen, aufgrund seiner prognostischen Dimension notwendig, und erweist sich überdies aufgrund des probabilistischen Charakters der Medizin grundsätzlich als erforderlich.[278] Sie wird umso wichtiger, je mehr Aufklärungsprozesse beispielsweise im Rahmen der Abfassung von Patientenverfügungen ohne den bestehenden Anlassfall eines aktuellen Krankheitsbildes zukünftige Entscheidungen vorwegzunehmen versuchen.[279]

Einschränkung durch die Persönlichkeitsstruktur

Wie den konkreten Aspekten der Autonomiekompetenz zu entnehmen ist, können sich einzelne Defizite bereits aus der vorgegebenen Persönlichkeitsstruktur des betroffenen Menschen ergeben. Dazu zählen etwa Menschen, die es Zeit ihres Lebens gewohnt waren, angesichts vermeintlicher oder tatsächlicher Bedrohungen mit regressiven Verhaltensmustern zu antworten.[280] Dies bezieht sich auch auf jene Menschen, die durch psychische Begleiterscheinungen wie Ängste oder Minderwertigkeitsgefühle ihre Fähigkeit oder ihre Bereitschaft zur Entscheidung einbüßen und damit letztlich auch ihre Freiheit relativieren.[281]

Da diese Verhaltensmuster zu grundsätzlichen menschlichen Reaktionsmustern zu zählen sind, sollten sie keinesfalls schon als krankhaft stigmatisiert werden oder als Grund für eine Relativierung der Autonomie dienen.

Einschränkung durch die Aufnahme in der Krankenanstalt

Die Autonomiekompetenz kann weiters bereits durch die bloße Aufnahme im Krankenhaus einer deutlichen Einschränkung unterliegen.[282]

---

[278] Vgl. Wieland, W., Strukturwandel. Der Einfluss der Probabilisierung auf die Arzt-Patient-Beziehung sowie den konkreten Aufklärungsprozess wird im jeweils entsprechenden Kapitel besprochen.

[279] Weiterführende Informationen siehe Kapitel „Aufklärung", Abschnitt „Patientenverfügung".

[280] Vgl. Peintinger, M., Voraussetzungen und Grenzen des „informed consent", 202.

[281] Vgl. Krohne, H.W., Angst und Angstverarbeitung; vgl. Stratmann, R., Was fördert, was verringert Angst?

[282] Vgl. z.B. Behrens, H.D., Winter T., Entwurzelung – Entpersönlichung – Infantilisierung; Rhode, J.J., Der Patient im sozialen System des Krankenhauses. Vgl. Rhode, J.J., Strukturelle Momente der Inhumanität.

Diese Beeinflussung beginnt beispielsweise mit der Verstärkung eines als „Statusverlust" beschriebenen Phänomens. Dieses wird von Rhode mit der Entwurzelung und Entpersönlichung bei der Aufnahme begründet. Bei genauer Betrachtung lässt sich der Statusverlust jedoch zumeist schon früher nachweisen.

Am Beginn jedes Krankheitsprozesses steht zumeist ein Akt der Selbstbestimmung. Sowohl der Erkenntnisprozess und die nachfolgende Selbstzuschreibung,[283] die in der Aussage „Ich bin krank" mündet, als auch der Umstand, dass sich der Kranke in der Regel selbst zum Patienten eines Arztes macht,[284] dokumentieren seine bestehende autonome Kompetenz. Mit der daraus folgenden Übernahme der Patientenrolle[285] kann jedoch die Dynamik des Statusverlustes bereits einsetzen. Die gesellschaftliche Zuschreibung der Patientenrolle mit den dadurch legitimierten Entlastungen für den Patienten wird dabei durch den Preis erkauft, dass die Steuerung wesentlicher, bislang der eigenen Verfügungsgewalt unterworfener Prozesse, zumindest vorübergehend verloren geht.

Dass diese Zuschreibung tatsächlich eine Entlastung für den Patienten bedeutet und nicht nur als Einschränkung der Selbstbestimmung verstanden werden darf, ist zweifellos unbestritten. Denn sie erlaubt es dem „Patienten", die Ressourcen, die er durch Abgabe zahlreicher Steuerungsprozesse gewinnt, dazu einzusetzen, um die aktuell anfallenden neuen Entscheidungsprozesse bewältigen zu können. Zu diesen Entscheidungsprozessen zählt in erster Linie die Abklärung, welcher Stellenwert dem Krankheits- und Therapiegeschehnis im Lebenskontext zugewiesen werden kann oder muss.

Dass dieser Statusverlust im Lauf des Krankenhausaufenthaltes durch weitere Einschränkungen fortgesetzt wird, wurde bereits von Hartmann und Rhode nachgewiesen.[286]

So wird beispielsweise schon der mehr oder weniger akute Verlust der gewohnten Umgebung häufig als persönliche Entwurzelung empfunden und kann zu einer zunehmenden Vereinsamungstendenz

---

[283] Vgl. Hartmann, F., Patienten, Arzt und Medizin, 165.

[284] Vgl. Holzem, Ch., Patientenautonomie, 351.

[285] Vgl. Parsons, T., The Social System, 1951; Parsons, Talcott, Definition von Gesundheit und Krankheit im Lichte der Wertbegriffe und der sozialen Struktur Amerikas, in: Mitscherlich, A. et al., Der Kranke in der modernen Gesellschaft, 57–87.

[286] Vgl. insb. Hartmann, F., Patient, Arzt, Medizin; Rhode, J.J, Veranstaltete Depressivität. In diesem Zusammenhang erscheint es frappierend, dass die teilweise vor mehr als 20 Jahren veröffentlichten Erkenntnisse, die schon damals mit Aufmerksamkeit und Betroffenheit registriert wurden, nicht imstande waren, die institutionellen Gegebenheiten nachhaltig positiv zu beeinflussen. Das Bestehen der Problematik lässt sich nicht zuletzt in zahlreichen Interviews im Rahmen der zitierten Studie des Institutes belegen: Grossmann, W. et al., Ethik im Krankenhausalltag; vgl. auch Schober, T., Humanität, 283.

führen. Zahlreiche Ursachen für den Verlust des Selbstwertgefühls lassen sich jedoch auf institutionsimmanente Gegebenheiten zurückführen.

Auch wenn für jeden einsichtig ist, dass Krankenzimmer kaum an die gewohnte Wohnqualität heranreichen können und alle diesbezüglichen Forderungen weltfremd und überzogen wären, ist doch nicht zu übersehen, dass Ausgestaltung und Atmosphäre der Räume eine Unsicherheit noch verstärken können.[287] Dabei stellt insbesondere die Einengung der als gewohnt empfundenen Intimsphäre des Patienten eine besondere Belastung dar.[288]

Dass die Hoffnung auf eine Verbesserung dieser Problematik nicht ganz unberechtigt ist, mag darin begründet liegen, dass zum Beispiel die neueren Gesetzestexte, die auf Patientenrechte Bezug nehmen, die Wahrung der Privatsphäre explizit einfordern.[289]

Viele institutionsbedingte Beeinträchtigungen reichen jedoch weit über bauliche Gegebenheiten hinaus.

So kann beispielsweise die soziale Isolierung des Patienten durch betriebsspezifische Rituale und Kommunikationsverfahren weiter vorangetrieben werden.[290]

Zu den typischen Ritualen der Institutionen, die den Aktionsradius des Patienten oft unbegründet einschränken und sich dadurch nega-

---

[287] „Die Patienten befinden sich meist nicht in einem Rahmen, der ihnen Geborgenheit vermittelt. [...] Zusätzlich kann die Atmosphäre im Krankenzimmer eher erschreckend sein. Sie fördert, wenn nicht besondere Rücksicht gezeigt wird, eher Angst und Unsicherheit.": Huseboe, S., Palliativmedizin, 114.

[288] Mit dieser Thematik beschäftigt sich seit einigen Jahren eine Arbeitsgemeinschaft für Qualitätsverbesserung in der Gesundheits- und Krankenpflege der Niederösterreichischen Landesakademie. Mit dem Projekt „Die Intimsphäre des Patienten wahren" wurden konkrete Struktur-, Prozess- und Ergebnisstandards entwickelt und anschließend vom österreichischen Normungsinstitut veröffentlicht, die zur Verbesserung der bestehenden Situation beitragen sollen; vgl. Poznanski, U., Schutz der Intimsphäre, 66–68.

[289] So etwa die erste Patientencharta zwischen Bund und Land Kärnten, BGBl. I Nr. 195/1999, Artikel 9 (2) „... durch angemessene bauliche oder organisatorische Maßnahmen sicherzustellen, dass die Intim- und die Privatsphäre gewahrt werden." Weiters § 5a Bundes-Krankenanstaltengesetz: „Durch die Landesgesetzgebung sind die Träger von Krankenanstalten unter Beachtung des Anstaltszwecks und des Leistungsangebotes zu verpflichten, dass [...] 7. auch in Mehrbetträumen eine ausreichende Wahrung der Intimsphäre gewährleistet ist." Weiters § 17 A des Wiener Krankenanstaltengesetzes, (2) b: „Recht auf ausreichende Wahrung der Privatsphäre, auch in Mehrbetträumen". Im Vorarlberger Patienten- und Klientenschutzgesetz LGBl. Nr. 26/1999, § 15a lit j wird diese Maßnahme auch explizit auf die „medizinisch-therapeutischen Funktionsbereiche" ausgedehnt!

[290] Vgl. Untersuchungen von Lalouschek, J., Ärztliche Gesprächsausbildung; dies., Alltag in der Ambulanz; dies., Möglichkeiten, Probleme und Grenzen der Arzt-Patienten-Kommunikation; Wodak, R., Sprachbarrieren; Menz, F., Der geheime Dialog.

tiv auf die autonome Kompetenz des Patienten auswirken können, zählt etwa der medizinisch nicht begründbare Appell, im Bett liegen zu bleiben.[291]

Ob dies zum Zweck einer ständigen Verfügbarkeit und damit letztlich eines zeitsparenden Umgangs mit dem Patienten geschieht, oder auch die Intention dahinter vermutet werden darf, dass die Hilfsbedürftigkeit des Menschen dadurch deutlicher aufscheine und seine schwache Position damit nochmals fixiert werde[292] – in jedem Fall, so Lempp, wird damit dessen physische und damit auch psychische Regression gefördert.[293]

Die daran anschließende Vermutung des Autors, wonach diese Strategie deshalb angewendet wird, um die Arbeit für Ärzte und Pflegepersonal zu erleichtern, wird allerdings nur bedingt zutreffen. Denn der permanenten Verfügbarkeit, als zeitsparende Erleichterung, stünden beispielsweise die Auswirkungen der Regression gegenüber, die ja, sofern ein Teil dieser Regression nicht durch das soziale Umfeld abgepuffert werden kann, gerade von den Pflegeberufen häufig eine zunehmend aufwändigere Betreuung erzwingen. Desgleichen sind ärztliche Aufklärungsgespräche, wenn diese über die Informationsweitergabe und eine Zustimmungserklärung hinausreichen sollen, gerade mit regressiven Patienten ungleich zeitintensiver.

Der Verlust einer wie auch immer strukturierten privaten Gemeinsamkeit durch die Krankenhausaufnahme wird auch nicht durch die Konstituierung einer neuen Beziehung zwischen Patient und Angehörigen von Gesundheitsberufen gemildert, beziehungsweise ausgeglichen. Die konkretesten neuen Beziehungen, die der Vereinsamungstendez entgegenwirken können, werden höchstens zu Mitpatienten geknüpft, sofern nicht psychologische, soziale oder individuelle Beweggründe entgegenstehen.

Auch die im Krankenhaus immer noch wirkmächtige Konzentration auf Symptome und Organe, ein Verhalten, das in der Allgemeinpraxis bereits mehr zugunsten einer persönlichkeitsorientierten Vorgehensweise gewichen ist, führt dazu, dass der Krankheit mehr Aufmerksamkeit als dem Kranken selbst geschenkt wird. Die schon zuvor beschriebene Entindividualisierung des Zustandsbildes kann damit einem Autonomieverlust Vorschub leisten.

Ebenso kann auch das Bestreben, mithilfe eines um größtmögliche Effizienz bemühten Patientenmanagements den bestimmenden ökonomischen Sachzwängen zu genügen, die Kompetenz des Patienten

---

[291] Lempp spricht in diesem Zusammenhang davon, dass im Bett liegende Patienten „praktischerweise gut aufgeräumt" seien": Lempp, R., Der Arzt, das therapeutische Team und der Patient, 39.

[292] Ebd.

[293] Ebd.

weiter beeinträchtigen.[294] Während sich die Individualität gerade in selbstbestimmten Entscheidungen und autonomen Handlungen manifestiert, orientiert sich die ressourcenoptimierte Ablaufstruktur am naturwissenschaftlichen Krankheitsbild eines Durchschnittspatienten, wobei diese Handlungs- und Therapieabläufe nicht selten den Charakter einer Fließbandarbeit annehmen. Damit kann in der Folge jeder Ausdruck von Individualität in gewisser Weise als Gefahr für den reibungslosen Ablauf der normierten Handlungsabfolgen gesehen werden. Die Konsequenz besteht darin, dass deshalb mehr oder minder diskret auf eine Unterbindung der individuellen Spontaneität hingearbeitet wird.[295]

Die Einengung der Gestaltungsmöglichkeiten und die Versuche, die Situation zu versachlichen, beeinflussen die Selbstbestimmtheit, für die gerade der individuelle Aspekt unverzichtbar ist. Damit wird letztlich ein antitherapeutischer Effekt[296] erreicht.

Diese Entpersönlichung, die letztlich der Würde des Patienten zuwiderläuft, stellt damit eine der Ursachen dar, die für eine häufig beklagte, und auch heute noch vielfach nachweisbare tendenzielle Inhumanität im Krankenhaus mitverantwortlich ist.[297]

Da diesen entindividualisierten Handlungsabläufen zumeist auch ein unausgesprochener Verhaltensappell innewohnt, besteht überdies für den kranken Menschen in seiner Schwäche auch die latente Gefahr, diese Verhaltenserwartung schleichend zu internalisieren. Dadurch gleitet er immer mehr in ein durch Selbstentfremdung, Passivität und Isolation bestimmtes Verhalten hinein. In dieser Situation fällt es dem Patienten zunehmend schwerer, gegen äußere und innere Einflüsse anzukämpfen, sich auf die zumindest noch rudimentär vorhandene, bewusst gewordene selbstbestimmte Position zu besinnen und sie gegebenenfalls auch nach außen hin zu behaupten!

---

[294] Vgl. Peintinger, M., Voraussetzungen und Grenzen des „informed consent", 202.

[295] „Viele Mediziner sind am Krankenbett Gesundheitstechniker, sodass ihnen die Selbstbestimmung und Freiheit des Patienten (als Person) nur hinderlich bei seiner Reparatur erscheinen": Wunderli, J., Ausgewählte Probleme, 148f; Allerdings muss auch darauf hingewiesen werden, dass zahlreiche Kranke aufgrund der Übernahme der Patientenrolle ohnehin selbst ihre Spontaneität einschränken. Ebenso tragen die Erfahrungen mit den institutionellen Strukturen des Gesundheitsbetriebes von vornherein dazu bei, dass die Erwartungshaltung bezüglich einer individuellen Betreuung eher gering gehalten wird. Es ist daher kaum zu erwarten, dass eine größere Rücksichtnahme auf individuelle Bedürfnisse tatsächlich ein, mitunter düster prognostiziertes, Chaos nach sich ziehen würde!

[296] „Für eine langfristige Kooperation ist es wenig aussichtsreich, den Deckel der Sachlichkeit auf die Schlangengrube menschlicher Gefühle zu pressen. Denn zum einen braucht eine engagierte, kreative Sachlichkeit den Aufwind positiver mitmenschlicher Beziehungen – andernfalls herrscht auch sachliche Flaute.": Gottschlich, M., Sprachloses Leid, 49f.

[297] Hartmann, F., Patienten, Arzt und Medizin, 171f.

Die prähospitale Übernahme der Patientenrolle, die aufgezeigte Verstärkungstendenz im Krankenhaus, der krankheitsbedingte Leidensdruck, sowie die beschriebene latente Entpersönlichung lassen sogar auch bei jenen Patienten die Tendenz zur Infantilisierung feststellen, deren Persönlichkeit sich bislang in allgemeinen Krisensituationen als stabil erwiesen hat.

Die Reaktionsweise nach Art eines schutzsuchenden Kindes erfolgt deshalb, um aus dem damit imaginierten „erinnerten Wohlbefinden"[298] emotionale Beruhigung zu gewinnen und daraus wieder neue Kraft für die Bewältigung der gegenwärtigen Widrigkeiten schöpfen zu können. Verharrt der Patient in dieser Gefühlslage, kann dabei das Wissen um die eigene Selbstbestimmung zunehmend verblassen und sich die Kreativität hinsichtlich der Ausgestaltungsmöglichkeiten autonomer Handlungsweisen verringern. Ja, die Notwendigkeit, sich des Schutzes durch die Mitglieder von unterschiedlichsten Gesundheitsberufen, die ja die Institution repräsentieren, vergewissern zu müssen, lässt mitunter sogar den gänzlichen Verzicht auf die Ausübung seines Selbstbestimmungsrechts ratsam erscheinen.

Eine zusätzliche Einschränkung der autonomen Kompetenz kann sich auch im Rahmen einer konsumierenden Erkrankung zeigen. Dabei kommt zwei Phasen der Erkrankung eine besondere Bedeutung zu.

Die erste Phase betrifft die ersten Bewältigungsversuche nach der Information über eine bestehende ernsthafte, möglicherweise lebensbegrenzende Erkrankung.

Der durch die Information bedingte Verlust des seelischen Gleichgewichts führt zu einem Umbau der „alten Identität",[299] die auf der relativen Gesundheit bzw. einer adaptierten chronischen Erkrankung beruhte, zu einer neuen Identität. Die emotionalen Phasen, die ihn begleiten, erinnern an die von Kübler-Ross beschriebenen Trauerphasen, die ebenso wie diese, entgegen der ursprünglichen Annahme der Autorin, in zyklischen Phasen ablaufen können.[300]

---

[298] Benson, H., Heilung durch Glauben. Die Beweise. Selbstheilung in der neuen Medizin, München 1997, 242f.

[299] Vgl. Wimmer, H., Information und Beratung von Krebspatienten.

[300] Wimmer beschreibt diese Phasen in folgender Weise: Nach der der anfänglichen Erschütterung und der Abwehr einer Information folgt die reaktive Verfestigung der alten Identität durch ein Verleugnen. In der nachfolgenden Aggression gegen die Umwelt zeigt sich schließlich das Brüchigwerden der alten Identität, die in der Phase der Depression und der Aggression gegen sich selbst endgültig zerfällt. Durch die anschließende Trauerarbeit wird es möglich, diese alte Identität aufzugeben, die neuen Gegebenheiten schrittweise zu akzeptieren und so zu einem seelischen Gleichgewicht zu finden. In diesem Gleichgewicht erfolgt die Stabilisierung der neuen Identität als chronisch Kranker oder Sterbender in naher oder ferner Zukunft: Wimmer, H., Information und Beratung von Krebspatienten.

Gerade in diesem Phasenprozess, der zahlreiche Ressourcen konsumiert, kann der Kranke nicht imstande sein, die für seine Entscheidungen notwendige sorgfältige Abwägung vorzunehmen. Insbesondere dann, wenn es sich um Entscheidungen von größerer Reichweite handelt, kann die dazu notwendige Weitsicht eingeschränkt sein. Dies zunächst deshalb, da sich das „Brüchigwerden der alten Identität" vor allem in einer Veränderung der persönlichen Wertungsvorstellungen und Werthaltungen zeigt.[301] Werte aber, deren Stellenwert in einer bis dato vermeintlich als festgefügt angesehenen persönlichen Ordnung eine plötzliche Relativierung erfahren, können auch nur bedingt für im Augenblick erforderliche authentische Entscheidungen herangezogen werden. Dementsprechend wird die emotionale Belastung, die mit dem Versuch einhergeht, das Wissen um eine bedrohliche Erkrankung in das eigene Lebenskonzept einzugliedern, zusätzlich durch die Unsicherheit verstärkt, die sich aus dem Umbau der persönlichen Wertehierarchie ergibt.[302] Aus dieser Schwäche resultiert oft der Wunsch, die Verfügungsgewalt und Verantwortung den behandelnden Ärzten zu übertragen. Der Umstand, dass dieser Wunsch von den therapeutischen Partnern zumeist erfüllt wird, mag zunächst daran liegen, dass ja dem Hilfsersuchen des Patienten aufgrund seiner (vorübergehenden) Schwäche entsprechend dem bestehenden Rollenethos tatsächlich auch entsprochen werden will. Allerdings sind auch andere Motive vorstellbar, auf die bereits im Zuge der Beschreibung von paternalistischen Haltungen hingewiesen wurde.

Dazu zählt beispielsweise der Hang, aufgrund struktureller und zeitbedingter Sachzwänge dem Patienten in seiner Schwäche und Orientierungslosigkeit Entscheidungen kurzerhand „abzunehmen" oder ihm unter Ausblendung zahlreicher, möglicherweise berücksichtigungswürdiger Aspekte kurze „Ja/Nein"-Entscheidungen, meist sogar mit klarer Vorgabe des erwarteten Ergebnisses, vorzulegen. Diese Entscheidungsvorgaben sind für einen schwachen und sich orientierungslos fühlenden Patienten insofern auch verlockend, als er seine Entscheidung relativ impulsiv und unreflektiert, ohne eingehende Abwägung und mit wenig Kraftaufwand treffen kann, und dies auch ein weiteres Vorgehen beschleunigt. Mit diesem Impuls aber kann der Arzt in eine „Paternalismusfalle" geraten.

Denn mit der „väterlichen" Verstärkung der eigenen Position reagiert er gerade nicht im Sinne des Malherbe'schen Axioms. Statt auf die Wiederherstellung der Autonomiekompetenz des Patienten hinzuarbeiten, trägt er dazu bei, dass das aktuell bestehende, tendenziell jedoch vorübergehende Autonomiedefizit des Patienten gewissermaßen „einzementiert" wird.

---

[301] Dieser Vorgang wird auch als Gegenargument für die Gültigkeit von Patientenverfügungen angeführt.

[302] Vgl. dazu die Studie von Michel, U., Compliance bei adjuvanter Chemotherapie.

Die mit dem Fürsorgeprinzip begründete Verstärkung der ärztlichen Position, insbesondere wenn sie unreflektiert beibehalten wird, erschwert es jedoch dem Patienten, bei der Annäherung an seine „neue Identität" und bei neu adaptierter Wertehierarchie, sein zunehmendes Bedürfnis nach Selbstverantwortung zu befriedigen. Denn er muss zusätzlich zu seiner Schwäche nun auch gegen eine in der Zwischenzeit unter Umständen übermächtig gewordene paternalistische Position seines betreuenden Arztes ankämpfen und diesen von der Wiederkehr seiner Kompetenz überzeugen. Damit der zuvor erhobenen Forderung, diese paternalistische „Hypothek" ehebaldigst abzutragen, nachgekommen werden kann, bedarf es einer fürsorglichen und sensiblen Aufmerksamkeit, das neu erwachende Bedürfnis des Patienten nach Selbstbestimmung wahrzunehmen und zu fördern!

Die eben beschriebene Kompetenzeinschränkung des Patienten wirkt sich deshalb auf Entscheidungen von mittlerer und größerer Reichweite aus, da sich hier der Einfluss der Wertungsvorstellungen ungleich bestimmender auswirkt, als bei vielen bloß augenblicksrelevanten Entscheidungen. Deshalb muss auch vor dem Irrtum gewarnt werden, wonach eine beschriebene Kompetenzeinschränkung automatisch *alle* Entscheidungen des Patienten unmöglich machen![303] Wer ein aktuelles Unvermögen des Patienten, infolge eines rezenten Wertewandels weitreichende lebensrelevante Entscheidungen zu treffen, als Begründung heranzieht, um sich grundsätzlich und immer über das bestehende Selbstbestimmungsrecht des Patienten hinwegzusetzen, trägt jedenfalls zu einem zusätzlichen Verlust an Autonomiekompetenz bei.

Ein ähnlicher Effekt, der eine Parallele zu Vorgängen im Behindertenbereich aufweist, lässt sich im Zusammenhang mit konsumierenden Erkrankungen zeigen. Dieser Effekt zeigt sich, wenn Menschen mit schweren lebensbegrenzenden Erkrankungen gewissermaßen ebenso vorsorglich wie fürsorglich „teilentmündigt" werden.

Dies hat konkrete Auswirkungen auf den Patientenalltag. So steigt etwa die Tendenz, Gespräche über das Krankenbett hinweg mit anderen betreuenden Personen zu führen, die Stärke signalisieren. Die Begründung mag zum Teil darin zu finden sein, dass die wenigsten Personen wissen, wie sie mit dem vom Schicksal so schwer getroffenen Menschen kommunizieren sollen. Das Umgehen von „gefährlichen" Themen einerseits, sowie andererseits das Bestreben, den Geprüften nicht noch mit zusätzlichen, eventuell im Hinblick auf den Schicksalsschlag banal erscheinenden Sorgen und Entscheidungen zu belasten, fördert eine „fürsorgliche Informationseinschränkung".

---

[303] In ähnlicher Weise wurden psychiatrische Patienten lange Zeit als entscheidungsunfähig eingeschätzt. Diese unzutreffende Ansicht wurde nicht zuletzt dank des Unterbringungs-Gesetzes korrigiert!: vgl. Kopetzki, Ch., Unterbringungsrecht.

Aber gerade im Versuch, den Kranken schon vorab von allem als „unwesentlich" oder „zu belastend" Eingestuften zu verschonen, liegt eine entmündigende Tendenz, unter der nicht nur die Autonomiekompetenz, sondern zumeist auch der Kranke ungeachtet aller Verschleierungsversuche leidet.[304] Diese Einschränkung trägt weiters dazu bei, dass der Kranke, wenn er nicht selbst – etwa aus Gründen der Kräfteersparnis – um dieses Vorgehen gebeten hat, durch den Vorenthalt anderer Informationen immer mehr auf seine Erkrankung fixiert wird. Damit kann die fürsorgliche Intention des Verschonens verfehlt werden. Denn mangels Ablenkung wird der Patient in der Folge dazu gezwungen, sich unaufhörlich mit seinem Zustand auseinanderzusetzen.[305]

Während die erste Phase die Defizite der Autonomiekompetenz im Hinblick auf die Bewältigung der Information und die Neuorientierung der Wertehierarchie umfasste, finden sich in der zweiten Phase Einschränkungen der Autonomiekompetenz, die sich aus dem fortgeschrittenen Stadium der konsumierenden Erkrankung ergeben.

Aufgrund des zunehmenden Energieverlustes beginnt die vielleicht eben erst abgeschlossene Wiedergewinnung der Selbstverantwortung, einen anderen, geringeren Stellenwert einzunehmen. Dazu trägt sowohl die Erfahrung einer – nicht bloß sprachlich so treffend bezeichneten – „Todmüdigkeit" bei, als auch der zunehmende Bedeutungsverlust von persönlichen Präferenzen, dem nur einige noch maßgebliche Werte standhalten. Beides kann dazu führen, dass der Mensch in diesen Situationen die Bedeutung einer selbstbestimmten Entscheidung öfters zugunsten eines kräfteschonenden Gewährenlassens relativiert.

Ungeachtet der Tatsache jedoch, dass die Autonomiekompetenz vielleicht nur mehr in Ansätzen wahrnehmbar ist, und selbst wenn der Wille zur eigenen Entscheidung deutlich abgenommen hat, stellt doch das Recht auf Selbstbestimmung die Garantie dar, dass nicht einfach das Vermögen zur freien und selbstständigen Entscheidung abgesprochen wird. Vielmehr erfordert dieses Recht eine fürsorgliche Beobachtung, damit die mitunter sehr spärlichen und wenigen Zeichen des Willens wahrgenommen werden können.

Einschränkung durch die Gesellschaft

Neben den individuellen Gegebenheiten, den naturwissenschaftlich begründeten Erfordernissen und den institutionell bedingten Mecha-

---

[304] Vgl. Huseboe, S., Klaschik, E., Palliativmedizin.
[305] Wie Huseboe aus seinen Erfahrungen berichtet, waren Patienten besonders dankbar, wenn er, obwohl ihr behandelnder Arzt, mit ihnen etwa anlässlich gemeinsam unternommener Ausflüge gerade kein Gespräch über ihre Krankheiten führte (persönliche Mitteilung).

nismen, die, wie an einigen Beispielen aufgezeigt, die autonome Kompetenz einzuschränken vermögen, muss aber auch noch auf den Einfluss hingewiesen werden, der sich aus den allgemein gesellschaftlichen Vorstellungen und Sichtweisen unseres Kulturkreises ergibt.

So ist zunächst einsichtig, dass eine Gesellschaft, die ihre Ideale im „Jungen, Gesunden, Schönen", sowie in zunehmender Weise auch im „Produktiven" findet, der Kehrseite dieser Medaille, nämlich dem „Alten, Kranken, Häßlichen und Unproduktiven" wenig abgewinnen kann. Eine Bestätigung dafür lässt sich bereits im sprachlichen Bereich finden. Der Begriff „alt" scheint heute in der Gesellschaft schon mit so vielen negativen Assoziationen versehen zu sein, dass er in zunehmender Weise als diskriminierend empfunden, und daher nach Möglichkeit umgangen wird. Im Bemühen, neue, von negativen Konnotationen – noch – freie Begriffe einzuführen, wurde statt vom „alten Menschen" in der Folge schließlich vermehrt von „Senioren" gesprochen.[306]

Durch das meistens ergänzte Adjektiv „aktiv", das auf das Ideal der Produktivität zurückgreift, soll deutlich gemacht werden, dass der betreffende Mensch, ungeachtet eines erhöhten Lebensalters, seine Nützlichkeit für die Gesellschaft noch unter Beweis stellen kann. Darunter wird insbesondere seine Rolle als aktiver Konsument verstanden. Da dies wieder im Zusammenhang mit den wirtschaftlichen Auswirkungen rund um jene Angebote steht, die auf dieses Gesellschaftssegment zugeschnitten wurden, trägt der so handelnde „aktive Senior" dazu bei, die Gültigkeit dieser gesellschaftlichen Ideale zu bestätigen. Im Gegenzug wird er, solange er diese in ihn gesetzte Erwartung erfüllt, von der Stigmatisierung des „Alt-Seins" verschont. Diese bleibt damit hauptsächlich jenen Menschen vorbehalten, die aus körperlichen oder geistigen Gründen an der Bestätigung der gesellschaftlichen Ideale nicht mitzuwirken vermögen. Daraus erklärt sich unter anderem der geringe Stellenwert dieser Gruppe in einer dynamischen Gesellschaft.

Abgesehen vom damit induzierten Leistungsdruck, unter dem der alte Mensch stehen kann, zeigt sich auch die Brüchigkeit dieser Einschätzung in jenem Augenblick, da er erkrankt. Dabei ist zwischen alterstypischen Erkrankungen und jenen zu unterscheiden, die als Folge einer aktiven Lebensgestaltung verstanden werden können, wie beispielsweise Sportverletzungen oder Erkrankungen im Gefolge von Fernreisen. Bei letzteren lässt sich nach der Wiederherstellung nämlich wieder eine neue Eingliederung in den Konsumentenkreis

---

[306] Auch die Institutionen versuchen, den Begriff zu umgehen. So wurden der Begriff „Altenheim" durch „Pensionistenheim" oder „Senioren-Residenz" ersetzt. Ebenso werden „alte Patienten" zu „geriatrischen Patienten". Es scheint, dass es manchmal offenbar bereits ausreicht, einen sinngemäß gleichen, jedoch fremdsprachigen Begriff einzuführen!

erwarten, wodurch der Kranke wieder dem soziologischen Ghetto des „alten, nutzlosen Menschen" entkommen kann, um erneut seine Rolle als „aktiver Senior" unter Beweis zu stellen.

Hinsichtlich seiner autonomen Kompetenz scheint die Position des alten Menschen in mehrfacher Weise vorbelastet.

Einerseits, da sich die Hinzurechnung eines Menschen zu einer Bevölkerungsgruppe, deren Ansehen aufgrund des deutlichen Abweichens von den Idealen nicht hoch im Kurs steht, auf die gesellschaftliche Position des Einzelnen auswirkt.

Andererseits, da das Selbstwertgefühl, das an sich schon durch den Krankheitsprozess verringert wurde, durch diese Zuordnung zumeist einen zusätzlichen Einbruch erfährt.

Eine weitere, von der gesellschaftlichen Zuschreibung unabhängige Einschränkung des Vermögens der alten Menschen besteht darin, dass sie zumeist viele Jahrzehnte gewohnt waren, in einem nahezu vollständig nach paternalistischen Ansichten geformten Gesundheitssystem zu leben. Weil die darin angewandten Regeln, Verhaltensnormen und Prinzipien auch vom Patienten früher verinnerlicht worden waren, können sich bestehen bleibende mentale und emotionelle Barrieren als hinderlich erweisen, die aktuell angestrebte Zunahme der eigenen Selbstbestimmung wahrzunehmen. Damit trifft die beschriebene soziale Minderbewertung auf eine aus der paternalistischen Erfahrung erworbene Schwäche des Selbstwertgefühls.

Die Wahrnehmung der Autonomie wird von den therapeutischen Partnern zumeist kaum gefördert, und die Ausübung der aus ihr erwachsenden Rechte ist nur mangelhaft bewusst. Damit verkommt letztlich aufgrund einer von äußeren Zuschreibungen verstärkten inneren Schwäche die Entscheidungsfreiheit oft zu einer bloß theoretischen Größe. Diese Einschränkung scheint dabei zweifellos umfassender wirksam zu sein als jene, die aufgrund somatischer Defizite wie verminderte Hör- oder Sehfähigkeit, oder langsamere Auffassungsgabe beschrieben wurde.[307]

Die gesellschaftlichen Einflüsse, die sich aus der Orientierung an den oben genannten Idealen ableiten lassen, reichen jedoch weit über eine bloße Stigmatisierung des Alters hinaus und können grundsätzlich alle Bevölkerungsgruppen betreffen.

Dazu zählen etwa die Diskussionen um den Wert des Lebens von den Lebensanfängen bis zum terminalen Stadium des Lebens, die Überlegungen rund um drohende ökonomische Belastungen für therapeutische Handlungen bei Schwerstkranken und Polymorbiden, oder die Diskussion um Altersgrenzen für einzelne Therapieformen.

---

[307] Vgl. Schroeter, der in seiner umfassenden und genauen Arbeit über die somatischen Aspekte der Aufklärung bei alten Patienten allerdings nicht auf diesen zentralen Aspekt der lebenslang eingeübten, paternalistisch ausgerichteten Patientenrolle Bezug nimmt: Schroeter, Ch., Ärztliche Aufklärung im Alter.

Die sich dabei entwickelnden gesellschaftlichen Überzeugungen können dazu beitragen, dass unter Umständen nicht nur von außen das Recht auf selbstständige Entscheidung teilweise relativiert wird, sondern dass auch die in der Wertediskussion mitschwingende Geringschätzung das individuelle Selbstwertgefühl so sehr vermindert, dass dadurch das Vermögen zur freien, selbstbestimmten Entscheidung eingeschränkt wird.[308]

Die am häufigsten wirksame Einschränkung der Autonomiekompetenz des Patienten muss jedoch selbstverständlich auf seine mangelhafte oder fehlende Information zurückgeführt werden. Sie wird im Kapitel „Aufklärung" gesondert behandelt.

. Die Wiederherstellung der Autonomiekompetenz als Teil der Therapie

Die zahlreichen unterschiedlichen Einflüsse auf das Vermögen des Patienten legen die Vermutung nahe, dass wohl nicht regelmäßig von einer idealen autonomen Kompetenz des Patienten ausgegangen werden kann.[309]

Diese Feststellung lässt sich jedoch nur dann gefahrlos treffen, wenn, wie zuvor beschrieben, das Recht auf Selbstbestimmung außer Streit steht und die Reihenfolge von Recht und Vermögen nicht, wie im medizinischen Alltag häufig, unzulässigerweise vertauscht wird.[310]

---

[308] Es mag in diesem Zusammenhang nicht unbedeutend sein, dass negative Einschätzungen in den Diskussionen vorwiegend verdeckt, also durch eine Betonung positiver Beispiele erfolgt. So werden im Rahmen von Triagesituationen ebenso einsichtige wie klassische soziale Schablonen vom „Vater unmündiger Kinder" oder von der „allein erziehenden Mutter" verwendet, die natürlich auf breite Akzeptanz treffen werden. Die entsprechenden Gegenbilder unterliegen damit zugleich aber einer eher negativen Einschätzung. Die Forcierung positiver Argumente, die sich häufig auf menschlich plausible Szenarien beziehen und – offen – die sozialen, sowie – verdeckter – die ökonomischen Aspekte ins Treffen führen, ermöglichen es damit, andere Personen(gruppen) gewissermaßen „ohne Aufsehen" abzuqualifizieren. Dadurch wird eine offene Begründung umgangen, die auf direktes Befragen wohl zumeist auch zurückgewiesen werden würde.

[309] Deshalb lässt sich jedoch keineswegs automatisch der Vorrang des Fürsorgeprinzips ableiten, wie dies von Befürwortern, zumeist anhand von Fallbeispielen, in denen tatsächlich jede Autonomiekompetenz fehlt, postuliert wird.

[310] Es scheint jedoch sicher, dass die unterschiedlichen Auffassungen vom Begriff „Autonomie" – moralisches Recht („sovereign authority") oder persönlicher Fähigkeit („capacity") – letztlich eine jener zentralen Begründungen darstellen, die derzeit eine befriedigende Einbindung der selbstbestimmten Persönlichkeit des Kranken in seinen Heilungsprozess erschweren.

Nur wenn dieses Recht von allen Beteiligten vorab ohne Einschränkungen vorausgesetzt wird, dient die Feststellung der gegenwärtigen Autonomiekompetenz dazu, dass in der Folge ausgelotet werden kann, inwieweit etwaige Defizite im aktuellen Zusammenhang tatsächlich bedeutsam sind. Ein eventuell vorhandenes Defizit dient jedoch nicht dazu, ungeachtet aller Würdigung der theoretischen Größe, daraus eine Relativierung des Rechts abzuleiten. Vielmehr ist im Defizit der Appell zu finden, nach jenen Wegen und Handlungsformen zu suchen, die imstande wären, die Vermögenseinschränkungen zu beheben. Die Schwäche des Patienten, seine Verwundbarkeit, ja selbst seine in diesem Zustand leichte Ausnützbarkeit mindern sein Recht auf Selbstbestimmung in keiner Weise![311]

Eine mangelhafte autonome Kompetenz des Patienten wird damit gerade nicht automatisch durch eine „ersatzweise" Entscheidung des Arztes aufgefangen, die ja doch letztlich auf dessen Wertvorstellungen beruht.

4.1 Zusammenhang zwischen Autonomiekompetenz und Gesundheitsbegriff

Die Problematik des eingeschränkten Vermögens muss zusätzlich in einem größeren und für die Heilstätigkeit der Medizin geradezu zentralen Kontext betrachtet werden, der in engem Zusammenhang mit der alltäglichen Bedeutung der Begriffe „Gesundheit" und „Krankheit" steht.[312]

Zahlreiche Arbeiten sind ausführlich auf die Problematik eingegangen,[313] dass die Ausrichtung an den überwiegend naturwissenschaftlich orientierten Gesundheits- bzw. Krankheitsdefinitionen im therapeutischen Geschehen letztlich zu kurz greifen. Dies beruht zunächst darauf, dass der Begriff „Gesundheit" in den vergangenen 30 Jahren einen enormen inhaltlichen Wandel erfahren hat.

So sehr die oft zitierte WHO-Definition[314] zu Recht ihre Bedeutung verloren hat, und ihre idealisierten Ansprüche in der Literatur kritisch beschrieben[315] wurden, lässt sich ihr doch immerhin die bemerkenswerte Tatsache entnehmen, dass die Wiedererlangung der Gesund-

---

[311] Vgl. Pellegrino, E., Die medizinische Ethik in den USA, 6.

[312] Siehe Kapitel „Aufklärung".

[313] So etwa bei den Autoren Weizsäcker, V. v., „Der Mensch und seine Krankheiten" u.a., Gadamer, H.-G., „Über die Verborgenheit der Gesundheit", Uexküll, Th., Wesiack, W., Theorie der Humanmedizin.

[314] „Gesundheit ist der Zustand vollständigen körperlichen, geistigen und sozialen Wohlbefindens, nicht allein das Freisein von Krankheit und Gebrechen."

[315] „Der Begriff der Gesundheit [in der Gesundheitsdefinition der WHO, MP] ist so weit gefasst, dass er, völliges soziales Wohlbefinden einschließend, nur auf ein

heit nach Krankheitsprozessen ungeachtet aller philosophischen Einwände gewissermaßen als selbstverständlich erachtet wurde. Denn nur wenn die selbstverständliche Erreichbarkeit eines primären Zieles überhaupt möglich erscheint, wird die Erweiterung der Definition um andere Ziele für ein gelingendes menschliches Lebens erst sinnvollerweise ins Blickfeld geraten zu können!

Spätere Definitionsversuche des Gesundheitsbegriffes standen allerdings bereits unter dem Anspruch, zwei in der Zwischenzeit bedeutsam gewordenen Aspekten gerecht werden zu müssen.

Erstens waren die Gesellschaft und die medizinische Wissenschaft mit der Tatsache konfrontiert, dass zahlreiche durchaus erfolgreiche Therapien deutliche psychische und soziale Folgeschäden nach sich ziehen konnten. Daraus ergab sich die nicht zuletzt von den Medizinethikern erhobene Mahnung, dass der Erfolg einer therapeutischen Handlung nicht bloß anhand der Veränderung naturwissenschaftlicher Parameter abgelesen werden könne, sondern dass es vielmehr gelte, das Ziel einer Therapie so zu definieren, dass sie tatsächlich dem Anspruch der Heilsamkeit genügen kann.[316]

Zweitens erforderte es die zunehmende Umwandlung des Krankheitspanoramas, dass auch eine Umdeutung und Neubewertung des Begriffes der körperlichen Gesundheit vorgenommen werden musste.[317]

Nach naturwissenschaftlichem Verständnis scheint eine – philosophisch allerdings zweifelhafte – *Wieder*herstellung der Gesundheit nur bei der Behandlung von einer tatsächlich als „akut" klassifizierten Erkrankung möglich. Als Folge des Paradigmenwechsels im Krankheitsspektrum, das nun vorwiegend chronische Erkrankungen aufweist, die damit also per definitionem keine Rückkehr zur Gesundheit ermöglichen, müssen sich auch die Definitionsversuche mit dieser Erkenntnis auseinandersetzen.[318] Wenn aber schon der Begriff „Gesundheit" nicht mehr im früheren Sinn einer Wiederherstellung verstanden werden kann, so kann auch ein Therapieziel nicht einfach

---

epikureisches Glücksschwein zutreffen kann.": Linke, D., In Würde Altern und Sterben, 125. „... utopisch, [...] zu einem säkularen Ersatz für die theologische Kategorie des ewigen Lebens stilisiert.": Schockenhoff, E., Ethik des Lebens, 219.

[316] „Wo Hoffnungslosigkeit oder Hilflosigkeit das Ergebnis sind, ist die Therapie nicht gelungen. Selbst wenn die Krankheit an sich optimal medizinisch betreut worden ist. Umgekehrt erweist sich eine Therapie dann als begnadet, wenn sie den Zugang zu einem Sinnverständnis auch noch im Leiden eröffnet, selbst dann, wenn die Krankheit an sich inkurabel sein sollte.": Lukas, E., Gesinnung und Gesundheit, 160.

[317] Zu den Auswirkungen des geänderten Krankheitspanoramas siehe besonders Kapitel „Arzt-Patient-Beziehung".

[318] Vgl. etwa die Definition von O. Marquard: Gesundheit „... ist nicht frei von Störungen, sondern die Kraft, mit Störungen zu leben.": Marquard, O., Ethische Fragen, 13.

in der möglichst „nebenwirkungsarmen" Wiederherstellung des status quo ante, also der „Gesundheit", bestehen. Vielmehr wird dieses Therapieziel im Wissen um das tatsächlich Mögliche und Erreichbare im Sinne eines möglichst gesundheits*ähnlichen* Zustands formuliert werden müssen.

Mit dieser zumeist im Gefolge von sogenannten „Defektheilungen" erreichbaren „bedingten Gesundheit"[319] wird der Patient umso eher zufrieden leben, je mehr die bleibenden Einschränkungen schon bei seiner ursprünglichen wertorientierten Entscheidung in Kauf genommen wurden und je mehr sie sowohl durch ihn selbst als auch mithilfe seines Umfeldes erfolgreich kompensiert werden können.

Im Wissen um die Unerreichbarkeit einer Restitutio ad integrum steht damit die Formulierung eines sinnvollen Therapiezeils unter dem Anspruch, sowohl einen gesundheitsähnlichen Zustand herbeizuführen, als auch dafür zu sorgen, dass unvermeidbare Defizite nach Möglichkeit ausgeglichen werden.[320]

„Gesund" im neuen umgangssprachlichen Sinn erscheint dann jener Mensch, der zwar von Störungen und Defiziten nicht frei ist, jedoch die Fähigkeiten und die Kraft besitzt, mit diesen Störungen zu leben.[321] Anders ausgedrückt erweist sich die Gesundheit damit als die Fähigkeit eines Individuums, ungeachtet bestehender Beschränkungen und Belastungen relativ autonom zu bleiben.[322]

Damit kommt aber der Autonomie des Patienten eine weitere grundsätzliche Bedeutung zu. Denn sie stellt zusätzlich zu dem beschriebenen Recht auf Entscheidungsteilhabe eine Komponente des Behandlungszieles dar und wird aufgrund ihres engen Bezugs zur Lebenswirklichkeit zum zentralen Gesichtspunkt jedes therapeutischen Geschehnisses.

Die Feststellung des Grades der Autonomiekompetenz angesichts bestehender Belastungen geht daher weit über die Einschätzung des Vermögens als Vorbedingung für eine erforderliche Zustimmung hinaus. Sie wird vielmehr zum zusätzlichen und wesentlichen Maßstab für die Charakterisierung des augenblicklichen Gesundheits- bzw. Krankheitszustandes des Patienten, aus der in der Folge Einsichten für die Entwicklung eines individuellen therapeutischen Konzeptes gewonnen werden können. In diesem stehen das Wohl des Kranken und seine unter Belastungen geförderte Autonomie in engem Zusammenhang. Der Patient, der seine Krankheit als „Kränkung", als

---

[319] Vgl. Hartmann, F., Patienten, Arzt und Medizin, 47.

[320] „Beim chronisch Kranken verlagert sich der Akzent von der Krankheitsbekämpfung zur Stärkung der eingeschränkten Gesundheit, in der Prävention wird dasjenige soziale Handeln zum Zielbild, das die Autonomie gegenüber Beschränkungen und Belastungen stärkt.": Siegrist, J., Medizinische Soziologie, 202f.

[321] Vgl. Marquard, O., Ethische Fragen, 13.

[322] Vgl. Siegrist, J., Medizinische Soziologie, 202f.

Bedrohung erfährt,[323] und mit einem Verlust von Selbstwertgefühl reagiert, ist daher in seiner Verletzbarkeit so zu behandeln, dass er auch seine Kompetenz zur freien Selbstbestimmung wiedererlangt. Diese Sichtweise muss in die gewohnten Heilungskonzepte einfließen. Zugleich muss selbstverständlich darauf geachtet werden, dass er, ungeachtet aller Einschränkungen, selbst berechtigt ist, über sein „Wohl" zu entscheiden.

Der Sinn dieses Konzeptes liegt darin, dass mit jedem therapeutischen Geschehen, das den Verlust an Selbstwertgefühl verringern kann und mit der Zunahme von Autonomie einhergeht, auch ein konkreter Beitrag zur Gesundung des Patienten geleistet wird. Dies bestätigt im konkreten medizinischen Alltag die Malherbe'sche Sichtweise vom dynamischen Charakter der Autonomiekompetenz, unabhängig vom außer Diskussion bleibenden *Recht* auf Selbstbestimmung.

Die konkrete und kreative Einbindung der Autonomiekompetenz des Patienten in das diagnostische und therapeutische Vorgehen widerlegt damit auch die Feststellung, wonach die ethische Problematik des Selbstbestimmungsanspruchs „auf dem Verkennen des erodierenden Einflusses der Krankheit auf die Integrität und das Entscheidungsvermögen des Kranken" beruhe.[324]

Dass diese bewusste Förderung der Autonomie im Rahmen jedes therapeutischen Prozesses den Wünschen der meisten Patienten entgegenkommt, ist eine Tatsache, auf die in der Literatur schon zu verschiedenen Anlässen hingewiesen wurde.[325]

Aufgrund dieser zusätzlichen Bedeutung der Autonomie im Heilungsprozess dürfen die exogen bedingten Vermögenseinschränkungen, wie beispielsweise jene am Beginn eines Krankenhausaufenthaltes, deshalb nicht bloß als eine weitere, vorübergehende Einschränkung der Lebensqualität aufgefasst und gewissermaßen achselzuckend in Kauf genommen werden. Vielmehr muss allgemein einsichtig werden, dass jede zusätzliche Einschränkung der Autonomie zugleich auch ein zusätzliches therapeutisches Problem darstellt. Denn die Wiederherstellung der Selbstbestimmungsfähigkeit des Patienten kann dann nicht bereits durch eine Verbesserung der durch das jeweilige Krankheitsbild bedingten Gegebenheiten erfolgen, sondern muss sich – möglicherweise sogar noch vor Beginn der eigentlichen Therapie – zunächst bemühen, die neu hinzugekommenen Einschränkungen zu bekämpfen.

---

[323] „Jede körperliche Erkrankung und auch viele psychische Erkrankungen werden als Kränkung und/oder Bedrohung und Verletzung erlebt.": Springer-Kremser, M., in: Pharmig, Der mündige Patient, 92.

[324] Wolff, H.-P., Arzt und Patient, 201.

[325] Am Eindrücklichsten wird dies vielleicht in dem Gemeinschaftswerk über psychosoziale Kompetenz gezeigt: Helmich, P. et al., Psychosoziale Kompetenz, 276; vgl. auch die oben zitierte Studie von Michel et al.

Damit erscheint beispielsweise Husaks These von einem „freedom-maximising paternalism"[326] als Rechtfertigung einer paternalistischen Vorgehensweise problematisch: Denn die Autonomie des Patienten zuerst weiter zu relativieren, nur um sie später und mit anderen Mitteln fördern zu müssen, scheint, abgesehen von der Einschränkung des Rechts auf Autonomie, die allein schon gegen sein Konzept spricht, bloß eher eine zusätzliche Belastung für ein therapeutisches Konzept darzustellen.

Die Umsetzung dieser Erkenntnisse scheint in dem Maße unsicher zu sein, in dem die medizinisch Tätigen ihr Handeln ausschließlich am Modell der akuten Krankheit orientieren,[327] und ihr Therapieziel am naturwissenschaftlichen Gesundheitsbegriff ausrichten. Nachdem diesem Ziel viele Belastungen und Einschränkungen mitunter etwas leichtfertig untergeordnet werden, kann auch die Einschränkung der Selbstbestimmung leicht mitbetroffen sein. Da zugleich auch viele übrige Aspekte, die aufgrund eines gewandelten Gesundheitsbegriffes und bei einer realistischen Sicht des Therapiezieles an Bedeutung gewinnen könnten, aus den Überlegungen ausgeblendet werden, lassen sich auch unmittelbare negative Folgen für den Aufklärungsprozess erwarten.[328]

Das „neue" Wissen um die Defizite der Autonomiekompetenz, die aus der Schwachheit des Patienten resultieren, zieht auch eine Änderung in der therapeutischen Beziehung zwischen Arzt und Patient nach sich.[329] Das physische Wohl, für das sich der Arzt gemäß langer Tradition verantwortlich wusste, wurde später durch die Sorge um das psychische Befinden erweitert. Mit geänderter Sichtweise und Bedeutungszunahme der Selbstbestimmung tritt nun der zusätzliche Appell hinzu, in der therapeutischen Beziehung auch den moralischen und persönlichen Werten des Patienten eine besondere Bedeutung beizumessen.

Die Sorge für das Wohl des Patienten wird gemäß Malherbe'schem Axiom um die Forderung erweitert, alles daran zu setzen, damit die Werte des Patienten wahrgenommen und geschützt werden, sowie Möglichkeiten auszuloten, um dem Patienten sowohl aktuell zu seinem *Recht auf Autonomie*, als auch zukünftig zur Förderung und gegebenenfalls Wiederherstellung seiner Selbstbestimmung zu verhelfen.

4.2 Frühzeitige Wahrnehmung der Patienten-Selbstbestimmung

Damit zeigt sich, dass die Wahrnehmung der Autonomie des Patienten deutlich früher ansetzen muss als dies derzeit durch Fokus-

---

[326] Husak, D.S., Paternalism and Autonomy, 27ff.
[327] Vgl. Hartmann, F., Patienten, Arzt und Medizin, 31.
[328] Siehe Kapitel „Aufklärung".
[329] Siehe Kapitel „Arzt-Patient-Beziehung".

sierung auf die Zustimmungsproblematik der Fall ist. Es zeigt sich weiters, dass die Begründung für die Notwendigkeit zur Aufklärung nicht allein auf den häufig zitierten rechtlichen Verpflichtungen aufbauen kann. Schließlich erweist es sich drittens, dass sich die Wahrnehmung der Selbstbestimmung des Patienten zwar in der „Einwilligung nach Aufklärung" als Teilaspekt der Beziehung am deutlichsten präsentiert,[330] jedoch mit diesem Akt nicht bereits erschöpft.

Damit lässt sich auch die häufig vertretene Sicht nicht aufrechterhalten, wonach die Selbstbestimmung des Patienten erst durch die Erweiterung der medizinischen Möglichkeiten an Bedeutung gewinnt,[331] selbst wenn sie durch die Zunahme von Entscheidungsmöglichkeiten in einem Bereich konkreter und deutlicher wahrnehmbar wurde. Zugleich wird auch der These widersprochen, wonach die Autonomie an den bestehenden medizinischen Möglichkeiten enden müsse,[332] da sich dies damit sowohl hinsichtlich der Zustimmung als auch hinsichtlich des gesamten therapeutischen Geschehnisses als unzutreffend erweist.

Denn selbst beim Fehlen von Handlungsalternativen steht im Zustimmungsakt immer noch die Entscheidung zwischen Ausführung und Unterlassung der einzig möglichen und verfügbaren Vorgehensweise zur Disposition. Dies kann auch nicht durch die Behauptung unterlaufen werden, dass „alle therapeutischen Möglichkeiten ausgereizt" seien. Da sich diese Aussage zudem immer bloß auf den kurativen Aspekt einer Behandlung beziehen kann und die medizinische Betreuung etwa im Sinn einer „Symptomenkontrolle"[333] bestehen bleibt, werden sich Entscheidungsmöglichkeiten für den Patienten selbst dann identifizieren lassen, wenn umgangssprachlich vordergründig und die spezifische Sichtweise letztlich entlarvend erklärt wird, dass „nichts mehr getan werden könne".

Andererseits kann sich die Förderung der Autonomie, als Teil des therapeutischen Konzeptes, gerade auch in solchen Situationen verdeutlichen, in denen etwa durch die erfolgreiche Beherrschung von Symptomen ein wenig an Selbstständigkeit zurückgewonnen wird.[334]

Wenn also die Bedeutung der Autonomie damit weit über den Aufklärungsprozess hinausreicht, müssen auch alle Konzepte, die

---

[330] Vgl Wolff, H.-P., Arzt und Patient, 199.
[331] Vgl. die vorangegangenen historischen Ausführungen zum Thema Autonomie.
[332] Vgl. Holzem, Ch., Patientenautonomie, 76.
[333] Vgl. z.B. Huseboe, S., Palliativmedizin.
[334] Es ist ein großes Verdienst aller in der Palliativmedizin Engagierten, dass sie diese Sichtweise in den medizinischen Alltag einbringen. Der Beitrag der ambulanten und stationären Hospizinitiativen zur Förderung der Autonomie der Patienten ist aber zweifellos noch zu wenig reflektiert und gewürdigt!

zwischen Autonomie und Fürsorge zu vermitteln suchen,[335] dahingehend geprüft werden, ob ihre Lösungsansätze nicht zu sehr auf diesen Ausschnitt fokussiert sind.

Die Förderung der Autonomie als konkreter Beitrag zur Heilung muss daher im gesamten Behandlungsverlauf ebenso sorgsam beobachtet werden wie die Änderung von naturwissenschaftlichen Parametern. Ja letztlich sollte sie bei Abschluss der Therapie einer ebenso kritischen Beurteilung unterzogen werden, wie dies üblicherweise mit den körperlichen und psychischen Ergebnissen geschieht. Dies erfordert letztlich auch die ehrliche Haltung, dass Ergebnisse, die keine Förderung der Selbstbestimmung nach sich zogen, im Hinblick auf zukünftige Verfahren einer kritischen Analyse unterworfen werden.

Diese Änderung der Sichtweise setzt sich jedoch auch in der Tatsache fort, dass den therapeutischen Entscheidungen nicht bloß medizinisch-technische Parameter zugrunde liegen können oder etwa im Sinne von automatischen „Wenn/Dann"-Handlungsanweisungen[336] erfolgen, da in der Konzentration auf diese Verfahren die Gefahr besteht, dass wesentliche Aspekte, insbesondere das Wertensemble des Patienten, ausgeblendet werden.

Wird diese geänderte Auffassung zur Grundlage des therapeutischen Handelns erhoben, lässt sich auch zeigen, dass das häufig proklamierte „permanente Spannungsverhältnis" zwischen der Fürsorge des Arztes und der Selbstbestimmung des Patienten im alltäglichen medizinischen Kontext nicht schicksalhaft zutreffen muss. Denn das Spannungsverhältnis zwischen Autonomie und Fürsorge lässt sich zumeist dann auflösen, wenn statt der Gleichberechtigung der Prinzipien dem Autonomieprinzip deshalb eine Vorrangsstellung eingeräumt wird, weil es für die Lebensgestaltung des Patienten von zentraler Bedeutung ist. Damit aber steht das Prinzip Fürsorge als unverzichtbare, jedoch nicht mehr dominierende Handlungsanleitung auch nicht mehr im Gegensatz zur Selbstbestimmung. Seine besondere Bedeutung erweist sich vielmehr im Bemühen, dem vorrangigen Autonomieprinzip zu seinem Stellenwert im medizinischen Kontext zu verhelfen.

4.3 Zusammenfassung und Ausblick

Derzeit befindet sich die Medizin zweifellos in einer Übergangssituation, in der einerseits der traditionelle Paternalismus im Alltag noch wesentlich wirksam ist, während die Patientenautonomie noch nicht

---

[335] Vgl. etwa den wertvollen Ansatzpunkt Richters im Rahmen einer analytisch-diskursiven Ethik: Richter, G., Autonomie und Paternalismus, 27.
[336] Vgl. Illhardt, F.-J., Medizinische Ethik.

konsequent verwirklicht wird. Der Versuch, zwischen diesen beiden Positionen zu vermitteln, stellt zweifellos eine zentrale Aufgabe der gegenwärtigen medizinischen Ethik dar.[337]

Zukünftig jedoch wird der Vermittlungsversuch zwischen den beiden derzeit als nahezu gleichberechtigt angesehenen Prinzipien von den Bemühungen um eine Neuordnung abgelöst werden müssen. In dieser Neuordnung sind die mittleren ethischen Prinzipien – Autonomie, Fürsorge, Nichtschadensprinzip und Gerechtigkeit[338] – nicht mehr auf gleicher Ebene angeordnet und prima facie gleichrangig. Vielmehr wird das Autonomieprinzip als vorrangiges, alle anderen grundsätzlich überragendes Prinzip anerkannt und zugleich die dadurch erweiterte Bedeutung des Fürsorgeprinzips festgelegt werden müssen.

Wird die Autonomiekompetenz als heilsamer Beitrag zur Lebenswirklichkeit verstanden, widerspricht das auch einer Auffassung von Autonomie, die ihre „einseitige Betonung" aus der „Krise des traditionellen Ethos der Fürsorge der Heilberufe" und der damit verbundenen Verunsicherung im Verhältnis zwischen Arzt und Patient gewinnt![339] Solche grundsätzlich negativen Bewertungen und ähnliche Deutungen desavouieren nur den Stellenwert der Selbstbestimmung. Denn wenn das Streben nach Autonomie dann gewissermaßen bloß als „Kampfinstrument widerständiger Patienten" gedeutet wird, lässt sich unschwer prognostizieren, dass auch die Mitglieder von Heilberufen wenig Bereitschaft zeigen werden, den Grad der Selbstbestimmung im Rahmen eines Krankheitsprozesses auszuloten und ihre Förderung in konkreten Therapieplänen zu berücksichtigen!

Auch die bereits zitierte Auffassung, wonach es die Hilflosigkeit des Patienten sei, die den entscheidenden Appell zur Respektierung seines Willens darstelle, ist damit in Frage zu stellen. Denn dieser Respekt muss sich ja vielmehr von der grundsätzlichen Tatsache ableiten, dass ein kranker aber autonomer Mensch mit seinem Arzt in eine therapeutische Beziehung eintritt und daher auch unabhängig von allen dem Krankheitsbild eventuell innewohnenden Defiziten respektiert wird! Wohl aber verpflichtet die Fürsorge – nach dem Autonomie-Axiom von Malherbe[340] – nichts unversucht zu lassen, um diesen Willen auch wirksam werden zu lassen.

---

[337] Vgl. Holzem, Ch., Patientenautonomie, 255.
[338] Vgl. Beauchamp und Childress, Principles.
[339] Vgl. Eibach, U., Vom Paternalismus zur Autonomie des Patienten?, 261; vgl. auch Eibach, U., Schaefer, K., Autonomie von Patienten und Patientenwünsche bei Dialysepatienten.
[340] „Entwickle die Autonomie der anderen und zugleich wird deine eigene Autonomie sich entwickeln. Die Autonomie kann sich auf dem Boden von Verdrängung nicht entwickeln, geschweige denn auf dem Boden von Verneinung oder der Lüge.": Malherbe, J.-F., Medizinische Ethik, 135.

Das Autonomie-Prinzip im medizinischen Kontext kann damit weder auf den juristisch besonders beachteten Aufklärungsprozess samt „informed consent" eingeschränkt, noch auf ein bloß interessantes Accessoire im Umgang mit dem Patienten reduziert werden. Es dient keineswegs vorrangig dazu, nur die Lebensqualität des Patienten im Krankenhaus zu heben, seine Kooperation zu gewährleisten oder den ökonomischen Gewinn aus einer größeren Kundenzufriedenheit zu ziehen. Vielmehr stellt es das zentrale, alle anderen überragende Prinzip dar, das es dem Menschen ermöglicht, der Chance, der Verpflichtung, aber auch der Verantwortung nachzukommen, das eigene Leben – basierend auf den je als verpflichtend und wertvoll erkannten Grundwerten – zu planen, zu gestalten und auf Herausforderungen mit freien Entscheidungen im Wissen um bestehende Kontingenzen zu reagieren.[341]

Aus der nicht zuletzt unserem Demokratieverständnis entsprechenden Einsicht,[342] dass es sich dabei um den zentralen und unverzichtbaren Pfeiler jedes gelingenden Lebens handelt, entsteht der ethisch begründbare Anspruch, das Prinzip in all seinen Aspekten ernst zu nehmen und nicht nur als Reaktion auf rechtlichen Forderungen, nach Maßgabe der Möglichkeiten oder nach eigenem Ermessen zu respektieren. Es ist nicht überraschend, dass besonders die kranken Menschen diesbezüglich einer besonderen Aufmerksamkeit bedürfen, da sie aus den vielfältigen, teilweise angeführten Gründen viel mehr darauf angewiesen sind, dass ihr Recht auf Selbstbestimmung selbst dann respektiert wird, wenn die eigenen Fähigkeiten – aus welchen Gründen auch immer – die Einforderung dieses Rechts erschweren.

So lässt sich die Bedeutung des als vorrangig anerkannten Autonomieprinzips im medizinischen Kontext in folgenden Grundsätzen zusammenfassen.

Die Autonomie stellt das überragende Prinzip aller sogenannten „mittleren Prinzipien" dar. Ihr wird Rechnung getragen, wenn erstens das Recht des Kranken respektiert wird, selbstständig zu entscheiden, was im weitesten Sinne mit ihm geschehen darf.[343] Ihre Beachtung bestätigt sich zweitens dadurch, dass ein Beitrag dazu geleistet wird, dass selbstbestimmte Entscheidungen tatsächlich auf der individuellen Werthierarchie und den Präferenzen des Patienten aufbauen und sich daher als kongruent zur Lebenswirklichkeit erweisen. Drittens stellt die Förderung der Autonomiekompetenz einen zentralen Aspekt jedes therapeutischen Konzeptes und Behandlungszieles dar. Die Fürsorge-Verpflichtung steht daher zum vorrangigen Prinzip

---

[341] „Der sechste Grundwert kann bezeichnet werden als praktische Lebensweisheit, das heißt, die Fähigkeit das eigene Leben zu planen und den Herausforderungen des Daseins in freier Entscheidung zu begegnen.": Arndt, M., Ethik denken, 60.

[342] Vgl. Irrgang, B., Medizinische Ethik, 70.

[343] Vgl. Peintinger, M., Voraussetzungen und Grenzen des „informed consent", 201.

nicht in unauflösbarer Spannung. In der Nachordnung dient es vielmehr dazu, das um die Selbstbestimmung erweiterte Wohl des Patienten zu fördern.

Nicht zuletzt muss, auch im Hinblick auf die beschriebenen gesellschaftlichen Implikationen, darauf verwiesen werden, dass das Unterfangen, die Autonomie und Mündigkeit des kranken Menschen zu fördern, sowie die bestehenden Einschränkungen des Vermögens, welcher Herkunft auch immer, sensibel aufzuspüren und nach Möglichkeit auszugleichen, den Mut zu Versuchen und kreative Ideen voraussetzt. Eine erfolgreiche Umsetzung wird letztlich nur dann gelingen, wenn auch die Gesellschaft den offenen Diskurs über die relevanten Werte und Ideale wagt, die Folgen daraus verdeutlicht und daneben auch bereit ist, für ein Klima zu sorgen, das in vielfältigen Bereichen die Entscheidungsmöglichkeiten für den Einzelnen schafft und die Entscheidungsfreudigkeit fördert, ohne dass schon vorab pessimistisch chaotische Auswirkungen befürchtet werden.

Probleme und Gefahren durch die Förderung der Autonomie?

Jede besondere Befürwortung der Autonomie sieht sich zumeist einer massiven Kritik ausgesetzt.

Medizinische Kritiker begründen ihre Relativierungen zumeist aus der Erfahrung mit explizit zur Ausübung ihrer Autonomie unfähigen Patienten, oder aus den persönlichen Erfahrungen mit unterschiedlichen Vermögenseinschränkungen. Massive Zweifel an einer grundsätzlich vorhandenen Selbstbestimmungsfähigkeit in der Krankheitssituation oder, noch allgemeiner, die Befürchtungen über eine extreme Zunahme unreflektierter und selbstschädigender Patientenwünsche werden als Argumente angeführt. Manche juristische Gegner sehen, unbeschadet der juridischen Vorkämpferschaft für eine freie und informierte Zustimmung, in einer weiteren Betonung der Autonomie, beispielsweise speziell im Hinblick auf die Vermittlung von belastenden Wahrheiten, die unmittelbare Vorstufe für selbstschädigende Willkür.[344] Andere Kritiker befürchten in einer weiteren Zunahme von Autonomie den Keim für die Störung von Handlungsabläufen. Da diese bisher vorwiegend durch die schon von Anfang an bestehende, durch strukturelle Bedingungen geradezu kultivierte Passivität des Patienten verhindert werden konnte, prophezeien sie daher pessimistisch für die Zukunft chaotische Zustände im Alltagsbetrieb des Krankenhauses.

---

[344] So etwa Wachsmuth, der von einer „Perversion des Selbstbestimmungsrechts" spricht, das sich „gegen den zu richten" drohe, „… den es schützen soll": Neue Juristische Wochenschrift 1982, 687.

Schließlich werden mitunter sogar Befürchtungen laut, dass durch die weitere Zunahme der Autonomie des Patienten und der dadurch erfolgenden Stärkung seiner Position die Struktur des gesamten medizinisch-therapeutischen Gefüges ins Gegenteil verkehrt wird, und dass der Patient zum absoluten „König Kunde" mutiert, der den Arzt zum abhängigen Erfüllungsgehilfen eines bloß nachfrageorientierten Dienstleistungsbetriebes degradiert.

Betrachtet man vor einer konkreten Stellungnahme zu diesen Befürchtungen zunächst die tatsächlichen Gegebenheiten, so scheinen sich sowohl der medizinische Betrieb – eher widerstrebend – als auch die Patienten – eher interessiert – erst auf dem Weg des langsamen Bewusstwerdens der Selbstbestimmung zu befinden. Dies bestätigen auch die Ergebnisse der aktuellen Befragungen des medizinischen Personals, in denen Zweifel an der tatsächlichen Wirksamkeit der Selbstbestimmung kranker Menschen im medizinischen Alltag, insbesondere im Krankenhaus, geäußert werden.[345] Die warnenden Aussagen, die bereits von einer bestehenden Faktizität der Überbetonung des Selbstbestimmungsrechts ausgehen,[346] stellen damit höchstens einen Kommentar zum massiven Aufkommen einschlägiger Publikationen dar und beschreiben keineswegs die tatsächlichen Gegebenheiten. Auf dem langen Weg zur tatsächlich ausgeübten freien Selbstbestimmung wurden bloß die ersten zaghaften Schritte gesetzt!

Dennoch ist es notwendig, auf diese Warnungen, Befürchtungen und Prophezeiungen in der Folge näher einzugehen.

5.1 Autonomie und Defensivmedizin

In einigen der zuerst genannten kritischen Stellungnahmen werden die Begriffe „Patientenautonomie" und „Defensivmedizin" in enge Verbindung gebracht. Diese assoziative Nähe wird aus dem Umstand abgeleitet, dass ein zunehmend bedeutsamerer Patientenwille zwangsläufig eine Veränderung des Gesundheitsbetriebes hervorruft. Das Hauptaugenmerk richtet sich dann nicht mehr bedingungslos auf das Wohl des Kranken, sondern auf die Entwicklung von defensiven Abwehrstrategien gegenüber den zunehmend selbstbewussten Forderungen der Patientenschaft.

Tatsächlich herrscht jedoch weitgehende Übereinstimmung, dass der seit gut einem Jahrzehnt in den USA verwendete Begriff „Defen-

---

[345] Die Studie des Instituts verweist darauf, dass gut $^2/_3$ der Befragten eine aktuelle Diskrepanz zwischen dem Anspruch der Patienten auf Selbstbestimmung und der realen Verwirklichung feststellen: vgl. Grossmann, W. et al., Ethik im Krankenhausalltag, 256.

[346] So schreibt etwa Stellamor von einer „in letzter Zeit zu beobachtende[n] Überbetonung des Selbstbestimmungsrechts": Stellamor, K., Steiner, J., Handbuch des österreichischen Arztrechts, Band 2, 10.

sivmedizin" die geradezu typische Folge einer zunehmenden Verrechtlichung der Medizin darstellt. Sie ist durch eine Einstellung charakterisiert, die das Handlungskonzept weniger nach medizinisch sinnvollen und situationsadäquaten, letztlich traditionell „heilsamen" Kriterien ausrichtet, sondern jene Handlungsschritte zu vermeiden sucht, die möglicherweise negative rechtliche Konsequenzen nach sich ziehen könnten. Das oberste Handlungsprinzip des Arztes geht vom Gesichtspunkt der Heilsamkeit weg und zu seiner eigenen juridischen Absicherung über.[347]

1 Defensivmedizin und Verrechtlichung

In der Literatur besteht weitgehend Einigkeit darüber, dass das zunehmende Hineinwirken des Rechts in den ursprünglich weitgehend geschützten medizinischen Raum zwischen Arzt und Patient[348] vorwiegend durch Missstände provoziert wurde,[349] und dass die Zunahme von Klagen und Prozessen häufig als Ausdruck des fehlenden Vertrauensverhältnisses zwischen Arzt und Patient zu verstehen ist.[350]

Demzufolge soll auch vor der Beschreibung einzelner Facetten der Auswirkungen einer zunehmenden Verrechtlichung der Medizin[351] explizit darauf verwiesen werden, dass es gerade in unserem Kulturkreis nicht um eine Schuldzuweisung an die Rechtsprechung gehen kann.[352]

Dies wird auch in den Diskussionen zwischen Medizinern und Juristen deutlich. Während die Mediziner mehr auf zusätzliche Normierungen in der vermeintlichen Hoffnung dringen, damit klarere

---

[347] „Denn Defensivmedizin ist nur der Name einer bewusst eingenommenen Haltung, die der Arzt zur Grundlage seiner Tätigkeit macht. Es ist eine Haltung, aufgrund derer der Arzt vor allem darauf bedacht ist, nichts zu tun, was ihm gegenüber einmal zum Gegenstand eines Vorwurfs im rechtlichen Sinn gemacht werden könnte, eines Vorwurfs, dem er mit den vor Gericht zugelassenen Mitteln zu begegnen nicht imstande wäre.": Wieland, W., Strukturwandel, 86f; vgl. auch Pöltner, G., Ethische Probleme ärztlicher Aufklärung, 6.
[348] Vgl. Wieland, Strukturwandel, 43f.
[349] Vgl. Eser, A., Der Arzt im Spannungsfeld von Recht und Ethik, in: Marquard, O., Ethische Probleme, 101f.
[350] Vgl. etwa Franzki, H., in: Selecta, Das Wochenmagazin des Arztes 1985, 3332, zitiert in Eser, Der Arzt im Spannungsfeld, 101f. Damit wird zumeist auch das Argument entkräftet, dass sich der Vertrauensschwund erst aus der Juridifizierung ergeben habe.
[351] Vgl. Wieland, Strukturwandel, 74.
[352] Zweifellos bekam nach der missstandsbedingten Initialzündung die Rechtsprechung eine Eigendynamik, die keineswegs als vorsätzlich anzusehen war. Man denke etwa an die mitunter nicht völlig kongruenten oberstgerichtlichen Urteile, die in einem juristischen und medizinischen Neuland gewissermaßen Markierungen setzten, aus denen sich erst im Laufe der Jahre ein zunehmend eindeutiger Weg entwickelte.

Handlungsmaßstäbe zu gewinnen, sehen sich die Juristen in die Rolle derer gedrängt, die den noch verbliebenen Freiraum im therapeutischen Bereich und insbesondere in der Arzt-Patient-Beziehung zu verteidigen suchen.[353]

Allerdings lassen die in den Gerichtsverfahren der vergangenen Jahre überwiegend thematisierten Aufklärungsmängel doch auch vorrangig eine konkrete juridische Strategie erkennen. Diese besteht unter anderem in der Intention, einem typischen Dilemma im bis dahin geradezu klassischen „Kunstfehlerprozess" zu entkommen, das sich daraus ergab, dass eine angestrebte Objektivierung des spezifischen Sachverhaltes durch ein relativ geschlossenes Auftreten der medizinischen Kollegenschaft in Gestalt von Gutachtern mitunter nicht erleichtert wurde. Um in der Klärung der Verantwortung für Behandlungsfehler nicht mehr ein Urteil zwischen einander in der Regel diametral widersprechenden medizinischen Gutachten fällen zu müssen,[354] wurden daher andere Lösungsmöglichkeiten gesucht. Diese fanden sich darin, dass man den Blick von der dem Patienten tatsächlich zugefügten Schädigung hin zur Bewertung von Aufklärungsfehlern als rechtlich relevantes Versäumnis wendete – ein Vorgehen, das doch mehr auf die Konstruktion eines Auffangtatbestandes hindeutete.[355] Dies lässt sich beispielsweise deutlich anhand von Gerichtsprozessen zeigen, in denen zwar eine mitunter geringfügige Schädigung als Anlass zur Klage genommen, der Mediziner jedoch schließlich aufgrund eines Aufklärungsfehlers verurteilt wurde. Giesen verweist darauf, dass bereits in den frühen 80er Jahren in zahlreichen Prozessen sogar nachträglich noch Aufklärungspflichtverletzungen angeführt wurden, nachdem sich der Vorwurf des Behandlungsfehlers nicht hatte verifizieren lassen.[356] Die Strategie war so

---

[353] Wenn der juridischen Zunft etwas vorgeworfen werden könnte, dann wohl am ehesten eine – jenseits des Atlantiks übliche – exzessive Auslegung der Gesetzestexte durch findige Advokaten. So kursiert beispielsweise in den USA das Bonmot: „Möchten Sie einen Rechtsanwalt unterstützen, dann lassen Sie Ihr Kind Medizin studieren."

[354] Ohne diese geschlossene „Kollegialität" der Ärzteschaft, so Eser, hätte die Rechtsprechung nicht unbedingt den Ausweg über die Behandlung von Aufklärungsmängeln suchen müssen. Der Autor verweist diesbezüglich überdies auf ein „aufsehenerregendes Urteil" des Deutschen Bundesgerichtshofs, der auch die „falsch verstandene ärztliche Kollegialität" anprangert: Eser, A., Der Arzt im Spannungsfeld, 101f.

[355] „Der Vorwurf der Aufklärungspflichtverletzung wird somit häufig als Auffangtatbestand missbraucht, wenn sich ein Behandlungsfehler nicht nachweisen lässt": Ehlers, mit Hinweis auf Deutsch, Franzki, Kern, Laufs u.a.: Ehlers, A.P., Die ärztliche Aufklärung, 5f.

[356] Giesen bezieht sich auf eine Analyse von Weyers, der diese Vorgehensweise in 40% der Prozesse nachweisen konnte: Giesen, D., Wandlungen des Arzthaftungsrechts, 1983, 10, zit. in: Ehlers, Die ärztliche Aufklärung, 5.

erfolgreich, dass die Zahl der Klagen, die wegen einer Verletzung der Aufklärungspflicht eingebracht wurden, bereits jene überholten, die Behandlungsfehler thematisierten.[357]
Die juristische Aufmerksamkeit für die Aufklärung lässt sich jedoch auch anders erklären. Denn nach Wieland zählt gerade der Bereich der Aufklärung zu einem juridisch leichter fassbaren Aspekt der Beziehung von Arzt und Patient.[358] Damit ist er aus dem komplexen Verhältnis, das zahlreiche der rechtlichen Erfassung unzugängliche Elemente in sich birgt, auch leichter isolierbar und damit einer fundierten juristischen Beurteilung noch am ehesten zugänglich.

Die Rechtshilfe mag dem Patienten möglicherweise zur Durchsetzung seiner berechtigten Interessen verhelfen. Solange jedoch die Verletzung der Aufklärungspflicht rechtsdogmatisch hauptsächlich als Behandlungsfehler eingestuft und mitunter zur Umgehung der Schädigungsbewertung eingesetzt wird, oder ihr Sinn mit dem zielorientierten Kalkül des daraus resultierenden therapiegerechten Verhaltens des Patienten begründet wird,[359] scheint die Selbstbestimmung des Patienten, unabhängig von ihrer vielfachen argumentativen Verwendung, doch eher sekundär zu bleiben.[360]

So mag die Rechtsprechung wohl in der Folge einen wichtigen Impuls für die Beschäftigung mit der Autonomie darstellen. Es ginge jedoch zu weit, sie derzeit bereits als Ausdruck eines erwachten Empfindens des Patienten für sein Recht auf Selbstbestimmung einzuschätzen, sie als Indikator für eine allgemeine gesellschaftliche Aufmerksamkeit bezüglich der auftretenden Defizite zu deuten, oder sie sogar als Hinweis auf eine bereits stattgehabte Emanzipation des kranken Menschen zu verstehen.

Angesichts der in jüngster Zeit feststellbaren Zunahme von Prozessen, die einen „Aufklärungsfehler" bei gänzlich fehlenden Schadensereignissen behandelten, und die „Schädigung" in einer unzulässigen Einschränkung der Selbstbestimmung beschrieben, darf allerdings erwartet werden, dass die Bedeutung der Autonomie auf diese Weise immer mehr ins Zentrum der Aufmerksamkeit rücken wird.

---

[357] Vgl. Ehlers, A.P., Die ärztliche Aufklärung, 5.

[358] Vgl. Wieland, W., Strukturwandel, 82.

[359] Vgl. Engljähringer, D., Ärztliche Aufklärungspflicht vor medizinischen Eingriffen, 7.

[360] Dies bestätigt auch Wieland: „Das Medizinrecht hat sich der Patientenaufklärung als einer der Voraussetzungen gerechtfertigten ärztlichen Handelns mit besonderer Vorliebe angenommen, da es von hier aus noch am ehesten die rechtsgeschäftliche Seite der Beziehung von Arzt und Patient in den Griff bekommen konnte.": Wieland, Strukturwandel, 84.

Umgekehrt scheint für die Mediziner die derzeitige Verknüpfung zwischen allfälligen Aufklärungsmängeln und juristischen Sanktionen als so dramatisch empfunden zu werden, dass etwaige Verhaltensänderungen bloß zur Vermeidung rechtlicher Sanktionen erfolgen werden.[361] Wird aber die Wahrnehmung der Aufklärungspflicht vorwiegend als Erfüllung juridischer Forderungen und zur Vermeidung von straf- wie haftungsrechtlichen Folgen gesehen, kann dies kaum als Konsequenz einer Erkenntnis dargestellt werden, wonach die Autonomie des Patienten diese geänderte Vorgehensweise hervorgerufen hätte!

Deshalb ist es nach der juridischen „Initialzündung" dringend notwendig, die Bedeutung der Selbstbestimmung des Patienten unter Zuhilfenahme ethischer Prinzipien argumentativ so zu begründen und zu fördern, dass sie damit aus der unmittelbaren Nähe zu strafrechtlichen Assoziationen befreit werden kann.

Diese Änderung ließe in mehrfacher Hinsicht positive Auswirkungen erwarten.

Dazu zählt zunächst die Erkenntnis, dass eine unter juristischen Drohungen erzwungene Berücksichtigung der Selbstbestimmung erst recht zu einer Instrumentalisierung des kranken Menschen führen könnte.

Ebenso darf der Haltungswandel, die Konzentration mehr auf die konkrete Person und das ihr innewohnende Recht auf Selbstbestimmung statt auf rechtlich vorgegebene Normen zu lenken, dazugerechnet werden.[362] Dies könnte zu einer mehr empathisch motivierten Vorgehensweise ermutigen.

Drittens schließlich ist zu erwarten, dass die Erfüllung rechtlich vorgegebener Normen nicht mehr ausschließlich als ausreichende Bestätigung des richtigen Verhaltens erachtet wird. Denn durch diese Ansicht wird die notwendige ethische Reflexion der eigenen Haltung vernachlässigt. Gerade dies birgt ja, wie schon Wieland warnend erklärte, die Gefahr in sich, dass ethische Normen auf diesem Weg längerfristig ihre Überzeugungskraft einbüßen können,[363] und in der Folge eine ethisch begründbare Haltung als unerheblich betrachtet wird.

---

[361] Dies lässt zeigt sich beispielsweise auch in den ärztlichen Anfragen bezüglich des Prozentsatzes zeigen, ab dem im Aufklärungsprozess ein in der Literatur gefundenes Risiko angesprochen werden müsse. Diesbezüglich scheint der Oberste Gerichtshof Österreichs, im Vergleich zum Deutschen Bundesgerichtshof in den jüngeren Urteilen eine weniger „beckmesserische" Auffassung zu vertreten.

[362] Dies bedeutet keineswegs, dass sich, wie zuvor beschrieben, die Aufmerksamkeit auf das Vermögen des Patienten bezieht!

[363] Aus diesem Grund verweist auch Wieland darauf, dass Normen sich sinnvoller Weise nur „immer von dem anwenden lassen, der bereits eine entsprechende dispositionelle Haltung eingenommen hat, die als solche freilich nicht exakt dokumentiert werden kann.": Wieland, W., Strukturwandel, 87.

Schließlich wäre viertens die Gefahr verringert, dass sich die Medizin aufgrund ihrer Verrechtlichung gerade auf den „ethischen Minimalkonsens des formalen Rechts"[364] beschränkt. Damit wäre ein Grundpfeiler der defensivmedizinischen Haltung beschrieben. Dieser Haltung liegt die Intention zugrunde, alles zu unterlassen, was einen rechtlichen Vorwurf nach sich ziehen könnte. [365]

Zu den weiteren Indizien einer „Medizin in der Defensive"[366] zählt das Absinken einer verantwortungsvollen Risikobereitschaft und -freudigkeit des Arztes,[367] die in der Tendenz, sich nach allen Seiten durch zusätzliche diagnostische und therapeutische Maßnahmen abzusichern, ihren Ausdruck findet – ein Verhalten also, um juristisch unterstützten Nachfragen der Patienten nicht unvorbereitet gegenüberzustehen.[368]

Wenn auch bei weitem nicht mit ähnlich konkreten Konsequenzen wie in den USA,[369] findet sich natürlich auch in unseren Breiten mitunter bereits deutlich die Tendenz, diese defensiven Strategien anzuwenden.[370]

2 Defensivmedizin und Verantwortung

Im Zusammenhang mit einer defensivmedizinischen Haltung lässt sich jedoch auch die Frage aufwerfen, inwieweit sich, neben der Verrechtlichung, nicht auch eine zunehmende Unfähigkeit zur Übernahme von Verantwortung zeigt.[371]

---

[364] Vgl. Buchborn, E., Die Innere Medizin zwischen Naturwissenschaft und Geisteswissenschaft, 69ff.

[365] Vgl. Wieland, W., Strukturwandel, 86f.

[366] Vgl. Bräutigam, H.H., Medizin in der Defensive, in: Die Zeit v. 12.10.1984, S. 87, zit. in: Eser, A., Der Arzt im Spannungsfeld, 101f.

[367] Stellamor, K., Handbuch, Bd. 2, 10.

[368] Vgl. Waldhäusl, W., Die ärztliche Sicht, 32.

[369] So verweist Maier darauf, dass in Amerika die defensivmedizinischen Tendenzen in der Geburtshilfe so massiv seien, dass es zu einer „regelrechten Flucht der Geburtshelfer aus ihrem gerichtlich verfolgten Hochrisikoberuf gekommen" sei: Maier, B., Ethik in der Gynäkologie, 205.

[370] Wenn Ehlers bereits 1987 Demling (1983, Zeitschrift für Medizinrecht, 207) und Weißauer (1981, Geleitwort in R. Hymnen, U. Ritter, Erlangen, Behandlungsfehler/ Haftung des operativ tätigen Arztes, 7) zitiert, die vor dem Schreckgespenst der „defensiven Medizin" aufgrund der Verschärfung beim Arzthaftungsrecht warnen, so lässt sich in der Einschätzung der weiteren Entwicklung feststellen, dass bis zur Gegenwart, also 20 Jahre später, im allgemeinen eine so deutliche Ausbildung dieser Haltung glücklicherweise nicht eingetreten ist. Vgl. Ehlers, A.P., Aufklärungspflicht, 11.

[371] So etwa Stellamor, Handbuch, Bd. 2, 10; Zur Thematik Verantwortung siehe auch Kapitel „Arzt-Patient-Beziehung".

Zweifellos lässt sich heute eine Neigung zu einer diskreten Verantwortungsverweigerung feststellen. Diese lässt sich allerdings auch allgemein in der Gesellschaft und in den unterschiedlichen Lebensbereichen nachweisen und kann somit nicht als Spezifikum des ärztlichen Metiers gelten. Dazu bedarf es einer kurzen Betrachtung des Verantwortungsbegriffs, welche sich auf die Arbeit von Hans Lenk stützt.[372]

Nach ihm erweist sich der Begriff nämlich als zu unexakt, weil er eine Homogenität suggeriert, die ihm nicht innewohnt. Der Autor beschreibt sechs Ebenen der Verantwortung, die in Beziehung zu mehreren Instanzen, Kriterien, Adressaten und Normen stehen.[373] Von zentraler Bedeutung sind dabei vor allem die Handlungsverantwortung, sowie die Rollen – oder Aufgabenverantwortung.[374]

Während sich jedoch die Rollenverantwortung, die in enger Beziehung zur universalen moralischen Verantwortung steht, am Wohl anderer ausrichtet,[375] hat die Handlungsfolgenverantwortung eine enge Beziehung zu Haftung und Schadensersatzpflicht.

Das intendierte Wohl als Ergebnis verantwortlichen Handelns wird sich in psychologischen Effekten wie der Befriedigung altruistischer Neigungen, sowie auch in der Bestätigung des fachlichen Könnens oder ökonomischer Effekte im Sinne einer Kundenzufriedenheit zeigen. Diese sind von der privaten, inneren Instanz des Arztes zu bewerten.

Die negativen Effekte, die sich hingegen aus der Handlungsfolgenverantwortung ergeben und etwa in einer Schadenersatzpflicht bestehen, müssen vor einer äußeren Instanz und öffentlich gerechtfertigt werden. Aufgrund der Abschätzung der unterschiedlichen Folgen kann sich damit die Aufmerksamkeit weg vom Wohl des Patienten und hin zur Schadensvermeidung wenden. Die Flucht vor der Verantwortung betrifft also nahezu ausschließlich die Handlungsfolgenverantwortung. Die Verantwortung für das Wohl des Kranken aber wird, wie anhand der paternalistischen Grundhaltung gezeigt, bis hin zur relativen Entmündigung des Kranken mitunter geradezu exzessiv

---

[372] Lenk, H., Komplexe Ebenen der Verantwortung, in: Sänger, M., Verantwortung, Stuttgart, 64–73.

[373] Vgl. Wiesing, U., Zur Verantwortung, 67.

[374] Weitere Ebenen wären die (universal)moralische Verantwortung, die rechtliche Verantwortung, die Gruppen-, Mitverantwortung: Lenk, Komplexe Ebenen, 65. Mit der sechsten Ebene, der „reflexive Metaverantwortung", sieht Lenk auf der Grundlage von Bayertz die Verantwortlichkeit des Menschen auch für die Formulierung moralischer Normen gegeben. Dies wird von Wiesing mit Hinweis auf einen Artikel Lenks erwähnt: Wiesing, Zur Verantwortung 64.

[375] Dies stellt keine berufsspezifische Charakteristik dar, „sondern gilt grundsätzlich universell, gleich für jedermann in vergleichbarer Situation.": Lenk, H., Verantwortung 1993, 234.

wahrgenommen. Deshalb könnte die einfache und plakativ verstandene Aufforderung an die Ärzteschaft, ihre Verantwortung wahrzunehmen, dazu führen, dass die sich eben erst im Anfangsstadium befindliche Emanzipation des Patienten sowie die Entwicklung der seiner Selbstbestimmtheit entsprechenden Eigenverantwortung verzögert werden.

Damit wäre aber wohl auf lange Sicht gesehen erst recht die Einzementierung der Engführung zwischen Aufklärungsprozess und rechtlichen Sanktionen gegeben, und eine Änderung der Haltung aus ethischen Gründen kaum zu erwarten.

Der Umstand, dass die defensivmedizinische Haltung nicht ursächlich auf eine im Alltag bereits relevante Selbstbestimmung des Patienten zurückzuführen ist, legt auch die Vermutung nahe, dass eine weitere Zunahme der Autonomie des Patienten dieses Verhalten im medizinischen Alltag noch nicht zwangsläufig verstärken muss. Denn das Bewusstwerden der eigenen Selbstbestimmung erzwingt ja nicht neue, von juridischen Regelungen bislang ausgenommene Teilbereiche, sondern bezieht sich vielmehr auf die Respektierung bereits definierter, jedoch zu wenig beachteter Rechte.

3 Gefahrenmomente aufgrund der Defensivmedizin

Allerdings können im Konzept der Defensivmedizin auch einige für die Selbstbestimmung des Patienten relevante Gefahrenmomente gefunden werden.

Ein erstes besteht darin, dass unter einer defensivmedizinischen Haltung die Tendenz zunimmt, dass sich der Arzt, wie gezeigt, sowohl hinsichtlich des Aufklärungsprozesses als auch einer Therapie auf vielfach abgesicherte Standards zurückzieht. Die frühere Bereitschaft, eine der individuellen Situation vielleicht angemessenere, möglicherweise sogar nicht standardisierte Maßnahme zu erwägen, nimmt dabei durch den stärkeren Einfluss von Kontrollmechanismen ab. [376] Ohne damit eine therapeutische Risikomentalität propagieren zu wollen, soll deutlich gemacht werden, dass bei der Anwendung jedes therapeutischen Konzepts, das nur auf einer rechtlichen Absicherung und einem statistisch durchschnittlichen Standardmanagement beruht, die Gefahr besteht, dass die individuellen Wertvorstellungen der konkreten Person nicht ausreichend berücksichtigt werden.[377]

---

[376] Vgl. Illhardt, F.J., Medizinische Ethik, 61.
[377] Dies selbst im Wissen darum, dass Patienten mitunter eine größere Risikobereitschaft aufweisen als ihre Ärzte!

Auch die Ausgestaltung der Arzt-Patient-Beziehung kann durch eine defensivmedizinische Haltung negativ beeinflusst werden. Wenn das Objektivierbare und damit Nachweisbare der Therapie ins Zentrum der ärztlichen Aufmerksamkeit rückt,[378] wird aus der ursprünglichen Intention, eine unbedingte Hilfe zu leisten, eine Hilfeleistung nach Maßgabe der guten gesetzlichen Dokumentierbarkeit. Das kann dazu führen, dass sich auch die Beziehung selbst eher nach rechtlichen Normen als nach empathischen Gesichtspunkten gestaltet.

Die in der Regel von beiden Partnern angestrebte Beziehung im therapeutischen Prozess[379] kann zudem deutlich in Mitleidenschaft gezogen werden, wenn sich der Arzt ständig bemüßigt fühlt, seine Position im Lichte einer ihm übermächtig erscheinenden juridischen Schutzmacht, die hinter dem Patienten erahnbar wird, abzusichern.

Dies führt nämlich auch zu einer Änderung des harmonischen Duktus des therapeutischen Handelns. Denn der diagnostische bzw. therapeutische Vorgang wird durch die ständig parallel laufende innerliche Kontrolle der aktuell bestehenden rechtlichen Absicherung wohl verkrampfter, zumeist umständlicher und kommunikationsärmer, als er sonst ablaufen könnte.[380] Selbst wenn dabei jeder dieser einzelnen Diagnoseschritte durch ordnungsgemäße Aufklärung und Zustimmung des Patienten legitimiert wäre, imponiert diese Vorgehensweise als oberflächliches Scheingefecht. Es kann nämlich nicht bereits ernsthaft von der Achtung der Selbstbestimmung als zentrales Prinzip des gemeinsamen Handelns gesprochen werden, wenn ihr weniger die Intention der Respektierung der Selbstbestimmung des Patienten als vielmehr die der eigenen rechtlichen Absicherung zugrunde liegt.[381]

Die Angst vor haftungsrechtlichen Konsequenzen gilt neben anderen Begründungen, die sich teilweise im rollenspezifischen Ethos des Arztes finden lassen, als Ursache, weshalb im diagnostischen Bereich die Bereitschaft besteht, an einem zumindest im Alltagssinn als gesund zu bezeichnenden Menschen eher eine Krankheit zu diagnostizieren als einen tatsächlich Kranken fälschlicherweise als „gesund" zu bezeichnen. Diese Bereitschaft besteht um so mehr, als das Über-

---

[378] Vgl. Wieland, W., Strukturwandel, 89.

[379] zur konkreten Thematik siehe Kapitel „Arzt-Patient-Beziehung".

[380] So befürchten 1983 bereits Giesen und Demling die Zunahme medizinisch nicht notwendiger Labortests und Röntgenuntersuchungen vor Eingriffen, die einzig der Vorbeugung eines Haftungsprozesses dienen. Vgl. Ehlers, Aufklärungspflicht, 11.

[381] In diesem Fall würde auch der „Konzedierte Paternalismus" Rösslers kaum Abhilfe schaffen können, solange es dem Arzt nach der Zustimmung des Patienten zum Behandlungsziel letztlich überlassen bleibt, wie lange und expansiv er den diagnostischen Handlungsspielraum ausnützt!

sehen einer Erkrankung, ein Fall, der von den Statistikern als Typ-2-Irrtum bezeichnet wird,[382] zu den schwersten und folgenreichsten Irrtümern gerechnet wird, die einem Arzt widerfahren können.[383] Hingegen wird der Typ-1-Fehler, also die Erstellung einer Diagnose ohne tatsächliches Vorliegen einer Erkrankung, in der Regel keine nachteiligen rechtlichen Konsequenzen für den Arzt nach sich ziehen.[384]

Nach defensivmedizinischem Selbstverständnis rechtfertigt allein die Vermeidung von Typ-2-Fehlern jeden erdenklichen Einsatz von diagnostischen Methoden. Anschütz nennt dies eine „Neigung zum ‚Alibiismus'".[385] Die Antwort auf Fragen nach eventuell vermeidbaren Belastungen für den Patienten, oder nach einer unnotwendigen Beeinträchtigung des Patientenwohls, ja selbst auf die Frage nach der tatsächlichen Zweckmäßigkeit beziehungsweise dem Erkenntnisgewinn, der aus den zusätzlichen Untersuchungen gezogen werden könnte, würde ohne Angst vor rechtlichen Konsequenzen wohl häufig anders ausfallen.

Da diese Motive und Begründungen in den jeweiligen Aufklärungsgesprächen jedoch kaum zur Sprache kommen werden, stellt sich die Frage, inwieweit nicht der Aufklärungsinhalt dadurch letztlich verkürzt wird. Selbst ein möglicherweise vager Hinweis auf zusätzliche Sicherheiten ist missverständlich. Was der Patient nämlich als hilfreichen Beitrag in seiner Situation versteht, kann vom Arzt letztlich nur als Beitrag zu *seiner eigenen* beruflichen Sicherheit verstanden werden.

Neben diesem möglichen Defizit in der Aufklärung bliebe im Hinblick auf die Patientenautonomie im Fall des Typ-2-Irrtums hauptsächlich kritisch anzumerken, dass der Arzt die Bedürfnisse des Patienten seiner primären Intention, die eigene Position abzusichern, unterordnet, und damit die Gefahr einer Instrumentalisierung besteht.

---

[382] Es ist unklar, ob die Vertauschung der Begriffe von Rosenhan in Watzlawick nur einen Übersetzungsirrtum darstellt!: Rosenhan, D.L., in Watzlawick, P., Die erfundene Wirklichkeit, 118.

[383] Schwerer können nur mehr die Handlungsverfehlungen gewichtet werden, die aufgrund von Unkenntnis oder grober Fahrlässigkeit gesetzt werden.

[384] Dies lässt sich mit einem eindrücklichen Beispiel demonstrieren. Während die Revision einer ursprünglichen Krebsdiagnose, abgesehen von einigen Fällen, in denen die vorübergehende Erschütterung als vom Arzt verschuldet, Folgen haben kann, zumeist Freude und Erleichterung nach sich ziehen wird, wird im umgekehrten Fall der zunächst „übersehenen" Feststellung einer malignen Erkrankung der Ruf nach Konsequenzen sehr rasch laut!

[385] „Das heißt, er verschafft sich so viele Befunde wie möglich, um damit vor dem Kollegen, dem Chef, dem Juristen für alle Fälle genügend abgesichert zu sein, ohne dabei auf die subjektiven Rückwirkungen auf den Patienten achtzugeben": Anschütz, F., Ärztliches Handeln, 186.

Wesentlich weitreichendere Folgen für die Autonomie hat der ungleich häufigere Typ-1-Irrtum, also die Diagnose einer nicht bestehenden Krankheit.[386]

Abgesehen von einzelnen Stellungnahmen, die diese Vorgehensweise keineswegs als Irrtum ansehen, sondern als bewussten Umgang mit funktionellen Krankheitsbildern beschreiben,[387] und ungeachtet der Tatsache, dass ein Patient mit Befindensstörungen durch Nennung einer Diagnose häufig erleichtert ist[388] – einerseits, weil seine Beschwerden damit vermeintlicherweise offiziell anerkannt wurden, andererseits, da er mit der Namensfindung das Vorhandensein einer wirksamen Therapie erwartet – bleibt dennoch der Vorwurf bestehen, dass mit der „Inauguration einer Erkrankung" auch die vorbeschriebenen, teilweise rollenbedingten Autonomierelativierungen erfolgen. Diese Folgen sind umso mehr zu erwarten, wenn diese Zuschreibung zu einer Aufnahme in eine Krankenanstalt führt.[389]

Auf die Tatsache, dass sich Typ-1-„Fehler" schon sehr früh im medizinischen Denken einzunisten beginnen, beziehen sich Skrabanek und McCormick, die auf den Umgang mit beiden Fehlertypen in Lehrkrankenhäusern verweisen.[390] Es ist nicht weiter verwunderlich, dass sich die dort verinnerlichte Praxis im späteren Berufsalltag in der oben beschriebenen Weise fortsetzt und damit eine weitere Begründung geliefert wird, weshalb aufgrund eines haftungsrechtlichen

---

[386] „Es ist häufiger der Fall, dass eine ‚Nicht-Krankheit' diagnostiziert wird, als dass eine bestehende Krankheit nicht diagnostiziert wird": Skrabanek, P., McCormick, J., Torheiten und Trugschlüsse in der Medizin, Mainz 1991, 75, zit. in: Heyll, U., Risikofaktor Medizin, 125.

[387] „Solche Fehler werden gar nicht als Fehler erkannt. Sie werden nicht versehentlich begangen, sondern sie sind die übliche Praxis beim Umgang mit funktionellen Krankheitsbildern.": Heyll, Risikofaktor Medizin, 125.

[388] Heyll spricht nicht zu Unrecht von der „Magie des Namens": ebd., 126.

[389] Vlg. Ehlers, Aufklärungspflicht, 11, mit Verweis auf einen Artikel in „Arzt und Wirtschaft" 1985, in der die Defensivmedizin von einem Richter beklagt wird. Diese „Aufnahme im Zweifelsfall" wird häufig aus Sicherheitsgründen und nicht bloß in Zweifelsfällen und anstelle einer ambulanten Therapie angestrebt.

[390] Wie schon T.J. Scheff hervorhob, werden Ärzte durch ihre Ausbildung dazu ermuntert, sich eher durch Übervorsichtigkeit zu irren: „Das schlimmste ‚Verbrechen' in einem Lehrkrankenhaus ist eine übersehene Diagnose. Die größte Ehre widerfährt einer seltenen Diagnose, die durch ungewöhnlichen Scharfsinn oder einfach Glück gelang. Solche Erfolge sind anschließend das Thema von Klinikbesprechungen oder, nicht selten, von pathologischen Demonstrationen. Mit anderen Worten: Ärzte werden eher ermutigt, einen Typ-1-Fehler zu begehen und dadurch eine Nicht-Krankheit zu schaffen, als einen Typ-2-Fehler durch Übersehen einer tatsächlichen Erkrankung. Im Zweifelsfalle sollte immer eine Diagnose gestellt werden.": Skrabanek, P., McCormick, J., Torheiten und Trugschlüsse, 75f, zit. in: Heyll, Risikofaktor, 125f.

Selbstschutzes die Sicht auf den autonomen Patienten verstellt werden kann. Dass Typ-1-Fehler für einige Betroffene tatsächlich zu äußerst fatalen Konsequenzen führen können, kann übrigens am Beispiel der Pränataldiagnostik anschaulich gezeigt werden.[391]

Auf eine bislang kaum beachtete Folge, die sich aus einer explizit defensivmedizinischen Haltung ergibt, soll im Zusammenhang mit der Dokumentation von medizinischen Handlungen hingewiesen werden.

Dabei sei zur Vermeidung von Missverständnissen jedoch vorausgeschickt, dass nicht nur die Bedeutung einer sorgfältigen Dokumentation gänzlich unbestritten ist, sondern auch die Rechtsprechung keinen Zweifel an ihrer absoluten Notwendigkeit duldet. Es ist evident, dass die derzeitige Praxis im medizinischen Alltag sehr zu wünschen übrig lässt. Schon der Umstand, dass durch fehlende Dokumentationen eine ärztliche Beweisführung vor Gericht erheblich erschwert wird und nicht selten unter Berufung auf den lateinischen Rechtspruch „quod scripsit, erat" erst recht zu einer Verurteilung führt, sollte zu denken geben. Juristische Kommentare und Gerichtsurteile zeugen davon, dass das diesbezügliche Problembewusstsein in den Pflegeberufen wesentlich ausgeprägter erscheint und daher auch bereits weitreichende Verhaltensänderungen feststellbar sind.[392]

Eine defensivmedizinische Haltung legt ihr Gewicht, wie zu vermuten wäre, jedoch nicht nur auf die sorgfältige, vielleicht gelegentlich sogar skrupulös anmutende Dokumentation von Handlungen, was ja im Zusammenhang mit der gerade beschriebenen Kritik zu-

---

[391] Vgl. neben vielen anderen z.B. Pindl, Versöhnung mit dem Leiden, insb 108ff. Seit Ärztinnen und Ärzte in Urteilen von Deutschen Höchstgerichten (vgl. etwa Urteil des BGH 22.11.1983 und 7.7.1987) deshalb zum Schadenersatz in Höhe des Unterhalts für behinderte Kinder, und nicht nur zum so genannten „behinderungsbedingten Mehraufwand" (vgl. Pindl, 109) verurteilt wurden, erhöht sich der Druck der Ärzte, der einer Fehldiagnose folgenden lebenslangen Belastung zu entgehen. Es ist daher wenig überraschend, wenn vielleicht in noch so vagen Zweifelsfällen, in denen das Bestehen einer Behinderung nicht gänzlich ausgeschlossen werden kann, diese eher als wahrscheinlich angenommen wird und zumeist tödliche Konsequenzen für den Fetus nach sich zieht! Es ist bedrückend, dass diese Gerichtserkenntnisse oft nicht mehr zwischen dem Leben mit Behinderung selbst und dem Mehraufwand im Vergleich zum gesunden Leben unterscheiden. Dass damit „Behindertes Leben" als „Schaden" für die Eltern und die Gesellschaft verstanden wird, dem es nicht im Sinne der Betreuung sondern der Vermeidung zu begegnen gälte, wird in weiterer Folge, so auch Pindls berechtigte Kritik, nicht ohne Einfluss auf den ohnehin bereits deutlich geschwächten Stellenwert von behinderten Menschen in der Gesellschaft bleiben!

[392] Angesichts der beschrieben Defizite darf auch davon ausgegangen werden, dass diese Zeilen kaum als Anregung zur Vernachlässigung der Dokumentation missverstanden werden können!

mindest als begrüßenswertes Faktum eines Umdenkens gewertet werden könnte. Vielmehr lässt sich in ihr die Tendenz nachweisen, den Entscheidungsprozess umzukehren und möglicherweise manche Einzelhandlungen – im Hinblick auf rechtliche Konsequenzen – nach dem Gesichtspunkt ihrer guten Dokumentierbarkeit auszuwählen und anzustreben.

Wenn in Folge der Intention, die eigene Position abzusichern, eine individuell vielleicht am besten geeignete Vorgehensweise durch eine besser dokumentierbare abgelöst wird, wird wohl auch in diesem Fall der Patient nicht mehr im Zentrum der Aufmerksamkeit stehen!

Aufgrund einer defensivmedizinischen Haltung kann es also in letzter Konsequenz geschehen, dass der Patient, dessen autonome Position eben erst durch die allmähliche Überwindung einer krankheitszentrierten Sichtweise und die im Schwinden begriffene paternalistische Grundhaltung gefördert wurde, ungeachtet aller expliziten Betonung seiner Rechte auf neue und überraschende Weise aus dem Blickfeld des auf seine rechtliche Absicherung bedachten Arztes gerät.

Die Diskussion rund um die Defensivmedizin und ihre Auslöser im Sinne des Auffangtatbestandes des Aufklärungsdeliktes zeigt überdies einmal mehr, dass die Berücksichtigung der Selbstbestimmung des Patienten nahezu völlig auf den zweifellos prominenten Bereich der Zustimmungserwirkung[393] bezogen wird. Selbst wenn realistischerweise eine nahezu gänzliche Umsetzung in diesem Bereich prognostiziert werden kann, lässt sich damit noch nicht beweisen, dass dadurch der Patientenautonomie bereits in einem umfassenden Sinn zum Durchbruch verholfen wurde.

5.2 Autonomie und Wunscherfüllung

Zu den häufigsten Einwänden, die gegen eine weitere und forcierte Stärkung der Autonomie des Patienten erhoben werden, zählt jener, der die Gefahr drohen sieht, dass die verstärkte Selbstbestimmung des Patienten in einem unkontrollierbaren Zwang zur Erfüllung aller seiner Wünsche mündet.[394]

Diese Begründung weist große Ähnlichkeit mit den sogenannten „slippery-slope"-Argumenten auf,[395] die ein geradezu automatisches

---

[393] Vgl „Zuchtrute der Justiz": Kuhlendahl, H., Ärztlicher Entscheidungsspielraum, 471, zit. in: Eser, A., Der Arzt im Spannungsfeld, 101f.

[394] Es ist auffällig, dass die Patienten den Wunsch nach Aufklärung nach wie vor selten äußern: vgl. Grossmann, W. et al., Ethik im Krankenhausalltag, 59.

[395] Vgl dazu etwa Guckes, B., Das Argument der schiefen Ebene; vgl. dazu auch die Abhandlung des Themas in: Holderegger, A., Das medizinisch assistierte Sterben.

Abgleiten in immer größere Problembereiche voraussehen. Dieser Automatismus würde folgenden Ablauf aufweisen: Der Beginn der unumkehrbaren Entwicklung liegt demnach ebenso in der expliziten, und, nach Meinung mancher Autoren, „unreflektierten" Zulassung eines umfassenden Selbstbestimmungsrechts für den Patienten. Dieses hat zur Folge, dass die Ärzte zur Erfüllung von Wünschen verpflichtet werden, deren Inhalte sich in der weiteren Folge vom therapeutischen Bereich loslösen, was schließlich auch eine Verständnis- und Haltungsänderung nach sich zieht. Statt aufgrund einer Indikation *aktiv* ein Handlungskonzept zu entwerfen, wird nur mehr passiv auf Vorstellungen und Wünsche des Patienten *reagiert*. Ärztliche Verantwortung bestünde dabei nur mehr im Zusammenhang mit der technischen Handlungsweise.[396] In der Folge wird das düstere Bild einer Ärzteschaft beschrieben, die sich bloß als ein den Kundenwünschen ergebener Erfüllungsgehilfe verstehen kann. Diese Verfahrensweisen und Positionen werden von der Gesellschaft schließlich als Zeichen der völligen Emanzipation des Kranken gewertet. Aufgrund der Haltungsänderung in der Gesellschaft würde sich eine neue Facette in der Rechtsprechung entwickeln, um zu ergründen, inwieweit die Ablehnung des Patientenwunsches einer Missachtung seiner Selbstbestimmung gleichkommt und den Arzt zur Rechtfertigung seines Vorgehens verpflichtet.[397] Letztlich würden sich weder medizinische Einwände noch gesellschaftliche Auswirkungen gegen diese „Heteronomie-Zumutung"[398] als stark genug erweisen, um der geradezu sakrosankten, über alle Argumente erhabene Patientenautonomie wirksame Grenzen zu setzen.

Dass, wie auch in anderen Zusammenhängen ausreichend beschrieben, die Unaufhaltsamkeit dieses durch die Förderung der Selbstbestimmung initiierten Prozesses argumentativ begründet werden könne, darf bezweifelt werden. Vielmehr lässt sich die Darstellung der „schiefen Ebene" als ein strategischer Versuch werten, die Entwicklung der Patientenselbstbestimmung, wenn sie schon nicht in engen Grenzen gehalten werden kann, zumindest einer rigiden Steuerung zu unterwerfen.

---

[396] Vgl. Pöltner, G., Grundkurs Medizin-Ethik, 95.
[397] Ansätze davon sind bereits im angloamerikanischen Bereich festzustellen. Es ist anzunehmen, dass solch radikale Visionen, abgesehen von kleinen Binnenbereichen, wozu im weitesten Sinn auch therapeutische Angebote gezählt werden können, die aufgrund des ökonomischen Zwanges, weitere Patienten für das Krankenhaus zu gewinnen, entstehen, zumindest in unserem Kulturkreis auch mittelfristig nicht sehr wahrscheinlich sein werden, und wohl eher aus strategischen Gründen in die Diskussion eingebracht werden.
[398] Vgl. Pöltner, Grundkurs, 94.

5.2.1 Die Schutzfunktion der Autonomie als Abwehrrecht

Bevor auf die ethische Bedeutung von Wünschen des Patienten im weitesten Sinne eingegangen wird, muss zunächst auf die rechtlich zumeist vertretene Auffassung[399] verwiesen werden, wonach die Bedeutung der Selbstbestimmung des Patienten in erster Linie in ihrer Abwehr- und Schutzfunktion zu sehen ist. Sie dient dazu, um medizinische Maßnahmen gegen den Willen des Patienten oder ohne dessen explizite Zustimmung zu verhindern.

Hat der Arzt im Regelfall gemäß seinen Pflichten die Indikation zu einer Behandlung gestellt und ein therapeutisches Vorgehen angeboten, so hat der autonome Patient das Recht, dieser vorgeschlagenen Vorgehensweise zuzustimmen oder sie abzulehnen. Der Schutz dieses Patientenwillens und damit der Vorrang der Patientenautonomie sind selbst dann und entgegen allen ärztlichen Schutzpflichten gewährleistet, wenn als Konsequenz eine Selbstschädigung droht.[400] Damit wurde von juridischer Seite der Wechsel der Grundintention mehr oder weniger bestätigt, wonach nicht mehr das Wohl des Patienten, sondern dessen Wille als oberstes Prinzip jedes therapeutischen Geschehnisses zu gelten habe.[401]

Dieser weitreichenden, ja geradezu unbedingten Geltung des Patientenwillens bei Behandlungsablehnungen im Sinne eines Defensivrechts steht bezüglich etwaiger Teilhaberrechte im Sinne der Durchsetzung von Behandlungswünschen eine gänzlich andere Bewertung gegenüber.[402]

---

[399] Art. 8 Europäische Menschenrechtskonvention; § 110 Österreichisches Strafgesetzbuch, insb. Absatz 2; zur Thematik siehe besonders Kopetzki, Verfassungs- und verwaltungsrechtliche Aspekte von Patientenverfügungen, 39ff. Weiters: Kopetzki, Ch., Unterbringungsrecht I (1995) 407ff.

[400] Vgl. etwa Kopetzki, Verfassungs- und verwaltungsrechtliche Aspekte, 41; ebenso Kneihs: „Das Selbstbestimmungsrecht des einzelnen gebietet es vielmehr, einem auf Unterlassung solcher Maßnahmen gerichteten Wunsch des Patienten Folge zu leisten. Eine lebensrechtliche Schutzpflicht steht dem nicht entgegen.": Kneihs, B., Grundrechte und Sterbehilfe, Abschnitt A, Passive Sterbehilfe.

[401] Nicht mehr „salus aegroti suprema lex esto" sondern „voluntas aegroti suprema lex esto". Wie Hartmann zeigt, entstand das „salus aegroti suprema lex esto" als Abwandlung von Ciceros „salus populi suprema lex esto". Weiters stellt er pointiert fest, dass in dem zumeist unterschlagenen Wort „esto" ein bedeutsamer Appell für die Gesundheitsdienste liege: Die darin enthaltene Botschaft, dass der Wille des Kranken das oberste Gesetz „sein solle" und nicht – wie oft unterstellt – schon „sei" fordere realistischerweise dazu auf, sich darum zu bemühen; vgl. Hartmann, Fritz, Sittliche Spannungslagen ärztlichen Handelns, 18; „Aus ärztlicher Sicht wird häufig noch die Salus-Perspektive überwiegen, aus juristischer Sicht genießt die Voluntas-Perspektive eindeutig Vorrang.": Irrgang, B., Medizinische Ethik, 74.

[402] „Nur das Patientenveto ist unbedingt geschützt": Kopetzki, Verfassungs- und verwaltungsrechtliche Aspekte, 42.

Dabei lassen sich unterschiedliche Rechtsmeinungen feststellen. Während einige Autoren davon ausgehen, dass dem Patienten angesichts mehrerer Behandlungsalternativen sehr wohl die Freiheit zustünde, eine davon auszuwählen,[403] sind zahlreiche andere Autoren der Meinung, dass der Patient zunächst kein Recht darauf habe, eine bestimmte Behandlungsmethode durchzusetzen.[404] Diese Auffassung geht mit zahlreichen ethischen Stellungnahmen konform, die deutliche Unterschiede in den Begründungen für Ablehnungen und Forderungen aufzeigen.[405]

Zur Durchsetzung der Forderung einer spezifischen Therapie ließe sich nach Kopetzki allenfalls eine Umgehungsstrategie entwerfen. Diese bestünde darin, dass der Patient aus den ihm aufgrund der Indikation lege artis vorhandenen und auch angebotenen Behandlungsweisen insofern „auswählen" könnte, als er gewissermaßen die Wahl einer einzigen Methode durch die Ablehnung aller übrigen erzwingen könnte.[406]

Der hier in der Beschreibung dieser Umgehungsstrategie bewusst gewählte Konjunktiv beruht auf der realistischen Einschätzung, dass die beschriebene Vorgehensweise, ungeachtet ihrer rechtlichen Plausibilität in der Praxis zumindest an folgenden Umständen scheitern wird.

Erstens wird kaum ein Patient um diese spitzfindige Strategie Bescheid wissen. Wüßte er jedoch tatsächlich darum, bedürfte es in der Folge zweifellos einer sehr durchsetzungsfähigen Persönlichkeit, um sowohl so strategisch vorgehen zu können als auch diese Haltung bis zur Entscheidung durchzutragen. Der zweite gewichtigere, und für die Autonomie des Patienten bedenklichere Umstand, wird darin zu finden sein, dass die schon derzeit bestehende Verpflichtung, im Aufklärungsprozess alle möglichen Handlungsalternativen aufzulisten, die gemäß bestehender Indikation im wissenschaftlichen Kanon festgelegt sind, bislang immer noch zu wenig beachtet wird. Drittens und hauptsächlich aber entspricht es zumeist der gegenwärtigen Strategie der ärztlichen Aufklärungsgespräche, eine schon vorab

---

[403] Kern, B.R., Limitierte Einwilligung, 100; „Nur wenn zwei oder mehrere verschiedene Behandlungsmethoden möglich sind, die jeweils vergleichbare Chancen eröffnen, aber mit verschiedenen Risiken verknüpft sind, steht nach ganz hM die Entscheidungsbefugnis über die Wahl der Methode dem Patienten zu.": Memmer, M., Patiententestament, 8.

[404] Dies betrifft sowohl den verfassungsrechtlichen als auch den einfachgesetzlichen Bereich. Vgl. Kopetzki, Ch., Verfassungs- und verwaltungsrechtliche Aspekte, 42.

[405] „Der Patient kann eine bestimmte Methode ablehnen, jedoch nicht die Behandlung mit einer ganz bestimmten von ihm gewünschten Methode vom Arzt verlangen.": Kern, Limitierte Einwilligung, 100f; vgl. auch Meran, J.G., Aspekte der Aufklärung im Zusammenhang mit Patientenverfügungen, 16f.

[406] Vgl. Kopetzki, Verfassungs- und verwaltungsrechtliche Aspekte, 42.

konkret festgelegte Methode im Sinne einer strategisch orientierten Information entsprechend zu favorisieren und damit die Aufmerksamkeit des Patienten von einer Vielfalt der Möglichkeiten hin zu einer konkret intendierten Vorgehensweise zu lenken. Diese Vorgehensweise muss nicht schon zwangsläufig bedenklich sein. Sie ließe sich beispielsweise durchaus positiv damit begründen, dass das therapeutische Verfahren auf das Können des Arztes Bezug nimmt, und damit im Einklang mit der Intention zur bestmöglichen Betreuung ausgewählt wurde. Andererseits aber könnte die Forcierung einer speziellen Therapieform auch aus ökonomischen oder wissenschaftlichen Gründen erfolgen, sodass in der Handlungsbegründung letztlich unterschiedliche Sichtweisen zusammenfließen, in denen der Patient keineswegs mehr den ersten Stellenwert einnehmen muss. Problematische Quintessenz dieser Vorgehensweise bleibt die Tatsache, dass dem Patienten in diesem Fall nicht einmal eine minimale Möglichkeit geboten wird, die „Umgehungsstrategie" anzuwenden.

Zudem muss nicht zuletzt hinsichtlich des Gesamtsinns der therapeutischen Strategie als Produkt einer gemeinsamen Anstrengung von Arzt und Patient kritisch hinterfragt werden, inwieweit die ultimative Durchsetzung einer Behandlungsform – gleichgültig ob seitens des Arztes oder seitens des Patienten – tatsächlich einem Heilungsprozess dienen kann.[407]

Sowohl die grundsätzlichen ethischen Überlegungen zur Autonomie, als auch die eben zitierten rechtlichen Gesichtspunkte stimmen darin überein, dass es sich um eine verkürzte Sicht handeln würde, wollte man die Respektierung der Selbstbestimmung dadurch als erwiesen ansehen, dass die Möglichkeit besteht, Wünsche zu äußern.[408] Ebenso wird sich auch die Erfüllung von Wünschen als zwar bedeutsamer Indikator, jedoch nicht immer schon als zentraler und prominenter Beweis für eine um der Heilsamkeit des therapeutischen Prozesses willen respektierte Autonomie deuten lassen.[409]

Andererseits besteht nach ethischen Maßstäben kein Zweifel, dass Patientenwünschen zunächst einmal schon deshalb eine grundsätzliche Bedeutung zukommt, weil sich in ihnen ein personaler Wille und die subjektive Perspektive der betreffenden Person manifestiert.

---

[407] Diese Zweifel werden auch von juridischen Befürwortern ausgesprochen. So schreibt etwa Kern: „Die klageweise Durchsetzung einer Krankenbehandlung an sich ist schwierig, da nicht zu erwarten ist, dass durch eine erzwungene Behandlung der gewünschte Erfolg zu erzielen ist.": Kern, B.R., Limitierte Einwilligung 124.

[408] Vgl. Eibach und Schaefer, die auf bestehende Diskrepanzen zwischen Patientenautonomie und Patientenwünschen hinweisen: Dies., Patientenautonomie und Patientenwünsche, 21–28; vgl. ebenso: Nida-Rümmelin, J., Wert des Lebens.

[409] Zur Problematik der „Begehrlichkeit" des Patienten, die teilweise durch die Medizin selbst verursacht wurde, siehe: Dickhaut, H.H., Die Patient-Arzt-Beziehung, 38f.

Wenn diese Wünsche als Ausdruck der Autonomie des Menschen zudem mit jenen Prinzipien, Regeln oder Maximen, nach denen er sein Leben organisiert hat, darstellt,[410] erlauben sie, unabhängig von ihrer weiteren Behandlung, Aufschluss über die individuellen Wertvorstellungen.[411]

2 Die unterschiedlichen Kategorien von Wünschen

Die bereits im allgemeinen Teil angesprochene sittliche Verantwortung, die ja nach unserem, immer noch in der Tradition Kants stehenden Verständnis jeden Akt der Selbstbestimmung charakterisiert, verlangt danach, dass jeder Wunsch schon vorab von der Person selbst einer kritischen Würdigung hinsichtlich seiner sittlichen Relevanz unterzogen werden sollte. Dieser Umstand wird besonders häufig bei Wünschen nach Sterbehilfe thematisiert, auf die später gesondert Bezug genommen werden wird.

Andererseits lässt sich aufgrund dieser Prämisse die Frage nach der Relevanz von Patientenwünschen noch nicht einfacher beantworten. Es bliebe nämlich zu klären, ob sich aus dem Nachweis der Sittlichkeit eines Wunsches bereits auch eine höhere Berechtigung zur Erfüllung ableiten ließe und wann von einer faktischen Verpflichtung zur Erfüllung ausgegangen werden müsste. Zu analysieren bliebe weiters, wie Argumente beschaffen sein müssten, um die Erfüllung eines als sittlich verantwortungsvoll erkannten Wunsches begründet zu verweigern – wobei im medizinischen Bereich ein weitgehender Konsens darüber besteht, dass der Respekt vor der Autonomie einer Person keineswegs danach verlangt, „jeden einzelnen manifesten Wunsch zu respektieren."[412]

Zur genaueren Behandlung der Thematik ist es hinsichtlich der ethischen Relevanz, im Gegensatz zur juristischen Auffassung, wichtig, von einem differenzierten Wunschbegriff auszugehen.

Denn erst wenn zunächst eine Differenzierung hinsichtlich der Art von Wünschen, der ihnen zugrunde liegenden Intentionen, sowie der inhaltlichen Qualität ihrer Entstehungsgeschichte vorgenommen wurde, lassen sich daraus die Schlüsse für deren Bedeutung im Kontext des medizinischen Alltags ziehen und sogar ein unter Umständen imperativer Charakter ausloten.

Im Zuge der Differenzierung von Patientenwünschen lassen sich unterschiedliche Kategorien von Wünschen beschreiben. Die erste Kategorie vereint Wünsche, die der Patient im unmittelbaren Zusam-

---

[410] Vgl. Nida-Rümmelin, J., Wert des Lebens, 847.

[411] Aus dieser Sichtweise lässt sich auch ableiten, dass Patientenverfügungen niemals gänzlich unerheblich bleiben, wenn sich aus ihnen die Wertehierarchie des Verfassers ablesen lässt.

[412] Vgl. Nida-Rümmelin, Wert des Lebens, 847.

menhang mit seiner Erkrankung beziehungsweise seinem Zustand thematisiert oder bezüglich medizinischer Handlungen hat. Eine weitere bezieht sich auf jene, die er etwa in seiner Eigenschaft als Kunde der Institution Krankenhaus äußert.[413] Schließlich müssen im Sinne einer dritten Kategorie jene Wünsche mitbedacht werden, die der kranke Mensch aufgrund seiner Vorstellungen von gelingendem Leben hegt, und die er nicht vor der Tür des Krankenhauses zurücklässt. Diese sind, unabhängig von ihrer inhaltlichen Qualität und dem sich zustandsbedingt verändernden hierarchischen Wertungs- und Wunschgefüge, zweifellos auch imstande, die beiden zuerst genannten Kategorien inhaltlich zu beeinflussen und dadurch bedeutende Auswirkungen auf die konkrete medizinische Alltagssituation nach sich zu ziehen.

Wünsche im unmittelbaren Kontext zu Erkrankung, Zustand und medizinischen Handlungen

Wünsche dieser Kategorie weisen einen unterschiedlichen Charakter auf, die daher auch unterschiedliche Konsequenzen nach sich ziehen. Imperativ angelegte Formen finden sich ebenso wie Gruppe von Behandlungswünschen, die entweder allgemein innerhalb der Behandlungsbeziehung geäußert werden oder auf einzelne konkrete Therapieschritte Bezug nehmen.

Um diese unterschiedlichen Charaktere zu erklären, muss man auf die im medizinischen Alltag übliche Ablaufstruktur zurückgreifen.

Nach der Erstellung der Indikation zu einem diagnostischen oder therapeutischen Vorgehen wird im Anschluss an das Aufklärungsgespräch durch die Zustimmung oder Ablehnung des Patienten der nächste Handlungs- oder Unterlassungsakt gesetzt.

Aufgrund dieser Ablaufstruktur lässt sich zeigen, dass neben dem Inhalt auch der je spezifische Zeitpunkt, in dem ein Wunsch geäußert wird, von Bedeutung ist.

Damit lassen sich Wünsche *vor* einer Indikationserstellung von jenen unterscheiden, die sich *nach* Erstellung einer Indikation auf die vom Arzt entwickelten Maßnahmen beziehen oder zumindest den dafür vorgesehenen Zeitraum betreffen.

Das Vorliegen einer Indikation stellt, nach dem Verständnis der Medizin als Handlungswissenschaft,[414] einen Handlungsanspruch an den Arzt, der nach einer Zustimmung dazu mit der Einleitung eines therapeutischen Prozesses antwortet. Ein Behandlungsimperativ liegt daher dann vor, wenn sich diese typische Konstellation dadurch verändert, dass anstelle der Indikation ein Wunsch des Patienten das therapeutische Handeln des Arztes bestimmt.

---

[413] Vgl. auch Grossmann, W. et al., Ethik im Krankenhausalltag, 52f.
[414] Vgl. Wieland, W., Strukturwandel, 30.

Absoluter, relativer und unechter Behandlungsimperativ

Sieht man von wenigen Ausnahmen, wie etwa einem Informationsgespräch ohne Anlassfall, ab, wird wohl zumeist auch ein Wunsch nach einer ärztlichen Handlung zur Aufnahme einer aktuellen therapeutischen Beziehung führen. Dieser Wunsch geht von dem als verbesserungswürdig erlebten Befinden des Menschen aus und hat damit wohl auch einen zumindest verdeckt imperativen Charakter.[415]
Was diesen Wunsch jedoch von einem tatsächlichen „Behandlungsimperativ" unterscheidet, lässt sich anhand des Inhalts zeigen. Das als verbesserungswürdig erlebte Befinden, selbst wenn es davor lange bagatellisiert oder verdrängt wurde, verlangt nach Klarheit in der Erwartung, dass die Zuordnung zu einem Krankheitsbild die Konsequenz richtigen therapeutischen Vorgehens nach sich zieht. Dementsprechend zielt der imperative Charakter zunächst bloß auf den zur Handlung notwendigen Erkenntnisgewinn des Arztes ab. Ein imperatives „Schaffe Dir Klarheit, um mir zu helfen!" fordert vom Arzt, diagnostisch auszuloten, mit welchen medizinischen Mitteln das Befinden seines Patienten gebessert werden kann. Der „Behandlungswunsch" zielt also auf die Forderung ab, der Arzt möge gemäß der seiner Tätigkeit typischerweise vorgegebenen Struktur handeln, die sich auch in seinem Rollenethos widerspiegelt.

Absoluter Behandlungsimperativ

Ein Wunsch im Sinne eines absoluten Behandlungsimperativs stellt den Versuch des Patienten dar, eine konkrete medizinische Handlung herbeizuführen, ohne dass eine Indikation, als Vorbedingung für ein Handeln des Arztes, als erforderlich angesehen wird, und ohne, dass damit das erwünschte Handlungsergebnis den üblichen therapeutischen Zielkriterien wie beispielsweise „gesund", geheilt", „gebessert" etc. entsprechen muss. Mit anderen Worten: Der Arzt soll dem Wunsch des Patienten auch und *gerade* ohne Vorliegen einer expliziten Indikation nachkommen. Dabei soll er zugleich, entgegen seiner Rollenverpflichtung, zustimmen, dass das intendierte Ziel nicht durch Kriterien des medizinischen Therapieverständnisses sondern allein durch die wertorientierten Kriterien des Patienten definiert wird. Sich dafür eventuell als notwendig erweisende medizinische Daten stellen dabei bloß Parameter dar, die dem konkreten Handlungsablauf dienen, jedoch nicht zum Zweck eines Er-

---

[415] Dieser imperative Charakter lässt sich auch in jenen Sichtweisen wieder finden, die den Terminus Krankheit selbst geradezu als deontologischen Begriff verwenden. Der Wunsch nach einer Wiederherstellung kann beispielsweise umso konkreter geäußert und behandelt werden, je mehr der Patient das medizinische Handeln als eine „Reparatur" versteht, und diese Auffassung auch weitgehend dem medizinischen Selbstverständnis des Arztes entspricht.

kenntnisgewinnes hinsichtlich Gesundheit oder Krankheit erhoben werden.

Folgt das Handeln des Arztes unter Beachtung einer allgemeinen Vernünftigkeit dem bloßen Wunsch des Patienten statt einer diagnostisch abgesicherten Indikation mit konkreter medizinischer Plausibilität, und setzt sich damit der *Patientenwunsch an die Stelle der Indikation* und die *Wunscherfüllung an die Stelle eines medizinisch notwendigen Behandlungsziels,* so kann von einem absoluten Behandlungsimperativ gesprochen werden.

Die Ähnlichkeit zur alltäglichen Praxis, wonach der Arzt aufgrund der aktuellen wissenschaftlichen Entwicklungen in zunehmender Weise davon Abstand nimmt, therapeutische Handlungen an eine explizit festgestellte Diagnose zu knüpfen,[416] und damit auch ohne diagnostisch abgesicherte Indikation zu handeln beginnt, besteht dabei jedoch nur auf den ersten Blick. Denn im Gegensatz zum imperativen Behandlungswunsch beruht das Vorgehen des Arztes auf der von ihm erstellten „Verdachtsdiagnose".

Im Fall des absoluten Behandlungsimperativs wird erst *nach* der Äußerung des Behandlungswunsches und der entsprechenden ärztlichen Zustimmung eine passende medizinische Indikation entworfen. Dieses Vorgehen verhält sich gegengleich zum gewohnten Vorgang, weil in diesem Fall danach getrachtet wird, ein bereits fixiertes Vorgehen rückwirkend in das medizinische Grundkonzept zu integrieren.

Da die Indikation nun nicht mehr das eigentliche handlungsanleitende Motiv bildet, hat sie damit ihre ursprüngliche medizinische Funktion verloren. Eine rückwirkende Erstellung dient zumeist bloß dazu, dass – abgesehen von der Erfüllung geltender Gesetzesnormen – den versicherungsrechtlichen Erfordernissen entsprochen werden kann, da die Finanzierung einer erbrachten Leistung von einer anerkannten Begründung im Sinne einer Diagnose abhängt.

Beispiel „Schönheitschirurgischer Eingriff"

Beispiele für das Bestehen imperativ anmutender Behandlungswünsche, die an die Stelle von Indikationen treten, lassen sich etwa in jenem Bereich der plastischen Chirurgie finden, der nicht dem rekonstruktiven Sektor hinzuzurechnen ist und sich umgangssprachlich mit „schönheitschirurgischen" Eingriffen befasst.[417]

Die Begründung des jeweiligen Behandlungswunsches beruht dabei, anders als sonst üblich und auch anders als auf dem rekonstruktiven Sektor, nahezu ausschließlich auf den individuellen Wert-

---

[416] Vgl. Wieland, W., Diagnose, 32.
[417] Ähnliche Beispiele finden sich auch in der Zahnheilkunde. Bei der Problematik der immer aktueller werdenden „Wunschsectio" können hingegen medizinische und außermedizinische Kriterien festgestellt werden.

vorstellungen des Patienten.[418] Die Korrektur von Defiziten wird als Vorbedingung für das Erreichen größeren persönlichen Glücks und damit zufriedenstellenderer Lebensumstände gesehen. Das angegebene Behandlungsziel im Sinne eines als „heilsamer" empfundenen Zustandes wirkt damit zwar auf den ersten Blick einem sonst üblichen Behandlungsziel nicht unähnlich. Der Unterschied besteht jedoch darin, dass es nicht auf Parameter innerhalb der medizinischen Strukturen zurückgreift, die sich innerhalb der Eckbegriffe „krank" und „gesund" bewegen, sondern außerhalb dieser Struktur bleibt und sich nur auf die Parameter der je individuellen Wertungshierarchie bezieht.

Diese Grundstruktur wird auch nicht dadurch verändert, dass anschließend, wie bereits oben beschrieben, aus ökonomischen und juridischen Gründen eine Einbettung in eine Indikation, die in der Folge mit medizinischen Parametern einhergeht, stattfindet.[419]

Wenn aber einzig die individuellen Wertungsvorstellungen des Patienten Ausgangs- und Endpunkt des Geschehens sind, und die medizinische Leistung bloß in einer „lege artis" durchgeführten (plastisch-chirurgischen) Hilfs-Handlung besteht, die dieses Ziel ermöglicht und zudem von jeder über den unmittelbaren Handlungsakt hinausgehenden medizinisch-wissenschaftlichen Erkenntnisstruktur weitgehend isoliert bestehen kann, fallen damit jedoch auch zahlreiche Grundkonstituenten eines medizinischen Geschehnisses weg.

Die unmittelbaren Folgen für die Arzt-Patient-Beziehung sind weitreichend.

Diese wird damit nämlich immer mehr einer allgemeinen Geschäftsbeziehung ähnlich. Ihre Konstituierung beruht, unabhängig von jeder Profession, bloß auf der Tatsache, dass der Nichtmediziner sich für alle eigenverantwortlich beschlossenen Handlungsgeschehnisse, deren Durchführung jedoch seinen eigenen Möglichkeiten entzogen sind, des Dienstes von Experten bedient. Damit stellt der Wunsch auch keinen Hilfsappell[420] mehr dar, der in die Grundstruktur umfassenden medizinischen Handelns eingebettet wäre.

Wenn daher der Patient explizit darauf verzichtet, seinen Wunsch im weitesten Sinn innerhalb des Spektrums von diagnostischer Plau-

---

[418] Dabei werden explizit jene Eingriffe von den Überlegungen ausgenommen, die aufgrund tatsächlicher psychischer Belastungen erfolgen. Sie sind entweder dem rekonstruktiven Sektor zuzurechnen, oder erfolgen aufgrund einer medizinischen Indikation.

[419] Die dabei häufig üblichen Begründungen, die sich auf eine psychische Belastung des Patienten durch das bestehende und nun zu sanierende Defizit beziehen, mögen in etlichen Fällen auch durchaus zutreffen. Dennoch stellt sich dabei die Frage, inwieweit diese Vorgehensweise letztlich nicht auch einer zunehmenden Illich'schen „Medikalisierung" zuzuschreiben ist!

[420] Im Sinne der anthropologische Grundstruktur von „Not" und „Hilfe": vgl. Hartmann, F., Patient, Arzt, Medizin, 11.

sibilität und therapeutisch begründeter Möglichkeit zu platzieren, kann er auch dessen Ablehnung nicht mehr in Beziehung zu den Leitlinien des Systems setzen. Der Wünschende bleibt ungeachtet, eines medizinischen Szenarios, „Kunde" und wird nicht „Patient".[421] Der Arzt bleibt ein selbstständig ausgewählter Handlungsexperte und damit in diesem konkreten Fall nur teilweise an die Pflichten, die sich aus seinem Rollenethos ableiten lassen, gebunden.[422] Damit fallen zugleich auch die wichtigsten Gründe, wie etwa die Garantenpflicht, weg, die eine Behandlungspflicht des Arztes unter Umständen sogar gegen seinen Willen erzwingen könnten. Da sich zudem diese „allgemeine Geschäftsbeziehung" nur aufgrund des Realisierungswunsches einer Handlung und frei von jedem Notfallscharakter bildet, bedarf es zu ihrem Zustandekommen nach Art eines Vertragsgeschäftes der autonomen Entscheidung beider Partner.[423]

Aus dem Wegfall von Notfallskonstruktionen und Krankenrolle, die eine überdurchschnittliche Schutzwürdigkeit eines Partners absichern könnten, und aus der Art des Zustandekommens folgt, dass sich daher in diesen Fällen niemals eine unausweichliche Behandlungsverpflichtung für den Arzt ergeben kann. Unterstützung erfährt der Arzt zudem durch den Grundsatz, dass er keinesfalls für eine medizinisch sinnlose Behandlung verpflichtet werden kann.[424] Wenn schon im Rahmen der medizinischen Grundstruktur, in der weitere der Verfügung des Arztes unter Umständen entzogene Einflüsse Geltung erlangen können, die Behandlungspflicht keine „bedingungslose Pflicht" sein kann,[425] sondern die Handlungsfolgen vom Arzt als sinnvoll eingestuft werden müssen, so trifft dies noch um vieles mehr für Handlungsentscheidungen zu, die zunächst außerhalb der Struktur verbleiben.

Die Ablehnung dieses Wunsches, kann damit gerade nicht als „ärztliche" Zurückweisung von „Patientenwünschen" verstanden, oder als Missachtung der als zentrales Ausdrucksmittel der Autonomie verstandenen Wunschkompetenz des „Patienten" aufgefasst werden. Im absoluten Behandlungsimperativ als Ausdruck einer

---

[421] Er kann wohl im Laufe eines Behandlungsverfahrens sehr rasch tatsächlich zum Patienten werden. Dies geschieht dann jedoch deutlich *nach* einer Wunscherfüllung und verändert damit die Situation grundsätzlich.

[422] Selbstverständlich bleiben jene Pflichten, die sich auf das tatsächliche Handeln beziehen, unberührt!

[423] Diese Sichtweise wird sich, wie später gezeigt wird, auch für den Sonderfall einer vom Patienten gewünschten aktiven Sterbehilfe als relevant erweisen. Sie kann ebenso dazu dienen, bei der Formulierung von Patientenwünschen im Rahmen der Erstellung von antizipierten Patientenverfügungen, sowie bei der Anwendung einer Verfügung Missverständnisse zu vermeiden.

[424] Vgl. unter anderem Illhardt, F.J., Medizinische Ethik, 56.

[425] Vgl. ebd.

Wunschkompetenz jenseits medizinischer Grundstrukturen steckt vielmehr einerseits die Bereitschaft, auf jede aus einem tatsächlichen Patientenstatus resultierende besondere Berücksichtigung zu verzichten und andererseits die ebenso weitreichende Autonomie des Partners zu beachten.

Die Grenze der Selbstbestimmung des „Kunden" wird damit, abgesehen von der sittlichen Selbstverpflichtung, durch die Reichweite der Autonomie des Geschäftspartners gezogen.

Es ist daher die Vorstellung abzulehnen, dass Patientenwünsche mit Hinweis auf die Selbstbestimmung des Kranken mehr oder weniger einer Handlungsanweisung für die Therapeuten gleichkommen. Darauf wird auch in späterer Folge noch einmal zurückzukommen sein!

Anhand dieser genannten Gründe ist es einsichtig, dass keineswegs die oft beschworene Gefahr besteht, dass der Arzt aufgrund eines sehr offensiv eingesetzten Selbstbestimmungsrechts des „Kunden" seine Entscheidungsfreiheit verlieren und unversehens zum Gehilfen einer Wunscherfüllung herabsinken könnte.

Daher sind auch die gelegentlich geäußerten Rechtfertigungsversuche zu hinterfragen, in denen eine Handlungsentscheidung damit begründet wird, dass eine zunehmende Patientenselbstbestimmung nicht bloß die Respektierung eines Patientenwunsches, sondern viel mehr dessen Befolgung erfordere.

Gerade anhand des als Beispiel genannten Bereiches zeigt sich nämlich, deutlicher als in anderen medizinischen Sektoren, dass wirtschaftliche Kriterien wie beispielsweise die Orientierung an der Kundennachfrage oder sogar die Weckung von Wunschbedürfnissen einen bedeutenden Stellenwert einnehmen. Daher ist zu fragen, inwieweit nicht viel mehr ökonomische Erwägungen die ärztlichen Handlungsentscheidungen maßgeblich beeinflussen, und ein konkret erlebbarer „Behandlungsimperativ" vielleicht weniger dem übermächtigen Willen des Patienten als etwaigen ökonomisch interessanten Kosten-Nutzen-Analysen zuzurechnen ist!

In Anbetracht der zukünftigen Entwicklungen steht zu erwarten, dass diese Art von Behandlungswünschen insgesamt zunehmen werden. Dies wird zweifellos weniger darin liegen, dass sich die Zahl der Eingriffe so bedeutend erhöht, unterliegen sie doch zumeist auch zusätzlichen finanziellen Begrenzungen. Vielmehr wird eine neue Sichtweise dafür verantwortlich sein – in dem Maß nämlich, in dem die „Qualität des Lebens" zunehmend ins Zentrum der Aufmerksamkeit rücken wird, und darauf Bezug nehmende Defizite zum Motiv für ärztliche Eingriffe werden. Abseits der zunächst zweifellos im Vordergrund stehenden ökonomischen Interessen, ist zu vermuten, dass dies längerfristig auch Auswirkungen auf das generelle medizinische Handlungskonzept zeitigen wird – insbesondere dann, wenn, anders als bisher üblich, nicht mehr danach getrachtet wird, die Defizite auf dem Weg einer „rückwirkenden" Diagnose tatsächlich in das medizinische Gesamtkonzept einzubinden.[426]

Relativer Behandlungsimperativ

Eine weitere Gruppe von Wünschen, die zunächst ebenso wenig auf eine bestehende medizinische Indikation zurückgreifen können, die aber letztlich doch in der medizinischen Grundstruktur beheimatet sind, lässt sich als relativer Behandlungsimperativ bezeichnen. Dazu zählt etwa die dezidierte Aufforderung zur Durchführung einer diagnostischen Maßnahme, die nicht aufgrund von bestehenden Symptomen oder Verdachtsmomenten verlangt wird, sondern beispielsweise deshalb, weil die Methode in den Medien publiziert wurde. Manche Wünsche, die zu speziellen pränatalen Untersuchungen führen, können dazugerechnet werden und sollen hier als Beispiel dienen.[427]

Wenn vorab keinerlei Verdachtsmomente, oder Symptome zu diesem Wunsch nach einer diagnostischen Handlung führen, wenn weder psychische noch familiäre Belastungen bestehen, aus denen sich bereits „Kristallisationspunkte" für eine Indikation ableiten ließen, die damit zu einer Einbettung des Wunsches in die medizinische Grundstruktur führen würde, wenn also eine Untersuchung tatsächlich bloß „zur Beruhigung" gefordert wird, mag dies zwar verständlich und nachvollziehbar sein. Ebenso mag sich beispielsweise auch die anschließende Erleichterung und Entspannung positiv auf den weiteren pränatalen Verlauf auswirken und damit der Wunsch und seine Erfüllung als sinnvoll erachtet werden. Als Indikation nach medizinischem Verständnis aber wird diese Begründung wohl nicht ohne weitere Bedenken gewertet werden können.

Die Ähnlichkeit zum absoluten Behandlungsimperativ besteht darin, dass der Wunsch ebenso *vor* einer bestehenden Indikation geäußert wird und eine Handlung des Arztes nach sich ziehen soll. Weiters erfordern auch in diesem Fall die gleichen versicherungsrechtlichen Notwendigkeiten, dass nach der ärztlichen Zustimmung zur Durchführung auch eine nachträgliche Indikation entworfen

---

[426] Dies steht in enger Beziehung zu der von Ivan Illich angesprochenen „Medikalisierung" von Gesellschaftsphänomenen, die dazu beitrug, die Machtposition der Medizin auszubauen: vgl. Illich, I., Die Nemesis in der Medizin.
[427] Nachfragen nach den ärztlichen Begründungen für einzelne Untersuchungen schwanken damit auch zwischen den beiden Polen: Einerseits wird von einem „Kundenservice" gesprochen, das in Zeiten von rückläufigen Geburtenraten dazu dient, weitere Patientinnen zu gewinnen. Andererseits wird die Gefahr angesprochen, die sich daraus ergeben könnte, dass nach einer Ablehnung später doch eine Schädigung festgestellt würde, woraus rechtliche Konsequenzen erwachsen könnten. Vgl. die zuvor zitierten Gerichtsurteile in Pindl, M., Versöhnung mit dem Leiden, 108ff.

wird. Was diese Wünsche jedoch von dem zuvor beschriebenen absoluten Behandlungsimperativ unterscheidet, wird deutlich, wenn das durch den „Kunden" intendierte Handlungsziel betrachtet wird.

Wohl selten wird der Fall eintreten, dass ein nur durch eine Wunscherfüllung erhobener Befund bloß einem Wissenszuwachs dient und eine weitere Handlungsfolge schon vorab ausgeschlossen wird.[428]

Häufiger jedoch, und anders als im Fall des absoluten Behandlungsimperativs, wird die Intention, die hinter diesem Wunsch zu finden ist, darauf abzielen, durch den Wissenszuwachs ein Bestehen oder den Ausschluss einer medizinischen Indikation zu bestätigen. Da aber einer Indikation, nach dem Selbstverständnis der Handlungswissenschaft Medizin, der Appell zu weiterem fachgerechten Handeln innewohnt, bejaht der „Kunde", in gewisser Weise implizit oder gegebenenfalls sogar explizit die nachfolgende Einbindung in die medizinische Grundstruktur.

Damit zeigt sich der deutliche Unterschied zwischen dem absoluten und dem relativen Behandlungsimperativ. Bei der absoluten Form sind sowohl der Ausgangs- als auch der Endpunkt außerhalb der medizinischen Grundstruktur zu finden. Die Handlungsbegründung bezieht sich durchgängig auf rein individuelle Werte statt auf medizinische Sachverhalte. Der Verzicht auf die medizinische Grundstruktur ist bewusst und dauernd.

Beim relativen Behandlungsimperativ hingegen liegt nur der Ausgangspunkt außerhalb der typischen medizinischen Handlungsstruktur. Die Begründung des Wunsches beruht nur auf individuellen Werten. Zugleich wird aber bejaht, dass das weitere Handeln auf der Basis der medizinischen Sachverhalte entwickelt werden soll, die als Folge der Wunscherfüllung gefunden wurden. Der Verzicht auf die medizinische Grundstruktur bezieht sich damit nur auf den Anfang des Handlungsprozesses.

Unechter Behandlungsimperativ

Als unechter Behandlungsimperativ lassen sich diagnostische oder therapeutische Wünsche bezeichnen, die ebenso außerhalb dieser Struktur und noch vor einer bestehenden Indikation stehen, in denen jedoch letztlich nichts anderes als die Bitte nach einer therapeutischen Beziehung angesprochen wird.

---

[428] Dabei drängt sich vielleicht die Assoziation auf, wonach beispielsweise Patienten mit malignen Erkrankungen einen diagnostischen Schritt bloß zur klareren Erkenntnis ihres Zustandes einfordern und zugleich darauf verweisen, dass sie keine praktischen Konsequenzen daraus ziehen würden. Dabei wird jedoch von anderen Voraussetzungen ausgegangen, da hier der Patient schon vorab durch seine Erkrankung innerhalb der medizinischen Grundstruktur steht.

Der Unterschied zu den vorgenannten Gruppen liegt darin, dass weder – wie beim absoluten Behandlungsimperativ – die medizinische Grundstruktur als größtenteils unnotwendig angesehen wird, noch – wie beim relativen Behandlungsimperativ – die Einbindung in die Struktur der eigentlichen Wunscherfüllung nachgereiht wird und eventuell sogar einen zusätzlichen Willensakt erfordert. Vielmehr bestätigt dieser Wunsch die Notwendigkeit der Grundstruktur und die in ihr erhoffte Wirksamkeit des anthropologischen Grundmodells von Not und Hilfe.

Die Besonderheit dieses „unechten Behandlungsimperativs" liegt somit darin, dass er nicht seiner Form nach – mitunter sogar besonders forsch formuliert – sondern seinem Inhalt nach verstanden werden muss. Er bedarf damit einer Interpretation, die der „Kunde" vom Arzt geradezu erwartet und erwünscht, damit die eigentliche Botschaft zu Tage treten kann. Diese Bereitschaft zum Interpretationsprozess zeigt einen weiteren wesentlichen Unterschied zum absoluten Behandlungsimperativ auf. Denn bei diesem werden zwar auch Erläuterungen akzeptiert, Interpretationen aber werden im Gegensatz dazu als keinesfalls notwendig erachtet oder sogar abgelehnt, wenn der „Kunde" den Verdacht hegt, dies diene dazu, seinen Wunsch zu relativieren.

Indem sich zumeist auch ein relativer Behandlungsimperativ bereitwillig diesem Interpretationsprozess unterziehen lässt, werden ebenso fließende Übergänge zwischen diesem und dem unechten nachgewiesen werden können.

Damit ist auch ein wesentliches Charakteristikum für die Auswirkung der unterschiedlichen Behandlungsimperative auf das Verhältnis zwischen den beiden Akteuren aufgezeigt. Während bei der unechten Form die Arzt-Patient-Beziehung in ihrer typischen Ausformung direkt angestrebt wird und bei der bedingten Form ihre Entwicklung vom Ergebnis abhängt, verzichtet der Akteur eines absoluten Behandlungsimperatives so lange auf die Konstituierung, als mit dem bloßen Dienst des Experten ein Auslangen gefunden werden kann.

Wünsche im Sinne von Therapievorschlägen

Die zweite Gruppe umfasst all jene Patientenwünsche, die dem medizinischen Bereich zuordenbar sind und die ihrer Intention nach weder im Sinne eines Indikationsersatzes noch einer stellvertretenden Handlungsanweisung verstanden werden können.

Vielmehr versucht der Patient bei einer bereits vorliegenden (Behandlungs-)Indikation durch explizite Wünsche den Verlauf des therapeutischen Gestaltungsprozesses zu bestimmen. Das grundsätzlich begrüßenswerte aktive Vorgehen kann gelegentlich eine gewisse Ähnlichkeit zu Behandlungsimperativen aufweisen, etwa, wenn der

Patient versucht, die Art und Weise des Vorgehens gewissermaßen unabhängig vom Arzt auszuwählen und durchzusetzen.

Die Erfahrung lehrt jedoch, dass derartig offensiv vorgehende Patienten eher selten anzutreffen sind,[429] was wohl nicht zuletzt auf mangelndes Wissen oder auf psychologische Momente[430] zurückgeführt werden kann.

Ungleich häufiger wird mit der Äußerung eines konkreten Behandlungswunsches zugleich die Bereitschaft signalisiert, diesen in die gemeinsamen Überlegungen einzubringen und damit verhandelbar zu machen. Damit jedoch erhebt sich die Frage, inwieweit der Patient[431] mit Rückgriff auf sein Selbstbestimmungsrecht innerhalb des begonnenen therapeutischen Prozesses auf die Durchsetzung eines dezidierten Wunsches dringen kann.[432]

Die Notwendigkeit eines Interpretationsprozesses

Auch in diesem Fall erweist es sich zunächst als notwendig, den Patientenwunsch differenziert zu betrachten, ehe er auf die nicht ganz zutreffenden Schlagworte „Patientenwille versus ärztliche Therapiefreiheit" zugespitzt wird und die Selbstbestimmtheit des Patienten der Autonomie des Arztes gegenübersteht.

Dabei stellt sich insbesondere die Frage, welchen Inhalt der Patient mithilfe seines Wunsches, den er gelegentlich sogar explizit in medizinischer Terminologie formuliert, vermitteln will.[433]

Denn im Einklang mit den Erkenntnissen der Psychologie und den Kommunikationswissenschaften muss davon ausgegangen werden, dass solche Wünsche und wunschähnlich formulierte Äußerungen ebenfalls zur gleichen Zeit verschiedene Inhalte zu transportieren vermögen.[434] Neben der sachlichen, medizinischen Information finden sich in ihnen ebenfalls zusätzlich Aspekte einer Selbstkundgabe, persönliche Aussagen zur aktuellen Arzt-Patient-Beziehung und Elemente eines Appells.[435] Allen Aspekten gemeinsam ist jedoch der

---

[429] Dies zeigt sich auch in der Studie des Institutes, in der von 156 befragten Personen bloß 2 (Primarii) den Wunsch des Patienten nach Mitbestimmung bei der Behandlung anführten: vgl. Grossmann, W. et al., Ethik im Krankenhausalltag, 55.

[430] Vgl. beispielsweise die angeführten Autonomie-relativierenden Einflüsse bei einer Aufnahme im Krankenhaus.

[431] Nun ist die betreffende Person tatsächlich nicht mehr ein „Kunde", da sie ja bereits in einer therapeutischen Beziehung zum Arzt und innerhalb des medizinischen Grundgefüges steht.

[432] Es sei nochmals darauf verwiesen, dass auch innerhalb der engeren Grenzen des Medizinrechts dazu keine allgemeine Linie gefunden werden kann.

[433] Dies trifft ebenso auf die nachfolgenden nichtmedizinischen Wunschgruppen zu.

[434] Vgl. bes. Schulz von Thun, F., Miteinander Reden, Bd. 1 und 2; vgl auch Stratmann, R., Was fördert, was verringert die Angst?, 159f.

[435] Vgl. Stratmann, 159.

Umstand, dass sich in ihnen die individuelle Wertvorstellung des Patienten deutlich repräsentiert.

So lassen sich im Wunsch nach einem konkreten Vorgehen bei der Behandlung beispielsweise die Botschaften vermitteln, dass andere Therapieformen als massiv ängstigend empfunden werden (Selbstkundgabe), dass diese Therapieform durch den gleichen Arzt im Bekanntenkreis als heilsam erfahren wurde (Appell, vom Arzt ebenso fürsorglich behandelt zu werden), oder dass der Patient wisse, dass der Arzt gerade diese Behandlungsmöglichkeit sicher und kompetent durchführe, weshalb man ihn auch aufgesucht habe und der Wunsch damit Ausdruck des Vertrauens ist (Beziehungsebene).[436]

Der Umstand, dass gerade der sachlichen Informationsebene ein besonderer Stellenwert eingeräumt wird, stellt dabei ein typisches Merkmal unserer Gesellschaft dar. Dementsprechend wird auch der sachbezogenen Information eines Behandlungswunsches besondere Aufmerksamkeit geschenkt. Da jedoch zugleich auch Botschaften der anderen Ebenen mitschwingen, kann eine Kommunikation, die diese nicht berücksichtigt, selbst dann unbefriedigend verlaufen, wenn dem Wunsch sogar (vordergründig) entsprochen wird.

Ein adäquater und hilfreicher Umgang mit den Wünschen bedarf damit grundsätzlich eines Interpretationsprozesses.[437]

Durch diesen wird es erst möglich, die mit dem Wunsch verdeckt transportierten Selbstkundgaben aufzufinden und darin verborgene aber wesentliche Wertvorstellungen des Patienten zu verdeutlichen.

Diese Interpretation jedoch wird wieder maßgeblich zur Förderung der Patientenautonomie beitragen. Denn die Bereitschaft, die Autonomie des Patienten wahrzunehmen und zu respektieren, erweist sich damit nicht bloß darin, seine Berechtigung zur Äußerung medizinischer Wünsche zu akzeptieren. Sie erschöpft sich ferner auch nicht darin, dass der Wunsch immer nur auf der bloßen Sachebene abgehandelt und gegebenenfalls erfüllt wird, da auf diese Weise gerade keine Auseinandersetzung mit seiner Wertorientierung stattfinden muss. Sie erfährt vielmehr ihre besondere und weitreichende Berücksichtigung, wenn der medizinische Gesprächspartner zusätzlich bereit ist, zur Behandlung dieses Wunsches in einen Interpretationsprozess einzutreten.

Indem die individuellen Wertvorstellungen, die in den unterschiedlichen Inhalten auch unterschiedliche Facetten zeigen, besprochen

---

[436] Ebenso könnte aber auch im Wunsch die Botschaft vermittelt werden, dass der Patient vom Erfolg dieser Methode aus den Medien wisse (Sachebene) und diese ohne weiterführende Beratung angewendet wissen wolle. Während die Selbstkundgabe vermittelt, dass sich der Patient ausreichend informiert fühle, könnte im Appell jedoch auch die Botschaft verborgen sein, dass die Forderung nach Aufklärungsverzicht dem Wunsch entspricht, durch zusätzliche Details nicht in der vorgefassten Meinung verunsichert zu werden.

[437] Näheres siehe Kapitel „Arzt-Patient-Beziehung" und Kapitel „Aufklärung"!

werden, können dadurch möglicherweise bislang unbewusst gebliebenen Reaktionsmuster und Verhaltensweisen zu Tage treten. Damit
kann mitunter sogar verhindert werden, dass verdeckte Werte des
Patienten im Zuge einer unreflektierten Wunscherfüllung korrumpiert werden könnten.

Dieser Interpretationsprozess hebt die aktuelle Kommunikation
über eine bloß medizinisch-zweckhafte hinaus und fördert eine ganzheitliche Sicht vom Kranken. Damit trägt allein schon die Bereitschaft,
sich auf diese umfassende Kommunikation einzulassen, zur Förderung der Selbstbestimmung des Patienten bei, selbst wenn der am
Anfang des Aushandelns explizit geäußerte Behandlungswunsch
vom Arzt letztlich doch abgelehnt wird.[438]

Der Entschluss, einen Behandlungswunsch innerhalb der medizinischen Grundstruktur zunächst einem gemeinsamen Interpretationsprozess zu unterwerfen, trägt überdies dazu bei, dass die vermeintliche so eingeschätzte „Pattsituation" zwischen dem „autonomen"
Patientenwunsch und der „autonomen" Entscheidungsfreiheit des
Therapeuten als unrichtig und unzutreffend erfahren wird.

Quintessenz des Interpretationsprozesses

Sind beide Partner bereit, den Patientenwunsch einer Interpretation
zu unterziehen, so müssen dafür einige Vorbedingungen außer Diskussion stehen.[439]

So muss erstens davon ausgegangen werden können, dass eine
selbstbestimmte persönliche Willensäußerung respektiert, und daher
der innere Gehalt des Wunsches zunächst grundsätzlich und wertneutral akzeptiert wird.

Zweitens muss auch einsichtig sein, dass aus dem Umstand, dass
unterschiedliche Therapiemöglichkeiten dargestellt werden, diese
damit klarerweise auch ausgewählt werden können.[440] Diesbezüglich
scheint ein Nachholbedarf dringend gegeben. Denn selbst anhand
jüngster Studien lässt sich zeigen, dass die Darstellung unterschiedlicher Behandlungsalternativen in den alltäglichen Aufklärungsgesprächen weder ausreichend erfolgt, noch gerne vorgenommen wird.[441]

---

[438] „Der Respekt vor der Autonomie einer Person verlangt daher nicht, jeden einzelnen
manifesten Wunsch zu respektieren.": vgl. Nida-Rümelin, J., Wert des Lebens, 847.
[439] Dieser Interpretationsprozess wird im Kapitel „Aufklärung" detailliert behandelt. Vgl. dazu auch den Abschnitt „Beiträge der Diskursethik"!
[440] Jene Alternativen, die zwar dargestellt, aber in der Institution unmöglich zu
realisieren sind, müssen im Aufklärungsprozess so klar zur Sprache kommen, dass
der Patient allenfalls die Möglichkeit hat, den therapeutischen Prozess in einer anderen Institution fortzusetzen! Vgl. etwa auch Kern, B.R., Limitierte Einwilligung, 231.
[441] Vgl. Grossmann, W. et al., Ethik im Krankenhausalltag, 257ff. In Befragungen
klingt immer wieder an, dass die Unflexibilität der Ärzte zumeist deshalb besteht,
weil sie sich schon vorab für eine Therapie entschieden hätten.

Drittens muss auch der Patienten akzeptieren, dass seine durch die Selbstbestimmung eröffneten Entscheidungsmöglichkeiten auf die ebenso begründete Entscheidungskompetenz des medizinischen Partners treffen. Der Stellenwert, den man dem Autonomie-Prinzip einräumt, gilt symmetrisch für beide Interpretationspartner.

Schließlich muss, viertens, auch vom Arzt schon vorab ausgeschlossen werden, dass der Interpretationsprozess entweder nur den Zweck verfolgt, durch eine oberflächliche Befassung mit dem Patientenwunsch[442] bloß ein Kommunikationsbedürfnis des Kranken zu befriedigen, oder insgeheim darauf abzielt, den Patientenwunsch dabei aus einem vermeintlichen Gefahrenbereich „herauszuinterpretieren".

Mit der Abklärung der Motive auf den verschiedenen zuvor beschriebenen Informationsebenen, sowie der Verdeutlichung der Wertvorstellungen und Präferenzen des Patienten, gewinnt damit die ursprüngliche Eindimensionalität des Wunsches eine Fülle von Einzelaspekten. Der weitere Umgang mit dem Anliegen sowie die gemeinsam erarbeitete Entscheidung für oder gegen die Erfüllung wird dann von den von beiden Partnern eingebrachten Werten und Präferenzen und ihren individuellen Einschätzungen abhängen. Die Relevanz eines Wunsches wird in dem Maß ansteigen, in dem er sich als weitgehend kongruent zum gemeinsam erarbeiteten Therapieziel erweist. Andererseits kann der Prozess bis zur wertbegründeten Entscheidung des Patienten gehen, aufgrund der argumentativ begründeten Ablehnung einer Behandlung ein anderes Krankenhaus aufzusuchen oder aber um den Preis des Erhalts der aktuellen therapeutischen Beziehung den konkreten Behandlungswunsch zugunsten einer alternativen Vorgehensweise zurückzustellen.

Durch diese Interpretation sollte sich zumeist auch die Notwendigkeit erübrigen, zum beschriebenen juristischen Kunstgriff der „negativen Auswahl"[443] greifen zu müssen. Dies insbesondere deshalb, da bereits in der Begründung des ersten abgelehnten Vorschlags das eigentliche Problem zur Sprache kommen müsste, was in der Folge wohl die gemeinsame Suche nach einer gemeinsamen Strategie auslösen sollte. Die Fortsetzung dieses Vorgehens erwiese sich damit als Indiz für eine mangelhafte Kommunikation.

Indem der Interpretationsprozess zudem auch die gegenseitige Wahrnehmung und den je eigenen Erkenntnisprozess vorantreibt, wird damit dem Malherbe'schen ethischen Imperativ[444] mehr entsprochen, als dies in einer bloß vordergründig anmutenden Wunsch-

---

[442] „Wünsche des Patienten nach einer bestimmten Art der Behandlung werden also – obwohl man oberflächlich versucht, darauf einzugehen – nicht gerne gesehen." Vgl. Grossmann, W. et al., Ethik im Krankenhausalltag, 258.

[443] Vgl. Kopetzki, Ch., Verfassungs- und verwaltungsrechtliche Aspekte, 42.

[444] „Entwickle die Autonomie der anderen und zugleich wird deine eigene Autonomie sich entwickeln.": Malherbe, J.F., Medizinische Ethik, 135.

erfüllung, möglicherweise unter Umgehung eines weiterführenden Gespräches, geschehen könnte.

Ablehnung des Interpretationsprozesses durch den Patienten

Wie aber lässt es sich anhand dieser Erkenntnisse interpretieren, wenn ein Patient diesen Interpretationsprozess ablehnt?

Wer sich weigert, sein konkretes Anliegen gegenüber dem jeweiligen Partner im therapeutischen Prozess argumentativ zu vertreten, übersieht dabei die soziale Komponente seiner Autonomie und missversteht sie im Sinne eines autarken Verhaltens.[445] Abgesehen davon, dass dies im Alltag eher selten vorkommen wird, wären doch die Auswirkungen für die aktuelle therapeutische Beziehung evident.[446]

Zweifellos hätte ein Arzt, der um die grundsätzliche Bedeutung dieses kommunikativen und interpretatorischen Aktes wissen sollte, im Falle seiner Ablehnung erhebliche ethische Begründungsprobleme. Im umgekehrten Fall, also mit der Weigerung eines Patienten konfrontiert, Begründungen für seinen expliziten Wunsch darzulegen, käme ihm im Wissen um die Zusammenhänge in einem therapeutischen Bündnis die Verantwortung zu, diese Ablehnung einem „Meta-Interpretationsprozess" zuzuführen, im Zuge dessen dann die Gründe der Verweigerung gemeinsam ausgelotet werden könnten. So könnte dieser Metaprozess beispielsweise Klarheit darüber schaffen, ob die Verweigerung des Kranken aus dem Gefühl resultiert, dass er sich der Sinnhaftigkeit seines Wunsches nicht sicher ist. Umgekehrt ließe sich ebenso feststellen, ob sie deshalb erfolgt, weil der Patient von der Plausibilität seines vertretenen Wunsches absolut überzeugt ist. Ferner kann dadurch herausgefunden werden, ob der Kranke sich der argumentativen Vertretung seines Anliegens deshalb verweigert, weil er sich in einer evident schwächeren Position fühlt, die schon im Vorhinein ein „Unterliegen" im argumentativen Diskussionsprozess befürchten lässt.

Lässt sich, gewissermaßen im zweiten Anlauf, auch auf diesem Weg keine Klarheit schaffen, wird sich die Frage stellen, inwieweit eine Wunschäußerung, die sich tatsächlich und bleibend jeder argumentativen Befassung verweigert, noch als ein autonomer Akt aufgefasst werden kann. Anhand der zuvor beschriebenen Begründungsansätze der Autonomie lässt sich feststellen, dass zahlreiche Auffassungen dieser Sichtweise widersprechen. Denn die argumentative Begründbarkeit stellt das Kennzeichen jedes autonomen Handelns dar. Dies zeigt sich unter anderem in der entwicklungspsychologischen Vorstellung der Autonomie als „Moral der Zusammenarbeit",[447]

---

[445] Siehe unten!
[446] Vgl. dazu Kapitel „Arzt-Patient-Beziehung"!
[447] Vgl. Piaget, 1981, zit. in: Lexikon der Bioethik, Bd. 1, Abschnitt Autonomie, 22.

weiters in Veatchs Vertragsethik, für deren Konsens die Berücksichtigung des Auffassungs- und Wertgefüges des je anderen Vertragspartners unabdingbar ist.[448] Auch in der Auffassung Malherbes, wonach erst der wahre Dialog die Autonomie als „zunehmende Menschwerdung des Menschen"[449] ermöglicht, oder in der Formulierung seines fundamentalen ethischen Imperativs, tritt diese Notwendigkeit zutage. Nicht zuletzt ergibt sich die Verpflichtung auch aus der Forderung Kants, weil der Nachweis der Sittlichkeit eines Wunsches einer Argumentation bedarf.[450] Wenn eine Person dann als autonom bezeichnet werden kann, „wenn sie ihr Leben im Einklang mit selbstgewählten Prinzipien, Regeln oder Maximen organisiert",[451] muss dies aufgrund der sozialen Einbindung auch anderen Gesellschaftsmitgliedern plausibel gemacht werden.

Wer sich damit der verpflichtenden Begründung seines Wunsches verschließt, kann zwar weiterhin auf die Erfüllung seines Wunsches beharren, wird aber schwerlich mit dem Respekt vor seiner Autonomie argumentieren können.

Zusammenfassung und Konsequenzen

Damit steht die Begründung eines Patientenwunsches innerhalb der medizinischen Grundstruktur im Mittelpunkt des Interesses. Die einvernehmliche Befassung mit den jeweiligen Argumenten stellt damit zugleich eine wirksame Prävention dar, dass die Bedeutung des Wunsches unreflektiert überdehnt wird, oder die unbesehene Erfüllung aufgrund des Selbstbestimmungsrechts eingefordert werden kann.

Dieser für eine weitere Vorgehensweise daher notwendige und effiziente Interpretationsprozess lässt es damit schwer vorstellbar erscheinen, dass die Besorgnis, die Förderung der Autonomie des Kranken verringere den Handlungsspielraum des Arztes oder zöge eine gleichsam automatische Wunscherfüllung nach sich, zu Recht besteht.

Es wird sich vielmehr gerade im Rahmen dieses Interpretationsprozesses auch die Zweiseitigkeit der Behandlungszustimmung verdeutlichen, die bislang in der „informed consent"-Problematik auf den Patienten fokussiert blieb. Wie der Arzt der autonomen Zustimmung des Patienten zur Durchführung einer bestimmten Therapie bedarf,

---

[448] Vgl. Veatch, R., Theory, 201.

[449] Vgl. Malherbe, J.F., Medizinische Ethik, 39f.

[450] „Handle so, dass die Maxime deines Willens jederzeit zugleich als Prinzip einer allgemeinen Gesetzgebung gelten könne.": Kant, Kritik der praktischen Vernunft, in: Werke, Bd. 6, 140; „Seit Kant meint moralische Selbstbestimmung keine ungebundene Autonomie, sondern eine Bestimmung des individuellen Willens, die zugleich als Gegenstand eines allgemeinen Willens gedacht werden kann.": Schockenhoff, E., Recht auf Leben – Recht zu sterben.

[451] Nida-Rümelin, J., Wert des Lebens, 847.

so benötigt auch der Patient für die von ihm gewünschte Behandlung die ebenso autonome Zustimmung des Arztes. Die tatsächliche Förderung der beiden autonomen Positionen geschieht somit in der Interpretation und nicht in der bloßen Erfüllung von Wünschen. Damit lässt sich auch bei Patientenwünschen innerhalb der medizinischen Grundstruktur zeigen, dass die Förderung der Selbstbestimmung keineswegs zu einem Behandlungsimperativ führt, beziehungsweise, dass die Patientenautonomie als oberstes Leitprinzip gemeinsamen therapeutischen Vorgehens geradezu automatisch die autonome Position der Mediziner relativieren muss.

Wenn daher gegenwärtig eine Gefahr im Sinne einer tendenziellen Wunscherfüllung nicht nur angekündigt wird, sondern tatsächlich bereits ansatzweise durchaus konkrete Auswirkungen zeigt, so ist diese, wie bereits gezeigt, überwiegend in ökonomischen und, ihnen deutlich nachgereiht, juridischen Ursachen zu finden.

Indizien dafür mögen sich bereits im sprachlichen Bereich finden. Wenn heute, bei immer noch defizitärer Autonomieposition des Kranken, diagnostische Untersuchungen ohne konkrete Indikation etwa mit dem Hinweis begründet werden, dass dies vom Patienten erwünscht oder *erwartet* werde, oder dass man sich an „Kundenwünschen" (sic!) orientieren müsse, darf dies wohl kaum dem Versuch zugerechnet werden, die Autonomie des Patienten zu fördern! Freilich ist es vorstellbar, dass die längerfristige und bereitwillige Orientierung an indikationsunabhängigen „Kundenwünschen" den Boden für weitere Begehrlichkeiten bereitet. Je länger und auch offensiver der Weg beschritten wird, desto schwerer wird sich eine Grenzziehung oder gar Verweigerung argumentieren lassen, und desto wirksamer wird sich, abseits aller übrigen Allokationsdebatten, eine ökonomisch bedingte Einschränkung der Therapiefreiheit für den Arzt auswirken.

Findet jedoch die einsetzende Emanzipation des Patienten hauptsächlich aufgrund ökonomischer Kundeninteressen und weniger aufgrund einer gemeinsam angestrebten Autonomieförderung statt, dürfen allerdings auch zukünftig vorstellbare Auswüchse aufgrund der Verstärkung des derzeitigen Trends kaum dem Ringen um eine Stärkung der autonomen Position des Patienten angelastet werden.

Weitere Patientenwünsche im medizinischen Umfeld

Schließlich lässt sich noch die Gruppe von Wünschen anführen, die die Bedürfnisse hinsichtlich der mit der Krankheit einhergehenden und auch über sie hinausreichenden pflegerischen Versorgung und Betreuung thematisieren. Eng damit verbunden sind auch jene, die allgemeine menschliche Grundbedürfnisse wie Ernährung,[452] Hygie-

---

[452] Abgesehen vom weiter unten thematisierten Zusammenhang zwischen Ernährung und Hotelfunktion.

ne oder Kontakt zum Inhalt haben. Da diese Wünsche, abgesehen von ihrer grundsätzlichen Bedeutung, die hier behandelte Grundthematik nur tangieren, soll auch nur kurz darauf eingegangen werden.

Die Untersuchungen zeigen, dass die Sensibilität der pflegerischen Gesundheitsberufe sowohl hinsichtlich der Wahrnehmung der Wünsche als auch hinsichtlich des Bemühens, ihnen nach Möglichkeit nachzukommen, wesentlich ausgeprägter ist, als jene der Ärzteschaft.[453] Dies lässt sich unter anderem mit der fortdauernden Nähe zwischen Pflegepersonen und Patienten begründen. Eine kontinuierliche Kommunikation fördert nicht nur die Möglichkeit, Wünsche zu äußern, sondern lässt aufgrund des vertrauteren Umgangs auch die Hemmschwelle für die Bedürfnisäußerung sinken. Dabei ist allerdings auch festzustellen, dass einige dieser Wünsche über ihren tatsächlichen Gehalt hinaus eine Surrogat-Funktion erfüllen, indem sie zum Beispiel eine ersatzweise Bedürfnisbefriedigung anstreben, die ihnen aufgrund einer als defizitär erfahrenen ärztlichen Kommunikation versagt geblieben ist.

Als Begründungen für die Notwendigkeit, diese Wünsche zu erfüllen, werden unter anderem die bessere Zusammenarbeit, die Förderung der zwischenmenschlichen Beziehung oder auch die ökonomischen Auswirkungen zufriedener Patienten angeführt. Ein dezidierter Hinweis darauf, dass eine Wunscherfüllung nach Maßgabe der Möglichkeiten mit der Autonomie des Patienten begründet werden könnte, findet sich jedoch selbst bei jenen Berufsgruppen kaum, die die mangelhafte Respektierung der Selbstbestimmtheit in anderen Zusammenhängen konkret ansprechen.[454]

Andererseits lassen sich auch jene Argumente, die eine mangelnde Berücksichtigung der Wünsche dieser Kategorie zu begründen versuchen, und sich insbesondere auf die Zeitknappheit, den Personalmangel, sowie auf mögliche störende Konsequenzen für den Routineablauf beziehen, in Beziehung zur Autonomie-Problematik setzen.[455] Das Wissen um die unterschiedlichen strukturellen und persönlichen Einschränkungen der Selbstbestimmung im Rahmen einer Spitalsaufnahme sollte deshalb auch dazu führen, dass, neben der Förderung der Sensibilität der Gesundheitsberufe, insbesondere durch strukturelle Maßnahmen ein Beitrag zur Verringerung des Autonomie-Defizits geleistet werden kann.

Die weiteren Wunschkategorien, die zu Beginn des Kapitels angeführt wurden, sind für die konkrete Arzt-Patient-Beziehung und

---

[453] Vgl. Grossmann, W. et al., Ethik im Krankenhausalltag, 55.

[454] So etwa im Rahmen des Projekts „Die Intimsphäre des Patienten wahren"; Poznanski, U., Schutz der Intimsphäre, 68.

[455] „Es werden dreimal mehr Faktoren aus dem Bereich der Organisation für eine eingeschränkte Wunscherfüllung verantwortlich gemacht als die Wünsche selbst."; Grossmann, W. et al., Ethik im Krankenhausalltag, 58.

insbesondere die zitierte Besorgnis zweifellos weniger von Bedeutung. Auf sie soll in der Folge daher nur insoweit Bezug genommen werden, als sie einen konkreten Einfluss auf die therapeutische Beziehung ausüben.

Wünsche von Patienten als Kunden der Institution

Wünsche, die der Patient in seiner Eigenschaft als Kunde der Institution Krankenhaus äußert,[456] beziehen sich zumeist auf den Versorgungsbereich. Studien, die Rangordnungen von Bedürfnissen der Patienten hinterfragten,[457] verweisen auf den besonderen Stellenwert, welcher dabei der Hotelfunktion einer Institution beigemessen wird.

Sowohl in früheren, als auch aktuellen Ergebnissen lässt sich ein relativ einheitliches Spektrum an Einstellungen und Ansprüchen aufweisen. Diesem Umstand liegt nach Ansicht der Autoren eine zunehmende soziale Nivellierung zugrunde.[458] Vorrangig sind dabei jene Items zu finden, die sich mit der Zimmereinrichtung und dem Essensangebot befassen.[459]

Während die Essensproblematik regelmäßig zu den kritischsten Punkten zählt, und, ungeachtet der generellen Änderung des Lebensstandards, auch über lange Zeiträume hinweg ähnlich beurteilt wird,[460] wird die Zimmerfrage zunehmend mit einer als defizitär wahrgenommenen Intimsphäre verbunden,[461] sowie bereits vereinzelt mit der Umsetzung von Patientenrechten in Verbindung gebracht.[462]

Items mit Nahebezug zum medizinischen Bereich thematisieren mehr die Quantität und Qualität der menschlichen Zuwendung, als sie konkrete medizinische Belange ansprechen. Wenig überraschend steht dabei unter den positiven Stellungnahmen die Hilfsbereitschaft der Pflegepersonen im Vordergrund.[463] Kritische Anmerkungen und

---

[456] Vgl. auch Grossmann, W. et al., Ethik im Krankenhausalltag, 52f.

[457] Vgl. etwa Institut Allensbach, Menschen im Krankenhaus. Repräsentative Umfragen über Meinungen und Erfahrungen von Patienten und Besuchern durch 3 Jahrzehnte.

[458] Vgl. Institut Allensbach, Menschen im Krankenhaus, 13.

[459] Vgl. Institut Allensbach, Menschen im Krankenhaus, 57; die Zufriedenheit hängt dabei sehr häufig von objektiven Gegebenheiten wie etwa der Unterbringung in Alt- oder Neubauten ab, die auch nicht durch gute Verwaltungsleistungen oder besonders engagiertes Bemühen von Ärzten oder Pflege beeinflusst werden können: vgl. Allensbach, 46; Allensbacher Jahrbuch für Demoskopie, 327.

[460] Seit 1958 waren die Beanstandungen gleich bleibend: Institut Allensbach, Menschen im Krankenhaus, 73.

[461] Institut Allensbach, Menschen im Krankenhaus, 74.

[462] Vgl. etwa § 17 A Wiener Krankenanstaltengesetz, (2) b): „Recht auf ausreichende Wahrung der Privatsphäre, auch in Mehrbetträumen".

[463] Allensbacher Jahrbuch für Demoskopie, 330.

Verbesserungswünsche beziehen sich vorwiegend auf Kommunikations- und Umgangsformen der Ärzteschaft. Besonders beklagt wird das als zu knapp erfahrene Zeitkontingent der betreuenden Ärzte.

Für den auffälligen Umstand, dass die medizinisch-fachlichen Aspekte in der Rangordnung von wichtigen Items weiter unten rangieren, lassen sich verschiedene Gründe finden. Eine Begründung besteht etwa darin, dass, gemäß den oftmaligen Hinweisen, die Garantie gleicher und bestmöglicher medizinischer Betreuung für alle Patienten tatsächlich als gegeben angenommen, und damit weniger hinterfragt wird.[464] Als Begründung ließe sich weiter anführen, dass die Ansprüche hinsichtlich der konkreten medizinischen Versorgung entweder nicht über ein gewisses Niveau hinausgehen oder überhaupt so lange unreflektiert bleiben, bis negative Erfahrungen dazu ermuntern. Unterstützt würde dies möglicherweise dadurch, dass der Patient den medizinischen Handlungsbereich als seinen „Wünschen" ohnehin entzogen erfährt.

Es sollte jedoch auch zu einer gewissen Nachdenklichkeit anregen, dass die Patientenwünsche häufig Grundbedürfnisse zum Inhalt haben, während Wünsche nach Aufklärung oder Einbindung in Therapieplanungen ungleich seltener geäußert werden.[465] So ließe sich beispielsweise hinterfragen, ob und inwieweit für die Äußerung der letztgenannten Wünsche eine größere Hemmschwelle besteht. Weiters bliebe zu fragen, inwieweit, und weshalb sie seitens der Gesundheitsberufe weniger wahrgenommen werden. Schließlich sollte gerade die unterschiedliche Häufigkeit der Wünsche dazu ermuntern, sich mit den dahinter stehenden Wertvorstellungen des Patienten auseinanderzusetzen.

Die in der Studie des Instituts für Ethik und Recht erhobene Selbsteinschätzung des befragten medizinischen Personals ergab, dass Patientenwünsche „im Großen und Ganzen" erfüllt würden. Der Umstand, dass gleichzeitig allerdings die Diskrepanz bestand, konkrete Vorgehensweisen angeben zu können,[466] wirft die Frage auf, inwiefern das Wissen um die Bedeutung von wesentlichen ethischen Idealvorstellungen und eine daraus erwachsende Motivation schon als so wesentlicher Fortschritt betrachtet werden, dass mangelhafte Konsequenzen im konkreten Alltag nicht mehr so realistisch eingeschätzt werden.

Die Inhalte dieser Kategorie von Wünschen weisen auf den ersten Blick wenig Relevanz zur medizinischen Thematik auf.

Indem jedoch die Zufriedenheit zum Wohlbefinden beiträgt, sind sie auf diesem Umweg als Faktor auf dem Weg zur Heilung[467] auch für den konkreten Therapieverlauf von Bedeutung. Damit sollte auch die

---

[464] So auch z.B. Grossmann, W. et al., Ethik im Krankenhausalltag, 59.

[465] Vgl. ebd.

[466] Vgl. Grossmann, W. et al., Ethik im Krankenhausalltag, 59.

[467] Vgl. Piel, E., Wie gut ist der Ruf der deutschen Krankenhäuser?, 133.

Intention, diese Wünsche wahrzunehmen, und nach Möglichkeit zu erfüllen, über die erwarteten ökonomische Vorteile, die aus einer „Kundenzufriedenheit" resultieren könnten, hinausreichen. Die Konzepte für den Umgang mit diesen Wünschen sollten daher nicht bloß von Krankenhausökonomen und Öffentlichkeitsreferenten erarbeitet werden.

Wünsche als Ausdruck gelingenden Lebens

Schließlich sei noch kurz auf jene Vorstellungen und Bedürfnisse Bezug genommen, die im Zusammenhang mit den je eigenen Erwartungen des Patienten von gelingendem Leben stehen, insoweit sie nicht bereits in der Form eines unbedingten Behandlungsimperatives zur Sprache gekommen sind.[468]

Diese Bedürfnisse, in denen sich das Selbstverständnis des Menschen und seine lebensgeschichtlich bedingte Position ausdrücken, stehen in enger Beziehung zu seinen Wertungsvorstellungen. Sie können, losgelöst vom aktuellen Befinden und dem gegenwärtigen Zustand, sowie ungeachtet der übernommenen Krankenrolle, Auswirkungen für die konkrete medizinische Alltagssituation haben und Einfluss auf die aktuellen Entscheidungsprozesse ausüben.[469]

Freilich muss gerade in diesem Zusammenhang einer zunehmenden Erwartungshaltung mancher Patienten sowie einigen sozialromantischen Auffassungen der Gesellschaft eine Absage erteilt werden. Denn der Dienst der Gesundheitsberufe sowie das Grundverständnis der Institutionen bleiben immer noch und vorwiegend auf den Beitrag zur Gesundheitsdienstleistung ausgerichtet.[470] Es ist davor zu warnen, dass dieser Dienst und das Selbstverständnis der Institution im Hinblick auf einen immer weiter expandierenden Gesundheitsbegriff überdehnt werden.[471]

Je mehr dieser Begriff nämlich von seinen medizinischen Grundbedingungen losgelöst wird, und etwa soziologische, oder gesellschaftspolitische Kriterien den Inhalt bestimmen, desto weniger wird der Arzt, schon allein aus Ausbildungsgründen, die ihm unter dem Deckmantel medizinischer Notwendigkeiten gestellten Ansprüche

---

[468] Vgl. etwa die Erwartung, durch eine medizinisch nicht indizierte Behandlung einem geglückten Leben näher zu kommen: siehe „Beispiel ‚Schönheitschirurgischer Eingriff'"!

[469] Die Auswirkungen der Wertehierarchie des Patienten auf Entscheidungsprozesse sowie die Auswirkungen der Krankheit auf das persönliche Wertgefüge werden im Kapitel „Aufklärung" ausführlich besprochen.

[470] Vgl. Peintinger, M., Aufklärung in der Medizin, 4.

[471] „Gesundheit ist alles, und alles ist Gesundheit: von ‚Gesundheit' zu sprechen stellt heute für uns eine der besten Arten dar, Glück zu bezeichnen und einzufordern.": Herzlich, C., Soziale Repräsentationen, 298.

erfüllen können. Dies jedoch führt in der Folge nur zu weiteren und sicheren Enttäuschungen für beide Partner.[472]

Indem die Gesellschaft unreflektierend bereit ist, weitere Konflikte, die sich aus der Lebensbewältigung ergeben, zu „medikalisieren",[473] und korrespondierend dazu die Bereitschaft der medizinischen Experten besteht, diese, zu „Krankheiten" umdefinierten Zustände in den eigenen Wirkungsbereich hereinzuholen, droht die Gefahr, dass die gesellschaftliche Entwicklung immer mehr in Richtung „therapeutischer Staat"[474] vorangetrieben wird.

Gerade aus einer immer weiter expandierenden institutionalisierten Betreuungskompetenz und einer generell zunehmenden, freiwilligen „Expertenhörigkeit" erwächst leicht die neue Gefahr einer entmündigenden Fürsorglichkeit, und damit einer neuen Form eines *staatlich geförderten Paternalismus*. Dieser aber kann der Patientenautonomie nur abträglich sein. Denn indem die Gesellschaft diese Kompetenz, aufgrund des dafür notwendigen Subsidiaritätsprinzips an die Ärzte delegiert, wird auch die Ärzterolle verändert. Dies wirkt sich in der Folge auf die konkrete therapeutische Beziehung und das ärztliche Verhalten aus. Damit könnte ein neues Spannungsfeld zwischen einer professionalisierten und durch das Expertentum begründeten Fürsorge und dem Willen des Patienten entstehen.

Der Umgang mit diesen Wünschen

Abgesehen von jenen aus dem Lebenskontext abgeleiteten Bedürfnissen, die als konkrete Wünsche im Zusammenhang mit der Erkrankung und Pflege geäußert werden, oder die den Horizont und die Inhalte von „Kunden"-Wünschen an die Institution bestimmen, ist zu klären, wie die therapeutisch Verantwortlichen auf diese Wünsche reagieren sollen.

Vorausgeschickt werden muss dabei, dass sich diese Wünsche, obwohl sie in enger Beziehung zum aktuellen therapeutischen Geschehen stehen können, jedoch grundsätzlich und ungeachtet einer gesellschaftlichen Überdehnung des Gesundheitsbegriffes zunächst außerhalb der medizinischen Grundstruktur befinden.[475] Wie schon

---

[472] Nicht zuletzt auch aus diesen Gründen ist es zu bedauern, dass selbst im Rahmen des neuen Wiener Medizin-Curriculums, das immerhin erstmals eine verpflichtende Befassung mit Medizinethik vorsieht, kaum Zeit für die Behandlung der philosophischen Grundlagen des ärztlichen Handelns vorgesehen ist!

[473] Vgl. Illich, I., Die Nemesis in der Medizin.

[474] Vgl. die auf Thomas Szasz zurückgehend Formulierung, zit. in: Springer, Ethik in der Psychiatrie, 259. Diese Entwicklung zeigt auf dem Sektor der Psychiatrie schon längere Zeit deutliche Auswirkungen.

[475] Als typisches Beispiel lässt sich etwa der Wunsch anführen, der darin besteht, selbst den Sterbeort auszuwählen.

im Zusammenhang mit dem absoluten Behandlungsimperativ festgestellt, beruht damit sowohl die Auseinandersetzung mit ihren Inhalten, als auch die Mitwirkung an einer Erfüllung auf einer freien
und autonomen Entscheidung des Arztes.

Da in Wunsch und Wunschbehandlung vorwiegend Wertvorstellungen thematisiert werden, bedarf es, analog zum relativen Behandlungsimperativ, ebenso eines Interpretationsprozesses, damit die den
Intentionen und Motiven zugrunde liegenden Präferenzen und Werte
erfasst werden können.

Da Wünsche dieser Art häufig von Patienten im Spätstadium lebensbegrenzender Erkrankungen geäußert werden, sind die Erfahrungen, die im Zuge dessen auf dem palliativmedizinischen Sektor
gewonnen wurden,[476] von Interesse. Dabei zeigt es sich, dass sich die
Wünsche, ungeachtet des zur Beantwortung mitunter benötigten wis-
senschaftsmedizinischen Fachwissens, wesentlich häufiger an die
Betreuungskompetenz als an die Behandlungskompetenz des therapeutischen Partners wenden.

Mit diesem Aspekt wird deutlich, dass es Situationen gibt, in denen
der Arzt konkret als Mitmensch angesprochen wird und seine Fähigkeit zu helfen dabei nicht vorrangig auf seine wissenschaftliche
Kompetenz zurückgeführt werden kann. In dem Maß, in dem die
Beziehung damit aus der Engführung der Rollenbilder „Patient–Arzt"
herausgeführt, und in Richtung „Mensch–Mitmensch" erweitert
wird, ergeben sich zusätzliche beachtenswerte Aspekte.

Zunächst werden Entscheidungen in diesem Zusammenhang wesentlich deutlicher als sonst die Wertungsvorstellungen des Arztes
sichtbar machen und die persönlichen Motive und Werthaltungen
verdeutlichen. Daraus lässt sich die ethische Forderung ableiten, dass
der Arzt seine, beziehungsweise die gemeinsam getroffenen Entscheidungen weder allein auf seinen Expertenstatus zurückführen
darf, noch sich dabei bloß der einschlägigen wissenschaftlichen Vorstellungen und Parameter bedienen kann. Ferner ist zu fordern, dass
auch die Argumente über den Fachbereich hinausreichen, und die
persönlichen Präferenzen in persönlichem Ausdruck deutlicher sichtbar gemacht werden, statt dass sie hinter naturwissenschaftlichen
Informationen versteckt werden.

In der Bereitwilligkeit, in diesem Gespräch, sowie darüber hinaus,
nicht vorwiegend als Experte mit Behandlungsauftrag, sondern als
Mitmensch mit Betreuungskompetenz zur Verfügung zu stehen, liegt
auch die Zustimmung, dass die eigene Position im Interpretationsprozess einer Bewertung ausgesetzt wird. Daraus folgt weiters, dass eine
Entscheidung, die gegen die Überzeugung des Arztes getroffen wird,
nicht einfach als Infragestellung des Experten verstanden werden
darf, und der Therapeut sich deshalb „gekränkt" abwendet.

---

[476] Vgl. etwa den Umgang mit Wünschen in: Huseboe, S., Palliativmedizin.

Im Wissen um die vorrangige Bedeutung der Wertungsvorstellungen entsteht auch die freiwillige Selbstbeschränkung, den rein medizinischen Argumenten nicht schon grundsätzlich ein größeres Gewicht beizumessen, sondern sie nur als Beitrag zur Einschätzung der Gesamtsituation zu verstehen.

Nur die Wünsche, die sich mit den tatsächlichen medizinischen Gegebenheiten als zunächst völlig unvereinbar erweisen und bei denen auch im Interpretationsprozess keine andere integrierbare Botschaft identifiziert werden kann, fordern die Expertenmeinung dezidiert heraus. Jedoch genügt es auch dabei nicht, die entsprechenden Argumente im Binnenbereich der Wissenschaft abzuhandeln. Vielmehr besteht die Verpflichtung, sie bereitwillig in das Spannungsfeld der Wertungsvorstellungen einzubringen, da gerade in diesem konkreten Zusammenhang, anders als bei den bislang besprochenen Kategorien, tatsächlich die Möglichkeit besteht, dass die besten wissenschaftlich fundierten Begründungen manchen wertorientierten Gegenargumenten unterliegen können.[477]

Zur Reflexion über die lebensgeschichtlich begründbaren Wertvorstellungen zieht der Patient grundsätzlich alle dazu bereiten Menschen auch außerhalb der Gesundheitsberufe heran.

Der Vorteil, der dabei in der Einbeziehung von Vertretern der Gesundheitsberufe besteht, liegt in deren Erfahrung aus früheren, ähnlich verlaufenden Situationen. Die ebenso professionelle wie menschliche Unterstützung, wenn einzelne Symptome im Hinblick auf als unverzichtbar angesehene Werte gewichtet werden sollen, und wenn eine ständige Neuordnung zentraler Bedürfnisse angesichts der schmerzvoll erlebten fortschreitenden Einschränkungen erforderlich ist, stellt eine unverzichtbare Hilfe zur Bewältigung der unheilvoll erfahrenen Situation dar.

So wird, um an die vorherigen Gedanken anzuknüpfen, tatsächlich auch eine Form von „Lebenshilfe" in dieser schwierigen und möglicherweise letzten Lebensphase geleistet werden können, die sich dabei nicht automatisch von einem, durch die Gesellschaft überdehnten, Gesundheitsbegriff ableiten lässt. Erst wenn ausreichend Klarheit bezüglich der aufgrund der Situation geänderten Präferenzen besteht, können möglicherweise notwendige Entscheidungen zur Befriedigung von Bedürfnissen getroffen werden.

Da diese Neuorientierung als Vorleistung verstanden werden kann, damit wieder Entscheidungen in Kongruenz zu den als bedeutsam erkannten Werten ermöglicht werden, lässt sich diese Hilfe somit als Förderung der Autonomiekompetenz des Patienten verstehen. Diese

---

[477] So wird beispielsweise der unbedingte Wunsch, „zu Hause sterben zu wollen", insoweit er von einer auch hinsichtlich der Folgenabschätzung kompetenten Person vertreten wird, vielleicht an betreuungsspezifischen, selten jedoch an medizinischen Auffassungen scheitern können.

Form von Lebenshilfe jedoch ist tatsächlich im Heilungsauftrag enthalten, ungeachtet dessen, wie wenig sie womöglich auch als solche wahrgenommen wird.

Zusammenfassung

Wie sich anhand der Auflistung der verschiedenen Kategorien von Wünschen, einschließlich der Begründungen für einen Umgang mit ihnen zeigen ließ, erscheint es damit in absehbarer Zeit kaum vorstellbar, dass tatsächlich die Gefahr bestünde, die Behandlung von Patientenwünschen als Ausdruck der Förderung der Selbstbestimmung lasse die Mediziner zu willenlosen Erfüllungsgehilfen werden.

Der unterschiedliche Umgang mit Wünschen läßt zudem auch unterschiedliche Begründungen zu, ohne dabei, gewissermaßen als ultima ratio die sittliche Selbstverpflichtung als Regulativ einmahnen zu müssen. Die entsprechenden Bedenken, die weit öfter als negative Folge einer fortschreitenden Selbstbestimmung denn als ökonomisch induzierte Selbstverpflichtung der Ärzteschaft formuliert wurden und von einer weiteren Autonomieförderung abraten, können damit in dieser Form tatsächlich nicht länger aufrechterhalten werden. Die damit aber wegfallende Begründung einer „Gefahrenabwehr" sollte daher vielmehr dazu ermutigen, an der Entwicklung von Konzepten mitzuwirken, beziehungsweise bereits bestehende Strategien zu unterstützen, die zu einer weiteren Förderung der Selbstbestimmung des Patienten beitragen könnten.

Exkurs: Sonderfall Sterbewunsch

Unter allen Wünschen, die im Rahmen von konkreten therapeutischen Beziehungen, sowie innerhalb jeder medizinischen Versorgungsstrukturen geäußert oder direkt an den Arzt herangetragen werden, nimmt der Wunsch nach der *Hilfe zum Sterben*, also der Wunsch nach aktiver Sterbehilfe einen besonderen Platz ein.[478]

Dieser Wunsch verdient, ungeachtet der Tatsache, dass er gegenwärtig in Österreich wenig geäußert und die Diskussion darüber kaum geführt wird, schon deshalb besondere Aufmerksamkeit, da er von Kritikern einer weiteren Autonomieförderung häufig als typische Konsequenz angesehen wird, und damit die eigentliche Selbstbestimmungsdebatte verzerrt.

Dabei darf aus der fehlenden öffentlichen Diskussion nicht geschlossen werden, dass dieser Wunsch im geschützten und deshalb

---

[478] Die Frage, inwieweit der Patient tatsächlich zu sterben wünscht, oder bloß signalisiert, dass er auf diese Weise „nicht mehr weiterleben" wolle, kann hier nicht näher besprochen werden.

weniger beobachtbaren Raum der therapeutischen Beziehung nicht dennoch thematisiert und möglicherweise mitunter auch erfüllt wird. In den Diskussionen nahmen die ethischen Begründungen bislang häufig auf die sittliche Verantwortung des Patienten Bezug. Diese, so wurde zumeist eingewandt, könne gerade bei den Sterbewünschen nicht nachgewiesen werden, weil dabei die Auswirkungen für die Gesellschaft nicht verantwortungsvoll mitbedacht würden und damit die Kant'sche Forderung nach Verallgemeinerungsfähigkeit nicht erfüllt werde. Ebenso klingt eine vorwiegend sozial verstandene Mitverantwortung in einer weiteren, modernen Begründung an. Diese bestätigt zwar jedem Menschen das grundsätzliche Recht auf einen in dieser Hinsicht „moralisch beliebigen Umgang", verweist jedoch zugleich auf eine soziale Mitverantwortung, etwa aufgrund von berechtigten Interessen der Angehörigen.[479]

So gebräuchlich die auf Kant basierende Argumentation ist, lässt sich doch fragen, ob sie nicht nur auf der theoretischen Ebene von Bedeutung ist. Die Erfahrung lehrt nämlich, dass bei Menschen in extremen Lebenssituationen die Sensibilität für die sittliche Selbstverpflichtung verständlicherweise seltener ins Blickfeld gerät, oder gerade dann als so zwingend erlebt wird, um ein tatsächliches Gegengewicht zum aktuellen Erlebnis existentieller Not darzustellen und als handlungsleitend empfunden zu werden.

Zudem erhebt sich die Frage, ob der Appell an eine sittliche Selbstverantwortung in der konkreten Leidensituation nicht häufig schon deshalb eine Überforderung des Menschen darstelle, wenn sie in den vorangehenden Lebensphasen nicht kontinuierlich eingeübt worden sei.

Weitere Gegenargumente verweisen vorwiegend auf einen durchaus kontrovers diskutierten Vertrauensverlust,[480] des Arztes. Auch

---

[479] „Der Umgang mit dem eigenen Leben mag aus einem modernen Verständnis heraus für sich genommen moralisch beliebig erscheinen. Sobald die Interessen anderer Personen – etwa Angehörige und speziell Kinder – in den Blick kommen, entstehen Verantwortlichkeiten, die sich auch auf Entscheidungen beziehen, die die eigene Lebensdauer beeinflussen können.": Nida-Rümelin, J., Der Wert des Lebens, 842f.

[480] Im Unterschied zu den gebräuchlichen Argumentationen gegen die Sterbehilfe finden sich auch solche, die in der ärztlichen Ablehnung, Sterbehilfe zu leisten, einen Vertrauensverlust erwarten. So sieht etwa Wiesing einen Vertrauensverlust dann gegeben, wenn Patienten die ärztliche Ablehnung eines Wunsches aufgrund des ärztlichen Standesverbotes als mangelnde Akzeptanz ihrer Wünsche interpretieren: Wiesing, U., Ist aktive Sterbehilfe unärztlich?, 243. Vgl. dazu Schöne-Seifert, B., Ist Assistenz zum Sterben unärztlich?, 113f. Eine ähnliche Argumentation vertritt auch Kimsma, wenn er davon spricht, dass sich der Arzt gerade im Zustand größter Not zurückziehe, bzw. dass der Patient nicht darauf vertrauen könne, dass in solchen Zuständen der Arzt seine Berufsschranken vor das Wohl des Patienten stelle (persönliche Mitteilung).

von einer „Gefährdung der ärztlichen Funktion" wird in diesem Zusammenhang gesprochen,[481] weiters von der Gefahr einer charakterverändernden Wirkung auf die Ärzte[482] oder dem zu Recht kritisch kommentierten Traditionsargument.[483]

Gesetzliche Verbote

Als zentrales Gegenargument schlechthin wird jedoch zumeist automatisch die gegenwärtige Gesetzeslage angeführt, die dieses Vorgehen verbietet.

So sehr dies zutrifft, und so sehr auch die entsprechenden Vorschriften generell zu begrüßen sind, bleibt doch zu fragen, ob nicht ausreichend ethische Gründe innerhalb des eigenen medizinischen Bereiches zu finden wären, die – gleichgültig, ob pro oder kontra – zur Klärung des Problems beitragen könnten.

Denn die bloß automatische Erfüllung von Rechtsnormen, einschließlich der möglichen problematischen Auswirkungen, stellt gerade im medizinischen Bereich wohl keine befriedigende Handlungsanweisung und keine Hilfe für eine Verhaltensbegründung dar, die über einen „Dienst nach Vorschrift" hinausreicht und dem Patienten gerecht werden könnte. Auch würde es die Suche nach Konzepten im eigenen Bereich verhindern und die Bedeutung der ethischen Normen aushöhlen. Zudem wird damit letztlich auch die Entscheidungskompetenz teilweise nach außen verlagert. Handlungsleitend bleibt dann die Rechtsnorm, der sich die Medizin beugt. Überdies lässt sich anhand der Beispiele von den Niederlanden und Belgien zeigen, dass nicht grundsätzlich darauf vertraut werden darf, dass eine gegenwärtig gültige Rechtslage auch bestehen bleiben muss. Spätestens vor einer möglichen gesetzlichen Änderung sollte jedoch im binnenmedizinischen Bereich die ethische Diskussion über die Problematik bereits abgeschlossen sein.

Binnenmedizinische Begründung für die Ablehnung des Wunsches

Aus dem bereits vorgestellten Konzept des möglichen Umgangs mit Wünschen lässt sich eine Begründung für die Ablehnung des Wunsches nach aktiver Sterbehilfe gewinnen. Diese könnte möglicherweise auch jenen einsichtig erscheinen, die den Verweis auf die

---

[481] „Die Rolle des Tötens darf dem Arzt nie zufallen, sie würde seine eigentliche Funktion gefährden, vielleicht vernichten.": Gerok, W., Grundlagen und Grenzen der wissenschaftlichen Medizin, 38.

[482] Vgl. Zitat von K.M. Foley im New England Journal 336 (1997) 54–58, in: Schöne-Seifert, B., Ist Assistenz zum Sterben unärztlich?, 116.

[483] Vgl. Schöne-Seifert, 113.

sittliche Selbstverpflichtung in solchen konkreten Situationen entweder als zu lebensfremd oder als unzumutbar empfinden.

Ein Wunsch nach aktiver Tötung kann zwar nach alltäglichem Sprachgebrauch als „Hilfe" im weitesten und unreflektierten Sinn des Wortes verstanden werden und wird selbst von einzelnen Ärzten mitunter als letztmögliche medizinische Hilfe zu rechtfertigen versucht.[484] Dabei werden die Argumentationen aus dem Rollenbild des Arztes als „Helfer und Heiler" entwickelt.[485] Wenn schon die Funktion des „Heilers" angesichts einer deletären Situation unmöglich sei, sollte – wenn auch in sehr einschlägiger Weise – zumindest der Dienst des „Helfers" wahrgenommen werden können.

Die Antwort innerhalb des medizinischen Kontextes geht daher auch zugleich auf beide Aspekte – Hilfe und Heilen – ein. Sie lautet, wie folgt: Erstens, eine Tötung kann *niemals* als *therapeutische* Handlung angesehen werden, da das intendierte Behandlungsziel außerhalb jeder medizinischen Grundstruktur liegt.[486] Zweitens, lässt sich eine *Hilfe* nach menschlichen Maßstäben kaum begründen.

Die Bewertung der Handlung scheint nämlich auf einen ähnlichen Fehler zu basieren, den der englische Philosoph Ryle bereits 1990 im Zusammenhang mit Lebensqualitätsbewertungen treffend als „Kategorienfehler" bezeichnete.[487]

Geht man von der Überlegung aus, dass Hilfe aus der allgemeinen Intention entsteht, eine Situation verbessernd zu verändern, so lässt dies, abgesehen von moralischen Urteilen, zumindest eine deskriptive Wertung erkennen. Sowohl die Bewertung der Intention als auch des Ergebnisses stehen dabei in enger Beziehung zu menschlichen Erfahrungen, anhand derer Erfolg oder Misserfolg erst tatsächlich bewertet werden können. Im Falle der aktiven Sterbehilfe wird jedoch zur Verbesserung einer Situation eine „Hilfe" erwartet oder angeboten, deren Ergebnis, nämlich der Tod, auf eine Bezugsgröße zurückgreift, die außerhalb der erfahrungsabhängigen Beurteilungsmöglichkeit liegt. Damit wird versucht, eine *Situation im Leben* mit der *Alternative Tod* in Beziehung zu setzen, also die Kategorie der Qualität mit der Kategorie der Substanz zu vergleichen, was letztlich

---

[484] Vgl. Kimsma, G., Euthanasia and Dying, 137–148.

[485] Vgl. Barolin, G.S., Aufklärung, 57f.

[486] Damit können auch alle Versuche zurückgewiesen werden, die aktive Sterbehilfe tatsächlich als medizinische Handlung beschreiben. Dies betrifft bereits Autoren am Beginn des 20. Jahrhunderts: K. Binding und A. Hoche bezeichneten die Tötung von unheilbaren Kranken als „reine Heilbehandlung", in: Binding, K., Hoche, A., „Die Freigabe der Vernichtung lebensunwerten Lebens", 17f.

[487] Ryle, G., The Concept of Mind, London (1990) 23ff. Meran verweist auf den Kategorienfehler im Zusammenhang mit der Bewertung von Lebensqualität: Meran, J.G., Ethische und rechtliche Aspekte von Patientenverfügungen, 112.

nur zu einer sinnlosen Aussage führt.[488] Indem sich daher das Ergebnis der Handlung, nämlich der Tod des Menschen, folglich nicht mit dessen vorher bestehendem Leidenszustand vergleichen lässt, stellt sich die Frage, inwieweit der Terminus „Hilfe" damit nicht eigentlich unbegründbar wird.

In ähnlicher Weise lässt sich die Begründung entwickeln, wenn über einen „allgemeinen" Hilfsbegriff hinaus auf konkrete medizinische Aspekte Bezug genommen wird. Das ärztliche Handeln ist innerhalb einer medizinischen Grundstruktur zwischen den Pfeilern „Indikation" und „Behandlungsziel" festgelegt, und wird durch die Aufgaben des Arztes beschrieben.[489]

Die Behandlungs*ziele* definieren sich – unter Beachtung der Selbstbestimmung – in der Heilung, Genesung oder Linderung eines Zustandes, in einer Besserung und Wiederherstellung, sowie im engsten Sinn in einer „Symptomenkontrolle". Selbst in jenen Fällen, in denen unter Einsatz aller medizinischen Möglichkeiten eine Symptomenkontrolle, gewissermaßen als niedrigste Stufe einer Besserung, unerreichbar bleibt und eine Sedierung des Patienten als ultima ratio erforderlich wird,[490] bleibt das intendierte Behandlungsziel, nämlich die Besserung des Zustandes, noch innerhalb des medizinischen Rahmens bestehen. Alle beschriebenen Behandlungsoptionen stehen damit innerhalb des nach Ryle begründbaren Erfahrungsrahmens.

Fällt aber mit der Tötung ein „Behandlungsziel" aus diesem Rahmen heraus, lässt sich auch eine Indikation für das Handeln nicht

---

[488] „Ein derartiger Nonsens der Sprache entsteht immer dann, wenn auf bestimmte Fragen so geantwortet wird, als wäre eine andere Frage gestellt worden.": Ryle, G., The Concept of Mind, 24.

[489] „Aufgabe des Arztes ist es, unter Beachtung des Selbstbestimmungsrechts des Patienten Leben zu erhalten, Gesundheit zu schützen und wiederherzustellen sowie Leiden zu lindern und Sterbenden bis zum Tod beizustehen.": Deutsche Bundesärztekammer, Entwurf der Richtlinie der Bundesärztekammer zur ärztlichen Sterbebegleitung und den Grenzen zumutbarer Behandlung, in: Deutsches Ärzteblatt 94 (1997) C-988f.

[490] Vgl. die „terminale Sedierung", die in den USA z.B. von der Bundesärztekammer als ultima ratio für terminale Patienten bei unstillbaren Schmerzen gesehen wird: American Hospital Association. Brief at 6, Washington v. Glucksberg, 117. S.Cr. 2258 (1997, zit. v. D.Orentlicher). Auf diese Möglichkeit wird auch, ungeachtet eines diesbezüglichen Wunsches, in Österreich immer öfter zurückgegriffen. Allerdings ist auch hier die Intention genau zu prüfen. So stellt sich etwa die Frage, inwieweit in der terminalen Sedierung eine bloß passiv aussehende Tötung verborgen liegt, wenn gegebenenfalls ein Ernährungsbedarf weniger durch die Erkrankung als durch die primäre Sedierung entsteht: vgl. Analyse von D. Orentlicher, The Supreme Court and Physician Assisted Suicide. Rejecting Assisted Suicide but Embracing Euthanasia, in: New England Journal of Medicine 337 (1997) 1236–1239.

weiter aufrechterhalten. Denn der Handlungsappell, der in der Indikation, nachdem diese im Rahmen eines wertorientierten Aufklärungsprozesses mit dem Patienten „individualisiert" wurde,[491] aufzufinden ist, bedarf ja der unmittelbaren Verbindung zu den intendierten Zielen. Lassen sich damit weder eine Indikation noch ein Behandlungsziel innerhalb der medizinischen Grundstruktur feststellen, kann auch nicht von einer ärztlichen oder therapeutischen Handlung gesprochen werden.

In diesem Sinne ist auch Wiesings Stellungnahme problematisch. Indem er mit Rückgriff auf den Begriff des Vertrauens als Voraussetzung für ein gedeihliches Miteinander zwischen Arzt und Patient zunächst die Beachtung der ärztlichen Prinzipien auflistet, um dann zu zeigen, dass er diese durch eine allfällige aktive Sterbehilfe gerade nicht verletzt sieht, wirkt dies, als ging es darum, die Qualität einer als *ärztlich* anerkannten Handlung zu beschreiben.

Der Beweis für das Vorliegen des Ryle'schen Kategorienfehlers zeigt sich dabei, wenn er mit Bezug auf die einzelnen Prinzipien und im Hinblick auf die Leidenslinderung etwa schreibt, dass auch „... eine aktive Sterbehilfe im Vergleich zur erlaubten passiven Sterbehilfe durchaus Leiden lindern kann ..."[492]

---

[491] Vgl. Kapitel „Aufklärung".

[492] Wiesing, Ist aktive Sterbehilfe unärztlich?, 240f; Da das Handlungsziel bei der aktiven Sterbehilfe eindeutig außerhalb der medizinischen Struktur steht, ist auch die Forderung Hoersters, dass die Durchführung der aktiven Sterbehilfe nach Art eines „Sterbehilfe-Monopols" speziell dem Arzt vorbehalten bleiben müsse, anders zu bewerten (Ethische Überlegungen zur Sterbehilfe. *Aufklärung und Kritik*, Jg. 2, Sonderheft 1, 26; vgl. Koch, H.G., Aktuelle Rechtsfragen, 231; vgl. Ganthaler, H., Neumaier, O., Anfang und Ende des Lebens, 192f). Hoersters weitere Forderung, wonach aktive Sterbehilfe zumindest „mit Ermächtigung eines Arztes durchgeführt" werden solle, erscheint dabei in vielerlei Hinsicht noch fragwürdiger; aus den gleichen Gründen lässt sich auch die im November 2000 erfolgte gesetzliche Regelung der aktiven Sterbehilfe in den Niederlanden kritisieren (Gesetzes zur Sterbehilfe: Erste Kammer der Generalstaaten, Gesetz zur „Überprüfung bei Lebensbeendigung auf Verlangen und bei der Hilfe bei der Selbsttötung ...", insb. Kapitel II, Sorgfaltskriterien, Artikel 2, Punkt f: „1. Die Sorgfaltskriterien im Sinne von Artikel 293, Absatz 2 Strafgesetzbuch beinhalten, dass der Arzt ... die Lebensbeendigung *medizinisch sorgfältig* ausgeführt hat." [kursive Hervorhebung: MP]). Die Intention, damit Missbräuche zu vermeiden, oder einen aufgrund unsachgemäßen Handelns größeren Schaden oder qualvollen Todeskampf zu verhindern mag plausibel sein (vgl. Hoerster: „Durch alle drei Formen der Sterbehilfe kann der Tod des Patienten im Einklang mit seinem Wunsch am kompetentesten und sichersten durch einen Arzt herbeigeführt werden.": Hoerster, N., Sterbehilfe im säkularen Staat, 181). Jedoch wird dabei das pharmakologische Expertenwissen mit dem ärztlichem Handlungsverständnis verwechselt (vgl. Hoerster: „... kann der Arzt am besten jene Art der Sterbehilfe wählen und in wirksamer Form anwenden, die dem Wunsch des sterbewilligen Patienten im einzelnen entspricht.": Hoerster, Sterbehilfe im säkularen Staat, 174f). Diesem ärztlichen Handlungsverständnis käme noch am ehesten

Die Ablehnungsfront gegenüber der Forderung nach aktiver Sterbehilfe ist, wie bekannt, breit angelegt. Bemerkenswert allerdings scheint dabei die Tatsache, dass sich kaum Stellungnahmen finden lassen, die eine aktive Sterbehilfe ebenfalls grundsätzlich als *keine* ärztliche Handlung ansehen.

Explizit dazu zu rechen ist beispielsweise der schon 1986 erstellte Deutsche Alternativentwurf zur Sterbehilfe.[493] Die generellen Bedenken der ihn verfassenden Juristen und Mediziner, deren Grundintention eigentlich in einer Strafaussetzung in Extremsituationen bestand, rekurrierten dabei unter anderem auf eben diese Sichtweise, wenn betont wird, dass sich Sterbehilfe „im zwischenmenschlichen Jedermanns-Bereich und nicht in einem Behandlungsverhältnis"[494] abspielt. Auch die Deutsche Gesellschaft für Chirurgie, die schon 1979 eine „Resolution zur Behandlung Todkranker und Sterbender" verfasste und damit den Boden für Erklärungen der Bundesärztekammer bereitete, bezog sich auf diese Sichtweise, wenn sie erklärte, dass aktive Sterbehilfe nicht zum „Inhalt des ärztlichen Behandlungsauftrages" gehören könne.[495]

Die Mehrzahl der übrigen Exponenten, die die ärztliche Sterbehilfe ebenso ablehnen, wie beispielsweise die Schweizer Akademie der Wissenschaften,[496] die Österreichische Ärztekammer und die deutsche Bundesärztekammer,[497] oder der Weltärztebund,[498] verweisen jedoch, wie bereits festgestellt, viel mehr auf die drohenden Konsequenzen, die aufgrund einer aktiven Sterbehilfe durch den Arzt zu erwarten wären. Insbesondere wird dabei auf den schädlichen Einfluss auf die Arzt-Patient-Beziehung,[499] oder auf die Unvereinbarkeit

---

der Fall nahe, wenn das Hilfersuchen des Patienten in einer Bitte um eine Beratung bestünde, in der die umfassende Darstellung des (medizinischen) Zustandsbildes einschließlich prognostischer Überlegungen zur Grundlage für eine Entscheidung dient. (Dies entspricht etwa auch dem im NL Gesetz in Kapitel II Artikel 2 unter Punkt c aufgelisteten Sorgfaltskriterium der Information des Patienten über seinen Zustand und seine Aussichten.)

[493] Baumann, J. et al., Alternativentwurf eines Gesetzes über Sterbehilfe (AE-Sterbehilfe), Stuttgart, 1986.
[494] Alternativentwurf, 35f.
[495] Diese Resolution wurde zuletzt im April 1996 im Rahmen des 113. Kongresses der Gesellschaft als Entwurf mit dem Titel „Leitlinie zum Umfang und zur Begrenzung der ärztlichen Behandlungspflicht in der Chirurgie. Eine Stellungnahme der Deutschen Gesellschaft für Chirurgie zu Therapiebegrenzung und ärztliche Sterbebegleitung" ergänzt und veröffentlicht.
[496] „Medizin-ethische Richtlinien für die ärztliche Betreuung sterbender und zerebral schwerst geschädigter Patienten", 5.
[497] Vgl. Grundsätze der Bundesärztekammer zur ärztlichen Sterbebegleitung, 1998.
[498] Im Rahmen seiner 44. Generalversammlung 1992. Vgl. Bericht des Deutschen Ärzteblattes 89, 2367f.
[499] So etwa Lasch, der verheerende Beziehungsfolgen befürchtet: „... der Tod auf

zu den Verpflichtungen, die aus dem bestehenden Rollenethos erwachsen,[500] verwiesen. Damit entsteht jedoch ebenso der Eindruck, als wäre die Tötung als intendiertes Behandlungsziel bereits grundsätzlich akzeptiert, jedoch bedürfte es aufgrund der zu erwartenden Folgen moralischer Barrieren, um die Ausübung der *ärztlichen* Handlung zu verhindern.

Auch Hoersters Versuch, eine Analogie zur Abtreibungsproblematik zu konstruieren,[501] um daraus Argumente für eine ärztliche Sterbehilfe abzuleiten und zugleich eine unterschiedliche Handhabung der ärztlichen Standesmoral anzuprangern,[502] schlägt anhand des innermedizinischen Begründungsversuches fehl. Denn abgesehen von einer grundsätzlichen moralischen Fragwürdigkeit dieses Handelns wird gerade im Hinblick auf eine Schwangerschaftsunterbrechung die Einbettung in die medizinische Grundstruktur vorangetrieben, etwa indem häufig „soziale Indikationen" ins Treffen geführt werden. Da diese zumeist, und zwar unabhängig von moralischen Bewertungen und häufig auch psychologischen Folgenabschätzungen, auf ein besseres aktuelles oder zukünftiges Lebensszenario der Schwangeren abzielen, steht damit auch das explizit am Interesse der Schwangeren orientierte Behandlungsziel als „Heilungsmaßnahme" im weitesten Sinn innerhalb der medizinischen Grundstruktur. Damit zeigt sich, dass es sich keinesfalls um die unterschiedliche Handhabung eines „standesethischen Dogmas"[503] handelt, das allenfalls in der unterschiedlichen Behandlung der Abtreibungsproblematik innerhalb der Ärzteschaft seine Wirkung entfalten könnte. Vielmehr muss klar sein, dass auch rollenspezifische Grundsätze nur innerhalb der medizinischen Grundstruktur bedeutend sein können. „Fällt" jedoch die aktive Sterbehilfe aus dieser Struktur heraus, können diese Grundsätze nur mehr bedingt angewendet werden.

Verlangen durch eine tödliche Spritze oder Zurverfügungstellen von Gift, zerstört das Arzt-Patienten-Verhältnis."; Lasch, H.G., Der Arzt und das Sterben, 15, zitiert in: Vollmann, J., Die deutsche Diskussion über ärztliche Tötung, 44. Dazu, in jüngster Zeit, Hillebrand: „Eine Relativierung des Fremdtötungsverbots hat dann, wenn Ärzte in den Prozess der Sterbehilfe mit einbezogen werden, gravierende Auswirkungen auf das Arzt-Patient-Verhältnis."; Hillebrand, I., Blickpunkt Sterbehilfe, DRZE v. 11.4.2001, 2; typisch auch Matouschek, E., Arzt und Tod; Dichgans, J., Der Arzt und die Wahrheit am Krankenbett, oder Lutterotti, M., Grenzen ärztlicher Behandlungspflicht.

[500] So bezeichnete es der Weltärztebund 1992 im Statement als „unethisch". Die Bundesärztekammer verwarf in den Grundsätzen 1998 die aktive Sterbehilfe mit den Worten, diese „widerspricht dem ärztlichen Ethos"; zit. in Deutschen Ärzteblatt 95, 1690. Dazu sind auch moralische Begründungen zu zählen, die den absoluten Schutz des Lebens, die „Heiligkeit des Lebens", anführen.

[501] Hoerster, N., Sterbehilfe, 176.

[502] Vgl. ders.

[503] Vgl. ders.

Damit lässt sich die Frage, ob aktive Sterbehilfe „unärztlich" sei,[504] nicht bloß im Hinblick auf einen aus dem Berufsethos erwachsenden moralischen Anspruch beantworten. Der Begriff „unärztlich" kann damit vielmehr tatsächlich rein deskriptiv angewendet werden,[505] indem er sich auf das Telos der Medizin bezieht,[506] das mit den globalen Zwecksetzungen von „Heilen und Lindern" – innerhalb eines konkreten Behandlungsauftrages – und dem „Erhalten von Gesundheit" – unabhängig von einem Behandlungsauftrag – beschrieben wird. Das in diesem Zusammenhang öfters genannte „dritte Ziel", mitunter als „Sorge für einen würdigen Tod"[507] formuliert, sollte damit keine andere Interpretation als die eines „menschenwürdigen Sterbens" zulassen. Denn „Sterben" ist ein Akt des menschlichen Lebens, und die „Sorge" dafür stellt damit den Appell an eine Hilfe in dieser *Lebensphase* dar, während der „würdige Tod" das Augenmerk auf das Endergebnis lenken könnte. Wenn Schöne-Seifert in dieser „Sorge" daher auch die Möglichkeit sieht, eine „Sterbeassistenz als ultima ratio" einzuschließen,[508] so ist dem aufgrund der Unschärfe des Begriffes zweifellos nur dann zuzustimmen, wenn mit dem Begriff „Assistenz" unmissverständlich nur die hilfreiche Begleitung gemeint ist, die ja tatsächlich für lange Zeit aus dem Blickfeld der ärztlichen Fürsorgepflicht geraten war. Sie muss, analog zur allgemeinen Begleitungs- und Beistandspflicht, als Verpflichtung zur Hilfe in einer extremen Lebenssituation angesehen werden. Nur dann, wenn die Hilfe mit der Intention erfolgt, das Sterben symptomärmer und erträglicher zu machen, und in dieser letzte Lebensphase Erleichterung zu verschaffen, bleibt sie auch innerhalb der medizinischen Grundstruktur und ist damit als „ärztlich" zu erachten.[509]

Selbstverständlich hätte die Gesellschaft, wie auch bisher schon, grundsätzlich die Möglichkeit, auf konsensualem Weg neue Zielvorstellungen gelingenden Lebens zu formulieren, und in der Folge die Initiative für spezifische Hilfestellungen zu delegieren.

Dies ist jedoch keineswegs mit jenen gesellschaftlichen Vorgängen gleichzusetzen, die innerhalb der letzten Jahre in den Niederlanden oder in Belgien zu den Gesetzesänderungen geführt haben. Denn in

---

[504] Vgl. Wiesing, U., Ist aktive Sterbehilfe „unärztlich"?; vgl. Schöne-Seifert, B., Ist Assistenz zum Sterben unärztlich?

[505] Schöne-Seifert führt diese Möglichkeit zwar an, verfolgt den Gedanken jedoch nicht umfassend genug: Schöne-Seifert, Ist Assistenz zum Sterben unärztlich?, 108.

[506] Vgl. Schöne-Seifert, 114; Schöne-Seiferts Hauptkritik, wonach das Telos eine statische Größe sei, und keine ausreichende Begründung für eine berufsspezifische Normierung zu finden sei, ist mit Einschränkungen zuzustimmen.

[507] Vgl. Schöne-Seifert, 114.

[508] Schöne-Seifert, 114.

[509] Dabei bleibt die „terminale Sedierung" jedoch grundsätzlich fragwürdig, wenn sie weniger dazu dient, um Symptome zu mildern, sondern vielmehr den Versuch darstellt, dem Patienten ein bewusstes Sterben zu „ersparen".

diesen Fällen wurden keine neuen Zielvorstellung definiert, sondern vielmehr Handlungen erlaubt, die irrtümlicherweise als innerhalb der medizinischen Grundstruktur, und daher als „ärztlich" angesehen werden.

Wenn jedoch die Gesellschaft tatsächlich neue Zielvorstellungen entwickeln möchte und die dazu erforderliche Hilfe an den medizinischen Bereich delegieren wollte, müssten sich diese auch bezüglich ihrer Integrationsfähigkeit in ein medizinisches Gesamtkonzept überprüfen lassen. Die formelhafte Festlegung, wonach alles, was dem „Wohl und dem Willen des Patienten" diene,[510] damit auch schon als integrationsfähiges Behandlungsziel gedeutet werden könne, greift aufgrund der fehlenden Spezifität jedenfalls zu kurz. Anderenfalls wäre nämlich beispielsweise denkbar, dass – unter Rückgriff auf den zitierten Grundsatz – auch vertretungsweise zu erledigende Geldgeschäfte, die Delegierung von Erziehungsaufgaben durch den aktuell dazu unfähigen Patienten oder andere Hilfsdienste für das Patientenwohl als so unabdingbar angesehen werden könnten, dass sie deshalb aufgrund der bestehenden ärztlichen Obsorge übernommen und vollzogen werden müßten.

Da es demgemäß keine Möglichkeit gibt, aktive Sterbehilfe tatsächlich in die medizinische Grundstruktur einzubetten, ist auch keine Analogie zu jener Gruppe von (Diagnose-)Wünschen zu finden, in denen zwar ein Behandlungsimperativ vor der Indikation formuliert wird, dieser aber letztlich doch darauf abzielt, in die medizinische Grundstruktur eingebunden zu werden.

Damit ließe sich der Wunsch nach aktiver Sterbehilfe nur mehr im Sinne eines *unbedingten Behandlungsimperatives* verstehen.

Wenn man in diesem Zusammenhang von der bereits beschriebenen Problematik des Begriffes „Hilfe" absieht, stellt die anthropologische Grundstruktur von Not und Hilfe[511] dabei zweifellos ebenso den Ausgangspunkt dar. Allerdings lässt sich der Sterbewunsch im üblichen zweiten Schritt mangels Rückbindung an eine „Indikation" nicht in die Strukturen der Handlungswissenschaft Medizin integrieren und bliebe damit in jeder Hinsicht grundsätzlich außerhalb des Gefüges. Daraus lässt sich schlussfolgernd folgendes feststellen.

Die Antwort auf die „Not" wäre dann allenfalls im Sinne einer durch Expertenwissen effektiv gewordenen *menschlichen* Hilfe, keinesfalls jedoch als ärztliche Hilfe zu verstehen. Anders formuliert: Der *Mitmensch* mit pharmakologischem Wissen antwortet in freier Selbstbestimmung auf die Not seines Mitmenschen – und *nicht ein Arzt*, kraft seiner Kompetenz, durch eine letzte *therapeutische* Handlung an seinem Patienten!

---

510 Vgl. Wiesing, U., Ist aktive Sterbehilfe unärztlich?, 241.
511 Vgl. Hartmann, F., Patient, Arzt, Medizin, 11.

Dieser Schluss steht damit auch im Einklang mit dem zitierten Alternativentwurf, in dem feststellt wird, dass Tötungshandlungen „nicht medizinisch indiziert" sein können und es daher höchstens vorstellbar sei, dass eine diesbezügliche Hilfe „nur aus mitmenschlicher Solidarität geleistet werden" könne.[512] Erst zu diesem Zeitpunkt kämen dann möglicherweise die Standesregeln zur Anwendung, wenn sich aus ihnen ableiten lässt, dass dem Arzt diese mitmenschliche Handlung aufgrund der aus dem Rollenethos abgeleiteten Verpflichtungen grundsätzlich verboten sei.

Der vorgestellte Begründungsansatz alleine trägt nicht schon zu einem einfacheren oder problemloseren Umgang mit dem Wunsch nach aktiver Sterbehilfe bei. Auch die zahlreichen rechtlichen und ethischen Probleme werden dadurch nicht automatisch verringert. Seine wesentliche Bedeutung lässt sich dennoch in dreifacher Weise aufzeigen.

Erstens kann sich der medizinische Bereich anhand dieser Problematik auch von der bloßen Konzentration auf rechtliche Gebote und Verbote emanzipieren und wird zugleich dazu angeregt, eine selbstständige Begründung innerhalb des Ethos zu entwickeln.

Zweitens wirkt die Erkenntnis, wonach eine aktive Sterbehilfe grundsätzlich keine ärztliche Handlung sein kann, möglichen gesellschaftlichen Trends entgegen. Denn sie verhindert, dass sich durch eine argumentative Engführung der Begriffe „aktive Sterbehilfe" und „therapeutische Handlung" das schleichende Missverständnis einer „therapeutischen Tötung" etabliert.

Drittens, schließlich, trägt die Einsicht, dass dieser Wunsch grundsätzlich außerhalb des medizinischen Gefüges steht, dazu bei, dass aus diesem Grund auch keine Umstände eintreten können, die einen Arzt aufgrund seiner Profession zur Wunscherfüllung eines auf seinem Selbstbestimmungsrecht beharrenden Menschen zwingen könnten. Sie weckt vielmehr das Bewusstsein dafür, dass die Handlung im äußersten Fall einen mitmenschlichen Dienst darstellen könnte, der – abgesehen von allen rechtlichen und moralischen Verboten – der Selbstbestimmtheit des Mitmenschen, der zugleich auch Arzt ist, anheim gestellt bleibt.

---

[512] Vgl. Alternativentwurf, 39. Damit scheint auch die Kritik Hoersters, wonach standesmoralisch begründete Untersagungen von Tötungshandlungen eine „Halbherzigkeit" darstellten, in einem anderen Licht. Denn mangels Einbindungsmöglichkeit der aktiven Sterbehilfe in die medizinische Grundstruktur sind standesmoralische Regeln auch nur bedingt einsetzbar. Die von ihm zugleich kritisierte Feststellung der Bundesärztekammer, „auch die Mitwirkung des Arztes bei der Selbsttötung widerspricht dem ärztlichen Berufsethos" (Ärzte Zeitung 1997, Nr. 78, 11), verweist hingegen auf ein grundsätzlich außermedizinisches Szenario. Diese Auffassung liegt auch jenen Initiativen zugrunde, die insbesondere für die Beihilfe zur Selbsttötung eintreten und sie zugleich deutlich vom Arztberuf getrennt sehen wollen.

5.3 Die Gefahr einer Autarkie

Eine der größten Gefahren sehen schließlich einige Autoren darin, dass eine ungezügelte Patientenautonomie später in einer Autarkie münden werde.

Ihre Stellungnahmen zeigen zwar ein grundsätzliches Verständnis für die Förderung der Autonomie, insbesondere als Reaktion auf mitunter unerträgliche Bevormundungen, die einer unreflektierten Fürsorge entspringen, ohne sie deshalb auch schon als gerechtfertigt zu sehen.[513] Mit dieser konkreten Förderung drohe jedoch zugleich die Gefahr einer stetig zunehmenden, kaum beeinflussbaren Selbstgenügsamkeit des Patienten, die sich entweder in einer exzessiven und kaum zu verhindernden Durchsetzung von Patientenwünschen, oder der völligen Ignoranz von Ratschlägen manifestieren würde.

Dem muss folgendes entgegengehalten werden.

Schon Callahan, ein massiver Kritiker eines sich verabsolutierenden Selbstbestimmungsrechts, stellt fest, dass Autonomie höchstens mit Autarkie *verwechselt* werden kann.[514] Im Umkehrschluss bedeutet das jedoch, dass sich autarkes Verhalten damit nicht einfach aus einer überschießenden Autonomie entwickelt, die durch mangelhafte Reglementierungen nicht „rechtzeitig" eingeschränkt wurde.

Es mag zutreffen, dass die Propagierung des Selbstbestimmungsrechts in der Gesellschaft die Begehrlichkeit für autarkes Verhalten wecken oder erhöhen kann. Der daraus gezogene Schluss aber, dass die Zunahme von Autonomie gewissermaßen automatisch in Autarkie münde, ist jedoch keineswegs zwingend.

Denn wie aus den meisten Autonomiekonzepten, und insbesondere aus der Malherbe'schen Auffassung hervorgeht, ist das Selbstbestimmungsprinzip immer und wesentlich in einen sozialen Kontext eingebunden. Die Begründung dafür lässt sich allerdings, im Gegensatz zu Callahans Ansicht, nicht nur in der defizitären Erfahrung von „Abhängigkeit und Angewiesensein auf den anderen"[515] beschränken, ebenso, wie sich die Bedeutung der Einbindung nicht nur „insbesondere in der späten Lebensphase"[516] erweisen wird.

Denn, wie bereits festgestellt, erweist sich die Einbindung der Autonomie in den sozialen Kontext schon durch die Selbstbegrenzung an der Autonomie der anderen Person.

Da aber jede noch so kurzfristige therapeutische Beziehung, sogar wenn sie relativ anonym oder unstrukturiert erscheint, auf soziale Strukturen zurückgreift, läßt sich der Wille zur Autarkie, also der

---

[513] Vgl. Holderegger, der sich dabei auf R. A. McCormick beruft: Holderegger, A., Zur Euthanasie-Diskussion in den USA, 124f.

[514] Vgl. Callahan, D., When self-determination runs amok, 52ff.

[515] Vgl. Holderegger, Zur Euthanasie-Diskussion in den USA, 125.

[516] Callahan, When self-determination runs amok.

„Selbstgenügsamkeit"[517], die darauf Wert legt, auf „niemanden angewiesen zu sein",[518] innerhalb keiner dieser Beziehungen tatsächlich
sinnvoll verwirklichen. Solange der Patient sich der Errichtung und
Unterhaltung dieses spezifischen Bündnisses nicht verweigert, wird
er möglicherweise offensiv die Grenzen seiner Selbstbestimmung
ausloten. Es ließe sich dabei allenfalls diskutieren, inwieweit und mit
welcher Begründung der Patient etwa verlangen könnte, seinem
autonomen Willen ein größeres Gewicht als dem der therapeutischen
Partner zuzumessen. Doch zugleich mit dem Eintritt in die dafür
notwendige Diskussion akzeptiert er auch die sozialen Grundlagen
der Gesprächssituation. Ebenso bestätigt er auch die auf Gegenseitigkeit beruhende Abhängigkeit von der Akzeptanz der Argumente
aufgrund ihrer Plausibilität.

Das Handeln kann jedoch dann autarke Züge aufweisen, wenn
der Patient sich einer Beziehung etwa mit dem Hinweis verweigert,
dass er auf sie grundsätzlich nicht angewiesen sei. Dies wäre zum
Beispiel innerhalb der medizinischen Grundstruktur der Fall, wenn
er entgegen einem bestehenden objektiv verifizierbaren Sachverhalt
den Aufbau einer therapeutischen Beziehung nicht für notwendig
ansieht, und deshalb jedes weitere Gespräch, das darauf abzielen
könnte, ihn vom Gegenteil zu überzeugen, aufgrund einer
selbstgenügsamen Einschätzung verweigert. Da dies in der Regel
auch mit der Ablehnung einer Behandlung einhergeht, ließe sich
nach nochmaliger Abklärung der Richtigkeit der Indikation, die eine
Behandlung und damit eine therapeutische Beziehung weiterhin erforderlich erscheinen läßt, die Frage nach dem Einsichtsvermögen
des Patienten hinsichtlich seines Zustandes und der drohenden Folgen stellen.

Ist der Patient allerdings ungeachtet seiner Ablehnung von Beziehung und Behandlung bereit, über die zu seinem Verhalten führenden Beweggründe zu sprechen und dadurch in gewisser Weise auch
seine Wertvorstellungen darzulegen, so tritt er damit bereits wieder in
den sozialen Kontext des Diskurses ein, und handelt demnach gerade
nicht autark, selbst wenn er seiner Innenperspektive weiterhin das
höchste Gewicht zuschreibt.[519]

Ein tatsächlich autark anmutendes Verhalten ließe sich damit am
ehesten im Zusammenhang mit den bereits beschriebenen Wünschen
im Sinne eines unbedingten Behandlungsimperativs finden.

Dabei wird der außerhalb der medizinischen Grundstruktur stehende Behandlungswunsch noch dadurch verstärkt, dass die Person dafür
eine ausschließliche moralische Legitimationskraft beansprucht.[520]

---

[517] Vgl. Duden, Bd. 1, 285.
[518] Vgl. ebd.
[519] Vgl. Nida-Rümelin, J., Wert des Lebens, 845f.
[520] Vgl. ebd.

Zugleich wird, ähnlich einer „Ethik des Egoismus", auf jedes Konzept von objektiven moralischen Handlungsgründen verzichtet[521] und ein Diskurs höchstens zum konkreten Handlungsablauf, nicht jedoch bezüglich der Motive akzeptiert.

In der „Verabsolutierung der Innenperspektive"[522] bestätigt sich die Intention, aufgrund der eigenen Einschätzung als einziger „Experte in eigenen Lebensbelangen" den medizinischen Dienst als bloßen Hilfsdienst jenseits der medizinischen Grundstruktur in Anspruch zu nehmen, sowie die Ausgestaltung des Vorganges den eigenen Vorstellungen zu unterwerfen, und statt einer therapeutischen Beziehung eine allgemeine Geschäftsbeziehung anzustreben.

Da ungeachtet aller Autarkiebestrebungen die Realisierung der eigenen Wünsche möglicherweise dennoch eine minimale interpersonelle Interessensabwägung im Sinne des Vergleichs von subjektiven Interessen der unterschiedlicher Personen erzwingen könnte,[523] werden zwei Strategien dagegen angewandt. Einerseits wird der Wunsch als so lebensbedeutsam dargestellt, dass Gegenargumente, die bloß auf mittelfristige Folgen abzielen, als grundsätzlich zu kurz greifend eingeschätzt und zurückgewiesen werden können. Andererseits wird die Abwägung einer Behandlungsnotwendigkeit gar nicht mehr zur Disposition gestellt, da diese schon vorab vom Kunden als einzigen Experten seines Lebens getroffen wurde, und daher nur mehr die Art und Weise des Vorgehens besprochen werden kann.

Wie schon zuvor bei dieser Wunschkategorie deutlich gemacht, rekurriert diese Vorgehensweise gerade nicht auf den anthropologischen Grundappell von „Not und Hilfe" innerhalb der medizinischen Grundstruktur. Der Kunde verzichtet damit explizit auf die aus der Patientenrolle erwachsende besondere Schutzwürdigkeit. Damit stellt aber auch die Ablehnung der aus einem autarken Selbstverständnis formulierten „Arbeitsaufträge" des Kunden keine „ärztliche Zurückweisung", und eine abschlägige Antwort auf einen Wunsch keine Verweigerung von Hilfe dar.

Wenn sich der Arzt dennoch frei entscheidet, eine Beziehung zu einem solcherart selbstgenügsam agierenden Patienten anzustreben, kann er dies keineswegs mit seinen, dem spezifischen Rollenethos erwachsenden Verpflichtungen begründen, die ihm in diesem Fall eine vom „Kunden" vorgegebenen Handlungsstruktur – womöglich noch mit Hinweis auf ein Patientenrecht – aufzwingen würden. Vielmehr können auch hier nur allgemeine mitmenschliche Überlegungen als Begründung herangezogen werden.

---

[521] Vgl. ebd.

[522] Ebd.

[523] Nida-Rümelin sieht darin ein methodisches Problem: Ders., Wert des Lebens, 846.

Es ist daher, analog zu den Ausführungen zum unbedingten Behandlungsimperativ, kaum vorstellbar, dass ein autarkes Verhalten die Entscheidungs- und Handlungsfreiheit des Arztes tatsächlich einschränken könnte.

Zugleich scheint sich allerdings aus dem Verhalten eines als autark imponierenden Menschen ein geradezu paradox anmutender Appell an die, zunächst allgemeine, mitmenschliche Fürsorgepflicht seines Gegenübers ableiten zu lassen.

Eine radikale Selbstgenügsamkeit, die mit der Verneinung einer dem Menschen grundsätzlich typischen Einbindung in einen sozialen Kontext einhergeht, die weder Wertvorstellungen noch Argumente zur Diskussion zulässt, stellt eine Kommunikationsverweigerung dar und treibt damit den Menschen immer weiter in seine Einsamkeit und Schwäche.[524]

Da es zweifellos einer besonderen Kraft bedarf, um auf diese Weise „autark" zu leben, und sich diese Kraft gerade im Kontext zu Krankheitsgeschehnissen und Krisen wohl nur selten vorfinden lassen wird, müssten auch bereits die anfänglich vielleicht als typisch erscheinenden Indizien eines autarken Verhaltens vom therapeutischen Gegenüber beachtet werden. Insbesondere muss dieses Verhalten natürlich auf eine möglicherweise darin verborgene Botschaft hinterfragt werden, um ausschließen zu können, dass es sich letztlich „nur" um ein pseudoautarkes Verhalten handeln könnte. So ließe sich das Verhalten beispielsweise mit der Reaktion des Patienten auf den Verlust des Selbstwertgefühls durch die Krankheit erklären, wozu narzisstische Kränkungen, oder die Unfähigkeit, die eigene hilfsbedürftige Lage zu akzeptieren, besonders beitragen.

Die Fürsorge, diese Selbstisolation, die in ihrer zunehmenden Kommunikationsunfähigkeit der präsuizidalen Einengung nicht unähnlich ist, wenn schon nicht am Anfang zu verhindern, so doch in weiterer Folge zu überwinden, lässt sich bereits mit allgemeinen menschlichen Prinzipien begründen.[525] Da dieser Zustand jedoch auch medizinische Implikationen aufweist, wird dessen Verbesserung selbst auch zu einem ärztlichen Anliegen werden müssen. Wenn nämlich ein therapeutisches Geschehnis im umfassenden Sinn heilsam werden soll, bedarf es neben der fachkundigen Hilfe ebenso der Förderung der Autonomie im Malherbe'schen Sinn. Da dies nur im Rahmen einer sozialen Beziehung und im Rahmen eines Diskurses gelingen kann, bedeutet Fürsorge in diesem konkreten Fall, dass nach Möglichkeiten gesucht wird, die Isolation zu durchbrechen und

---

[524] Dabei soll der von Nida-Rümelin beschriebene minimale Austausch, der auch im autarkistischen Prinzip erforderlich ist, im konkreten Zusammenhang vernachlässigt werden: Ders., Wert des Lebens, 846ff.

[525] Dieses Verhalten soll jedoch nicht, wie bei vielen gesellschaftlichen Abweichungen häufig üblich, gleich als krankhaft aufgefasst werden.

neue Formen der Kommunikation zu finden, um neue Chancen zu eröffnen, dem Patienten zu tatsächlicher – statt vermeintlicher – Selbstbestimmtheit zu verhelfen.

Damit zeigt sich ein weiteres Mal, dass das Fürsorgeprinzip gerade nicht als Opposition zu aller Selbstbestimmtheit angesehen werden kann und die Berücksichtigung des einen Prinzips zumeist auf Kosten des anderen erfolgen müsse, sondern dass es vielmehr seines Einsatzes zu verdanken sein wird, wenn in diesem Fall einer echten Selbstbestimmung doch noch zum Durchbruch verholfen wird.

Es ist daher letztlich als unwahrscheinlich anzusehen, dass eine selbst kritiklos vorangetriebene Förderung der Autonomie, die ja geradezu auf soziale Strukturen aufbaut und eine kontinuierliche Kommunikation voraussetzt, in autarker Isolation münden werde, weil sich mit jeder einzelnen Erfahrung von respektierter Selbstbestimmung zugleich auch die Bedeutung des Argumentationsaustausches erweist, und konsensuale Problemlösungen zunehmend als anstrebenswert angesehen werden.

Damit aber schließt sich der Kreis der Argumentationen. Denn eine Gefahr für die Heilsamkeit therapeutischer Prozesse und für ein medizinisch verantwortliches Handeln wird kaum je aufgrund einer Autarkie, sehr wohl jedoch aufgrund eines Mangels an Autonomie für den Patienten entstehen können!

Kapitel 2

Die Beziehung zwischen Arzt und Patient als Basis eines erfolgreichen Aufklärungsprozesses

> *„Der Arzt ist weder Techniker noch Heiland,*
> *sondern Existenz für Existenz,*
> *vergängliches Menschenwesen mit dem Anderen."*
>
> K. Jaspers

Grundlegende Aspekte der allgemeinen Arzt-Patient-Beziehung

Betrachtet man die nahezu unübersehbare Zahl an Publikationen, die sich mit der Beziehung[1] zwischen Arzt und Patient auseinandersetzen, erscheint bemerkenswert, dass den zahlreichen theoretischen Arbeiten aus philosophischen, psychologischen, soziologischen und kommunikationswissenschaftlichen Fachbereichen deutlich weniger Arbeiten gegenüberstehen, die auf persönlichen medizinischen Alltagserfahrungen beruhen.[2]

Dabei ließen sich gerade aus diesen Arbeiten konkrete Ergebnisse ableiten, die aufgrund ihrer Legitimation aus der Alltagserfahrung auch von jenen Kollegen akzeptiert werden könnten, die üblicherweise sehr leicht dem Vorwurf erheben, dass die überwiegend theoretischen Ratschläge an den tatsächlichen Gegebenheiten vorbeigingen und in der täglichen Praxis kaum umsetzbar wären.

I. Die Autonomie der Partner als Voraussetzung einer Beziehung

In beinahe allen Arbeiten, unabhängig vom Gesichtspunkt, wird sowohl die Struktur als auch der Inhalt der therapeutischen Beziehung als defizitär angesehen. Zugleich ist evident, dass die vielfach be-

---

[1] Ivan Illich nennt die Bildung der interpersonellen Beziehungen eine nicht-technische Funktion der Medizin; zit in: Perner, R.A., Von oben herab?, 87.

[2] So etwa Riepke, der sich aufgrund seiner Erfahrung in der Allgemeinpraxis mit dem Gespräch zwischen Arzt und Patient befasst.: Ripke, Th., Patient und Arzt im Dialog, Praxis der ärztlichen Gesprächsführung; die Tatsache, dass die Praktiker ihre Erfahrungen zu wenig publizieren, hat zweifellos viele Ursachen. Abgesehen vom obligaten „Zeitmangel" liegt einer der Gründe darin, dass vielen Kollegen, die schon lange in der Allgemeinpraxis tätig sind, den Umstand, dass sie mehr die Sprache des Patienten als die auf Kongressen übliche Fachsprache sprechen, als Makel empfinden, weshalb ihre Hemmschwelle steigt, ihre Erfahrungen auch zu veröffentlichen! Vgl. Tutsch, G., Diskussionsbeitrag, in: Strotzka, H., Wimmer, H., Arzt-Patient-Kommunikation im Krankenhaus, 85.

schriebenen Probleme, ungeachtet aller Verbesserungsvorschläge, weiterhin bestehen.

Das hier vorliegende Kapitel dient nicht dazu, den Defizitbeschreibungen noch eine weitere anzufügen. Vielmehr soll anhand der wahrscheinlichen Ursachen, sowie in Verbindung mit der langjährigen praktischen Erfahrung nach einer ethisch begründeten Möglichkeit gesucht werden, um zur Verbesserung der Beziehung zwischen Arzt und Patient beizutragen.

Während bislang zahlreiche Verbesserungsvorschläge oft technisch-pragmatische Ansätze aufweisen, bezieht sich der in der Folge vorgestellte Lösungsansatz besonders auf die wesentliche Intention, die der Pflege einer therapeutischen Beziehung zugrunde liegen sollte und die auf die Förderung der Selbstbestimmung, und damit auf eine Stärkung der Position des Patienten abzielt. Die Wahrnehmung, Bestätigung und Förderung der Autonomie des Patienten wird auf diese Weise zur Voraussetzung für eine intakte Arzt-Patient-Beziehung.

Die Förderung der Autonomie des Patienten stellt nicht mehr nur das „Nebenprodukt" einer Therapie dar, sondern sie bildet vielmehr den Ausgangspunkt für eine Beziehung, die zum Zweck des therapeutischen Vorgehens begründet wird. Erst aufgrund ihres Bestehens wird die jeweils adäquate psychologische und kommunikationstechnische Vorgehensweise gefunden, und es lässt sich aus der Fülle der möglichen Verfahrensweisen die dem individuellen Patienten am besten angemessene Methode auswählen.

Diese Umkehrung der bisherigen Richtung erinnert ein wenig an jene Konzepte, die darauf abzielten, die Sichtweise von den Details des naturwissenschaftlichen Krankheitsbildes auf den ganzen Menschen in seiner Erkrankung zu erweitern.[3] Diese „ganzheitlichen Konzepte" konnten die Gefahr verringern, dass eine isolierte Bewertung einzelner Symptome zu einer Fehleinschätzung hinsichtlich der Bedeutung der Erkrankung für den Menschen führte. Ebenso wird in der Umkehrung der bisherigen Gesprächsintention die Gefahr gebannt, dass beispielsweise durch den bloßen Einsatz von Kommunikationstechniken ein Ergebnis erzielt wird, das zwar vordergründig durchaus positiv erscheint, letztlich aber der Person des Kranken nicht tatsächlich und umfassend gerecht wird![4]

Die Umkehrung des Ansatzes reicht jedoch weiter.

---

[3] Vgl. „Heidelberger Kreis", Kapitel „Autonomie".

[4] „Um es ganz deutlich zu sagen: Es geht nicht um das Einüben bestimmter Kommunikationstechniken – wenn sie nicht das notwendige Maß an Authentizität haben, also mit dem Arzt-Sein selbst übereinstimmen, erfüllen sie nicht den Anspruch existentieller, heilstiftender Kommunikation.": Gottschlich, M., Sprachloses Leid, 30f; zum Unterschied zwischen Kommunikation und Gespräch: vgl. Dickhaut, H.H., Die Patient-Arzt-Beziehung, 26.

Je mehr die autonome Position des Patienten vorab gefördert und gefestigt werden kann, desto erfolgreicher werden sich die späteren spezifischen kommunikationstechnischen Einzelschritte erweisen. Dies lässt sich im Aufklärungsprozess nicht zuletzt deshalb erwarten, weil sich ihre konkrete Wirkung in einer intakten Beziehung besser entfalten kann, statt vorwiegend dazu zu dienen, um die Beziehung überhaupt erst zu konstituieren.

Damit geht es letztlich also vorrangig darum, zu zeigen, dass *vor* allen kommunikationswissenschaftlichen und psychologischen Lösungsansätzen zur Verbesserung der Beziehung die grundsätzliche Wahrnehmung des Menschen, und, als dessen zentraler Indikator, die respektvolle Beachtung seiner autonomen Position unverzichtbar ist.

Die zumeist plakative Verkündigung von der Autonomie des Patienten hat sich im Alltag vielfach als wenig wirksam erwiesen.

Es bedarf daher einiger Überlegungen, wie sich eine therapeutische Beziehung aufgrund einer konkret erfahrbaren Autonomie *beider* Partner bilden lässt. Wenn sich die positiven Effekte in der Alltagskommunikation erweisen, ja wenn die konkrete Hilfe einer qualitativ hohen Beziehung im therapeutischen Geschehen auch deutlich spürbar wird, kann dies dazu führen, dass die Förderung der Autonomie vom Arzt zukünftig nicht bloß als ethische Spielerei gering geschätzt wird, sondern, als plausibel und berechtigt angesehen, aktiv angestrebt wird.

Gerade diese positiven Effekte können dazu beitragen, den jetzt schon im ärztlichen Beruf Stehenden die Scheu davor zu nehmen, die Autonomie des Patienten auch zu fördern. Da diese bislang nahezu ausschließlich in Beziehung zum „informed consent" gesehen, und mit juristischen Sanktionen assoziiert wird, sei zuvor nochmals die folgende zentrale Botschaft der Innovation wiederholt.

Weder die defensiven Abwehrstrategien der Heilberufe, noch die Schwächung der Position des Arztes sind durch die Autonomiebestrebungen tatsächlich begründbar oder zu befürchten. Die Autonomie stellt ferner *keine* Gefahr für die Freiheit der Berufsausübung des Arztes dar! Vielmehr kann ihre Förderung einer Stärkung der Arzt-Patient-Beziehung dienen und deshalb auch positive Auswirkungen für den konkreten Heilungsprozess nach sich ziehen!

Es mag zunächst den Anschein haben, als sei mit der Achtung und Förderung der Selbstbestimmung des Patienten bloß eine andere Beschreibung für den Auftrag gewählt, den kranken Menschen in seiner Gesamtheit verstärkt wahrzunehmen, wie dies die „ganzheitlichen Konzepte" zu Recht fordern.

Der Blick auf die Gesamtheit verhindert, dass der leidende Mensch durch eine bloße Konzentration auf ein Organ ausgeblendet wird, dass er bloß zum Objekt in einem Behandlungskonzept verkommt, oder seine Bedürfnisse zum Zwecke einer größeren ökonomischen und strukturellen Kompatibilität auf jene eines „statistischen Durchschnittspatienten" zurückgestuft werden. Im Appell zur ganzheitlichen Betrachtung steht also der Anspruch, die sonst mitunter tatsächlich völlig hinter einem Krankheitsbild verschwindende Individualität dennoch so wahrzunehmen, dass der „Patient", der „Leidende", ins Zentrum der Aufmerksamkeit rückt.

Die Bedeutung der Autonomie für den Beziehungsaufbau geht jedoch über eine ganzheitliche Wahrnehmung hinaus. Nicht der „Kranke" ist es, mit dem in eine Beziehung eingetreten wird, und dessen Person dadurch gewürdigt wird, dass die Aufmerksamkeit über seine Krankheit hinaus auch auf andere Lebensbereiche ausgedehnt wird. Sondern es ist viel mehr der „Mensch", der eine Beziehung eingeht. Er wird zunächst *als Person* wahrgenommen, ehe sich die Aufmerksamkeit auf den letztlich nur schmalen Bereich seiner gesamten Lebenswirklichkeit, der Krankheit, fokussiert.

Dass diese Ansicht zutrifft, lässt sich schon damit zeigen, dass es, abgesehen von Notfällen, einer Entscheidung des Patienten bedarf, um einen Arzt aufzusuchen, selbst wenn ihm der Zustand diese Entscheidung nahezu aufzwingt. Abgesehen von einer, zumeist aufgrund von Krankheit und Therapiewunsch getroffenen Entscheidung können jedoch auch andere soziale Interessen zu diesem Schritt führen.[5] Der Eintritt in eine Beziehung steht damit vorerst unter dem Aspekt zweier aus unterschiedlichen Motiven zusammentreffender Menschen, ehe noch berufsspezifische Elemente massiv darauf Einfluss nehmen.

Wenn zwei autonome Personen in Beziehung treten, kann zwar das „anthropologische Grundmuster von Not und Hilfe"[6] den Impuls dazu gegeben haben. Es kann jedoch nicht bereits als Begründung für ein „grundsätzliches" Ungleichgewicht zwischen den beiden Zusammentreffenden angesehen werden, da es die aus dem Beziehungsmuster erwachsende Wirkung, wenn überhaupt, erst nach dem Beziehungsbeginn entfalten könnte, also zu einem Zeitpunkt, an dem die Positionen bereits vorläufig bezogen wurden.

Dabei erlaubt es die bewusste Wahrnehmung der Selbstbestimmung des Menschen, die Beziehung vom Beginn an als partnerschaftliches Miteinander auf gleicher Ebene zu gestalten.[7]

Sind, unter Ausblendung anderer sozialer Einflüsse, diese nur auf der Autonomie beider Partner beruhenden, und daher zum Zeitpunkt symmetrischen Ausgangspositionen anerkannt, lassen sich auch eventuell daran anschließende dynamische Veränderungen, die

---

[5] Vgl. etwa Glatz, C., Der Arzt zwischen Aufklärung und Beratung, 52.

[6] Vgl. Hartmann, F., Patient, Arzt, Medizin, 11.

[7] Diese Partnerschaftlichkeit darf dabei nicht im Sinn einer „herablassenden Kumpelhaftigkeit" verstanden werden; vgl. Hartmann, Patient, Arzt, Medizin, 174; in diesem partnerschaftlichen Miteinander zeigt sich auch der „wahre Dialog" nach Malherbe: Malherbe, J.F., Medizinische Ethik, 38f; vgl. Kapitel „Autonomie".

möglicherweise mit der Bildung eines Machtgefälles einhergehen, effizienter auf ihre Begründung hinterfragen. Eine Unterscheidung zwischen unvermeidlichen, unbeachteten oder bewusst herbeigeführten Veränderungen kann so eher gelingen. Die kritische Abgrenzung zwischen krankheitsbedingten und beziehungstypischen Einwirkungen ermöglicht es dabei, eine asymmetrische Tendenz frühzeitig aufzuspüren und ihr entgegenzuwirken. Damit stellt die grundsätzliche Wahrnehmung der Autonomie, sowie ihre Förderung im Sinne der kritischen Kontrolle von Faktoren, die sie beeinträchtigen, zu diesem frühen Zeitpunkt einen geradezu zentralen Beitrag dazu dar, der vielfach beklagten Asymmetrie in der Beziehung schon in den Anfängen entgegenzuwirken.

Schon deshalb ist jenen Autoren zuzustimmen, die die Beziehung zwischen Arzt und Patient als Angelpunkt einer ärztlichen Ethik[8] beschreiben, von dem aus nahezu alle wesentlichen Fragen der Medizinethik betrachtet werden müssen.[9]

Denn erst die vorab außer Diskussion gestellte autonome Position des Patienten und die – mitunter überraschenderweise ebenso wenig außer Streit stehende – autonome Position des Arztes[10] ermöglichen eine grundlegende Orientierung im Rahmen einer medizinischen Ethik, die ihre Dynamik und auch ihre Kreativität aus dem gemeinsamen „Sich-Zueinander-Verhalten" gewinnen kann.[11]

Ist die Autonomie beider Partner schon von Beginn an außer Streit gestellt, und wird der therapeutische Prozess mit der Intention begonnen, dem Menschen in seiner Gesamtheit grundsätzlich und umfassend gerecht werden zu wollen, werden beispielsweise die Fragen nach der Art des Modells, auf dem die Partnerschaft beruht, zweitrangig. Denn da viele Modelle erst nach der Positionseinnahme von „Arzt" und „Patient" aufgebaut werden, und nicht vorab zwischen zwei gleichgestellten Partnern entwickelt wurden, gehen sie zumeist schon von einer vorgegebenen Asymmetrie aus. So kann selbst ein von aller paternalistischen Attitüde gereinigtes, zumeist und mit Recht als „menschlich" beschriebenes Hausarztmodell[12] neuerlich in einer Relativierung der Autonomie münden, wenn dieses Gefälle zunächst gar nicht bewusst ist. Andererseits kann auch eine nach den Regeln eines Professionisten-Klienten-Verhältnisses[13] strukturierte

---

[8] Vgl. Wunderli, J., Weisshaupt, K., Medizin im Widerspruch, 27.

[9] Vgl. etwa auch Loewy, E., Ethische Fragen in der Medizin 70.

[10] Man denke etwa an ökonomische und strukturelle Einflüsse, die diese Position einzuschränken vermögen!

[11] Vgl. Wunderli, J., Medizin im Widerspruch, 27.

[12] Vgl. Rössler, D., Die Bedeutung der Einwilligung für die Legitimation ärztlichen Handeln.

[13] Rössler vergleicht es mit einem Vertrags-Ingenieur-Modell: ders., Die Bedeutung der Einwilligung.

Beziehung dann qualitative Elemente einer gleichberechtigten Partnerschaft aufweisen, wenn sie im Hinblick auf den *ganzen Menschen*, der in dieses Verhältnis eintritt, abgeschlossen wurde. Auch dann wird beispielsweise die Ablehnung eines Therapievorschlages kaum mit einem befürchteten Rückzug des Arztes in die „emotionale Neutralität"[14] quittiert werden.

1.2 Die Wahrnehmung der Autonomie vor der rollenspezifischen Determinierung

Die Wahrnehmung der Autonomie und die noch vor der Konstituierung der eigentlichen therapeutischen Beziehung bekräftigte Ernstnahme der in Freiheit verantworteten Selbstbestimmung des Menschen zeigt, dass diese Haltung bereits vor jeder rollenspezifischen Determinierung (also sowohl von Arzt wie Patienten!) eingenommen werden muss.

Damit wird sie zum Ausdruck dafür, inwieweit die gesamte Gesellschaft, die sich in den beiden Partnern repräsentiert, bereit ist, die je eigene Selbstbestimmung selbst dann zu achten, wenn der Mensch zum Patienten wird. Hätte sich beispielsweise das Verdikt Nietzsches vom Patienten als „Parasit", den die Gesellschaft verachten sollte,[15] durchgesetzt, wäre der Förderung der Autonomie als Ausdruck gesamtgesellschaftlichen Wollens kein Erfolg beschieden gewesen.

Andererseits trägt wohl erst die vorab von der Gesellschaft bestätigte Bedeutung der Autonomie beider und die geradezu selbstverständliche Respektierung dazu bei, dass im Sinne des Zitates von Jaspers weder die Überhöhung der Position des Arztes noch die bloße Unterwerfung des Patienten zum Leitbild einer therapeutischen Beziehung wird;[16] ja, dass das, was er mit „Existenz für Existenz" bezeichnet, durch die Haltung der Gesellschaft in einen größeren Rahmen gestellt wird und somit den „Umgang auf Gegenseitigkeit" zwischen Arzt und Patient[17] dauerhaft ermöglicht. Wie bereits im ersten Kapitel dargelegt, kann dies selbst im Wissen um die Tatsache gelingen, dass der Begriff „Autonomie" selbst gewissermaßen vielschichtig ist, was ungelöste Probleme und Grauzonen geradezu impliziert.[18]

Auch der in dem Zusammenhang wiederholt vorgebrachte Vorwurf, wonach die Autonomie favorisiert werde, obgleich doch anzu-

[14] Vgl. Lauter, H., Die Bedeutung der Einwilligung für die Legitimation ärztlichen Handeln aus medizinisch-psychiatrischer Sicht.
[15] Nietzsche, F., Götzen-Dämmerung, 1010.
[16] Vgl. Eingangszitat, Jaspers, K., Philosophie, Band 1, 127.
[17] Vgl. Spitzy, K.H., Dialogische Ethik in Klinik und Praxis.
[18] Vgl. Kampits, P., Das dialogische Prinzip in der Arzt-Patient-Beziehung, 17.

nehmen sei, dass die Fähigkeit zur Ausübung der Autonomie durch die Krankheit beeinträchtigt sei,[19] stellt mehr eine Bestätigung der Anschauungsweise als deren Relativierung dar; bekräftigt er doch damit die Tatsache, dass es krankheitsbedingte Defizite sind, welche die zuvor zweifellos vorhandene Autonomie beeinträchtigen und dass eine Wachsamkeit gegenüber den nach Beziehungsbeginn wirksamen Relativierungen notwendig ist. Dies wiederum führt zum Handlungsappell und bestätigt neuerlich die Auffassung Malherbes, wonach in der konkreten therapeutischen Beziehung neben der und durch die Behandlung des Krankheitsbildes ein Beitrag zur Wiederherstellung der Autonomie des Patienten geleistet wird. Das Fürsorgeprinzip, dem sich der Arzt im Rahmen der therapeutischen Beziehung verpflichtet fühlt, stellt damit, wie bereits in Kapitel 1 beschrieben, nicht einen Gegenpart zur Autonomie dar, sondern trägt dazu bei, diesem wieder zur Geltung zu verhelfen!

2. Die allgemeine Arzt-Patient-Beziehung

1 Nah- und Fernbild

Auch bezüglich der Arzt-Patient-Beziehung lässt sich die Bewertung in ein Nah- und ein Fernbild unterteilen.[20] Während im Nahbild, also aufgrund der individuellen Erfahrung, in der überwiegenden Zahl der Fälle ein positives Bild gezeichnet wird, scheinen im Fernbild, bei der allgemeinen Bewertung von therapeutischen Beziehungen, die negativen Konnotationen zu überwiegen. Dabei darf freilich nicht übersehen werden, dass im Naheverhältnis schon die positive Bewertung mit einfließt, dass überhaupt der Aufbau einer individuellen Arzt-Patient-Beziehung möglich war. Im Fernbild hingegen werden auch die Schwierigkeiten thematisiert, die beispielsweise durch Aufsplitterung in einzelne Fachbereiche oder durch dienstzeitbedingte Einschränkungen, also durch die oftmals beschriebenen Anonymisierungstendenzen in Krankenhäusern, eine konkrete und persönliche Beziehung kaum entstehen lassen.

Bevor auf einige relevante Aspekte der therapeutischen Beziehung Bezug genommen wird, muss kurz auf jene sozialen Rollen[21] eingegangen werden, die die Verhaltensweisen in einer definierten Situation festlegen und für das Verständnis und die Entwicklung der

---

[19] Vgl. Kampits, P., Das dialogische Prinzip, 17.

[20] Vgl. auch EUROPEP-Befragung 1999 in Österreich, in: Fuchs, H.J., Ärztliche Konsultation, 17ff.

[21] Unter sozialer Rolle versteht man eine Gruppe von Normen, die sich an einen spezifischen Adressaten richten und auf eine bestimmte Position beziehen. Vgl. Siegrist, J., Medizinische Soziologie, 98.

konkreten Arzt-Patient-Beziehung von Bedeutung sind.[22] In diesen Rollen finden sich zudem soziale Aspekte, die darauf beruhen, dass jede Krankheit über die individuelle Betroffenheit hinaus – als soziale Abweichung von der Normalität[23] – ein gesellschaftlich normiertes Phänomen darstellt, das im Interesse des Systems einer sozialen Kontrolle unterworfen wird. Auch dieser Umstand schlägt sich, wie gezeigt werden wird, in der Beziehung zwischen dem Kranken und seinem Therapeuten nieder.

Als Grundlage dieser Rollen lässt sich das Konzept von Parsons ansehen,[24] das, ungeachtet aller Kritik,[25] als „Kernstück gegenwärtiger medizinsoziologischer Theorie" bezeichnet werden kann.[26]

2.2 Die Krankenrolle

Die in der Krankenrolle beschriebenen normativen Erwartungen,[27] sowie die bestehende Komplementarität zwischen Arzt- und Krankenrolle beeinflussen auf vielfache Weise die Beziehung und beeinflussen alle Mitglieder der therapeutischen Gemeinschaft.

Zu den darin beschriebenen Aspekten zählen die Suspendierung von den üblichen Rollenverpflichtungen, die Entlastung hinsichtlich eines Verschuldens, oder die Verpflichtung, zur Besserung des Zustandes mitzuwirken.

Die Suspendierung des Kranken von seinen gewohnten alltäglichen Rollenverpflichtungen muss dabei vom Arzt legitimiert werden, um beispielsweise die Gesellschaft vor dem Missbrauch von sozialen Leistungen zu schützen. Die Aufhebung der Verantwortlichkeiten des Alltags wird dabei von der Dauer, Schwere und Natur der Erkrankung abhängig gemacht. Bei genauer Betrachtung dieses Vorgangs wird ersichtlich, dass neben den naturwissenschaftlichen Parametern auch zahlreiche wertorientierte Einschätzungen einfließen, die daher

---

[22] Zu den weiteren Rollen, die das jeweilige individuelle Rollenspektrum ergänzen, siehe besonders Siegrist, J., Medizinische Soziologie, 100. Vgl. auch Menz, F., Der geheime Dialog.

[23] Siegrist, Medizinische Soziologie, 215f.

[24] Parsons, T., The Social System, 1951.

[25] Zur Kritik an Parsons Rollenbeschreibung vgl. insbesondere Siegrist, J., Medizinische Soziologie, 216f. Der Hauptkritikpunkt besteht darin, dass diese Rollenbeschreibung die chronisch Kranken und psychisch Kranken vernachlässigt. Gerade die fehlende Berücksichtung von lebenslanger Behinderung oder dem Leiden an unheilbaren Krankheiten widersprechen ja dem transitorischen Phänomen in Parsons Krankenrolle. Deshalb zweifeln Pflanz und Rhode die universell geltende Gesetzmäßigkeit des Konzeptes an: vgl. Siegrist, J., Medizinische Soziologie, 217.

[26] So etwa Siegrist, J., Medizinische Soziologie, 215.

[27] Vgl. Parsons, T., Struktur und Funktion der modernen Medizin, in: König, R., Probleme der Medizinsoziologie, 16f.

beim Kranken und seinem Arzt auch zu durchaus unterschiedlichen Beurteilungen des Sachverhalts führen können. Das ärztliche Expertenwissen kann dabei grundsätzlich im Interesse des Patienten oder, in Einzelfällen sogar, diametral zu dessen Absichten eingesetzt werden. Dies lässt sich sowohl bei alltäglichen Vorgängen wie der diagnostisch begründeten Zuerkennung eines Krankenstandes, als auch im Rahmen von Gutachten, etwa im Rahmen von Pensionierungsanträgen zeigen. Da diese nur teilweise auf naturwissenschaftlichen Fakten beruhen, sondern auch persönliche Bewertungen beinhalten, kann dies offensichtlich auch die Art und Qualität der Beziehung zwischen Arzt und Patient beeinflussen.

Die ebenfalls in der Krankenrolle erfolgende Festschreibung, wonach der Kranke – im Gegensatz zum Kriminellen – für die durch seinen Zustand begründete soziale Abweichung nicht verantwortlich sei, erfährt mit einer tendenziell verstärkten Hinwendung zur „Therapie von Risikofaktoren" eine Relativierung. Wenn auch derzeit noch vorwiegend an den gesunden Menschen appelliert wird, der individuellen Prävention eine größere Bedeutung beizumessen, so lässt sich doch leicht erahnen, dass insbesondere aufgrund zunehmender ökonomischer Einengungen bei einem Ausbruch einer schon vorab durch Risikofaktoren als sehr wahrscheinlich prognostizierten Erkrankung die Verschuldensfrage neu gestellt werden wird.

Die ebenfalls in der Krankenrolle beschriebene Verpflichtung für den Patienten, selbst eine Verbesserung des Zustandes anzustreben und die Hilfe von Experten aufzusuchen, bestätigt dabei indirekt, dass zunächst fraglos und ungeachtet des Bestehens einer Erkrankung von seiner Selbstbestimmungsfähigkeit ausgegangen wird.

Wie bereits im Zusammenhang mit der Relativierung des Vermögens beschrieben, wäre es unrichtig, würde dies – wieder abgesehen von Notfällen – übersehen werden. Wenn ein Arzt unter Hinweis auf die „Arrodierung der Selbstbestimmung durch jede Krankheit" in eine sich gerade bildende Beziehung eintritt und diese daher nur mit den naturwissenschaftlichen Krankheits-Gegebenheiten begründet, trägt er dazu bei, dass der dieser Beziehung vorangegangene autonome Akt des Patienten sofort relativiert wird und die Beziehung von Beginn an einer asymmetrischen Tendenz unterliegt.

Mit der Zuweisung der Krankenrolle ist tendenziell auch eine gewisse Abhängigkeit von anderen Personen gegeben, was mit einer zusätzlichen Relativierung der autonomen Position einhergehen könnte. So kann sich beispielsweise ein Mensch, der *nach* der Übernahme der Krankenrolle von anderen Ärzten betreut wird, als von jenem, mit dem die Beziehung begonnen wurde,[28] schon deshalb in einer schwächeren Ausgangsposition befinden, weil seine ursprüng-

---

[28] Dies trifft zum Beispiel im Rahmen der arbeitsteiligen Spezialisierung innerhalb einer Krankenanstalt zu.

liche Beziehungsentscheidung keinen wesentlichen Faktor für die Entstehung der neuen Beziehungen darstellt, und deshalb der mit dieser ursprünglichen Entscheidung erbrachte Nachweis einer Autonomie aktuell nicht mehr wahrgenommen werden wird.

Wie bereits beschrieben, wirkt sich diese grundsätzliche Schwächung der Position besonders bei einer Aufnahme in einer Krankenanstalt aus. Der Mensch, der sich eben erst in der Krankenrolle zurechtzufinden lernt, steht neuen, normierten Erwartungen gegenüber, die im Begriff „Krankenhaus-Patientenrolle" zusammengefasst werden können.

Dazu zählt etwa die Erwartung, dass er sich den Regeln der „Hausordnung", deren Gebote und Verbote teilweise noch aus einer extrem paternalistischen Zeit stammen, sowie allen medizinischen, wie mitunter auch pseudomedizinischen Notwendigkeiten[29] unterordnet. Die schon beschriebene ständige Verfügbarkeit[30] bis zur „Liege-Pflicht", die kaum hinterfragte Hinnahme von Wartezeiten, die häufig auf Strukturmängel beruhen, oder der fehlende Widerstand gegen mitunter kaum begründbare Einschränkungen der Intimsphäre sind charakteristische Kennzeichen von diesen den Kranken noch weiter einschränkenden Rollenerwartungen.[31] Es ist evident, dass das Zusammenwirken dieser beiden Rollen, also Krankenrolle und Kranken*haus*rolle eine Schwächung der Autonomie nach sich ziehen wird.

Der Arzt wird hauptsächlich aufgrund seines Expertenwissens zur Zuweisung einer Krankenrolle legitimiert.[32] Dieses Wissen wird jedoch, nicht zuletzt durch die Sozialisation im Rahmen von Studium und Ausbildung weder wertfrei erworben, noch eingeübt. Somit kann auch dessen Anwendung keineswegs „wertneutral" und allein nach naturwissenschaftlichen Gesichtspunkten ausgerichtet erfolgen.[33]

Die Tatsache, dass auch nichtmedizinische Kriterien geradezu unvermeidbar in die Entscheidung miteinfließen, ist grundsätzlich

---

[29] „Abgesehen einmal von der Schwäche, die die Krankheit ... produziert, ist der ganze Spitalbetrieb darauf eingerichtet, den Menschen in eine möglichst passive Patientenrolle zu drängen. Ständig wird etwas mit ihm gemacht, doch nie auf Grund seiner eigenen Entschlüsse, sondern immer auf Grund von diagnostischen oder therapeutischen Erwägungen der Ärzte oder ganz einfach wegen der Organisation des Betriebes": Noll, P., Diktate über das Sterben, 180.

[30] Vgl. Lempps zitierter Hinweis, dass Patienten in ihrem Bett „gut aufgeräumt" seien. Lempp, R., Der Arzt, das therapeutische Team ..., 39; dass diese Regeln sowohl dem Prinzip einer „aktivierenden Pflege", als auch den Intentionen der Physiotherapeuten entgegenstehen, sei nur ergänzend vermerkt!

[31] Wenn ein Patient diese Gegebenheiten hinterfragt, wird er zumeist bereits als „kritisch" beschrieben!

[32] Vgl. Siegrist, J., Medizinische Soziologie, 215.

[33] Dies stellt auch einen der wesentlichen Kritikpunkte an Parsons Konzept dar: vgl. Siegrist, J., Medizinische Soziologie, 216f.

weder besonders bemerkenswert noch bedenklich, da letztlich fast alle ärztlichen Entscheidungen auf einem Kriteriengemisch basieren.[34] Andererseits sind es gerade die nichtmedizinische Kriterien, die einen Entscheidungsprozeß in unterschiedlicher Weise beeinflussen können.

Beispiele für das Einwirken anderer Kriterien unter dem Deckmantel einer wissenschaftlichen Definitionsmacht zeigen sich, wenn etwa in der Bereitschaft zur Vergabe oder Verweigerung der Rolle Faktoren wie das Alter oder der sozioökonomische Status von Bedeutung sind. Ebenso auch, wenn beispielsweise die je nach der Zugehörigkeit zu einer ethnischen Gruppe spezifische emotionale Wahrnehmung und Bedeutung von Schmerzen nicht miteinbezogen werden.

Durch den Einfluss der außermedizinischen Kriterien kann überdies auch die Zuweisung der Krankenrolle den eigentlichen Interessen des Patienten zuwiderlaufen, sodass die betreffende Person damit gegen ihren Willen in diese Rolle gedrängt wird.[35] Zusammen mit der zuvor beschriebenen defensivmedizinischen Strategie des Typ-1-Irrtums steigt damit auch die Gefahr einer gewissen Entmündigung des Patienten.[36]

Auch das entgegengesetzte Vorgehen, nämlich dem Menschen die Zuweisung der Krankenrolle zu verweigern, kann seinen Interessen widersprechen. Dies geschieht in typischer Weise, wenn der Patient sich zwar krank fühlt, sein Befinden jedoch nicht mit den naturwissenschaftlichen Befunden korreliert, sodass damit auch keine Krankheit „diagnostiziert" und daher in der Folge auch keine Rollenentlastung ausgesprochen wird. Es ist insbesondere den psychosomatisch orientierten Therapieansätzen zu verdanken, wenn diese von zahlreichen Patienten leidvoll erfahrene Diskrepanz zwischen Befinden und Befund, einschließlich der nachfolgenden Verweigerung der Krankenrolle, in den vergangenen Jahren problematisiert wurde und für sie nach Lösungsmöglichkeiten gesucht wurde.[37]

Es erhebt sich daher die Frage, inwieweit sich der Arzt tatsächlich dessen bewusst ist, dass seine Werte und außerwissenschaftliche Kriterien in seine Entscheidung einfließen, und wie sehr er sich daher

---

[34] „Wenn andererseits, wie auch beim gegenständlichen Thema, die Verwendung nichtmedizinischer Kriterien durch Ärzte etwa als Anmaßung kritisiert wird, darf erwidert werden, dass die Gesellschaft, die es ja in der Hand hätte, auf demokratischem Wege Regeln für die Handhabung nichtmedizinischer, wertorientierter Kriterien zu bestimmen, dieser Verpflichtung bislang noch nicht nachgekommen ist.": Peintinger, M., Einige Ethische Aspekte der Organtransplantation, 18f.; vgl. dazu besonders: Schmidt, Ist die Verteilung knapper Gesundheitsgüter ein medizinisches Problem, in: Lachmann/Meuter, Zur Gerechtigkeit der Organverteilung, 49.

[35] Diese Problematik ist insbesondere im Bereich der Psychiatrie festzustellen.

[36] Vgl. auch Menz, F., Der geheime Dialog, 167f.

[37] Freilich darf dabei nicht vergessen werden, dass dieses Umdenken der „Medikalisierung" der Gesellschaft auch Vorschub leistete!

verpflichtet fühlt, seine Entscheidungen deshalb besonders sorgfältig zu reflektieren.

Betrachtet man die genannten Auswirkungen, die sich aus der Zuweisung der Krankenrolle ergeben, und bedenkt man weiters, wie wenig Ansehen das „Angewiesensein" in der Gesellschaft genießt, ist es wenig verwunderlich, wenn diese Rolle mit mehr negativen Konnotationen versehen wird, als dies aufgrund der durch sie gewährten Entlastung von der Alltagsverantwortlichkeit zu erwarten wäre. Illustriert wird diese negative Einschätzung besonders treffend durch den Strafrechtsexperten Peter Noll, der in seinen tagebuchartigen Notizen, die er in den Monaten vor seinem Tod verfasste, schrieb:

„Hätte ich die Operation vornehmen lassen, so wäre ich Patient geworden, hätte mich definitiv in die Rolle des Patienten begeben, für den Rest des Lebens. So aber bin ich nicht Patient, zwar nicht kerngesund, sondern todkrank, aber eben nicht Patient. Bis zuletzt kann ich die Rolle des Gesunden und des Normalen ‚spielen'. Dabei handelt es sich eben nicht um ein Spiel, sondern um die Entscheidung zwischen zwei Existenzformen."[38]

2.3 Die Arztrolle

Ein wesentlicher Unterschied zwischen der beschriebenen Krankenrolle und den normativen Erwartungen, die im Rahmen der Arztrolle an die Berufsgruppe gerichtet sind, besteht darin, dass letztere von der Ärzteschaft teilweise selbst definiert werden konnten und anschließend von der Patientenschaft wie der Gesellschaft akzeptiert und übernommen wurden. Diese partielle „Rollenschöpfung", die nach Siegrist offenbar „ein besonderes Merkmal professionalisierter Berufsgruppen" zu sein scheint,[39] erlaubt auch eine größere Einflussmöglichkeit und damit eine Absicherung der Position. Dies gilt es mitzubedenken, wenn nach der Charakterisierung der Arztrolle auf die Asymmetrie in der therapeutischen Beziehung eingegangen wird.

Die durch die Ärzterolle für Patienten und Umfeld gewährleistete Orientierung und Sicherheit geht vorrangig mit einer besonderen Betonung des Expertenstatus einher. Der Umstand, dass diese ärztlichen Rollennormen vom Beginn des Medizinstudiums an in institutionsspezifischen Einprägungsprozessen, sowie besonders im Rahmen der beruflichen Sozialisation eingeübt und verinnerlicht werden, um „sich als adäquate Institutionsmitglieder behaupten zu können",[40]

---

[38] Noll, P., Diktate über das Sterben, 123f.

[39] Vgl. Siegrist, J., Medizinische Soziologie, 100.

[40] Basler, Medizinische Psychologie II, Zitat ohne Seitenangabe in Lalouschek, J., Möglichkeiten, 21.

trägt noch zusätzlich dazu bei, dass dieser Expertenstatus sowohl innerhalb als auch außerhalb der Berufsgruppe zunehmend an Bedeutung gewinnt. Damit wird sich das Gewicht des Expertenstatus im Kräfteverhältnis der Beziehung selbst dann auswirken und die Asymmetrie zwischen Arzt und Patient verstärken können, wenn sich ein emanzipierender Patient gegen eine Überhöhung der Rolle zur Wehr setzt, oder der Arzt sich mit seiner Rolle nicht völlig identifiziert.[41]

Unter den normativen Erwartungen, die in der Arztrolle zusammengefasst sind, werden besonders die affektive Neutralität, die funktionale Spezifität des Handelns sowie die universalistische Einstellung angeführt.

Mit affektiver Neutralität wird dabei ein fachgerechtes Handeln unter Ausblendung persönlicher Gefühle und Motive bezeichnet. Die notwendige Anteilnahme und ein erwünschtes empathisches Verhalten bleiben dabei auf die Expertenrolle beschränkt. Dies soll verhindern, dass Vorurteile oder Glaubenserzeugungen in das therapeutische Geschehnis einfließen, oder dass der Patient aufgrund eines persönlichen Machtstrebens instrumentalisiert wird.

Die Verpflichtung zur funktionalen Spezifität gewährleistet, dass das ärztliche Handeln innerhalb der definierten Grenzen bleibt, was zur Orientierungssicherheit sowohl für die Patienten als auch für die Mitglieder der Gesundheitsberufe beiträgt. Diese Verpflichtung trägt daneben auch zur Aufrechterhaltung des Expertenstatus bei.

Die Gewissheit, eine universalistische Einstellung beim Arzt vorzufinden, verleiht die Sicherheit, dass nicht dessen eigene Interessen, sondern vorrangig das Wohl des in die therapeutische Beziehung Eintretenden beachtet und die Gleichbehandlung aller Kranken angestrebt werden.[42]

Es bleibt allerdings zu fragen, ob diese Gleichbehandlung über konkrete und naturwissenschaftlich begründbare Therapieschritte hinaus, tatsächlich in so umfassender Weise vorhanden ist oder ob sie nicht vielmehr, bedingt durch zahlreiche Einflüsse mitunter eher eine Fiktion mit Appellcharakter darstellt.[43] Diese relativierenden Einflüsse müssen dabei nicht immer nur ökonomisch orientiert sein. Wenn etwa Studien nachweisen, dass Diagnosen mit negativen sozialen Wirkungen häufiger bei Patienten mit geringem sozioökonomischen Status gestellt werden,[44] oder dass je nach der Zugehörigkeit zu einer

---

[41] Dieses Verhalten wird mit dem Begriff „Rollendistanz" beschrieben: Siegrist, J., Medizinische Soziologie, 99f.

[42] „Den Arzt interessiert, was der Patient hat, nicht wer er ist": Brücher, K., Professionalität und Verantwortung, 58.

[43] Wer immer im medizinischen Alltag konkrete Erfahrungen sammeln konnte, wird eine gesicherte, generelle Gleichbehandlung, die über den naturwissenschaftlichen Bereich hinausreicht, kaum bestätigen können!

[44] Vgl. Studie von Hollingshead und Redlich, zitiert in Siegrist, J., Medizinische Soziologie, 247.

sozialen Gruppe unterschiedliche Behandlungskonzepte vorgeschlagen werden,[45] scheint dies dem Grundsatz kaum gerecht zu werden. Einige ungleiche Behandlungen, die sich nicht durch gesellschaftliche Auffassungen sondern durch persönliche Interessen erklären lassen, beruhen darauf, dass der Arzt zur gleichen Zeit unterschiedliche Rollen wahrnimmt, was zu Interaktionen zwischen diesen Rollen führt. Seine Überzeugung, wonach er die Patienten grundsätzlich gleich behandelt, basiert dabei auf seiner naturwissenschaftlichen und krankheitsorientierten Sicht. Erst im Zuge einer konkreten Nachfrage wird beispielsweise die zusätzliche Berücksichtigung von unterschiedlichen ökonomischen Auswirkungen eingeräumt werden. Damit lässt sich etwa eine Interaktion mit der durchaus ebenso legitimen Rolle des verantwortlich wirtschaftenden Unternehmers, oder des Familienerhalters mit Versorgungsverantwortung feststellen. Weitere Interaktionen zwischen unterschiedlichen, jedoch zur gleichen Zeit wirksamen Rollen lassen sich beispielsweise zeigen, wenn der Heilungsauftrag mit einem karrierebedingten Forschungswillen konkurriert.[46]

Das deutliche Unbehagen und die zumeist defensiv anmutenden Rechtfertigungsversuche, die solche Nachfragen auslösen, beruhen nicht nur auf den unterschiedlichen normativen Erwartungen, zu dessen Erfüllung sich der Arzt verpflichtet sieht.[47] Sie sind wohl auch noch Folgen jenes historischen Arztbildes, in dem die priesterliche Dimension des Dienstes und die alleinige und unentgeltliche „Aufopferung für seine Patienten" Leitbildcharakter hatten. Ungeachtet der Tatsache, dass von romantisch anmutenden Überhöhungen des Berufes[48] zunehmend Abstand genommen wurde, scheint die „Mystifizierung" des Arzt-Bildes auch heute noch nicht gänzlich überwunden, wenn sie gelegentlich nicht sogar durch unrealistische oder

---

[45] „Norbert Hein (1985) konnte darüber hinaus in einer Studie über praktische Ärzte das Vorhandensein schichtspezifischer Sprachbarrieren in der Kommunikation mit Patienten unterschiedlicher Herkunft eindeutig nachweisen. Dieselben praktischen Ärzte verschrieben Patienten aus der Unterschicht mit dem Symptom Schlafstörungen Psychopharmaka, Patienten aus der Mittelschicht hingegen (mit demselben Symptom) Psychotherapie, Baldriantropfen oder autogenes Training. Im ersten Fall verlief das ärztliche Gespräch kurz, voll von geschlossenen Fragen und oft zynisch-abwertend, im zweiten Fall hingegen waren die Gespräche doppelt so lang, kollegial und voll von Anekdoten und Exkursen.": Wodak, R., Kommunikation zwischen Ärzt/inn/en und Patient/inn/en, 48.

[46] Wodak sieht in den klinischen Bereichen zusätzliche Konflikte zwischen den Erwartungen, die sich aus der Rolle ergeben und den institutionseigenen ideologiebedingten Regeln – wie beispielsweise „Publikationen und Forschung" versus „Heilen von Patienten" – gegeben: Wodak, Kommunikation, 46.

[47] Nach Siegrist wird dies als Inter-Rollenkonflikt bezeichnet: vgl. Siegrist, J., Medizinische Soziologie, 99.

[48] Bis hin zu stereotypen Bildern wie beispielsweise dem vom „Gott in Weiß"!

unreflektierte überhöhte Erwartungen von Patientenseite erst recht verstärkt wird.[49]

Diese deutlichen Diskrepanzen zwischen normativen Ansprüchen und tatsächlichem Handeln des Arztes abseits jeder Polemik bewusst zu machen, zählt zu den zentralen Aufgaben einer zeitgemäßen Medizinethik, die dabei auf die Hilfe von psychologischen und soziologischen Wissenschaften angewiesen ist. Ihre Aufgabe wird es sein, Parsons' Konzept aufgrund der Weiterentwicklung der Gesellschaft und vor dem Hintergrund des fortschrittsbedingten Strukturwandels der Medizin zu adaptieren, wobei zusätzlich dem Einfluss der ökonomieorientierten Krankenhausstrukturen, und der durch die Förderung der Autonomie geänderten Arzt-Patient-Beziehung Rechnung getragen werden muss.

Abseits des beschriebenen „normativen Grundgerüstes" der Rollen sind weitere Aspekte zu berücksichtigen, die für die Konstituierung einer konkreten Arzt-Patient-Beziehung von Bedeutung sind.[50] Dazu zählen besonders das je eigene Selbstverständnis und die Einschätzung des je anderen Partners.

4 Das Selbstverständnis der Partner

Bei der Konstituierung der individuellen Beziehung ist es zunächst von wesentlicher Bedeutung, von welchem Selbstverständnis beide Partner ausgehen. Versteht sich der Arzt als Berater, Begleiter oder väterlicher Beschützer des Patienten?[51] Sieht er sich selbst als spezialisierten Experten, als Bio- oder Heiltechniker, als Leistungsverkäufer, oder erlebt er sich als „kundiger und williger Facharbeiter im Subsystem der sozialen Sicherheit"?[52]

---

[49] Vgl. Lalouschek, J., Möglichkeiten, Probleme und Grenzen der Arzt-Patienten-Kommunikation, 22.

[50] Die konkrete Beziehung besteht selbstverständlich nicht isoliert. Der Patient steht beispielsweise zur gleichen Zeit auch in Beziehung zu den Mitpatienten und zu seinen Angehörigen, während der Arzt etwa auch in Beziehung zu den Kollegen und den Mitarbeitern der übrigen Gesundheitsberufe steht. Engelhardt bezieht in seinen Entwurf einer Arzt-Patient-Beziehung noch die Gesellschaft ein und beschreibt sie als Konstrukt mit drei Zentren und neun Relationen: Engelhardt, D.v., Zur Systematik und Geschichte der Medizinischen Ethik, 3f.

[51] Es ist zu hoffen, dass das kritische Zitat „Ich Arzt – Du krank" von Gathmann, das in der Folge eine „obere" und ein „untere" Position beschreibt, heute kaum mehr zutrifft!: Gathmann, P., Der verwundete Arzt, zit. in Penner, R.A., Von oben herab?, 97f.

[52] Nach einer von Schipperges zitierten französischen Studie wird in der Bewertung des Selbstbildes durch die Ärzte am häufigsten der „kundige Therapeut", der „Manager" und der „erfolgreiche Wissenschafter" genannt: Schipperges, H., Medizin an der Jahrtausendwende, 128.

Empfindet sich andererseits der Patient als schutzwürdiges Kind? Oder versteht er sich als mündige und selbstbestimmt agierende Persönlichkeit, die bereit ist, ihre Verantwortung zu übernehmen? Sieht er sich vielleicht selbst bloß als naturwissenschaftlich interessanten „Fall", der alles mit sich geschehen lässt?

Schon die Kombinationsmöglichkeiten, die sich aus diesen Selbstzuschreibungen ergeben können, werden unterschiedliche Auswirkungen aufweisen, die zum Gelingen der Beziehung oder zu ihrem Scheitern und zur Enttäuschung führen können. Beziehungen zwischen dem beratenden Experten und der autonomen Persönlichkeit, zwischen einem Biotechniker und seinem naturwissenschaftlichen Objekt oder zwischen dem Beschützer und einem schutzbedürftigen Kind werden sich zunächst als tragfähig und vielleicht sogar auch auf längere Sicht als belastungsfähig erweisen. Andererseits werden Beziehungen, in denen beispielsweise der Biotechniker auf das sich als schutzwürdig empfindende „Kind" trifft, schwer über ein gewisses „technisches" Maß hinaus gebildet werden können und enttäuschungsreich bleiben, da viele Appelle und Erwartungen des Patienten bei der Konzentration des Biotechnikers auf das vermeintlich „Wesentliche" bewusst oder unbewusst ausgeblendet werden. Solche Beziehungen werden wohl häufig selbst dann als gescheitert angesehen werden müssen, wenn ihre „technische" Funktionalität nach außen hin weiterhin intakt erscheint. Dies nicht zuletzt deshalb, weil das „schutzwürdige Kind" weder ausreichend Mut noch Durchsetzungsvermögen besitzt, um auf eine Veränderung der Beziehung zu dringen.

Die bekannten Gegebenheiten in den Krankenanstalten mit der Zersplitterung der Arbeitsvorgänge und den strukturell bedingten Sachzwängen wie etwa höhere „Durchschleusungsraten"[53], sowie die fortschreitende Spezialisierung lassen die Zunahme eines Selbstverständnisses wahrscheinlicher werden, wonach sich insbesondere junge Ärzte bloß als kundige Facharbeiter im jeweiligen Subsystem verstehen.[54] Dies kann dadurch verstärkt werden, dass zahlreiche Lösungsansätze zur Verbesserung einer „Kundenzufriedenheit" vorwiegend managementorientiert sind, und den individuell verfügbaren Spielraum für den einzelnen Mitarbeiter in der Regel zusätzlich einengen. Die Kritik daran bleibt zumeist verhalten, da viele Verbesserungsversuche des Einzelnen ohne effiziente Ergebnisse bleiben und bloß persönliche Reibungsverluste oder Probleme innerhalb der hierarchischen Struktur nach sich ziehen. So zählt der Wunsch, eine partnerschaftliche Beziehung nach konkreten Vorstellungen zu ver-

---

[53] Diese erhöhten Raten wurden besonders durch die Neueinführung der leistungsorientierten Abrechnung in Krankenanstalten erforderlich.
[54] Die Problematik erweist sich in kleineren Krankenhäusern als weniger gravierend: Institut Allensbach, Menschen im Krankenhaus, 107; vgl. auch Kappler, E., Kommunikationstechnik, 138f.

wirklichen, immer noch zu jenen wesentlichen Motiven, die manchen Mediziner dazu bewegen, unter Aufgabe der wirtschaftlich abgesicherten Situation in die Allgemeinpraxis abzuwandern.

Die verbleibenden „kundigen Facharbeiter" bringen in weiterer Folge weder die Kraft auf, noch sehen sie die Notwendigkeit, allzu viel Engagement in strukturell bedingt geradezu zwangsläufig flüchtige Beziehungen zu investieren.

Ein Vergleich zwischen dem häufig vertretenen ärztlichen Selbstbild und jenem Selbstverständnis, das am Anfang des Sozialisationsprozesses mit Beginn des Medizinstudiums besteht,[55] verdeutlicht die Problematik. Selbst wenn alle romantischen Ideale und unrealistischen Vorstellungen unberücksichtigt bleiben, besteht doch die Quintessenz darin, dass diese jungen Menschen in erster Linie die Position des Begleiters und Beraters des Kranken anstreben. Dass dieses Leitbild mit zunehmender Sozialisation verloren geht, verweist auf einen dringenden Handlungsbedarf sowohl innerhalb der Ärzteschaft, als auch durch eine verantwortlich konzipierte Gesundheitspolitik!

Zweifellos finden sich in jüngerer Zeit manche Ansätze, die das Leitbild des kundigen Begleiters wieder in das Zentrum der Aufmerksamkeit rücken wollen. Dazu lassen sich etwa die palliativmedizinisch ausgerichteten Konzepte zählen. Ob diese Ansätze sich jedoch, selbst wenn sie durch eine große Erwartungshaltung der Patientenschaft getragen werden, als stark genug erweisen werden, um im klinischen Bereich eine strukturelle Veränderung zu bewirken, bleibt mit einigem Pessimismus abzuwarten.

5 Das Bild vom Partner im therapeutischen Prozess

Neben der Selbstzuschreibung ist das Bild des je anderen Partners von besonderer Bedeutung. Da sich dieses Bild aus realen Elementen und fiktiven Vorstellungen und Wünschen zusammensetzt, wird sowohl seine Homogenität als auch die Nähe zur Realität für die Stabilität der Beziehung von Bedeutung sein. Der Einfluss dieses Bildes lässt sich besonders anhand der Auswirkungen auf die Kommunikation zeigen, die je nach Einschätzung des Adressaten unterschiedlich gestaltet wird.[56] Es wird dabei von den verschiedenen zuvor beschriebenen Kommunikationsebenen[57] jene favorisiert, von der angenommen wird, dass der Partner damit am ehesten direkt angesprochen werden kann. Die Auswahl der Kommunikationsebene erfolgt dabei,

---

[55] Vgl. dazu eine Befragung von Heidelberger Medizinstudenten im Juni 1985, zit. in: Schipperges, H., Medizin an der Jahrtausendwende, 128.

[56] „Kunst ist Kommunikation, und Kommunikation ist Kunst": Huseboe, S., Palliativmedizin, 89.

[57] Vgl. Abschnitt „Wunscherfüllung" im Kapitel „Autonomie".

wie auch im Alltag, zunächst meist unbewusst. Ein Wechsel der Ebene wird dann vorgenommen, wenn entweder die Übermittlung einer gezielten Botschaft angestrebt, oder die bisherige Kommunikation als unbefriedigend empfunden wird. Eine falsche Einschätzung, die dazu führt, dass beispielsweise eine vom Partner latent abgelehnte Gesprächsebene mehr betont wird, kann, wenn sie unreflektiert bleibt, zu einer Verringerung der Kommunikation und in weiterer Folge auch zu einer Beziehungsstörung führen.

Die Erwartungen, die der Patient an den Arzt stellt, und die für ihn das „Bild" vom Therapeuten ergänzen, lassen sich ebenfalls in ein Nah- und ein Fernbild unterteilen. Dabei zeigt es sich, dass die im Fernbild artikulierten allgemeinen Erwartungen üblicherweise kaum zu einer konkreten Handlungsorientierung herangezogen werden. Während nämlich das in zahlreichen Befragungen erhobene Fernbild zumeist den Berater und Vertrauten vor dem Techniker und Wissenschafter anführt,[58] zeigt sich dagegen, dass die Auswahl eines Krankenhauses deutlich häufiger aufgrund des Vorhandenseins eines Spezialisten, als im Hinblick auf eine persönliche Betreuung erfolgt.[59]

Das Nahbild des Patienten von seinem Arzt steht unter anderem auch in enger Verbindung mit der zunehmenden Spezialisierung innerhalb der medizinischen Wissenschaft, die auch Auswirkungen auf die spezifischen Erwartungen für eine therapeutische Beziehung nach sich zieht. Während beispielsweise für eine zahnärztliche oder orthopädische Behandlung die Erwartungen hinsichtlich der technischen Kompetenz für die Auswahl des Arztes ausschlaggebend sein werden, wird sich bei der Wahl des „Hausarztes" zumeist seine Fähigkeit von Beratung und Begleitung als ein dominierendes Entscheidungskriterium erweisen.

Dies zeigt sich im Fall des Hausarztes unter anderem auch dadurch, dass weder ein umfangreiches Angebot von Behandlungsformen, noch, angesichts des medizinischen Fortschritts und der Spezialisierung, mehr als ein schmaler Sektor an Fertigkeiten erwartet wird.[60] Vielmehr wird die in der Beratungsfunktion implizierte Fähigkeit als wesentlich angesehen, zum richtigen Zeitpunkt auf eine adäquate fachärztliche Unterstützung zurückzugreifen, und vielleicht sogar auch die entsprechenden Verbindungen zu besitzen, um diese zusätzliche Beziehung zu ermöglichen.[61]

---

[58] Vgl. Schipperges, H., Medizin an der Jahrtausendwende 128.
[59] Vgl. Institut Allensbach, Menschen im Krankenhaus, 96; Die Aufschlüsselung der Daten nach unterschiedlichen sozialen Schichten zeigt dabei ein Gefälle zwischen Oberschicht und einfachster sozialer Schicht: Institut Allensbach, Menschen im Krankenhaus, 98, Tab. 42.
[60] Vgl. Schipperges, H., Medizin an der Jahrtausendwende, 130.
[61] Dabei kann es, wie Hofmann gezeigt hat, auch zu so starken Bindungen kommen, dass Überweisungen schwierig werden: vgl. Hofmann, D., Hausärzte, 133.

Dies unterscheidet sich freilich deutlich von dem gegenwärtigen Selbstverständnis mancher Praktiker, die ihre zentrale Kompetenz vorwiegend in einer richtigen Weiterleitung sehen und ein effizientes „Verteilungsmanagement" kultivieren.[62] Die Reaktion der Patienten, die in der Folge immer häufiger unter Umgehung des Hausarztes direkt einen ihren Beschwerden adäquat erscheinenden Spezialisten aufsuchen, verweist somit auch auf das derzeitige Fehlen dieser wesentlichen Beratungs- und Begleitungskompetenz.

Auch die wiederholt erhobene gesundheitspolitische Forderung, wonach der „Hausarzt" als „gate keeper" die Schaltstelle zwischen seinen Patienten und den aktuell benötigten Fachärzten wahrnehmen möge, verweist auf die in erster Linie erwartete Betreuungskompetenz, die über eine bloße Drehscheibe zur „Verteilung" hinausreicht.[63] Eine in diesem Sinn verstärkte Ausrichtung der Arzt-Patient-Beziehung könnte die Möglichkeit bieten, der durch Strukturwandel und wissenschaftlichen Fortschritt bedingten, innerhalb der Krankenanstalten besonders spürbaren Zersplitterung gegenzusteuern. Die beratende Begleitung des Hausarztes könnte sich nach Art des sprichwörtlichen „roten Fadens" durch einen gesamten Behandlungsverlauf ziehen. Die vor der Krankenhauseinweisung bestehende und zumeist auf längeren Zeitraum gesehen stabile Beziehung zwischen Hausarzt und Patient könnte der allgemeinen Anonymisierungstendenz selbst dann entgegenwirken, wenn das jeweilige Krankheitsbild die Tätigkeit zahlreicher Fachärzte, unterschiedlicher Abteilungen oder sogar den Aufenthalt in mehreren Krankenanstalten erfordert.[64]

Der ärztliche Begleiter könnte dabei, je nach den individuellen Gegebenheiten, auf die Verringerung der Kommunikationsdefizite mit den behandelnden Ärzten, dem Pflegepersonal oder auch den Angehörigen des Patienten einwirken, jedoch ohne dabei stellvertretend für den Patienten diese Kommunikation zu bestreiten. Seine Aufgabe bestünde darin, den Patienten bei seinen Versuchen zu unterstützen, die notwendige Kommunikation selbst zu führen. Dieses Konzept reicht jedoch weit über die bloße Intention hinaus, zur Behebung von Kommunikationsdefiziten innerhalb der therapeutischen

---

[62] Ein typisches Beispiel dafür stellen die unzähligen Überweisungen dar, die von den Patienten bei der Ordinationshilfe erbeten, und oft ohne Kontakt mit dem Arzt ausgestellt werden.

[63] Diese Forderung wird mittlerweile von verschiedenen Seiten, nicht zuletzt von Hausärzteverbänden, erhoben. Allerdings könnte dies gelegentlich auch aufgrund der Intention erfolgen, statt der Betreuung ein ökonomisches Steuerungsinstrument zu gewinnen.

[64] Fuchs bezeichnet dies mit dem Begriff „Networking im ärztlichen Berufsfeld": Fuchs, H.J., Ärztliche Konsultationen, 11; den „roten Faden" der Betreuung bilden derzeit allerdings nur die Angehörigen!

Beziehungen beizutragen.[65] Es böte sich vielmehr im Rahmen der Begleitung beispielsweise schon am Beginn die Möglichkeit, dem Patienten bei seiner Eingewöhnung im Krankenhaus behilflich zu sein, was zu einer rascheren Stabilisierung bzw. Wiedergewinnung seines autonomen Zustandes beitragen könnte.[66] Hauptsächlich jedoch läge in der Begleitung die Chance, dem Patienten bei seinen individuellen Reflexionen bezüglich der konkreten Bedeutung der Erkrankung für das Leben behilflich zu sein.

Während derzeit bloß eine verstärkte Einbindung des Hausarztes in den Informationsfluss zwischen Krankenhaus, Angehörigen und sozialen Einrichtungen für die Nachsorge angestrebt wird, und am aktuellen Therapieverlauf interessierte Praktiker nicht mehr automatisch als lästige „Eindringlinge" abqualifiziert werden, würde der Hausarzt nach der Aufwertung seiner jetzt schon vorhandenen Betreuungskompetenz tatsächlich zu einem relevanten Partner innerhalb der stationären Therapie werden können.

Dieses Umdenken müsste allerdings auch innerhalb der Gesellschaft so selbstverständlich erfolgen und beispielsweise in einer adäquaten Honorierung der Betreuung ihren Ausdruck finden, weil der dafür notwendige Zeitaufwand die Zahl der von einem Arzt zu versorgenden Patienten deutlich verringern würde.

2.6 Gesellschaftliche Einflüsse

Auch die über das individuelle Arztbild, insbesondere das Fernbild, hinausreichenden gesellschaftlichen Einflüsse sind zu berücksichtigen, da jeder gesellschaftliche Trend die konkrete Arzt-Patient-Beziehung beeinflussen und modifizieren kann.

Zu den gesellschaftlich relevanten Einschätzungen zählt insbesondere die zunehmend vertretene Ansicht, wonach der Arzt letztlich ein Angehöriger eines Dienstleistungsbetriebes sei.[67] Dabei kann diese Überzeugung von zwei unterschiedlichen Gesichtspunkten her entwickelt werden.

Der eine Gesichtspunkt entsteht daraus, dass eine staatlich garantierte Gesundheitsversorgung als selbstverständlich angesehen wird. Nicht zuletzt das mangelnde Wissen um die tatsächlichen Kos-

---

[65] Dies erinnert ein wenig an die vor Jahren erhobene Forderung, die Krankenanstalten mögen einen Arzt anstellen, der den Patienten allein dafür zur Verfügung stehen sollte, um ihnen die jeweils stattgehabte Visite und deren Aussagen zu erklären: vgl. Schmeling-Kludas, Ch., Die Arzt-Patient-Beziehung im Stationsalltag, 79ff.

[66] Vgl. Thema „Vermögenseinschränkung" im Kapitel „Autonomie"!

[67] „Es ist nicht zu leugnen, dass die Patienten im Arzt mehr und mehr den Angehörigen eines Dienstleistungsberufs sehen.": Depner, R., Arzt und Gesellschaft, 90.

ten[68] fördert ein Anspruchsdenken, das zumeist mit dem Verweis auf die eigenen Abgabenleistungen, die vermeintlich als ausreichend eingeschätzt werden, als berechtigt empfunden wird. Da der Patient den vom System bezahlten Arzt zumeist als einzig sichtbaren Repräsentanten dieser „Versorgung" wahrnimmt, glaubt er auch, auf dessen Handeln Anspruch zu haben. Die Einforderung eines durch die Sozialabgaben legitimierten Versorgungsanspruchs mündet damit in der Einschätzung, der ärztliche Einsatz werde damit zu einer geschuldeten Dienstleistung.[69]

Der andere Gesichtspunkt bezieht sich auf jene Gruppe von Patienten, der durch den Abschluss von zusätzlichen Krankenversicherungen eine umfassendere und individuellere Betreuung garantiert wird. Ohne an dieser Stelle detailliert darauf eingehen zu können, lässt sich doch in Studien nachweisen, dass mit steigenden Versicherungsbeiträgen die Leistung des Arztes zunehmend kritischer beobachtet wird. So kann beispielsweise die persönliche Visite im Sinne der Konsumideologie der Gesellschaft, nicht mehr als Akt des begleitenden Einsatzes sondern mehr als eine aus dem Versicherungsvertrag ableitbare Dienstleistung verstanden werden.[70]

Eine verstärkte Erwartungs- und Anspruchshaltung der Patienten,[71] die durch den Slogan, wonach der Patient „Kunde" sei, nicht nur legitimiert sondern auch „angetrieben" wird, trägt die gesellschaftliche Problematik in die konkrete Beziehung hinein. Eine Ideologie der Bedürfnisbefriedigung, die immer mehr den medizinischen Sektor erreicht, erhöht die Begehrlichkeit, die Errungenschaften der modernen, befundorientierten Medizin zu nützen und kann sich im Sammeln von Befunden und Diagnosen manifestieren.[72]

Weiters besteht die Gefahr, dass der Patient die Konsumideologie auch auf den Arzt projiziert. Selbst ökonomisches Handeln und effizientes Vorgehen können aufgrund dieser Sichtweise als Beweis an-

---

[68] Dieser Umstand wurde wiederholt kritisiert. Die Bereitschaft zur Mitarbeit (Compliance) von Patienten kann gefördert werden, wenn sie über die Kosten ihrer Therapie informiert werden. Dies trifft insbesondere auf den sorgfältigen Umgang mit den verschriebenen Medikamenten zu.

[69] Der Begriff „Dienst" besaß in der Medizin schon ganz unterschiedliche Inhalte. Der Bogen spannt sich dabei vom „priesterlichen Dienst" über den „Dienst der Nächstenliebe" bis zum hier beschriebenen „ökonomisch geschuldeten Dienst". Wie das Anspruchsdenken beispielsweise häufig bei Kursuchen durchklingt, so kann sich die Dienstleistungsproblematik, und zwar ungeachtet der Expertenposition des Arztes, etwa bei „Krankschreibungen" deutlich zeigen.

[70] Vgl. auch Depner, R., Arzt und Gesellschaft, 90.

[71] Vgl. Pickl, V., in: Pharmig, Der mündige Patient, 44.

[72] Pickl verweist darauf, dass ihm dies auch „nicht allzu schwer gemacht wird. Die befundorientierte Medizin tut selbst sehr viel dazu, dass sehr viele Befunde gemacht werden, denn die Maschinen müssen ausgenützt werden.": in: Pharmig, Der mündige Patient, 43.

gesehen werden, dass sich der Arzt zu wenig Zeit nähme, weil er nach Ansicht des Patienten „zu viele Krankenscheine sammeln muss."[73]

Die Beziehung kann sowohl durch eine Zurückweisung von medizinisch nicht gerechtfertigten Wünschen, die dieser Haltung entspringen, belastet werden, wie sie auch dadurch beeinflusst wird, dass ein resignierendes Gewährenlassen das Selbstverständnis des Arztes verändert.

Schließlich aber nährt die Konsumideologie auch die Sichtweise von der „Machbarkeit", die den berechtigten Anspruch des Patienten auf medizinische Behandlung zu der Erwartung einer ausnahmslos *erfolgreichen* Behandlung überhöht.[74] Dabei wird kaum bedacht, dass der Arzt zwar sein fachgerechtes und ordnungsgemäßes Handeln garantieren kann und muss, der Heilungserfolg jedoch letztlich weitgehend seiner Verfügungsgewalt entzogen ist.[75] Dass dies im übrigen auch seitens der Mediziner nicht ausreichend thematisiert wird, ja dass mitunter branchenspezifisch die „Machbarkeit" des Erfolges der angebotenen Therapie in geradezu banaler Weise überbetont wird, verstärkt diese Auffassung noch. Es ist daher nicht verwunderlich, wenn das Ausbleiben eines Erfolges kurzerhand auf einen Fehler des Arztes zurückgeführt wird.[76] Diese Auffassung aber kann das Nah-Bild und in der Folge die konkrete Beziehung auf subtile Weise beeinflussen.

Zu den auf die konkrete therapeutische Beziehung einwirkenden Einflüssen zählen weiters jene Maßstäbe, die innerhalb der postmodernen „Erlebnisgesellschaft"[77] als besonders wichtig angesehen werden. Sie können dazu verleiten, dass ein Patient die Planung einer konkreten Beziehung mehr am Umfeld und an Äußerlichkeiten orientiert. Zweifellos ist eine angenehme Atmosphäre in den Ordinations- und Behandlungsräumen aus vielen Gründen hilfreich und heilsam.

---

[73] Vgl. Pickl, V., in Pharmig, 44.

[74] „Die Erwartungshaltung der Patienten ist natürlich erfolgsorientiert": Pickl, V., in Pharmig, 44.

[75] Vgl. Gadamer: „Man kann zwar sagen, der Arzt stellte mit den Mitteln seiner Kunst die Gesundheit her, aber das ist eine ungenaue Rede. Was so hergestellt wird, ist nicht ein Werk, ein *Ergon*, etwas, das neu ins Sein tritt und das Können beweist. Es ist die Wiederherstellung des Kranken, und ob sie der Erfolg des ärztlichen Wissens und Könnens ist, sieht man ihr nicht an. Der Gesunde ist nicht der Gesundgemachte. Daher bleibt in einer kaum auszuschließenden Weise die Frage offen, wie weit ein Heilungserfolg der kundigen Behandlung des Arztes verdankt ist und wie weit sich die Natur selber geholfen hat.": Gadamer, H.-G., Apologie der Heilkunst, 52f; „Dagegen gibt es für den Arzt kein solches vorweisbares Werk. Die Gesundheit des Patienten kann nicht als ein solches gelten. Obwohl sie natürlich das Ziel der ärztlichen Tätigkeit ist, wird sie nicht eigentlich von ihm ‚gemacht'.": ders., Apologie, 36.

[76] Vgl. Pickl, V., in Pharmig, 43f.

[77] Vgl. Schulze, G., Die Erlebnisgesellschaft, 13.

Ebenso ist ein sorgfältiges äußeres Erscheinungsbild des Arztes wichtig. Wenn jedoch die Äußerlichkeiten und die Einschätzung des „Event-Charakters" der Ordinationen als maßgebliches Kriterium für die Auswahl des Arztes angesehen, oder die Fähigkeiten wie auch die Persönlichkeit des Therapeuten davon abgeleitet werden, kann dies zu einem verzerrten, wirklichkeitsfremden Nahbild führen. Eine Beziehung, die damit teilweise auf bloß virtuellen Tatsachen beruht und Erwartungen weckt, die weder erkannt, noch eingelöst werden können und damit zu Enttäuschungen führen müssen, wird sich negativ auf Interaktion und Therapieverlauf auswirken.

7 Das Vertrauen

Ein in seinen Auswirkungen auf die Arzt-Patient-Beziehung kaum zu überschätzender Faktor ist der in der Gesellschaft weit verbreitete Vertrauensverlust. Dieses ständig zunehmende Phänomen, das sich auf diffuse Weise in allen Beziehungen und Gesellschaftsschichten bemerkbar macht, geht zwar weit über den medizinischen Bereich hinaus, seine Auswirkungen sind jedoch im Umfeld von therapeutischen Beziehungen besonders wirksam.

Allein dieses gesellschaftliche Phänomen hat die individuelle Arzt-Patient-Beziehung mehr negativ beeinflusst, als dies, wie so oft geargwöhnt, durch die zunehmende Emanzipation des Patienten geschehen konnte.[78]

Es ist zweifellos einsichtig, dass sich das Vertrauen als Grundbedingung für jede Beziehung erweist. Selbst wenn man die konkrete therapeutische Beziehung von allen individuellen Einflüssen und persönlichen Gefühlen zu sehr abstrahiert und sie als reines Vertragsgeschäft betrachten möchte, erweist sich das Vertrauen als unverzichtbar. Denn bereits der Abschluss dieses individuellen Vertrages erfordert letztlich einen Akt des Vertrauens.[79]

Ebenso ist das Vertrauen notwendig, wenn man die Beziehung bloß an den dürren Grunderwartungen ausrichtet, die sich aus dem Rollenkonzept Parsons' ableiten lassen. In diesem Fall muss jeder zumindest darauf vertrauen können, dass sich der je andere gemäß seiner Rolle verhält.

Selbst dann, wenn beide Partner die Beziehung bloß zum Zweck einer naturwissenschaftlichen Handlung konstituieren, ist das Ver-

---

[78] Dabei geht es nicht um das teilweise berechtigte Misstrauen, das etwa aufgrund von Skandalen durch evidente Fehlbehandlungen oder fragwürdige Machenschaften, die allerdings in den Medien zumeist überproportional aufbereitet werden, besteht.

[79] Vgl. Holzem, Ch., Patientenautonomie, 111; Näheres dazu siehe Veatchs Vertragsethik, Kapitel „Autonomie".

trauen unverzichtbar. Denn während der Arzt darauf vertraut, dass die für die Durchführung der Handlung notwendigen Informationen auch den Tatsachen entsprechen, vertraut der Patient darauf, dass die konkrete Handlung tatsächlich notwendig ist, und so sachkundig und schonend wie möglich durchgeführt wird.

Um wie viel notwendiger jedoch erweist sich ein Vertrauen, wenn eine „umfassend therapeutische" Beziehung begründet wird, und über den naturwissenschaftlichen Aspekt hinausgehend auch Beistand und Begleitung umfasst.[80] Je mehr statt der Krankheit die Person des Erkrankten, und damit auch seine Wertvorstellungen ins Zentrum der Aufmerksamkeit treten, umso mehr Aspekte des Vertrauens werden sich als notwendig erweisen.

So darf der Patient beispielsweise zunächst darauf vertrauen, dass der Arzt die von ihm vertretenen Werte bewusst wahrnehmen möchte und sie zumindest als Ausdruck seiner Wertehierarchie respektiert.[81] Er sollte weiters darauf zählen dürfen, dass gegebenenfalls extreme Auffassungsunterschiede zwischen den je eigenen Wertgefügen, insofern sie für das therapeutische Handeln bedeutsam erscheinen, auch thematisiert werden. Sollte sich, abgesehen vom Notfall, die Aushandlung eines Kompromisses zwischen beiden Vorstellungen, als Ausdruck der Autonomie beider, als notwendig erweisen, darf der Patient weiters darauf vertrauen, dass auch der Arzt nur mit der Überzeugungskraft seiner begründbaren Argumente rechnet,[82] und sich weder durch rhetorische Überlegenheit noch durch die Zuflucht zu naturwissenschaftlichen Fakten, Vorteile zu verschaffen sucht. Selbst wenn der Extremfall eintritt, dass der Arzt sich aufgrund gänzlich unterschiedlicher Wertvorstellungen außerstande sieht, die therapeutische Beziehung fortzuführen, muss der Patient damit rechnen können, dass der Arzt dies in menschlich verträglicher Weise darlegt und sich um eine angemessene Betreuung durch einen anderen Kollegen bemüht.

In einer ganzheitlich ausgerichteten therapeutischen Beziehung sollte der Patient schließlich auch darauf vertrauen dürfen, dass seine durch Schwäche, Angst oder Erschütterung möglicherweise entstehende Orientierungslosigkeit nicht als Auslöser dafür dient, dass der gefestigte Partner nur seine Wertungsvorstellungen als Ersatz propagiert, oder ihm diese gewissermaßen sogar „überstülpt." Das Vertrauen erscheint in dieser Situation dann gerechtfertigt, wenn der Partner tatsächlich vielmehr nach Möglichkeiten sucht, damit sich der Patient innerhalb seiner eigenen Wertewelt wieder zurechtzufinden

---

[80] Vgl. Engelhardt, D. v., Der Abschied von der Geisteswissenschaft, 13f.

[81] Auf die insbesondere in der Psychiatrie beschriebene Problematik, wonach die Wertvorstellungen eines Patienten völlig abstoßend und abwegig erscheinen, kann hier nicht näher eingegangen werden.

[82] Vgl. Kapitel „Aufklärung", Abschnitt „Diskursethik".

lernt, da dies eine wichtige Vorbedingung für einen unter Umständen notwendigen behutsamen Wertewandel darstellt.

. Die Asymmetrie der Arzt-Patient-Beziehung

Die Asymmetrie der Arzt-Patient-Beziehung stellt in der einschlägigen Literatur ein geradezu durchgängiges Motiv dar. Dabei wird sehr häufig der Eindruck vermittelt, als ob diese „ontologische Differenz"[83] zwischen Arzt und Patient geradezu schicksalhaft gegeben sei, und diese „unaufgebbare Asymmetrie"[84] mehr oder weniger geduldig zu ertragen sei.[85]

Andererseits muss schon vor jeder Diskussion darüber festgestellt werden, dass dieses Ungleichgewicht der Kräfte nicht vorwiegend durch die Auswirkungen der anthropologischen Medizin verursacht wurde, sondern beispielsweise auch gesellschaftliche Bedingungen, insbesondere im Zusammenhang mit dem Krankenhauswesen oder der Gesundheitspolitik als Ausdruck gesellschaftlicher Gegebenheiten besonderen Anteil daran haben. Dies soll an einigen geschichtlichen Aspekten illustriert werden.

.1 Exkurs: Geschichtliche Entwicklung der Asymmetrie der Arzt-Patient-Beziehung

Betrachtet man die Geschichte der Beziehung zwischen Patienten und Heilkundigen, so lässt sich feststellen, dass zumeist tatsächlich ein Machtgefälle nachweisbar ist. Allerdings wies dieses nicht immer nur vom Arzt zum Patienten. In manchen Zeitepochen stellte der Patient, ungeachtet seiner Krankheit, den stärkeren Partner dar. So finden sich etwa im römischen Reich zahlreiche griechische Sklaven, welche die Heilkunst aus ihrer Heimat an den freien Patriziern ausübten.[86] Die soziale Unterlegenheit wurde erst zur Zeit Julius Cäsars gemildert. Er ließ zahlreiche der Heilkunst mächtige Sklaven frei, verlieh ihnen gegen den Widerstand vieler Römer das Bürgerrecht und gestattete ihnen zugleich die freie Ausübung der Heil-

---

[83] Vgl. Scharffenorth, G., Patienten-Orientierung, 144.

[84] Vgl. ebd. Uexküll verwendet in diesem Zusammenhang sogar den Begriff einer „Einsamkeit des Einzelnen": Uexküll, Th.v., Theorie der Humanmedizin.

[85] Selbst in der jüngst erschienen Arbeit von Rehbock über die Autonomie, die gegen viele gängige Stereotypien argumentiert, wird diese Unausweichlichkeit gewissermaßen vorausgesetzt: vgl. Rehbock, Th., Autonomie-Fürsorge-Paternalismus, 134.

[86] Vgl. Bauer, F., Geschichte der Krankenpflege, 51ff.

kunde.[87] Auch die Gesundheitskonzepte der traditionellen Medizin, die am chinesischen Kaiserhof praktiziert wurden, weisen auf den Umstand einer atypisch anmutenden Asymmetrie hin. Diese Konzepte werden gerne im Zusammenhang mit Präventivmaßnahmen angeführt. Da der Arzt nur so lange bezahlt wurde, als sich der Kaiser bei guter Gesundheit befand, war ein effizientes Vorsorgekonzept für den Arzt vorrangig, ja, je nach Temperament des Kaisers, sogar überlebens-notwendig. Auf wessen Seite daher die Macht war, und in welcher Richtung, auch in den höheren Gesellschaftsschichten, das Machtgefälle verlief, bedarf wohl keiner näheren Erläuterung!

Selbst in der Mitte des 19. Jahrhunderts waren besonders die niedergelassenen Ärzte im Verhältnis zu ihrem typischen Klientel aus der sozialen Oberschicht noch in einer sozial schwächeren Position,[88] während sich zugleich – als radikale Umkehr der Asymmetrie – in den Militärkrankenhäusern bereits eine autoritäre Arzt-Patient-Beziehung entwickelte, die auch bei Patienten, die nicht dem Militär angehörten, bis zu einer völligen Abhängigkeit reichte.[89] Diese neue Asymmetrie, die aus der Betreuung Bedürftiger entstanden war, wurde interessanterweise durch den einsetzenden medizinischen Fortschritt des späten 19. Jahrhunderts gemildert, da erstmals selbstzahlende Bürger diese neuen medizinischen Leistungen in Anspruch nahmen. Erst Ende des 19. Jahrhunderts, als der leidende Patient infolge der Verwissenschaftlichung der Medizin, endgültig zum „Krankheitsfall" wurde, wurde das Machtgefälle endgültig in der derzeit typischen Richtung festgelegt.

3.2 Wesentliche Aspekte gegenwärtiger asymmetrischer Beziehungen

Der Blick in die Geschichte zeigt also, dass das Beziehungsgefälle mehr durch soziale als durch medizinische Bedingungen gebildet wurde. Analog dazu lässt sich zeigen, dass sich auch heute wesentlich

---

[87] Diese heilkundigen Sklaven sind nicht mit Platons „Sklavenärzte"-Begriff zu verwechseln. Platon bezeichnet damit einen Arzt, der seinem Patienten bloß seine Verordnungen diktiert, die Wiederherstellung anstrebt und auf jeden weiteren Kontakt verzichtet. Im Gegensatz dazu versteht Platon unter dem „freien Arzt" jenen, der den Kranken und seine Freunde in das therapeutische Geschehen einbezieht, belehrt und ermahnt, ihn durch gute Ratschläge beruhigt und ihn „dadurch erst in einem Zustand" bringt, „der es ermöglicht, ihm nach und nach der Gesundheit zuzuführen": zit. Schipperges, H., Medizin an der Jahrtausendwende, 122.
[88] „Ärzte waren häufig von Wünschen und Launen ihrer Patienten abhängig.": Siegrist, J., Medizinische Soziologie, 229.
[89] Vgl. Siegrist, Medizinische Soziologie, 229f.; diese Militärkrankenhäuser werden gewissermaßen als Modell der späteren Kliniken aufgefasst.

mehr Ursachen für die Asymmetrie zwischen Arzt und Patient außerhalb des medizinischen Binnenbereiches finden lassen. Deshalb ist es zur konkreten Einschätzung der gegenwärtigen Beziehung auch absolut notwendig, zwischen den vorwiegend im medizinischen Bereich liegenden Ursachen und jenen zu unterscheiden, die sich aus den „äußeren Rahmenbedingungen" ergeben. Dabei will die aus Gründen der Übersichtlichkeit und der ethischen Bewertung vorgenommene Zuordnung der Ursachen keineswegs einer dichotomen Sichtweise Vorschub leisten. Vielmehr sei ausdrücklich festgestellt, dass jede Ursache auch zusätzliche Faktoren des jeweils anderen Bereiches aufweist, und ebenso durch dynamische Veränderungen des anderen Bereiches einer zusätzlichen Modifikationen unterliegen kann.

Die Notwendigkeit der Unterscheidung beruht darauf, dass ein global anmutender Asymmetriebegriff, der keine differenzierten Lösungsansätze erkennen lassen wird, eher zu einem „resignativen Beschreiben" führt, statt dass er zum Versuch ermuntert, innovative Schritte zur qualitativen Verbesserung der Arzt-Patient-Beziehung zu setzen. Es ist daher weiters notwendig, den Begriff innerhalb des jeweiligen Bereichs in seine einzelnen Faktoren aufzuschlüsseln und dabei zwischen tatsächlich immanenten und akzessorischen Faktoren zu unterscheiden, um die unvermeidlichen von den korrigierbaren Gegebenheiten zu trennen und damit Lösungsansätze für eine Verringerung des Beziehungsgefälles entwickeln zu können.

1 Ursachen im konkreten binnenmedizinischen Bereich

Das Verständnis von Gesundheit und Krankheit

Zu den Ursachen, die sich innerhalb des konkreten binnenmedizinischen Bereichs ergeben, zählt zunächst etwa das Verständnis von Gesundheit und Krankheit.

Unabhängig davon, dass es keinen anerkannten allgemeinen medizinischen Krankheitsbegriff gibt,[90] der nach Ansicht vieler Autoren für die Handlungsfähigkeit der Medizin übrigens auch nur von geringer Relevanz wäre,[91] und ebenso unabhängig davon, dass auch die vielen unterschiedlichen Definitionen von „Gesundheit" das konkrete medizinische Handeln nur bedingt beeinflussen, ist es dennoch wesentlich, was beide Partner unter diesem Begriff verstehen.[92] So

---

[90] Vgl. dazu Wieland, W., Diagnose, 100ff.

[91] Jaspers bezeichnet die Befassung damit überhaupt bloß als „Überlegungen für Liebhaber prinzipiell auf Fragen": Jaspers, K., Allgemeine Psychopathologie, 654.

[92] „Was krank im allgemeinen ist, das hängt weniger vom Urteil der Ärzte als vom Urteil der Patienten ab und von den herrschenden Auffassungen der jeweiligen Kulturkreise.": Jaspers, K., Allgemeine Psychopathologie, 652, zit. in: Lanzerath, D., Krankheit und ärztliches Handeln, 255.

wird zum Beispiel das Verhalten des Arztes davon abhängig sein, ob er die Krankheit spezifisch naturwissenschaftlich versteht, oder ob er sich einer ganzheitlichen Sichtweise öffnet.[93]

Eine vorwiegend naturwissenschaftliche Sichtweise wird, wie bereits gezeigt, zum Beispiel in der Kommunikation die sachliche Ebene der Beziehung in den Vordergrund rücken[94]. Zeigt der Arzt implizit oder explizit, dass er diese Sichtweise bevorzugt, wird sich auch sein Patient zumeist verstärkt darauf konzentrieren. Da die Konzentration auf die Sachebene seine naturwissenschaftliche Kompetenz besonders hervorhebt, und der Patient zugleich weder die Ebene, noch die Kompetenz ausreichend überblicken kann, wird damit die Position des Arztes im Gesprächsverlauf weiter verstärkt. Da er zudem den Gesprächsprozess weitgehend kontrolliert,[95] ist ein Wechsel der Ebene kaum zu erwarten. Dadurch wird der Dialog während der gesamten therapeutischen Beziehung nahezu ausschließlich auf die sachliche Ebene einschränkt.

Weil damit die anderen Ebenen für die notwendigen naturwissenschaftlichen Handlungen vernachlässigbar bleiben und ihr Beitrag zum Heilungsprozess überhaupt als unerheblich angesehen wird,[96] wird die Aufforderung „sachlich zu bleiben" zur obersten Gesprächsmaxime.[97]

Dies führt dazu, dass die subjektive Krankheits-Sicht des Patienten, welche zahlreichen Studien zufolge sowohl auf den Verlauf als auch auf den Erfolg der Therapie großen Einfluss nehmen kann,[98] im Rahmen solcher Beziehungen ungenutzt bleibt. Dieser Umstand trägt weiters dazu bei, dass der Patient, der die Aufforderung befolgt und damit wesentliche Botschaften ausblendet, selbst zu einer weiteren

---

[93] „Ob der Arzt bereit ist zu einer entsprechenden Einbeziehung des Patienten in das Gespräch, ist von seinem Medizinverständnis abhängig": Wimmer, H., in: Pharmig, Der mündige Patient, 113.

[94] Vgl. die vier Botschaften, die bereits im Zusammenhang mit den Patientenwünschen beschrieben wurden.

[95] Im Sinne einer „gewährten Steuerungsmacht" siehe unten!

[96] Es ist „... wenig aussichtsreich, den Deckel der Sachlichkeit auf die Schlangengrube menschlicher Gefühle zu pressen. Denn zum einen braucht eine engagierte, kreative Sachlichkeit den Aufwind positiver mitmenschlicher Beziehungen – andernfalls herrscht auch sachliche Flaute. Zum anderen lassen sich die unsachlichen Impulse gar nicht aus der (Seelen-)Welt schaffen – sie sind Teil der Realität und gehen bei offiziellem Verbot in den Untergrund und bestimmen die Kommunikation aus dem Verborgenen: Schein – sachliche Argumentiererei wird zum Vehikel persönlicher Auseinandersetzung, überlange ‚sachliche' Ausführungen dienen der Selbstrechtfertigung – die ‚Sache' wird zum trojanischen Pferd einer persönlich-emotionalen Untergrundbewegung.": Schulz v. Thun, F., Miteinander reden: Störungen und Klärungen, Hamburg 1981, 131.

[97] „Dieser Appell zur Disziplin sucht das Unerwünschte zu unterbinden": Schulz v. Thun, F., Miteinander reden: Störungen und Klärungen, Hamburg 1981, 131; vgl. auch Gottschlich, M., Sprachloses Leid, 49f.

[98] Vgl. Wimmer, H., in: Pharmig, Der mündige Patient, 120.

Verobjektivierung seines Leidenszustandes und damit zu seiner Schwächung beiträgt. Darüber hinaus verstärkt die damit zugleich bestätigte Gesprächsleitungskompetenz die Position des Mediziners noch zusätzlich.[99]

Mit der Betonung eines so unverdächtigen und seriösen Begriffs wie „Sachlichkeit" wird überdies verhindert, dass der Therapeut unter Umständen seine persönlichen Anschauungen und Gefühle deklarieren muss.[100] Die Deutlichkeit des Signals zwingt den Patienten, diese Sperre zu respektieren. Versucht er dennoch, eine persönliche Stellungnahme zu erhalten, trägt die bestehende Gesprächsstruktur dazu bei, dass diese Forderung in eine fachliche Frage uminterpretiert und „unpersönlich" naturwissenschaftlich-sachlich beantwortet werden kann. Dieses Verhalten wird sich allerdings längerfristig auf die Beziehung auswirken. Denn wenn die Persönlichkeit des Therapeuten und sein mitmenschliches „Verhalten zur Situation" weitgehend ausgeblendet bleiben, und die vielleicht sogar erzwungene Sachlichkeit den „negativen, kleinsten gemeinsamen Nenner" des Gesprächs darstellt,[101] wird auch die Beziehung selbst bloß nach Art eines „reibungslosen Schnellverkehrs"[102] aufgefasst werden und kaum über den konkreten naturwissenschaftlich indizierten Therapiezeitraum hinausreichen.

So sehr auch im geschilderten Verhalten die „Expertenposition" dominant und für die Asymmetrie maßgeblich erscheint, beweist dieses Beispiel doch, dass die Unterscheidung zwischen Laien und Experten dieses Ungleichgewicht noch nicht hinreichend erklärt. Denn auch bei einer ganzheitlichen Sichtweise der Medizin würde die Expertenposition ebenso unangezweifelt bleiben und die Laienposition dadurch noch keineswegs verbessert. Was jedoch dieses Gefälle dabei deutlich vermindern wird, ergibt sich aus dem geänderten Beziehungs- und Kommunikationsverhalten, das aus einer erweiterten Sichtweise erwächst. Zu ähnlichen Schlüssen lässt sich gelangen, wenn das ebenso typische Gegensatzpaar von „persönlicher Betroffenheit" und „beruflicher Routine" genauer untersucht wird.

Asymmetrie durch Wissen?

Als geradezu stereotyp erweist sich auch die Auffassung, wonach unterschiedliches Wissen zwangsläufig zu einer unveränderbaren Beziehungsasymmetrie führen muss.

---

[99] Vgl. Gottschlich, M., Sprachloses Leid, 48f.

[100] „‚Sachlichkeit' als Kommunikationsforderung gleicht aber eher einer hochgezogenen Zugbrücke, die jedem Fremden den Zutritt in die eigene Festung verwehrt.": Gottschlich, M., Sprachloses Leid, 49f.

[101] Vgl. Gottschlich, M., Sprachloses Leid, 49f.

[102] Schulz v. Thun, F., Miteinander reden: Störungen und Klärungen, Hamburg 1981, 131.

Die objektiv feststellbare Asymmetrie aufgrund unterschiedlicher Wissensstände ist zunächst eine Tatsache. Sie trägt unter anderem zur Selbstsicherheit des Arztes bei und ermöglicht im Prinzip erst seine konkrete Hilfeleistung. Die tatsächliche Relevanz des „Wissensunterschiedes" für die Bildung eines Machtgefälles zwischen Arzt und Patient scheint aber dennoch überschätzt zu werden.

Zunächst beugt sich der Patient nicht nur gerne der Erkenntnis, dass sein Arzt aufgrund seiner Ausbildung zumeist[103] mehr über das Krankheitsbild weiß, sondern erwartet vielmehr dieses Gefälle zwischen den unterschiedlichen Wissensständen. Anderenfalls würde, wie beschrieben, eine wesentliche Begründung für seine vorangehende Arztwahl wegfallen. Die freie Entscheidung, sich jemandem aufgrund seines vermuteten oder erwiesenen größeren Wissens anzuvertrauen, muss damit noch nicht zwangsläufig den Beginn einer Asymmetrie bedeuten. Denn in nahezu allen sozialen Beziehungen werden sich unterschiedliche Wissensstände zwischen den Partnern feststellen lassen, ohne dass sich daraus sofort ein Machtgefälle ergibt. Dazu kommt ferner, dass vor der Entscheidung das umfassende Wissen des Partners in Relation zum eigenen Wissen gesetzt wird. Ist dabei – wie bei Arzt und Patient – das vom kranken Partner explizit erwünschte Ungleichgewicht erwiesen, bestätigt dies die Richtigkeit der eigenen Entscheidung, was wieder das Selbstwertgefühl steigern kann. Das bloße Vorhandensein unterschiedlichen Wissens scheint damit keineswegs unbedingte sozial negative Auswirkungen nach sich ziehen zu „müssen".

Andererseits lässt sich anhand der Behandlung von erkrankten Kollegen zeigen, dass ein oft ebenso vorhandenes Wissen[104] kaum einen nennenswerten Beitrag zur größeren Symmetrie der Beziehung leisten muss. Das Verhalten des erkrankten Kollegen weicht – unabhängig von seinem tatsächlichen Wissen – kaum von dem des Durchschnittspatienten ab, so dass sich ähnliche Auswirkungen auf die aktuelle Symmetrie oder Asymmetrie der Beziehung ergeben können. Wenn sich anderseits die behandelnden Kollegen zu größeren Anstrengungen verpflichtet sehen, ein tatsächliches oder befürchtetes Machtgefälle zu verhindern, so mag das der kollegialen Verbundenheit, den Verdiensten des Erkrankten oder auch der Zugehörigkeit zum gleichen Berufsstand mit seinen spezifischen Mythen und Ritualen zuzuschreiben sein. Eine auf den Wissensstand des Erkrankten abzielende Begründung wird man vergeblich suchen.

---

[103] Die unterschiedliche Situation bei chronisch Kranken oder Patienten, die an seltenen Krankheiten leiden, deren Wissensstand sehr häufig mit dem des Arztes konkurrieren kann, wird gesondert behandelt.

[104] Dass unter Arztkollegen häufig ein Gleichstand des Wissens vorausgesetzt wird, wird in zahlreichen, die Aufklärung thematisierenden Arbeiten bestätigt. Zugleich wird gezeigt, dass diese „Unterstellung" zu einem nachlässigeren Aufklärungsverhalten führte!

Die Asymmetrie des Wissens kann allein schon imstande sein, eine Kommunikation zwischen Arzt und Patient erst auszulösen. Dies zeigt sich besonders anhand jener Gespräche, die sich nicht aufgrund einer „Not" als erforderlich erweisen, sondern etwa die Erörterung präventiver Maßnahmen oder die allgemeine Gesundheitsberatung zum Inhalt haben. Das Ergebnis dieser Gespräche vermindert zwar graduell die unterschiedlichen Wissenszustände, hebt sie aber nicht auf. Lässt sich aber die Notwendigkeit zur Kommunikation gerade mit diesem unterschiedlichen Wissensgefälle begründen, ließe sich umgekehrt fragen, inwieweit nicht eher eine Wissensgleichheit und die möglicherweise daraus resultierende Übereinstimmung zu einem Stillstand der Kommunikation führen könnten.[105] Wo alles gesagt und gewusst beziehungsweise verstanden wurde, und dies darüber hinaus vielleicht als einziges Ziel einer Kommunikation angesehen wurde, wird jedes weitere Gespräch als „nutzlos" eingeschätzt werden, jeder Austausch oberflächlicher werden und letztlich auch das Bedürfnis nach Fortsetzung abnehmen.

Gerade die Asymmetrie des Wissens und auch des Empfindens wird also die Spannung erzeugen, die zum Austausch anregt.

Daher wird sich nicht das objektive Wissen selbst, sondern erst die *Interpretation* dieses Wissens und des Wissensgefälles als wirksamer Faktor eines sich verstärkenden Machtgefälles erweisen.

Die Interpretation des Wissensstandes ist es beispielsweise, die den Arzt, insbesondere am Beginn seiner Laufbahn, sogar dazu verführen kann, sich über seinen „unwissenden" Patienten zu erheben. Umgekehrt ist es ebenso die Interpretation des vermuteten Wissensstandes, die den Patienten dazu verleiten kann, sich einem „Experten" zu unterwerfen, statt von sich aus eine partnerschaftliche Beziehung anzustreben. In der Interpretation des Wissensstandes liegt das Motiv, das den Patienten verkünden lässt, dass er mit jeder Art des Vorgehens einverstanden sei, da ja der Arzt allein wisse, „was gut für ihn sei." Erst die Interpretation und nicht die, übrigens kaum mögliche, realistisch Einschätzung, erlaubt den Rückschluss, dass der Arzt dieses unterstellte Wissen für den Patienten in der konkreten Situation nutzbringend einsetzen wird. Die eventuell als bedrohlich empfundene Möglichkeit, dass der Patient einen Wissensstand einschätzen könnte, wird der Jungarzt fürchten, wenn er sein durchaus noch legitimes Unwissen vor dem Patienten zu verbergen sucht, oder den mehr erfahrenen Arzt dazu verleiten, fachliche Unsicherheiten durch rhetorische Taschenspielerei zu verbergen.

Es erscheint daher kaum begründbar, dass das objektive Wissen tatsächlich als Ursache für eine asymmetrische Beziehung zwischen

---

[105] Die Fehleinschätzung, dass der Patient bereits ausreichend informiert sei, weshalb in der Folge zu wenig mit ihm gesprochen wird, wird in einigen Gerichtsurteilen festgestellt. Vgl. dazu auch Abschnitt „Therapeutisches Privileg"!

Arzt und Patient identifiziert werden kann. Es bedarf vielmehr einer besonderen Aufmerksamkeit, inwieweit dieses Wissen als Begründung für soziale Phänomene eingesetzt wird, um so andere Intentionen und Motive zu verbergen. Solange daher das Expertenwissen als „instrumentelles Wissen" verstanden und als ein wesentliches Hilfsmittel im therapeutischen Prozess angesehen wird, wird sich sein Einsatz kaum als negative Verstärkung eines Machtgefälles auswirken. Im Gegenteil: Wenn Heilung auch die Wiederherstellung der Autonomie des Patienten umfasst,[106] stellt der Einsatz allen Wissens – ob betont naturwissenschaftlich oder explizit wertorientiert – geradezu eine Garantie dafür dar, dass sich die Asymmetrie der Beziehung, die sich aus unterschiedlichsten Gründen gebildet haben mag, wieder verringern lässt. In ähnlicher Weise lässt sich auch gegen all jene Stellungnahmen argumentieren, die eine „im Windschatten des Expertenwissens" erworbene Erfahrung des Arztes, insbesondere im Zusammenhang mit der Schwere der Erkrankung, als Ursache für eine Verstärkung der Asymmetrie identifizieren![107]

Die Einstellung des Kranken zu seiner Krankheit

Die Einstellung des Kranken zu seiner Krankheit kann ebenfalls zur Asymmetrie der Beziehung beitragen.

Selbst wenn außer Zweifel steht, dass diese Einstellung durch gesellschaftliche Prozesse massiv beeinflusst wird, ist dieser Aspekt doch dem binnenmedizinischen Bereich zuzurechnen, da es letztlich eine individuelle Entscheidung innerhalb des aktuellen, medizinischen Kontextes darstellt, welcher Stellenwert ihr zugemessen wird, welche Botschaft ihr innewohnt und welche Lehren daraus gezogen werden. Da auch diese Entscheidung im Spektrum zwischen rein naturwissenschaftlicher und ausschließlich wertorientierter Sichtweise getroffen werden kann, ist sie damit jener des Arztes ähnlich, der sein individuelles Handlungskonzept zwischen einer streng naturwissenschaftlichen und einer über diese hinausreichenden Sichtweise ausrichtet.

Die Dimension der gesellschaftlichen Einflüsse, denen der Kranke bei dieser Entscheidung ausgesetzt ist, lässt sich besonders anhand des dynamischen Wandels der Wertvorstellungen innerhalb der letzten fünfzig Jahren zeigen, von dem auch die höchsten Werte betroffen waren.

---

[106] Vgl. Malherbe, J.F., Medizinische Ethik; siehe Kapitel „Autonomie".
[107] So etwa Scharfenorth in der Bewertung der Mängel von internistischen Visiten im Akut-Krankenhaus: „Mit zunehmender Berufserfahrung der Ärzte und mit zunehmender Krankheitsschwere auf Seiten der Patienten nimmt die ... Asymmetrie zu.": Scharffenorth, G., Patienten-Orientierung, 149.

War früher das „Höchste Gut" mit dem „Ewigen Leben" identisch, so wandelte sich diese Einschätzung durch den Verlust der transzendentalen Dimension in einen säkularen Lebensbegriff. Dieser wurde in der Folge vom Gesundheitsbegriff abgelöst, der in zunehmendem Maß „zu einem säkularen Ersatz für die theologische Kategorie des ewigen Lebens stilisiert" wurde.[108] Diese Überhöhung des Gesundheitsbegriffs spiegelt sich auch in der WHO-Definition wider,[109] die zu Recht als realitätsfern und kaum einlösbar kritisiert wurde.[110] Der Wechsel des Krankheitspanoramas und die Zunahme von chronischen Erkrankungen stellten, wie bereits gezeigt, die Realität dieses Begriffs in Frage. Das langsame Abgehen von dem teilweise kaum als erreichbar eingeschätzten Ziel manifestiert sich heute zunehmend in der Verwendung des Begriffs „Wohlbefinden". Als Entscheidungsparameter wird dabei der Begriff „Lebensqualität" eingesetzt.

Solange das höchste Gut im transzendenten Bereich angesiedelt war, wurden Gesundheit und Krankheit auch in Relation zu diesem höchsten Gut gesehen. Jede Bewertung stand damit unter dem Anspruch, die Verabsolutierung von Gesundheit zu vermeiden, um dem Vorwurf der Vergötzung zu entgehen und Krankheitssituationen ergeben zu erdulden.

Im Wissen um die begrenzten medizinischen Möglichkeiten wurde das Bestehenbleiben einer Krankheit trotz aller Behandlung und die mangelnde Wiederherstellung der Gesundheit durch diese Hinordnung auf das Höchste Gut als schicksalhaft hingenommen, wenn nicht sogar oft als konkrete Hilfe auf dem Weg zum letzten Ziel angesehen.

Je zentraler sich jedoch der Stellenwert der Gesundheit aufgrund des Transzendenzverlustes erwies, desto leichter konnte sich die Auffassung verbreiten, wonach jede Krankheit bloß ein Hindernis auf dem Weg zur Erreichung des berechtigten Lebensglücks darstellte.

Damit aber fanden sich die Interpretationen von medizinischer Wissenschaft und Gesellschaft aus unterschiedlichen Gründen zusammen. Durch die Dominanz wissenschaftlicher Konzepte wurde eine Deutung der Krankheit für den Therapieverlauf als weitgehend vernachlässigbar eingeschätzt. Zugleich war die Gesellschaft aufgrund der geänderten, nunmehr diesseitig verankerten Wertvorstellungen nicht mehr an einer Interpretation des „Hindernisses" zum Lebensglück, sondern bloß an dessen Entfernung interessiert. Damit trugen beide Aspekte dazu bei, dass der „Reparaturcharakter" der Krankheit zunehmend zur zentralen Leitidee des Handelns werden konnte.

---

[108] Vgl. Schockenhoff, E., Ethik des Lebens, 219.

[109] „Gesundheit ist der Zustand vollständigen körperlichen, geistigen und sozialen Wohlbefindens, nicht allein das Freisein von Krankheit und Gebrechen." Siehe Kapitel „Autonomie".

[110] Zur Kritik Linkes siehe Kapitel „Autonomie".

Das Zusammenspiel beider Strömungen kann anhand eines Beispiels verdeutlicht werden:

Krankheit wurde in vielen Moraltheorien lange Zeit als unmittelbare Folge von Sünde angesehen. Diese Sichtweise wirkte sich insofern auf das medizinische Verständnis aus, als dieser Umstand auch in die Bewertung des Krankheitsbildes einbezogen wurde.

Mit der Einführung des erfolgreichen kausaltherapeutischen Prinzips wurde jedoch diese Sichtweise in der Heilkunde verlassen. Die Konzentration auf Ursache und Wirkung, beispielsweise besonders deutlich im Zusammenhang mit Infektionskrankheiten, ließ eine Interpretation des Krankheitsprozesses für ein erfolgreiches Therapieziel immer weniger zwingend erscheinen.

Im gleichen Zeitraum verlor mit der Abnahme der Transzendenzverwiesenheit in der Gesellschaft und der daraus folgenden Verneinung einer göttlichen Herrschaft der Begriff Sünde mangels Adressaten zusehends seine ursprüngliche Bedeutung. Das Erläuterungsmodell, wonach Krankheit als Folge von Sünde gedeutet wurde, verlor damit seine Aussagekraft. Mit „Sünde" wurde schließlich die bloße, moralisch kaum negativ bewertete Beschreibung eines undramatischen Fehlverhaltens innerhalb eines Binnenbereichs bezeichnet, das eindeutige Folgen nach sich zog, wie sich beispielsweise anhand der Bezeichnung „Diätsünde" zeigen lässt. Der fehlende Rückbezug der „Sünde" zu einer umfassenderen Bewertungsebene erforderte damit keine Interpretation des Verhaltens sondern bloß die Akzeptanz der Folgen und förderte so ebenfalls die Logik des Kausalprozessdenkens: Der „Diätsünde" folgte die Gewichtszunahme.[111]

In Anbetracht der Wirkung beider Strömungen kann damit die Entfremdung zwischen dem Patienten und seiner Krankheit nicht bloß der medizinischen Wissenschaft und ihrem erfolgreichen Kausalkonzept angelastet werden.

Je nachdem, ob nun der Patient selbst eher einem kausal-naturwissenschaftlichen Erklärungsmodell seiner Erkrankung zuneigt, oder ob er die „vertikale Bedeutsamkeit"[112] seiner Erkrankung durch den Bezug zur Lebensgeschichte in den Vordergrund rückt, hat dies einen Einfluss auf die Machtverhältnisse der konkreten Arzt-Patient-Beziehung.[113]

---

[111] Es ist eher den psychologischen Wissenschaften, und, nachfolgend, den ganzheitlich orientierten medizintherapeutischen Ansätzen zu verdanken, dass gerade dieser Bereich wieder einer vermehrten Evaluation unterzogen wird, damit die Ursachen dieses Fehlverhaltens herausgearbeitet werden können.

[112] Vgl. Widder, J., Das vergessene Leben, 24.

[113] Die „Reparaturmentalität" wirkt sich auf das eigene Leibverständnis aus. Im Reparaturbegriff klingt die besondere Betonung des Leibes als „Körper" an, was die Gefahr einer sozialen „Abhängigkeit von anderen und praktisch die instrumentelle Manipulation des Körpers" in sich birgt: Böhme, G., Anthropologie, 116. Widder sieht darin einen Ansatzpunkt, das im subjektiven Empfinden begründete Wissen

Eine auf dem kausal-naturwissenschaftlichen Krankheitsverständnis beruhende Reparaturmentalität wird auch seitens des Patienten die naturwissenschaftliche Expertenrolle des Arztes besonders hervorheben. In ihr repräsentiert sich die Summe der medizinischen Erfolge und Errungenschaften, die das Gelingen der „Reparatur" garantieren, zu deren alleinigem Zweck die Beziehung ja überhaupt angestrebt wurde. Aufgrund dieser Haltung werden vom Patienten sogar Defizite, insbesondere auf dem kommunikativen Gebiet, etwa durch den Hinweis auf umso größere fachspezifische Fähigkeiten oder eine spezielle Wissenschaftskompetenz relativiert.[114]

Dies kann jedoch nicht bloß aus der Logik der Reparaturmentalität geschehen. Vielmehr lässt sich noch eine gänzlich andere Ursache dafür finden, dass der Patient diesem Verhalten zuneigt.

Je konkreter er sich nämlich mit seinem „Reparatur-Ansuchen" an den Experten wendet, je mehr er dabei seinerseits die Sachebene in den Vordergrund schiebt, desto eher kann er auch verhindern, dass möglicherweise sensiblere Bereiche der Lebensführung zur Sprache kommen.[115]

Auch in diesem Fall lässt sich, vielleicht überraschenderweise, zeigen, dass die mit der naturwissenschaftlichen Ausrichtung „offiziell" erklärte Asymmetrie zwischen Experten und Laien nicht notwendigerweise mit einer daraus resultierenden Schwäche der Position des Laien einhergehen muss!

Die mit der „Reparaturmentalität" verbundene konsequente Betonung der Expertenrolle kann allerdings, nach einer anfänglichen Verstärkung der Position des therapeutischen Partners, leicht ins Gegenteil umschlagen. Denn während der Experte Arzt als Garant für maximales medizinisches Können hochstilisiert wird, wird auch ein Vorgehen bis an die Grenzen des Machbaren und Vorstellbaren der medizinischen Möglichkeiten erwartet. Zugleich sinkt die Bereitwilligkeit und Fähigkeit, die faktische Unbeherrschbarkeit einer Krankheit zu akzeptieren, oder das therapeutische Ziel „Gesundheit" zu verfehlen. Stellt sich daher letztenendes doch kein Erfolg ein, wird die

---

von Krankheit und Gesundheit zur Förderung der Selbstbestimmung zu untersuchen: Widder, J., Das vergessene Leben, 21.

[114] Es lässt sich beobachten, dass Patienten von bekannten medizinischen Persönlichkeiten zumeist allfällige Beziehungsdefizite, sowohl im klinischen Bereich als auch in den privaten Ordinationen, entschuldigen. Die Begründungen beziehen sich dabei auf deren Bedeutung, Belastung, oder wissenschaftliche Beanspruchung, selbst wenn die Ursache offensichtlich in einer Kommunikationsunwilligkeit oder -unfähigkeit liegt. Der häufig entschuldigende Satz, wonach „der Arzt zuviel (Bedeutsames!) zu tun gehabt habe, um ein Gespräch zu führen" sollte zur Nachdenklichkeit anregen!

[115] So zum Beispiel Suchtkranke oder Patienten, deren Erkrankungen durch die Missachtung von empfohlenen Verhaltensweisen hervorgerufen werden, oder die mit speziellen sexuellen Verhaltensweisen einhergehen können.

Ursache weniger der Erkrankung, sondern mehr dem Versagen des therapeutischen Experten und der medizinischen Kunst angelastet.[116]

Die Wahrscheinlichkeit, das therapeutische Ziel zu verfehlen, wird jedoch zugleich in dem Maße höher, in dem der Begriff „Gesundheit" durch den Begriff „Lebensqualität" ersetzt wird, und damit eine stärkere Ausrichtung an wertungsabhängigen Parametern erfolgt. Denn diese individuellen Parameter unterliegen, beispielsweise aufgrund von einer sich adaptierenden Wertehierarchie, häufiger einer Veränderung, als dies naturwissenschaftlichen Parametern widerfahren kann.

Letztlich tragen aber sowohl diese „Reparaturmentalität", als auch die Betonung der Expertenrolle durch den Patienten zur Überzeugung bei, dass man in Anbetracht dieses höchsten Lebenszieles auch ein Recht auf eine erfolgreiche Wiederherstellung seiner Gesundheit habe.

Da dieses „Recht auf Gesundheit", ungeachtet seiner philosophischen Unbegründbarkeit, in einer geradezu imperativen Verpflichtung für die Wissenschaft Medizin münden kann, für die Gewährleistung Sorge zu tragen, und zumeist auch die dadurch entstehenden Kosten als eine von der Gesellschaft geschuldete Leistung am Individuum verstanden wird, finden sich in der Expertenrolle plötzlich wieder einzelne Facetten, die auf die Möglichkeit einer Dienstleistungsverpflichtung hinweisen. Auch dieser bereits zuvor angesprochene Umstand kann das Machtgefälle, ungeachtet der weiter nach außen hin unverändert erscheinenden Asymmetrie zwischen Experten und Laien, erheblich zugunsten des Patienten verschieben.

Der Patient hat jedoch nicht nur die Möglichkeit, seine Erkrankung nach Art der „Reparaturmentalität" aufzufassen, sie als bloß zufälligen und sinnlosen Defekt zu deuten, der – abgesehen von den Beeinträchtigungen – extern verbleibt und an dessen rascher Behebung er ohne innere Anteilnahme interessiert ist.

Weitaus häufiger wird er sich für den zweifellos mühevolleren, jedoch auf lange Sicht heilsameren Weg entscheiden, die Krankheit als Teil seiner Lebenswirklichkeit aufzufassen, und nach Möglichkeiten suchen, die in ihr liegenden Botschaften zu ergründen und die daraus gewonnenen Erkenntnisse in sein Leben zu integrieren.

Diese „ganzheitliche" Sichtweise trägt ihrem Wesen nach zunächst eigentlich zur Verstärkung seiner Position bei. Denn je mehr er seine Erkrankung selbst bewusst in Beziehung zu seinen Wertungsvorstellungen setzt, je umfassender er ihre Botschaften zu deuten weiß und

---

[116] „Je größere Heilserwartungen der Fortschritt der High-Tech-Medizin im leidenden Menschen hervorrief, desto höher wurden die Podeste für diejenigen, denen man technische Wunder zutraute.": Perner, R.A., Von oben herab?, 87; Zu diesem konkreten Zeitpunkt werden auch die bislang mit dem Expertentum entschuldigten Verhaltensdefizite plötzlich als erschwerend gewertet.

sie in seine Lebenswirklichkeit zu integrieren versteht, desto geringer ist die Wahrscheinlichkeit, dass ihm die Krankheit durch eine rein naturwissenschaftliche Beurteilung und Behandlung „entwendet" wird, oder Tendenzen der Entfremdung zwischen seiner „Lebenswirklichkeit" und seiner Krankheit wesentlich wirksam werden.[117]

Wird diese Sichtweise vom Patienten in die therapeutische Beziehung eingebracht, und verweigert sich der Arzt der Auseinandersetzung mit ihr nicht,[118] kann dies auch Reflexionen über die Lebenswirklichkeit des Therapeuten auslösen. Damit besteht zwar der äußeren Erscheinung nach weiterhin das aus den Rollen abgeleitete Gegensatzpaar zwischen dem „Kranken" und dem „Gesunden". Die ihm innewohnende Asymmetrie wird jedoch dadurch gemildert, dass die Selbstgewissheit der eigenen, bislang als unangreifbar scheinenden Gesundheit relativiert wird.[119] Auch das ebenso aus den Rollen abgeleitete Gegensatzpaar zwischen „Hilflosigkeit" und spezifischer „Kompetenz" wird damit nur vordergründig zutreffen. Der äußerlich imponierenden körperlichen Hilflosigkeit steht ja zugleich die geistige Leistung gegenüber, das unter Umständen schicksalhafte Geschehnis in ein Lebenskonzept zu integrieren. Die spezielle Kompetenz aber, die sich auf fachliche Fertigkeiten bezieht, muss noch nicht notwendigerweise mit der Fähigkeit zu ähnlich integrativer Leistung einhergehen. Wird diese Thematik durch die Grundorientierung des Patienten zu einem zentralen Anliegen innerhalb der Kommunikation, und besitzt der Arzt zwar fachliche Fertigkeiten, ist aber zugleich nicht imstande, die wertorientierten Reflexionen hilfreich zu unterstützen, würde sich die allgemein unterstellte „Kompetenz" rasch als nur bedingt hilfreich erweisen.

2 Asymmetrie – Ursachen außerhalb der Arzt-Patient-Beziehung

Wie schon erwähnt, lassen sich wesentlich mehr externe Faktoren finden, die die Asymmetrie zwischen Arzt und Patient verursachen,

---

[117] Widder bezeichnet die Einführung des Kausaldenkens als „zweite Entfremdung" zwischen dem Patienten und seiner Krankheit, während er die erste in der Durchsetzung der anatomischen Perspektive durch Vesal seit 1543 sieht: Widder, J., Das vergessene Leben, 24.

[118] Wie zuvor festgestellt, hängt diese Haltung weniger von der Expertenrolle, sondern mehr vom persönlichen Verhalten ab.

[119] Dies freilich im Wissen, dass die „Unsterblichkeitsphantasie" (Sigmund Freud) diese Reflexionen verhindern kann, was dazu verführt, dass die Wahrscheinlichkeit des eigenen Leidens und Todes kaum realistisch eingeschätzt wird. Die Auseinandersetzung mit „theoretischen Möglichkeiten" führt kaum zu existentieller Betroffenheit!

vertiefen, oder geradezu unkorrigierbar erscheinen lassen, als sich dies aufgrund der typischen Einschätzungen rund um das Bild „Arzt–Patient" vermuten ließe. Einige dieser Ursachen wurden bereits im Zusammenhang mit der Relativierung der Autonomie des Patienten, insbesondere bei der Aufnahme und Therapie im Krankenhaus beschrieben.[120] In Ergänzung dazu müssen nun jene Faktoren berücksichtigt werden, die sich aus dem institutionellen Charakter des Krankenhauses, und speziell aus dem ihm eigenen Wertsystem ableiten lassen, das sich in „institutionseigenen Ideologien" manifestiert[121].

So konnte gezeigt werden, dass etwa die für eine Institution charakteristische Anonymität[122] oder das Vorhandensein spezifischer Rituale[123] ein bereits bestehendes Machtgefälle im Krankenhaus deutlich verstärken kann.[124] Auch der einer Institution innewohnende militärische Charakter,[125] der sich in Krankenanstalten durchaus nachweisen lässt, und ein bereits beschriebener typischer statusorientierter Umgang[126] können die Asymmetrie einer oft überhaupt nur rudimentär entwickelten Beziehung vergrößern.

Andererseits ist auch die Beziehung, die im Rahmen der Ordination zwischen Arzt und Patient gepflegt wird, durch das Fehlen einiger autonomierelativierender Strukturen noch nicht vor einer Verstär-

---

[120] Vgl. Kapitel „Autonomie"!

[121] Vgl. Wodak, R., Kommunikation, 46.

[122] „Die Namen der Klienten etwa sind bekannt, die Namen der Insider bleiben jedoch oft geheim. Schriftliche Produkte, wie Formulare, Bescheide, Gesetzestexte usw. sind meist im Passiv geschrieben und durch Vagheit charakterisiert.": Wodak, Kommunikation, 46.

[123] Wodak verweist auf Sprachformen oder Kleidungsregelungen: Wodak, Kommunikation, 46; Anschaulich lässt sich dies auch bei der Beachtung von sozial definierten Aufenthalts- und Verbotszonen zeigen. Ohne explizite Zustimmung können Räume wie das Stationsdienstzimmer oder der Aufenthaltsraum des Personals nicht betreten werden. Jeder Stationsangehörige kann dies jedem Außenstehenden verwehren, sofern nicht ein ranghöherer Mitarbeiter anwesen ist.

[124] Ein weiteres Charakteristikum der Institution stellt, nach Wodak, das beschriebene Harmonieverhalten dar, das sowohl die Behandlung von Widersprüchen als auch die offene Austragung von Konflikten verhindert. Kritisch vermerkt sie auch die den Institutionen eigene Ineffizienz: „Unerfahrene Experten sitzen gerade oft an den wichtigsten Schnittstellen zur Öffentlichkeit, etwa in der Ambulanz oder am Schalter. Dies bedeutet, dass keine Entscheidungen gefällt werden können, sondern dass immer auf andere rekurriert werden muss. Oft müssen auch erfahrene Insider in untergeordneten Positionen (etwa Krankenschwestern) ihr Wissen vorsichtig verpacken, um für die mächtigeren Experten nicht bedrohlich zu werden.": Wodak, Kommunikation, 47.

[125] „Viele Sprachhandlungen nehmen einen Aufforderungs- oder Befehlscharakter an.": Wodak, Kommunikation, 46.

[126] „Institutionen ... sind sehr selektiv in bezug auf soziale Schicht (und auch häufig Geschlecht).": Menz, F., Der geheime Dialog, 9; vgl. auch Wodak, R., Kommunikation, 47.

kung des Machtgefälles gefeit. So konnte beispielsweise nachgewiesen werden, dass sich auch die gleichen Auswirkungen durch die räumlichen Gegebenheiten, die für Krankenanstalten beschrieben wurden, in Ordinationen finden lassen. Das Bewusstsein, sich auf gewohntem, eigenem Terrain zu befinden, kann bereits zu einer Verstärkung der Position beitragen.[127]

Über den patientenbezogenen Binnenbereich im Krankenhaus hinaus sind jedoch noch zusätzliche Faktoren identifizierbar, die aufgrund struktureller Gegebenheiten die asymmetrischen Beziehungen im Krankenhaus tendenziell verstärken. Diese reichen von der Größe des Krankenhauses bis hin zu den Auswirkungen von ökonomisch bedingten Entscheidungen, wie etwa die Begrenztheit von Personalplänen.[128]

Exkurs: Medizinische Technik und Autonomie

Speziell im Zusammenhang mit autonomierelativierenden Gegebenheiten wird auch häufig der Technisierungsgrad des Krankenhauses angeführt.[129] Der Einsatz technischer Verfahren wird in zahlreichen kritischen Kommentaren zumeist als distanzfördernd[130] und kommunikationshemmend beschrieben.[131]

Es ist unbestritten, dass die Entwicklung der Technik und deren teilweise euphorisch-unreflektierter Einsatz deutliche Spuren im Krankenhausalltag, sowie in der Arzt-Patient-Beziehung hinterlassen hat, und zu großen Kommunikationseinbußen führte.[132] Zudem besteht durch die hohe Zweckrationalität sowie die im Einsatz technischer Verfahren grundsätzlich tendenziell gegebene Manipulation des Patienten die Gefahr einer Einschränkung seiner Selbstbestimmung.[133]

---

[127] „Denn der Arzt hat hier größere Rechte, die objektiv schon darin begründet sind, dass er sich in seinen eigenen vier Wänden, in seinem ‚Revier' befindet.": Riepke, Th., Patient und Arzt im Dialog, 19.

[128] Vgl. Siegrist, J., Medizinische Soziologie, 246.

[129] Vgl. Siegrist, J., Medizinische Soziologie, 260; vgl. dazu auch Hahn, P., Ärztliche Propädeutik, 282ff.

[130] „Distanz ist nicht von vornherein etwas Schlechtes. Ganz im Gegenteil: was zu nah ist, sieht man nicht gut.": Perner, R.A., Von oben herab?, 89.

[131] „Die Apparate-Medizin ... vergrößert die Distanz zwischen der Sorge für das langfristige, mittelbare Wohl des Patienten und der Fürsorge für sein unmittelbares Wohlbefinden.": Scharffenorth, G., Patientenorientierung, 75. Sie diagnostiziert weiters „eine *zunehmende Distanz beider Gruppen* [Arzt und Pflegeberufe, Anm. M.P.] *zu den Patienten*, weil beide zunehmend mit dem Bedienen der Apparate und der zugehörigen Organisation usw. beschäftigt sind."[Hervorhebung G.S.], ebd.

[132] Ein typisches Phänomen zeigt sich etwa darin, dass technische Verfahren in Krankenhäusern auch deshalb an Bedeutung zunehmen, da sie einer besseren Planung zugänglich sind. Vgl. Scharffenorth, G., Patientenorientierung, 21.

[133] Vgl. Siegrist, J., Medizinische Soziologie, 260.

Ohne dadurch die ohnehin weit verbreitete Technikgläubigkeit allzu sehr fördern zu wollen, lässt sich jedoch auch zeigen, dass sich weder der Vorwurf des Kommunikationsverlustes, noch der einer Autonomierelativierung so undifferenziert beibehalten lässt.

So lassen sich etwa aufgrund der Weiterentwicklung der medizinischen Technik auch neue Untersuchungs- und Behandlungsmethoden finden, die beiden beschriebenen Defiziten entgegenwirken können. Der positive Beitrag zur Kommunikation soll am Beispiel von Ultraschalluntersuchungen gezeigt werden.

Sonographische Untersuchungen ersetzen zunächst zahlreiche strahlenintensive Untersuchungen, die – abgesehen von der isolierten Befunderhebung – zumeist keinen ärztlichen Einsatz und damit auch nahezu keine kommunikative Beziehung erfordern. Hingegen wird aufgrund der durch die Ultraschalluntersuchung vorgegebenen Nähe zwischen Arzt und Patient eine neue strukturelle Bedingung für ein Gespräch geschaffen. Da die Untersuchung zumeist einige Zeit beansprucht, und sich damit auch ein im Zusammenhang mit der Untersuchung stehendes Gespräch leicht erschöpft, werden oft weitere Themen eingebracht, die dem Gespräch eine möglicherweise über einen bloßen „small talk" hinausgehende Bedeutung verleihen können.[134]

Wer die Gelegenheit zu dieser Kommunikation nicht nützt und den Untersuchungsgang vor dem Bildschirm weitgehend schweigend absolviert, wird für diese letztlich inhumane Verhaltensweise keineswegs die Zunahme der technischen Möglichkeiten verantwortlich machen können!

Auch anhand eines zweiten Beispiels lässt sich eine neue Kommunikationsstruktur aufzeigen, die gerade durch den medizinischen Fortschritt ermöglicht wurde.

Die medizinische Wissenschaft verdankt zahlreichen technischen Innovationen in jüngerer Zeit eine so schonende und belastungsarme Durchführung von diagnostischen oder therapeutischen Eingriffen, dass sich eine Sedierung oder Narkose des Patienten als nicht mehr notwendig erweist. So können beispielsweise die Koronararterien angiographisch am wachen Patienten untersucht werden. Auch in diesem Fall sind Arzt und Patient über einen längeren Zeitraum miteinander verbunden. Die großen Ängste, die dem Untersuchungsgang zumeist vorangehen und ihn begleiten, aber auch die Faszination, die sich aus der Beobachtung des eigenen Herzens am Bildschirm ergeben kann, lässt eine Kommunikation geradezu zwingend erscheinen. Wenn, ohne dabei die berechtigte und notwendige Konzentration des Untersuchers zu relativieren, eine Kommunikation dennoch nicht stattfindet, werden sich von einer Hemmung des Pati-

---

[134] Dies lässt sich besonders anhand der sonographischen Kontrolluntersuchungen im Rahmen von Geburtsbetreuungen zeigen.

enten bis zum Desinteresse oder der Unsicherheit des Untersuchers eine Vielzahl von Gründen aufzeigen lassen. Die moderne Technik jedoch wird dafür wohl nicht verantwortlich gemacht werden können!

Der bedrückende Ausspruch von Vasse, „Es gibt eine Art zu heilen und eine Art, sich behandeln zu lassen, die aus dem Menschen einen reibungslos funktionierenden Organismus macht, der aber gleichzeitig taub und stumm ist,"[135] stellt den menschlichen Umgang miteinander, nicht jedoch eine technische Möglichkeit in Frage.

Schließlich lässt sich ebenso zeigen, dass die technische Innovation oft selbst zur Förderung der Autonomie des Patienten beitragen kann. So ermöglicht zum Beispiel der Einsatz intelligenter Systeme eine Schmerztherapie ohne Abhängigkeit von je einzelnen konkreten Hilfshandlungen, und kann mitunter deshalb auch einen stationären Aufenthalt im Krankenhaus ersparen. Die dadurch bedingte Zunahme an Beweglichkeit und Freiraum für den Patienten hat nicht nur die Lebensqualität für schwerkranke Menschen erheblich gesteigert. In der Unabhängigkeit von Hilfshandlungen, die zumeist auch nicht frei von Fremdbestimmung ausgeübt wurden, wird damit auch ein wenig der verlorenen Selbstbestimmung zurückgegeben.

Abgesehen von allen negativen Konnotationen scheint damit die „Technik als relativierende Kraft der Selbstbestimmung" doch häufig als Vorwand dafür zu dienen, um auf diese Weise negative Einstellungen zur Kommunikation oder mangelnde Fähigkeiten zum Aufbau einer Beziehung zu verbergen. Auch der wiederholte Hinweis, dass es ja die große Zahl von notwendigen Untersuchungsgängen sei, die den überhaupt vorhandenen Zeitraum einer möglichen Kommunikation zwischen Arzt und Patient verringere, ließe sich genauer hinterfragen. Die Länge des Gespräches muss noch nicht notwendigerweise dessen Qualität bestätigen. *Ein* aufrichtiger und einfühlsamer Satz im richtigen Augenblick kann mitunter vollkommen genügen![136]

---

[135] Denis Vasse, zit. in: Malherbe, J.F., Medizinische Ethik, 120; wer diesen Beispielen etwa die Einsamkeit bei CT- und MR-Untersuchungen entgegenhält, dem sei erwidert, dass auch bei der früher beispielsweise üblichen ph-Wert-Bestimmung des Magensaftes, die über mehrere Stunden gehen konnte, der Patient einen Großteil der Zeit allein verbringen musste.

[136] Wenn zudem zahlreiche Untersuchungen nachweisen konnten, dass schon eine gute Anamneseerhebung eine weitgehend zutreffende Diagnose ermöglicht, ließe sich bei grundsätzlicher Bestätigung der Wichtigkeit der mit Hilfe der Medizintechnik unterstützten Absicherung fragen, inwieweit einige zusätzlich gesetzte diagnostische Schritte tatsächlich einem Erkenntnisgewinn dienen, oder ob ihr Einsatz nicht eher der defensivmedizinischen Haltung anzulasten ist. So zeigen manche Arbeiten, dass allein aus einer guten Anamnese bereits bis zu 80% der diagnostischen Erkenntnis gewonnen werden konnte. Der Wissenszuwachs durch weitere diagnostische Maßnahmen diente dabei eher als zusätzliche Bestätigung.

Gesellschaftliche Einflüsse

Die weitaus bedeutsamsten externen Faktoren, die auf die Asymmetrie der Arzt-Patient-Beziehung einwirken, sind jedoch den allgemeinen gesellschaftlichen Einflüssen zuzuschreiben.

Die Erweiterung des Arztbildes vom „individuellen Helfer" zum medizinischen Experten führte zur Übertragung weiterer sozialer Kompetenzen. Mit dieser Kompetenzübertragung wurde jedoch keine Verbesserung des therapeutischen Handelns, sondern eine damit erwünschte gesellschaftspolitische Steuerung angestrebt.

Diese sozialen Kompetenzen können mit den Begriffen „Definitionsmacht", „Sanktionsmacht" und – in Modifikation zum Begriff Siegrists – als „Bedingte Steuerungsmacht" beschrieben werden.[137]

Definitionsmacht des Arztes

Eine Form der sogenannten Definitionsmacht des Arztes wurde bereits anhand der Krankenrolle nach Parsons gezeigt. Mit ihr wurde die Problematik der „naturwissenschaftlichen Entwendung" der Krankheit und deren Auswirkungen in der individuellen Beziehung beschrieben.

Da die durch den Arzt getroffene Krankheitsfeststellung – abgesehen vom naturwissenschaftlichen Bereich – kaum einer Kontrolle unterliegt, kann damit von einem „Definitionsmonopol" gesprochen werden.[138]

Mit der Diagnose wird jedoch nicht nur festgelegt, wie sich der Kranke oft zu seiner persönlichen Erkrankung verhalten wird, und welche Schlüsse sich daraus für das gemeinsame therapeutische Handeln ziehen lassen. Vielmehr trägt die Art der Krankheitsbeschreibung in letzter Konsequenz auch zum Verhalten der Gesellschaft gegenüber dem Kranken bei. Die zuvor behandelte Verschuldensfrage stellt dabei nur einen geringen Teil des Spektrums dar. Viel wesentlicher erscheint der Umstand, dass aus dieser Haltung Begründungen für eine soziale Stigmatisierung oder sogar Ausgrenzung abgeleitet werden. Die gesellschaftliche Reichweite der Diagnose kann damit das diagnostische Handeln zu einem „gesellschaftlichen Kontrollhandeln"[139] erweitern.

Bedingte Steuerungsmacht und Sanktionsmacht

Mit dem Begriff „Steuerungsmacht" wird die „vorwiegend durch das instrumentelle Handeln" begründete Kompetenz, Gesprächsbe-

---

[137] „Macht" wird dabei soziologisch als erhöhte Chance beschrieben, die Quellen der Unsicherheit des jeweiligen Gegenübers zu kontrollieren sowie knappe Güter unterschiedlich zu verteilen. Vgl. Siegrist, J., Medizinische Soziologie, 244.
[138] Vgl. Huerkamp, C., Der Aufstieg der Ärzte, 195.
[139] Vgl. Siegrist, J., Medizinische Soziologie, 235.

ginn, Verlauf und Ende des Kontaktes zu bestimmen, beschrieben.[140] Dies ließe sich damit zunächst eindeutig als internen Faktor der Asymmetrie innerhalb der Arzt-Patient-Beziehung bezeichnen. Da jedoch diese Steuerungsmacht mit der Übertragung weiterer Kompetenzen auch schon wieder teilweise vereinnahmt wird, lässt sie sich zugleich auch zu den externen Faktoren rechnen. Weil in der Folge die meisten Entschlüsse jedoch zugleich durch „übergeordnete Sachzwänge" beeinflusst werden, muss sie noch zusätzlich als „bedingt" angesehen werden.

Dies lässt sich anhand einer konkreten Kompetenzübertragung zeigen, die dem medizinischen Experten zusätzlich zu seinem wissenschaftlichen Bereich auch die ökonomische Verantwortung überträgt. Die seiner ärztlichen Position entsprechende Steuerungsmacht lässt sich damit bloß insoweit ausüben, als sie nicht der zugewiesenen ökonomischen Verantwortung zuwiderläuft.

So kann etwa eine Entscheidung zur Kontaktaufnahme oft mehr von den strukturellen Gegebenheiten abhängen, an deren Zustandekommen er mitverantwortlich war, oder deren Berücksichtung aufgrund höherer Prioritäten abverlangt wird. Die technische Untersuchung wird der Durchführung des Anamnesegesprächs dann beispielsweise deshalb vorgezogen, damit die augenblicklich verfügbaren personellen und technischen Ressourcen, gemäß den vorgegebenen ökonomischen Richtlinien, optimal eingesetzt werden können. Oder aber die Qualität des Kontaktes kann vom Arzt nicht in dem intendierten Maß gewährleistet werden, da das Gespräch zwar gerade zu diesem Zeitpunkt am besten in den ihm auferlegten Terminplan passt, jedoch aktuell kein Raum zur ausreichenden Wahrung der Intimsphäre zur Verfügung steht, weshalb dieses Gespräch daher im Beisein der Mitpatienten im Mehrbettzimmer geführt wird.

Auch die „Bedingte Steuerungsmacht" ist nicht allein auf Institutionen beschränkt, sondern zeigt ihre Auswirkungen auch in den Kassenordinationen. Die ursprüngliche Steuerungsmacht erlaubt dem Arzt zwar, ein Gespräch mit dem Patienten zu beenden. Sie wird jedoch dadurch „relativiert", wenn zugleich die wirtschaftliche Notwendigkeit, möglichst viele Patienten zu betreuen, zu vollen Wartezimmern und längeren Wartezeiten führt. Ein Gespräch kann dann, entgegen der ärztlichen Interessen, vorzeitig beendet werden. Auch kann die ökonomische Verantwortung als Unternehmer dazu raten, von einem längeren Gespräch zugunsten einer therapeutischen Handlung abzusehen, da dieses Gespräch keineswegs adäquat honoriert wird.

In ähnlicher Weise lässt sich auch die Sanktionsmacht hinterfragen. Betrachtet man zum Beispiel das damit charakteristischerweise er-

---

[140] Vgl. Siegrist, J., Medizinische Soziologie, 244.

möglichte „Gewähren oder Vorenthalten von Vergünstigungen"[141], das sich etwa in der Zuwendung von Zeit für den Patienten manifestiert, wird einsichtig, dass auch diese „Macht" zumeist wohl nur bedingt nach eigenen Intentionen ausgeübt werden kann.

Anhand einer Vielzahl von Gesichtspunkten lässt sich zeigen, dass damit die Asymmetrie zwischen Arzt und Patient weder schicksalhaft vorgegeben sein muss, noch, dass nach Feststellung der sie bedingenden inneren und äußeren Faktoren eine Veränderung geradezu unmöglich erscheint.

Eine Verringerung der Asymmetrie erscheint jedoch in zweifacher Weise für die Heilsamkeit jeder medizinischen Handlung unverzichtbar zu sein.

Erstens trägt jede Stärkung der Patientenposition dazu bei, dass dieser seine Interessen freier wahrnehmen und sich daher mitgestaltend in den gemeinsamen Behandlungsprozess einbringen kann. Zweitens ermöglicht erst ein Ausgleich des Machtgefälles, dass in einem mehrdimensionalen Aufklärungsprozess, in dem die Wertorientierungen beider Partner einfließen, eine gemeinsame Entscheidung aufgrund eines Interessensausgleiches erfolgen kann, der vorwiegend auf Argumenten und nicht auf unterschiedlicher Stärke beruht. Damit wird die Verringerung der Asymmetrie zu einer notwendigen Vorbedingung für eine erfolgreiche Therapie.

Freilich muss in diesem Zusammenhang auch allen Beteiligten bewusst sein, dass der Ausgleich des Machtgefälles und die Förderung der Autonomie des Patienten nicht bloß ein mehr oder weniger begründbares *Geschenk* für den Patienten darstellt, sondern ihm selbst daraus auch zusätzliche Pflichten erwachsen. Da Selbstbestimmung untrennbar mit Selbstverantwortung verbunden ist, erhöht jede Zunahme an Autonomie zugleich auch seine Verantwortung.[142]

Dass diese Milderung des Machtgefälles weniger durch kommunikative Verbesserungen erfolgen kann,[143] indem etwa das therapeutische Gespräch an eine Alltagskonversation anzugleichen versucht wird,[144] sondern eine Haltungsveränderung erfordert, lässt sich aus den beschriebenen Faktoren ableiten.

---

[141] Vgl. Siegrist, J., Medizinische Soziologie, 244.
[142] Vgl. Hansen, K.J., Elemente ethischer Leitlinien, 303.
[143] Dazu zählen etwa die Bemühungen im Rahmen des sog. „Ulmer Stationsmodells". Sowohl die Erweiterung des Zeitkontingents für die tägliche Visite, als auch die Einrichtung von Vor- und Nachgesprächen innerhalb des therapeutischen Teams sollen explizit dem Bemühen dienen, die Asymmetrie zwischen Patienten und Therapeuten zu verringern: vgl. Siegrist, J., Medizinische Soziologie, 253.
[144] Vgl. Scharffenorth, G., Patientenorientierung, 134.

3 Die Verringerung der Asymmetrie – „Ausgleich der Ungleichgewichte"

Deshalb soll nun ein weiterer Lösungsansatz dargestellt werden, der sich insbesondere auf die Grundeinstellung des Arztes gegenüber dem hilfsbedürftigen Patienten bezieht. Der Ansatz soll dem Arzt eine neue Sichtweise eröffnen, die das stereotype, unreflektierte Bild vom starken Helfer und dem schwachen Hilfsbedürftigen korrigiert.

.1 Grundüberlegungen

Dieser „Ausgleich der Ungleichgewichte"[145] geht dabei von zwei Grundüberlegungen aus. Erstens, dass, wie gezeigt werden konnte, weniger die bestehende Asymmetrie des Wissens und der Erfahrung sondern vielmehr ihre Interpretation für das Machtgefälle von Bedeutung ist.

Zweitens, dass auch im therapeutischen Prozess Wissen nicht mit Information gleichgesetzt werden darf.[146] Mit dem Begriff „Information" kann eine Vermittlung von Inhalten beschrieben werden, die aus einer Gesamtmenge von sachspezifischen Fakten ausgewählt wurden. Mit dem Begriff „Wissen" lässt sich hingegen die Tatsache beschreiben, dass Fakten der Information im Rahmen eines nachfolgenden didaktischen Prozesses, der die Fakten vernetzt und sie zumindest ansatzweise mit den je eigenen Wertungsvorstellungen in Beziehung setzt, in einen persönlichen Kontext integriert werden. Je konkreter diese Informationen das persönliche Befinden betreffen, desto bedeutender wird sich ihre Vernetzung mit den persönlichen Wertungsvorstellungen erweisen.

Ein *Wissen* über die Erkrankung, an der der Patient leidet, wird damit erst dann tatsächlich bestehen, wenn er die konkrete Bedeutung der Informationen für seine Lebenswirklichkeit erfassen konnte. Diese Notwendigkeit stellt auch den wesentlichen Inhalt des Aufklärungsprozesses dar.[147]

.2 Beispiel: Der chronisch Kranke

Der Ausgleich der Ungleichgewichte, der sich am eindrücklichsten in einer Beziehung zwischen einem chronisch Erkrankten und seinem Arzt aufzeigen lässt, geht dabei von folgender Überlegung aus.

---

[145] Vgl. Peintinger, M., Voraussetzungen und Grenzen des „informed consent", 204.
[146] Gerade dieses Missverständnis führt zu typischen Konflikten bei vielen Aufklärungsprozessen.
[147] Zahlreiche Urteilssprüche bei Aufklärungsdelikten zielen ebenso auf diese Thematik hin: Die bloße Informationsvermittlung kann mit einer Aufklärung nicht gleichgesetzt werden.

Das fachspezifische Wissen des Arztes, das, wie gezeigt, oft als Machtfaktor angesehen wird, wurde im Rahmen eines mehrjährigen Studiums erworben. Die Jahre der Berufstätigkeit ermöglichen es jedoch erst, die erfahrungsbedingte Fähigkeit zu erwerben, um diese Kenntnisse auch sinnvoll einzusetzen.

Der Entwicklungsweg des chronisch kranken Patienten verläuft in entgegengesetzter Richtung. Die aus den Jahren des Lebens mit einer chronischen Erkrankung erworbene Erfahrung wird dabei sukzessive durch den Erwerb einschlägiger Kenntnisse ergänzt.[148] Dies kann sogar dazu führen, dass Patienten, insbesondere jene, die an seltenen Krankheitsbildern leiden, ein so umfassendes spezifisches Wissen über ihre Erkrankung erwerben, das jenes des Arztes öfters erheblich übertroffen wird.[149]

Auf beiden Seiten lassen sich somit ein in mehreren Jahren erworbenes Wissen sowie eine einschlägige Erfahrung finden. Damit kann dem Expertenwissen des Arztes ein innerhalb seiner Erkrankung bestehendes Expertenwissen des Patienten entgegengesetzt werden.

Herrscht aber auf beiden Seiten ein „Expertenwissen" vor, und berufen sich beide Partner auf eine Erfahrung in der Sache, selbst wenn diese auch auf unterschiedliche Weise zustande gekommen ist, lässt sich daraus kein Anspruch für eine stärkere ärztliche Position ableiten.

Allerdings lässt sich, aufgrund des unterschiedlichen Zustandekommens beider Wissenszustände, durchaus ein unterschiedliches moralisches Gewicht ableiten. Es steht nämlich den Mühen und gegebenenfalls auch Kosten, die der Arzt für den Erwerb des medizinischen Wissens einsetzen musste, das leidvolle Erleben des Patienten gegenüber.

Dabei wird wohl der persönlichen, leidvollen Erfahrung des Patienten – insbesondere wenn sie in Kongruenz zu den eigenen Wertvorstellungen gebracht wurde – ohne Zweifel ein größeres moralisches Gewicht beigemessen werden dürfen als einer ärztlichen Erfahrung, die nur aus dem therapeutischen Umgang mit einer Gruppe Erkrankter gewonnen wurde und selbst bei allem Einsatz an Empathie und Mitgefühl letztlich theoretisch bleibt.[150]

---

[148] Auf diesen Umstand verweist auch Kloppenborg im Zusammenhang mit der Aufklärung von alten Menschen: Kloppenborg, J., Ärztliche Aufklärungspflicht beim alten Menschen, 18.

[149] Dazu tragen insbesondere auch Selbsthilfegruppen bei. Auch die Zunahme an Informationsmöglichkeiten durch neue Informationstechnologien (Internet) gewinnt zunehmend an Bedeutung.

[150] „Wir müssen unser Expertentum aufgeben, anerkennen, dass Patienten in ihrem Betroffensein wesentliche Experten ihres Krankseins sind.": Helmich, P. et al., Psychosoziale Kompetenz in der ärztlichen Primärversorg, 319f. Allerdings kann auch eine Gefahr darin bestehen, dass ein Arzt die therapeutische Betreuung übernimmt,

Nach Wegfall eines Machtgefälles, das sich aus einem unterschiedlichen Wissen ableiten ließe, verbliebe damit die Frage, inwieweit die anthropologische Grundstruktur von „Not und Hilfe" zur Ausbildung einer Machtposition verleiten könnte. Wie die Beifügung „anthropologisch" schon verdeutlicht, sind Not und Hilfe geradezu typische Merkmale jedes menschlichen Lebens und jeder zwischenmenschlichen Beziehung. Der moralische Appell zur Hilfsverpflichtung, der nach Kant schon aus der persönlichen Erfahrung begründbar ist,[151] stellt damit aber gerade kein Spezifikum innerhalb des medizinischen Bereiches dar. Er steht, unabhängig vom Kontext, unter dem moralischen Anspruch einer wirklichen Menschlichkeit, die ohne das „Grundkriterium der *Mit*menschlichkeit undenkbar"[152] ist. In diesem Grundkriterium ist jedoch verbindlich verankert, dass die Hilfe dem Menschen schon allein deshalb zukommt, weil er Mensch ist, und dass dieser moralische Anspruch ein Handeln abseits jedes Nutzenkalküls erfordert, also selbst dann, wenn dem Helfenden daraus kein Nutzen erwächst. Damit aber lässt sich keine moralische Begründung dafür finden, weshalb sich aus der Hilfe eines Arztes in der Not seines Patienten eine verstärkte Machtposition ergeben sollte.[153] Eine moralische Verpflichtung lässt sich jedoch in dem Sinn umso deutlicher ableiten, als ein durch die Hilflosigkeit des Patienten entstandenes Machtgefälle mit allen Kräften zu verringern ist.

So sind in der leidvollen Erfahrung des Patienten auch jene wesentlichen Grundkonstituenten des menschlichen Lebens wie die „Endlichkeit", die „Bedürftigkeit", eine „Verletzlichkeit", ja selbst die „Sterblichkeit"[154] eingeschlossen, die ihn auch die Notwendigkeit von Fürsorge erfahren ließ. In der persönlichen Krankheitserfahrung sind damit Erlebnisse verankert, die sowohl selbstbestimmte Entscheidungen wie fürsorgliche Handlungen zum Inhalt haben. Kompromisse zwischen dem eigenen Willen und fremder Einschätzung, sowie die Erlebnisse von geglückten und misslungenen Kompromissen im Spannungsfeld zwischen Fürsorge- und Selbstbestimmungsprinzip werden eine reale Einschätzung von zukünftigen Szenarien und die Reflexion auf die je eigenen Wertungsvorstellungen fördern. Wissen, das in vielfacher Weise durch Erfahrung gesättigt ist, ver-

---

der selbst an der Erkrankung litt, oder leidet. Dies kann bei der Betreuung nämlich zu einer verstärkten Orientierung am eigenen, ärztlichen Erleben führen, statt einer Ausrichtung an den, möglicherweise anderen, Einschätzungen des Patienten!

[151] „Jeder Mensch, der sich in Not befindet, wünscht, dass ihm von anderen Menschen geholfen werde.": Kant, I., Metaphysik der Sitten, 2. Teil, § 30, S. 98.

[152] Wunderli, J., Weisshaupt, K., Medizin im Widerspruch, 124.

[153] Deshalb werden jene Ärzte besonders geschätzt, die zwar bei ihrer Arbeit in Katastrophen- und Entwicklungsgebieten ein extremes Gefälle zwischen Not und Hilfe erfuhren, sich jedoch dennoch der Versuchung verweigerten, daraus persönliche Vorteile zu gewinnen.

[154] Vgl. Rehbock, T., Autonomie, 140.

stärkt damit die persönliche Kompetenz, tatsächlich eine Position einzunehmen, die im Einklang mit den als wichtig erkannten Werten steht, ohne, dass dabei durch bloße Wünsche der Blick auf das anstrebenswerte Gesamtkonzept einer Therapie aus den Augen verloren wird. Die Erfahrung und das Wissen tragen dazu bei, eine authentische, und daher auch tatsächlich autonome Position einzunehmen, die weder realitätsfern ist, noch durch bloße Selbstbezogenheit das gemeinsame Aushandeln eines Therapieziels erschwert.

3.3.3 Paradigmenwechsel: Von „Wissen ist Macht" zu „Wissen beider Partner als unverzichtbare Voraussetzung für eine eigenständige Entscheidung"

Der Umstand, dass das „Wissen" nicht mehr als Machtfaktor angesehen werden kann, trägt zu einem Paradigmenwechsel in der Medizin bei. Der bislang wirksame Leitsatz „Wissen ist Macht" wird von jenem neuen abgelöst, der das „Wissen beider Partner als unverzichtbare Voraussetzung für eine eigenständige Entscheidung" bewertet. Zusätzliches Wissen erhöht die autonome Kompetenz, die eine freie und selbstbestimmte Entscheidungen ermöglicht, um eine aktuelle Situation auch tatsächlich in die eigene Lebenswirklichkeit zu integrieren. [155]

Wenn das Wissen für beide Partner deshalb unverzichtbar ist, weil es einen konkreten Beitrag zur eigenen Lebenswirklichkeit darstellt, steht auch die Informationsvermittlung im medizinischen Kontext bereits nicht mehr, wie bislang, im Zeichen von bloßen juridischen Notwendigkeiten für die Abwehr einer strafrechtlich Handlung, sondern viel mehr unter einem ethischen Anspruch, der auf dem Für-

---

[155] Wenn das „Wissen" seinen Stellenwert als Machtfaktor verloren hat, fällt auch eine der wesentlichen Grundlagen für eine *unverrückbare* hierarchische Struktur zwischen Arzt und Patient weg. Die Überzeugung, dass zusätzliches Wissen die autonome Kompetenz erhöht und die Ausübung der Selbstbestimmung ermöglicht, fördert eine partnerschaftliche Beziehung. Diese Überzeugung trifft auf beide Partner gleichermaßen zu. Denn auch der Arzt ist, mit wenigen Ausnahmen, von dem ihm übermittelten Patientenwissen abhängig. Wird ihm die „individuelle Wirklichkeit" vorenthalten, wird er, abgesehen von einem naturwissenschaftlich erfolgreichen Handeln, zur tatsächlichen Heilsamkeit deshalb weniger beitragen können, weil dies ja die Integration des therapeutischen Geschehnisses in das Werteerleben des Patienten erfordert. Vgl. dazu Scharffenorth, G., Patienten-Orientierung, 135; diese Überlegungen stehen auch im Zusammenhang mit der derzeit aktuellen Frage nach der Errichtung von Patientenverfügungen. Je mehr in ihnen die Motive und Begründungen dargelegt werden, desto hilfreicher wird die Information selbst dann sein, wenn die tatsächliche Situation von der vorher beschriebenen deutlich abweicht! Vgl. Abschnitt „Patientenverfügungen".

sorgeprinzip beruht.[156] Denn das Bemühen um eine Informationsvermittlung sowie die anschließende Wissensbildung beruhen – gemäß
dem Malherbe'schen Prinzip – darauf, einen Beitrag zur Förderung
der Selbstbestimmung und – nach ten Have – zur Gesundheit des
Patienten zu leisten.[157]

Liegt aber die tatsächliche Intention der Wissensvermittlung darin,
dass mit ihrer Hilfe die Autonomie beider therapeutischer Partner
gefördert werden soll, kann aus einer die fachliche Überlegenheit
betonenden hierarchischen Beziehung eine partnerschaftliche Beziehung werden.[158]

Damit lässt sich einmal mehr der Beweis dafür erbringen, dass das
Fürsorgeprinzip im Rahmen des therapeutischen Handelns häufig
nicht in diametraler Spannung zum Autonomieprinzip steht, sondern
dass gerade die Berücksichtigung der Selbstbestimmung des Kranken ein darauf abgestimmtes fürsorgliches Handeln des Arztes erfordert. Auch auf diese Weise bestätigt sich der logische Schluss, dass
eine informations- und wissensbedingte Autonomieschwäche des
Patienten nicht auf Dauer sinnvoll durch ein paternalistisch „überwöl-
bendes" Verhalten des Arztes kompensiert werden kann. Vielmehr
wird der therapeutische Partner dazu herausfordert, nach Wegen zu
suchen, um dem Patienten aus dieser Schwäche herauszuhelfen.

.4 Vorteile einer symmetrischen Therapiebeziehung

Diese Erkenntnis kann auch ein Umdenken hinsichtlich des Umgangs
mit der für den Patienten erforderlichen Information induzieren, die,
neben der bereits beschriebenen „naturwissenschaftlichen Entwendung" eine weitere Distanzierung zwischen Patient und Krankheit
verhindert.

Der veränderte Umgang erweist sich darin, dass der Arzt die Pati-
enteninformation nicht mehr bloß als Mittel zum Zweck versteht, und
sie daher auch nicht mehr – neben der Ausblendung des emotionalen
Krankheitserlebens – noch zusätzlich auf eine von allen Wertvorstellungen des Patienten „gereinigte" Symptombeschreibung reduziert.

---

[156] „Richtig verstandene Fürsorge ist vielmehr *von vornherein* nicht-paternalistisch
orientiert, indem sie zu *jedem Zeitpunkt* dem Kranken ... autonome Selbstsorge
bereits *im Umgang mit seiner Krankheit* ermöglicht.": Rehbock, T., Autonomie, 143
[kursive Hervorhebung im Original].

[157] Nach Henk ten Have lässt sich die Gesundheit als normale Funktion in drei
Perspektiven beschreiben. Neben dem medizinisch-professionellen Ansatz und
einem am Gemeinwesen orientierten Ansatz sieht der Autor den individuellen
Ansatz besonders im Zusammenhang mit der Autonomie und der Fähigkeit zur
Selbstbestimmung: vgl. ten Have, H., Consensus Formation, 56f.

[158] Vgl. Lempp, R., Der Arzt, das therapeutische Team..., 37.

Damit wird eine „philosophische" Entwendung der Krankheit verhindert, die andernfalls zu einer noch größeren Trennung von Befinden und Befund führen, und den Heilungsprozess erschweren würde. Durch diese neue Haltung kann der Arzt auch umfassender therapeutisch wirksam werden. Zwar würde schon das Symptomwissen per se eine fachorientierte, vermeintlich wertneutrale Expertenentscheidung ermöglichen, aber erst die zusätzliche Einbindung der Wertorientierung beider Partner trägt dazu bei, dass ein therapeutischer Prozess heilsam werden kann.

Daher ist der Patient endgültig nicht mehr bloß ein anfänglicher „Stichwortbringer". Ebenso zieht sich der Arzt nach Erhalt der ihm für eine Diagnose ausreichend erscheinenden Parameter nicht zurück, um den Kranken schließlich mit einem völlig einsam entwickelten Therapievorgehen zu „überraschen".[159]

Eine weitgehend symmetrische Partnerschaft ermöglicht es ferner leichter, einander die jeweils individuellen Krankheitskonzepte, die eine erste Erklärung des Erlebten beinhalten, gleichberechtigt gegenüberzustellen.[160] Da das Krankheitskonzept des Patienten seine Wertungsvorstellungen in der konkreten Situation wiedergibt, bietet sich für den Arzt die Möglichkeit, die Wertungsvorstellungen des Patienten und auch seinen Umgang mit ihnen aufgrund der durch die Krankheit bedingten Einschränkungen kennenzulernen.

Dabei dürfen Irrtümer, laienhaft unrichtige Interpretationen oder Fehleinschätzungen innerhalb des Deutungskonzepts nicht gleich als Ausdruck mangelnder Autonomiekompetenz aufgefasst werden. Vielmehr fordern sie dazu heraus, durch eine konkrete Informationsweitergabe dem Patienten autonom Korrekturen zu ermöglichen, noch ehe beide Konzepte zur Verhandlung kommen.[161]

Aus dem Fürsorgeverständnis heraus wird nicht nur das auf beiden Konzepten basierende Aushandeln einer Therapie als notwendig und vorrangig angesehen, sondern weiters auch dafür Sorge getragen werden müssen, dass selbst nach einer Therapieentscheidung an beiden Konzepten weitergearbeitet werden kann.[162] Aus

[159] „Soferne er sich nicht ... dem Patienten zwischendurch zeigt, um ihn – statistengleich – zum Zeugen seines überlegenen Kenntnisreichtums zu machen": Hansen, K.J., Elemente ethischer Leitlinien, 299.
[160] Vgl. Ripke, Th., Patient und Arzt im Dialog, 93f; der Arzt kann sich dabei an Wunderlis „Begegnung mit dem freien Du" orientieren, was die Begegnung leichter zur Partnerschaft werden lässt: vgl. Wunderli, J., Weisshaupt, K., Medizin im Widerspruch, 149.
[161] Der dabei oft – ja zu oft! – gehörte Hinweis, wonach der Patient gar nicht dazu imstande sei, wird sich wohl häufig dem Verdacht aussetzen müssen, dass konkrete, durchaus zutreffende Einzelfälle als willkommene Begründung angeführt werden, um eine gewisse Kommunikationsunwilligkeit zu verdecken.
[162] Vgl. Ripke, Th., Patient und Arzt im Dialog, 94.

der Sorge um das Wohl des Patienten kann sich der Arzt, ganz im Malherbe'schen Sinn, verpflichtet sehen, einen passiven Patienten zur Reflexion anzuregen und dabei so behilflich zu sein, dass diesem ein weiteres wertorientiertes Handeln erleichtert wird.

Im Zuge einer therapeutischen Partnerschaft steht jedoch auch das Konzept des Arztes auf dem Prüfstand und muss verhandelbar sein. Die Bereitschaft, es in den Verhandlungsprozess einzubringen, beruht auf der Erkenntnis, dass auch dieses Konzept weder rein naturwissenschaftlich noch „wertneutral" ist, sondern persönliche Präferenzen beinhaltet. Selbst wenn die seinem Expertenwissen entsprechenden naturwissenschaftlichen Konzeptelemente zumeist außer Streit stehen,[163] müssen und sollen die auf das Wohl des Patienten abzielenden Schlüsse hinterfragbar und verhandelbar bleiben. Da der Arzt hinsichtlich seiner eigenen Wertorientierung den gleichen Expertenstatus wie der Patient besitzt, stellt damit auch eine Anzweiflung seines Konzepts keine ungehörige oder unerlaubte Zumutung dar.

Dabei ist es aufgrund der Sorge um das Wohl unerlässlich, dass die Argumentation zur Verteidigung der eigenen Werte dem Verständnishorizont des Partners angemessen ist. Dieser Argumentationsprozess muss sich besonders dadurch auszeichnen, dass sich dem Patienten dabei auf gewisse Weise die Person des Therapeuten erschließt, und nicht bloß seine Expertenrolle thematisiert wird. Dies erfordert daher auch den Mut, dadurch entstehende Spannungen zu ertragen und die persönliche Dimension – etwa durch den eiligen Rückgriff auf die naturwissenschaftlichen Aspekte – nicht so rasch zu verlassen. Die Fürsorge, ebenso wie der Anspruch der Wahrhaftigkeit, verbieten es, dem Patienten dabei bloß durch rhetorische Tricks und den subtilen Einsatz kommunikativer Techniken eine „virtuelle Wertewirklichkeit" vorzuspielen und zugleich die eigene Werthaltung verborgen zu halten. Die häufig thematisierte Echtheit des Kontaktes[164] wird auch in diesem konkreten Bereich zu einem ethisch begründbaren Anspruch.

Zu den weiteren positiven Auswirkungen, die sich aufgrund des Paradigmenwechsels finden lassen, zählt auch der Umstand, dass die unmittelbare Verbindung von Wissen und Macht aufgebrochen wird. Wenn die Expertenmacht nicht mehr durch das Wissen begründet wird, droht auch keine Gefahr einer Relativierung dieser Macht, wenn der Arzt seinen Patienten an diesem Wissen in zunehmender Weise teilhaben lässt. Damit sinkt auch die Versuchung, das Wissen zu instrumentalisieren, und beispielsweise die eigene Position durch

---

[163] Dies trifft genau genommen auch nur in jenen Fällen zu, in denen innerhalb dieser Elemente nicht unterschiedliche naturwissenschaftliche Handlungskonzepte bestehen!

[164] Peintinger, M., Voraussetzungen und Grenzen des „informed consent", 203.

die Vorenthaltung von Informationen zu verstärken, oder sie sogar als Mittel der „Disziplinierung" einzusetzen.[165]

Damit diese beschriebenen Mechanismen zur Verringerung der Asymmetrie tatsächlich wirksam werden können, bedarf es jedoch auch weiterhin eines „geschützten Raumes"[166], in dem sich die Arzt-Patient-Beziehung ungestört entfalten kann. Da, seit Wieland, evident ist, dass dieser ursprünglich vorhandene Raum durch gesellschaftliche Einflüsse, insbesondere durch Anonymisierung und Juridifzierung, immer stärker in Mitleidenschaft gezogen wird, muss ebenso nach gesellschaftlich mitgetragenen Möglichkeiten gesucht werden, um in einem ersten Schritt die derzeit eingeschränkte Gestaltungsmöglichkeit zumindest zu erhalten. Anschließend, und aus der Erfahrung im Umgang mit dem partnerschaftlichen Therapieprozess, sollten die Rahmenbedingungen so verändert werden, dass sich die neue Form der therapeutischen Partnerschaft weitgehend entfalten kann.

3.3.5 Gespräch als Zentrum des gesamten Heilungsprozesses

Dazu bedarf es zuvor der allgemeinen Einsicht, dass das umfassende und kontinuierliche Gespräch als zentrale Notwendigkeit für den gesamten Heilungsprozess angesehen wird.

Erst wenn die Kommunikation – auch bei explizit manuell ausgerichteten Fächern – den therapeutischen Handlungen als ebenbürtig angesehen wird, und weder von Ärzten noch von Institutionen als vernachlässigbar angesehen wird, kann die Behebung der derzeit bestehenden organisatorischen Mängel, die der Durchführung entgegenstehen, tatsächlich gelingen.

Diese Haltung darf jedoch nicht auf den geschützten Raum der Arzt-Patient-Beziehung beschränkt bleiben. Vielmehr gilt es, das Verständnis von der Heilsamkeit der Kommunikation[167] auf alle Gespräche zwischen dem Kranken und den Gesundheitsberufen auszudehnen. Wenn Gespräche nicht mehr als Mittel zur Umgehung von „wesentlichen" Handlungen verdächtigt werden, sondern ausdrücklich als Teil der Arbeit anerkannt sind, trägt dies bedeutend zu einer heilsamen Atmosphäre bei. Dies mag zwar die Organisation des täglichen Pflegeablaufes erschweren und sogar zur Entwicklung neuer, oder adaptierter Konzepte herausfordern. Andererseits wird den Pflegeberufen gerade durch die Wahrnehmung der notwendigen Gespräche ein wesentlicher Teil des therapeutischen Geschehens zufallen. Damit jedoch kehrt die Begleitung, die bereits vor dem

---

[165] Vgl. Menz, F., Der geheime Dialog, 171.
[166] Vgl. Wieland, W., Strukturwandel, 43.
[167] Vgl. Gottschlich, M., Sprachloses Leid.

Aufschwung der Medizin von ihr wahrgenommen wurde, zum Teil wieder in die Verantwortlichkeit der Pflege zurück. Eine von Arzt und Pflege gemeinsam wahrgenommene Begleitung kann zu einer weiteren Emanzipation der Pflegeberufe im Heilungsprozess führen, die nicht, wie wohl befürchtet, auf Kosten der Position des Arztes, sondern in Erweiterung seines Heilungsauftrages erfolgt.

Werden Gespräche mit dem Patienten im Wissen um ihren Stellenwert für den Therapieverlauf geführt, ist nicht zu befürchten, dass jede Kontaktaufnahme bloß im Hinblick auf eine vordergründige Kundenzufriedenheit erfolgt, die rasch in einen, aus rhetorischen Versatzstücken zusammengesetzten „small talk" mündet, der weder der Person noch der Sache des Patienten gerecht werden kann.

.6 Strukturelle Maßnahmen für das Gespräch

Zu den strukturellen Maßnahmen, die zur Führung dieser Gespräche erforderlich sind, zählt unter anderem die Schaffung von räumlichen Gegebenheiten, die eine Entfaltung der Kommunikation im vertraulichen Rahmen ermöglichen. Dies sollte, aufgrund der geänderten Sichtweise, dabei nicht mehr in erster Linie auf die Wahrung der Intimsphäre als ein dem Patienten geschuldetes Recht[168] abzielen, sondern aus der Einschätzung erwachsen, dass sich das Gespräch als therapeutische Notwendigkeit umso hilfreicher erweisen wird, je umfassender es aufgrund einer vertraulichen, von Störungen freien Umgebung erfolgt.

Ebenso zählt zu diesen notwendigen Rahmenbedingungen letztlich auch die Honorierung des Gesprächs als anerkannter Teil des therapeutischen Konzeptes. Dabei sollte nicht nur jenen Dialogen eine therapeutische Wirkung und daher Honorierung zuerkannt werden, die aufgrund einer psychotherapeutisch geschulten Kompetenz geführt werden. Ohne die Bedeutung dieser speziellen Aussprachen auch nur in geringster Weise relativieren zu wollen, muss jedoch gerade der Stellenwert des „gewöhnlichen" ärztlichen Gesprächs herausgehoben werden, das schon allein aufgrund einer empathischen Haltung heilsam geführt werden kann, wenn es sich mit den Werthaltungen, Motiven und Beweggründen der beiden Partner auseinandersetzt.

In diesem Zusammenhang muss, ungeachtet jeder willkommenen wissenschaftlichen Hilfe,[169] vor einer systematischen Verwissenschaftlichung des gewöhnlichen ärztlichen Gesprächs gewarnt wer-

[168] Vgl. etwa Bundeskrankenanstaltengesetz KAG § 5, BGBl. 1993/801; Wiener Krankenanstaltengesetz § 17, LGBl. 1995/9; vgl. die Patientenchartas der Bundesländer.
[169] Dazu zählt insbesondere die kommunikationswissenschaftliche, die psychologische und die soziologische Unterstützung!

den. Natürlich ist es notwendig, die Sensibilität der Ärzte für die Qualität dieser Gespräche zu wecken, Defizite aufzuzeigen, und Hilfen zur Reflexion des eigenen Gesprächsverhaltens anzubieten.[170] Auch die Anregungen für neue Zugänge zu Gesprächssituationen, die Möglichkeiten zur Verbesserung der individuellen Kommunikation[171] und die Ermunterungen, eingefahrene Bahnen zu verlassen,[172] sind wertvoll.

Wenn jedoch all diese unterschiedlichen Hilfen nicht zur Förderung des alltäglichen ärztlichen Gesprächs eingesetzt werden, sondern mehr zu seiner Verwissenschaftlichung ermuntern, lassen sich negative Auswirkungen auf das Kommunikationsverhalten erwarten. Statt in der Folge *selbst* ein Gespräch zu führen, droht dann nämlich eine weitgehende *Delegierung* an Kommunikations-Experten! Ohne damit die spezifische Hilfe in Abrede stellen zu wollen, muss die schon heute feststellbare Tendenz kritisch hinterfragt werden, wonach Patienten nach der Konfrontation mit einer existentiell erschütternden Diagnose eher einem Psychologen zugewiesen werden, statt dass der behandelnde Arzt selbst den Versuch unternimmt, das notwendige – und bereits begonnene! – Gespräch fortzuführen.[173]

Wer meint, dass nur ein Gespräch mit psychologisch geschulten Experten heilsam wäre, oder die eigene Gesprächskompetenz aufgrund einer fehlenden psychologischen Ausbildung anzweifelt, verneint zugleich auch die Möglichkeit, dass jedes menschliche Gespräch heilsam sein kann.

---

[170] Gerade die sprachwissenschaftlichen Institute in Wien haben unter anderem dazu einen wertvollen Beitrag geliefert! Vgl. Arbeiten von Wodak, Lalouschek, Menz.

[171] „Wir haben lange gedacht, dass Kommunikation nicht gelernt werden kann. Erfahrungen mit Studentenunterricht und Weiterbildungsprogrammen, v.a. im englischsprachigen Raum und in Skandinavien, zeigen uns heute, dass diese Annahme nicht zutrifft (Maguire 1990, Bird et al. 1993, Fallowfield 1996). Es gibt wohl kaum ein Gebiet der Medizin von größerer Bedeutung für den Patienten und seinen Angehörigen. Es bleibt für uns in den kommenden Jahren viel nachzuholen.": Huseboe, S., Palliativmedizin, 90.

[172] Vgl. Ripke, Th., Patient und Arzt im Dialog.

[173] Die Zuweisung an einen Konsiliararzt oder Psychologen zum Zweck eines Gespräches bedarf wieder einer „Diagnose", und sei es auch bloß, um die anfallenden Kosten für die Tätigkeit zu legitimieren. So wird aus der menschlich verständlichen existentiellen Erschütterung und Traurigkeit eines Patienten, der beispielsweise gerade von seiner Malignomerkrankung erfahren hat, oder sich mit den Gedanken an einen unheilbaren Zustand auseinandersetzen muss, eine „Begleit-Depression". Menschlich verständliche Traurigkeit kann damit zu einem Krankheitsbild umformuliert werden, um sich der Auseinandersetzung nicht selbst stellen zu müssen. Auch dies ist eine Form der Krankheits-„Entwendung", die letztlich der Person des Kranken nicht umfassend gerecht wird.

.7 Die Gesprächsintention des Arztes

Zu den, neben dem strukturellen Rahmen, wesentlichen Grundbedingungen für eine Arzt-Patient-Beziehung zählt daher, wie bereits mehrfach gezeigt, die Intention, mit welcher der Arzt das Gespräch führen möchte. Liegt sie darin, bloß Fakten zu sammeln und gegebenenfalls zu kommentieren, so zeigt sich dies beispielsweise deutlich in der häufigen Verwendung von sogenannten „geschlossenen Fragen", die den Befragten zu einer bloßen Bejahung oder Verneinung zwingen. Zahlreiche kommunikationswissenschaftliche Untersuchungen konnten den Nachweis erbringen, dass zwar die Methode zumeist wegen der erwarteten Zeitersparnis gewählt wird, ihre Effizienz jedoch, abgesehen von Notfällen, tatsächlich weit hinter den Erwartungen zurückbleibt, ja dass sie mitunter erst recht weitere Befragungen oder den Einsatz zeitintensiver Diagnostik erzwingt.[174]

Nimmt der Arzt diese Haltung ein, treffen damit zumeist zwei diametrale Intentionen aufeinander. Während der Therapeut in kürzester Zeit Fakten und Symptome sammeln möchte, will der Kranke eigentlich von seinem Leiden *erzählen*.[175] Dadurch wird sich ein heilsames Gespräch selbst dann kaum entwickeln können, wenn die besten strukturellen und organisatorischen Bedingungen vorhanden sind.

Es scheint daher, abgesehen von der Empfehlung, im Rahmen des Studiums gewisse kommunikationstechnische Fertigkeiten zu vermitteln, von wesentlicher Bedeutung zu sein, dass auch zur Reflexion über die Bedeutung der eigenen Gesprächsintentionen angeregt wird. Zugleich sollte der Umstand untersucht werden, weshalb sich viele Ärzte im Zuge ihrer Ausbildung, abweichend von ihren ursprünglichen Zielvorstellungen, immer mehr einer rhetorisch unterstützten „Faktensammlungstechnik" bedienen.

Je deutlicher und öfter die Heilsamkeit des Gesprächs während des Studiums und der Ausbildung thematisiert wird, desto eher wird auch der Stellenwert des Gesprächs im Alltag bewahrt werden können, selbst wenn eine gewisse Abnützung der Intention zweifellos stattfindet.

Dies stellt bereits einen Bezug zur zweiten grundlegenden Bedingung her.

---

[174] Wodak, R., Kommunikation.

[175] Es stellt für die Kommunikation ein Alarmzeichen dar, dass sich zahlreiche Patienten bemühen, immer mehr auf die – oft erfahrene – Erwartungshaltung der Ärzte einzugehen und selbst nach Möglichkeit die Fachsprache zu verwenden. Der Patient distanziert sich von dem in der Erzählung bestehenden persönlichen Leidensbezug zugunsten eines abstrakten Krankheitsbildes. Damit trägt auch er persönlich zur „Entwendung der Krankheit" bei.

Soll im Gespräch mehr die therapeutische Notwendigkeit im Sinne einer Leidensbeschreibung und Reflexion im Vordergrund stehen, und sollen die Fakten und Symptome gewissermaßen nebenbei registriert werden, bedarf es einer zusätzlichen Kompetenz, die ethische, soziale und kulturelle Bezüge aufweist.

So ist es zunächst notwendig, dass sich der Arzt des Menschenbildes, das er vertritt, ausreichend bewusst ist. Er sollte ferner die grundsätzlichen Werte, Prinzipien und Normen der gegenwärtigen multiethnischen und multikulturellen Gesellschaft kennen und die aus den unterschiedlichen Moralsystemen abgeleiteten Handlungsansprüche in ihren Grundzügen einschätzen können. Diese Vorkenntnisse ermöglichen es ihm, die persönlichen Wertungsvorstellungen des Patienten wirklich wahrzunehmen und seine individuelle Wertehierarchie mit ihm reflektieren zu können.

Auch in diesem Zusammenhang wird deutlich, dass es neben allen naturwissenschaftlich orientierten Fachbereichen, die das Studium dominieren, neben den teilweise noch rudimentär anmutenden Ansätzen, die psychologische und kommunikative Fähigkeiten vermitteln sollen, letztlich auch einer philosophischen Schulung bedarf, um diesen für die Therapie unerlässlichen Vorgang auch sinnvoll gestalten zu können. Dafür steht die Medizinethik zur Verfügung! Wer diese Forderungen als übertrieben ansieht, der sei darauf hingewiesen, dass hinsichtlich etwaiger naturwissenschaftlicher Kenntnisse und technischer Fertigkeiten zumeist wesentlich höhere Anforderungen gestellt werden!

Im Zusammenhang mit dem Versuch einer Wertorientierung in der Krankheit erhebt sich natürlich auch die Frage, inwieweit die Fähigkeit zur Darstellung der eigenen Werte, selbst wenn sie primär bewusst sind, durch die dem Leiden innewohnende Schwäche eingeschränkt oder aufgehoben wird. In beiden Fällen wird der Arzt, entsprechend seinem Fürsorgeauftrag eine Hilfe leisten können. Im ersten Fall wird er dazu beitragen, dass der Patient sich seiner Werte bewusst werden kann, um dadurch die Bedeutung seines Zustandes für seine Lebenswirklichkeit richtig einschätzen zu können.[176] Im zweiten Fall wir er alle Fähigkeiten dazu einsetzen, um trotz der Schwäche eine Reflexion zu erreichen. Dies kann naturwissenschaftliche Hilfsleistungen, wie etwa eine ausreichende Schmerzbekämpfung, umfassen, oder beispielsweise in einer psychologischen Unterstützung bei der Beherrschung einer lähmenden Angst bestehen. Ebenso sind auch spirituelle und philosophische Hilfen denkbar. Gerade die zuletzt genannten Hilfen werden besonders dann von Bedeutung sein, wenn der Arzt, durch häufigere Konfrontation mit solchen Gesprächssituationen geübt, zur Entwicklung von individuellen Perspektiven beitragen soll. Dabei ist jedoch immer zu berück-

---

[176] Vgl. Kapitel „Aufklärung".

sichtigen, dass dies, ungeachtet aller Fähigkeiten, als eine grundsätzlich mitmenschliche Hilfe einzustufen ist, weshalb sich aus ihr auch keine verstärkte Position ableiten lässt.

Es wurde bereits gezeigt, dass der Arzt im Rahmen dieses Erkenntnisprozesses auch ständig selbst eigene Erkenntnisse erwirbt, die sich für die eigenen Wertvorstellungen als hilfreich erweisen können. Dieses gegenseitigen Geben und Nehmen erinnert an das Malherbesche Autonomie-Axiom, und erweitert die ursprüngliche Grundstruktur von Not und Hilfe zu einem gegenseitigen Austausch. Die Not eines Partners dient dabei bloß als erster Anstoß für die Ingangsetzung, und die hilfreiche Antwort des anderen dient bloß zur Fortsetzung des Prozesses, der sich letztlich für beide als hilfreich erweisen kann. Dadurch kann auch dieser wertorientierte Kommunikationsabschnitt zur Verringerung des Beziehungsgefälles beitragen.

.8 Beitrag der medizinethischen Fortbildung

Auch anhand dieser Beispiele lässt sich aufzeigen, wie hilfreich eine medizinethische Aus- und Fortbildung sein kann.[177]

Mit ihrer Hilfe kann ein theoretisches „Grundinstrumentarium" vermittelt werden, das eine Befassung mit unterschiedlichen Moralsystemen, sowie deren Prinzipien und Normen erst ermöglicht. Die Medizinethik kann weiters aufzeigen, wie in Sachproblemen eine ethische Frage identifiziert werden kann, und die Formen der argumentativen Auseinandersetzung lehren.[178] Sie kann dazu beitragen, dass die Fähigkeit, den je eigenen Standpunkt begründen zu können, ausgebildet wird, so dass häufig angewandte stereotype Argumentationen zurückgedrängt werden können.[179] Insbesondere wird ihre Aufgabe darin liegen, dass die in den ethischen Theorien allgemein erhobene Forderung, die Freiheit des Individuums zu respektieren, in das Gedankengut aller therapeutisch Tätigen integriert wird. Dies verhindert, dass der Arzt seine Präferenzen geradezu automatisch über die Wertungsvorstellungen des Patienten erhebt, und als „ethischer Schiedsrichter" jederzeit ein Urteil zwischen einer „richtigen"

---

[177] Um in diesem Zusammenhang einem Missverständnis vorzubeugen: So sehr dem griechischen Aphorismus beizupflichten ist, wonach die Philosophen als Ärzte und die Ärzte als Philosophen enden sollten, verlangt doch die Forderung nach philosophischen Grundkenntnissen, wie schon analog in psychologischer Hinsicht gezeigt, nicht gleich die Absolvierung eines kompletten Philosophiestudiums!

[178] Vgl. auch Abschnitt „Diskursethik".

[179] Dazu zählen zweifellos so typische Aussagen wie etwa: „Wir machen das immer so". Mit derartigen Argumenten werden Innovationen, insbesondere jene, die sich nicht auf den naturwissenschaftlichen sondern strukturellen und organisatorischen Bereich beziehen, häufig abgewehrt.

und einer „falschen" Entscheidung fällt, oder dem in der Reflexion ungeübten Patienten sein eigenes Wertgefüge einfach aufdrängt.

Zu den weiteren Themen, die im Rahmen medizinethischer Aus- und Fortbildungen behandelt werden sollten, zählt die Erkenntnis, dass die Reflexion der Werthaltungen beider Partner der konkreten Pflege des Interaktionsraumes „Arzt–Patient" zugute kommt, und daher kein dem ärztlichem Belieben unterstelltes, gegebenenfalls verzichtbares Accessoire der Beziehung darstellt, sondern tatsächlich einen wesentlichen Teil des therapeutischen Prozesses ausmacht.

Medizinethische Veranstaltungen können das Wissen um den Einfluss der Wertehierarchie fördern und so die Bereitschaft wecken, das je eigene Werteensemble zu reflektieren. Zugleich sollte die Kompetenz gefördert werden, einen im konkreten Alltag erforderlichen ethischen Diskurs zu initiieren und bei Bedarf auch zu leiten. Schließlich sollte die Medizinethik dazu beitragen, dass der Erwerb einer kommunikativen Kompetenz im Hinblick auf ein heilsames Miteinander angestrebt wird, statt dass sie als Mittel zur Durchsetzung eigener Überzeugungen aufgefasst wird, wie dies den Medizinern mitunter in Seminaren empfohlen wird![180]

Ferner sollte im Rahmen medizinethischer Bildung darauf hingewiesen werden, dass jeder Impuls, der zur Verringerung der Asymmetrie in der Beziehung beiträgt, als heilsam erfahren werden kann, weshalb jedes dahingehend orientierte Vorgehen durchaus auch zu den „ständigen Aufgaben ärztlichen Handelns" zu zählen ist.[181]

Da, gemäß dem Malherbe'schen Axiom, dieses Vorgehen der Autonomie *aller* Beteiligten dient, stellt diese explizite Anerkennung der wertorientierten Beziehung eine wesentliche Möglichkeit dar, der tendenziellen Zunahme von defensivmedizinischen Haltungen entgegenzuwirken. Damit lässt sich dem Trend entgegensteuern, wonach ein schwacher Patient auf einen durch die Angst vor rechtlichen Konsequenzen geschwächten Arzt trifft, wodurch weniger heilsame Kräfte aus der Beziehung gewonnen werden können. Je mehr diese Beziehung in der Gesellschaft geschätzt wird, je mehr die gesellschaftliche Unterstützung in Form von Anreizen statt Sanktionen erfolgt, und je mehr die Beziehungspflege als ebenso qualitativ hochwertige Tätigkeit eingeschätzt wird, desto eher wird dies zu einer positiven Motivation des Arztes beitragen. Wenn in der Folge die Konzentration auf rechtliche Gefahren abnimmt, kann der Patient

---

[180] „Sie lernen in diesem Top-Seminar: Sich und ihr Fachwissen mit den richtigen Instrumenten optimal zu verkaufen [...], kommunikative Grundregeln zu beherrschen, zu differenzieren und ... zu brechen, bei schwierigen Gesprächspartnern und in kritischen Situationen zu punkten.": Aus einem an Ärzte zugesandten Prospekt für ein „Top-Seminar" von Top-Trainer Dr. Karsten Bredemeier, veranstaltet von der Ueberreuter Managementakademie am 13. November 2002 in Wien.

[181] Vgl. Hansen, K.J., Elemente ethischer Leitlinien, 297.

wieder in den Mittelpunkt der ärztlichen Aufmerksamkeit und Bemühungen rücken.[182]

Schließlich sollten medizinethische Initiativen entworfen werden, die dazu beitragen, dass alle gesellschaftlichen Kräfte eine Sensibilität für die Wertvorstellungen ihrer Mitglieder entwickeln und von der Bedeutung der Wertreflexion für jeden Heilungsprozess überzeugt sind. Wenn in der Folge die grundlegenden Rahmenbedingungen für eine therapeutische Partnerschaft auch von ihr als unverzichtbar angesehen werden, kann die Bereitschaft steigen, sich aktiv an der Entwicklung der Strukturen zu beteiligen, statt sie bloß dem binnenmedizinischen Bereich zu überlassen.

Um diese neue gesellschaftliche Haltung im Gesundheitsbereich zu verankern, muss die Sorge für eine umfassende medizinethische Ausbildung und Fortbildung zu den grundlegenden Rahmenbedingungen gezählt werden. Die dafür erforderlichen Mittel sollten dabei in Relation zu den großen Aufwendungen für zahlreiche medizintechnische Leistungen gesehen werden. Wenn in diesen Fällen die vorhandenen ökonomischen Bedenken schon mit dem Hinweis auf den Nutzen für den Patienten ausgeräumt werden können, so sollte dies ebenso für die beschriebenen Maßnahmen gelten, die vielleicht weniger spektakuläre, jedoch mitunter wesentlich längerfristig wirksame positive Effekte für Patient und Gesellschaft nach sich ziehen.

.9 Zusammenfassung

Die auf dem Prinzip der Autonomie aufgebaute, grundlegende Änderung der Arzt-Patient-Beziehung steht ganz im Zeichen der Wahrnehmung der individuellen Wertvorstellungen, in der Verringerung ihrer Asymmetrie und im Zeichen einer partnerschaftlichen Orientierung im gemeinsamen Entscheidungsprozess. Damit wird letztlich die Aufmerksamkeit des therapeutischen Partners auf jene Aufgabe gelenkt, die ursprünglich die einzige Hilfe angesichts einer weitgehenden Ohnmacht der Medizin darstellte, nämlich die des Begleiters in einer schwierigen Lebenslage, die darauf ausgerichtet war, den Kranken auf seinem Weg zu stärken. Diese Begleitung braucht heute nicht mehr nur als „Trostpreis" für das Fehlen von medizinischen Handlungsmöglichkeiten verstanden, sondern muss als eigenständiger Beitrag zum Heilungsprozess aufgefasst werden. Sie lässt sich im

---

[182] Es konnte nachgewiesen werden, dass die Klientenzentrierung des Arztes umso geringer ausfällt, je mehr die Autonomie des Arztes durch äußere Einflüsse eingeschränkt wird: vgl. insbesondere die von Siegrist zitierten medizinsoziologischen Untersuchungen in staatlich-bürokratisierten Gesundheitssystemen: Siegrist, J., Medizinische Soziologie, 245.

heutigen medizinischen und gesellschaftlichen Kontext folgendermaßen charakterisieren.

Begleiten heißt, dem Kranken beizustehen, seine Wertvorstellungen angesichts möglicherweise dramatisch veränderter Gegebenheiten zu ergründen, und gegebenenfalls zu adaptieren. Indem dieser Reflexionsprozess dazu beiträgt, dass Entscheidungen in Kongruenz zur individuellen Werthierarchie getroffen werden können, liegt in der Begleitung die Möglichkeit, die Kompetenz zur Ausübung der Selbstbestimmung des kranken Menschen zu fördern.

Kapitel 3

Der wertorientierte Aufklärungsprozess als Zentrum jedes therapeutischen Geschehens

> *„Es gibt eine Art zu heilen*
> *und eine Art, sich behandeln zu lassen,*
> *die aus dem Menschen einen*
> *reibungslos funktionierenden Organismus macht,*
> *der aber gleichzeitig taub und stumm ist."*
>
> Denis Vasse

Begriffsbestimmung

Das Autonomieprinzip sowie seine Auswirkungen innerhalb der therapeutischen Beziehung zwischen Arzt und Patient finden ihren konkreten Niederschlag im Rahmen des alltäglichen Aufklärungsprozesses.

Die Forderung, diesen zentralen Bereich der therapeutischen Kommunikation kritisch zu überprüfen und zu verbessern, was eine größere Zufriedenheit im Hinblick auf die Qualität der Arzt-Patient-Beziehung nach sich ziehen sollte, wird seit Jahren erhoben. Dabei lassen sich entsprechend unterschiedliche Begründungsansätze zeigen.

So stellt etwa die Rechtsprechung immer strengere Anforderungen an die Aufklärungs*pflicht*, um zur Gewährleistung der Selbstbestimmung beizutragen.[1] Wie aus dem Pflichtenbegriff ersichtlich, richtet sich das Interesse dabei allerdings oft mehr auf die Person des Arztes und seinen Beitrag zum rechtlich gültigen Zustandekommen des „informed consent".[2]

Demgegenüber stellen gebräuchliche ethische Überlegungen zum Aufklärungsgespräch einen Beitrag zur Förderung der Entscheidungsfähigkeit und damit der Mündigkeit des Patienten dar,[3] und beziehen sich damit mehr auf die Person des Kranken.

Allerdings zeigt es sich auch in diesem Zusammenhang, dass die meisten Begründungsansätze die Bedeutung der Autonomie bloß im Zusammenhang mit dem Entscheidungsprozess wahrnehmen. Damit werden wesentliche Bereiche, in denen die Selbstbestimmung ebenso von Bedeutung ist, ausgeblendet.

Einen Begründungsansatz, der den Patienten tatsächlich schon von Beginn an als autonome Person würdigt, und zugleich die keineswegs oppositionelle Fürsorgepflicht einbindet, zeigt der Anästhesist und Palliativmediziner Huseboe auf, indem er dazu appelliert, die Patienten bei wichtigen Entscheidungen nicht allein zu lassen, und damit „ohne Unterstützung und Hilfestellung ihrer Autonomie auszulie-

---

[1] Vgl. Holzem, Ch., Patientenautonomie, 39.
[2] Noch 1986 bezeichnete Katz die juristische Vision des „informed consent" als eine „Fata morgana": Katz, J., The silent world, zit. in: Avenarius, H.J., Erklärung, 125.
[3] Vgl. Grossmann, W. et al., Ethik im Krankenhausalltag, 254f.

fern."[4] Der Auftrag, zu einer der Information folgenden Diskussion und einer gemeinschaftlichen Entscheidung[5] leitet sich dabei aus der zuvor bereits wahrgenommenen Autonomie ab, und dient daher nicht primär dazu, dem Patienten eine Selbstbestimmung überhaupt erst zu ermöglichen.

Um dieser im Voraus wahrgenommenen Autonomie des Patienten gerecht zu werden, soll in der Folge gezeigt werden, dass mit der „Aufklärung" ein in jeder Hinsicht umfangreicherer und individuellerer Vorgang stattfindet, der keineswegs auf den typischen Zeitpunkt eines „Aufklärungsgespräches" eingrenzbar ist. Aus der Erweiterung des Begriffsinhaltes wird deutlich, dass damit zwischen der umgangssprachlichen Verwendung des Terminus „Aufklärung" und seiner tatsächlichen Bedeutung keine ausreichende Kongruenz mehr gegeben ist. Dies ist beispielsweise im Hinblick auf die juristische Terminologie von Belang, die den eigentlichen Sachverhalt einer „Aufklärungspflicht" nach Ansicht einiger Autoren schon jetzt nicht ausreichend erfasst.[6]

1.1 Der Begriff Aufklärung

Dabei ist es letzten Endes wohl eine glückliche Fügung, dass für das Gespräch zwischen Arzt und Patient, das den weiteren Therapieverlauf nach der Diagnose festlegen soll, im deutschen Sprachraum der Begriff „Aufklärung" verwendet wird.

Erst mit der juristischen Einführung des Terminus technicus „informed consent", dessen erste Verwendung 1957 in einem Gerichtsurteil in den USA seinen Eingang in die Literatur gefunden hat,[7] und der auf die konkrete – und konkret nachweisbare! – Einzelzustimmung fokussierte, wurde der Begriff „Aufklärung" einer zunehmend kritischeren Betrachtung unterzogen und seine Verwendung zurückgedrängt.

Der Umstand, dass er als zu allgemein, diffus und nicht mehr dem konkreten Sachverhalt angemessen angesehen wurde, führte zu weiteren begrifflichen Differenzierungen wie „therapeutische Aufklärung" und „Selbstbestimmungsaufklärung", wobei letztere wieder in „Diagnose-", „Verlaufs-" und „Risiko-Aufklärung" unterteilt

---

[4] Huseboe, S., Palliativmedizin, 94f.

[5] Huseboe, Palliativmedizin, mit einem Hinweis auf ein Zitat von Degner und Sloan, 1992, 94.

[6] „Bei der Diskussion ärztlicher Aufklärungspflichten wird leicht übersehen, dass ‚die' Aufklärungspflicht lediglich als terminologische Fiktion existiert.": Glatz, C., Der Arzt zwischen Aufklärung und Beratung, 236.

[7] Richter Bray in einem Gerichtsurteil vom November 1957, zit. nach Katz, J., The silent world, 60, in: Avenarius, H.J., Erklärung, Verständnis, Einverständnis, 124f.

wurde.[8] Ihre juristische Bedeutung mag in der Darstellung der konkreten Inhalte der jeweiligen Abschnitte innerhalb eines therapeutischen Prozesses liegen. Für den ungleich umfassenderen Vorgang der Aufklärung sind solche Differenzierungen jedoch weniger bedeutend. Dies zeigt sich beispielsweise bereits anhand der Tatsache, dass eine Diagnoseaufklärung ohne prognostische Verlaufsbeschreibung und Darstellung der konkreten Handlungsmöglichkeiten, einschließlich ihrer immanenten Risiken für den Patienten kaum sinnvoll erscheint oder als befriedigend erlebt wird.

Die einschlägige Literatur verwendete, wenn überhaupt, den Begriff Aufklärung entweder im Zusammenhang mit naturwissenschaftlichen Sachverhalten[9] oder juristischen Aspekten.

Der Begriff Aufklärung weist jedoch eine viel breitere, prozessuale Bedeutung auf, sodass es unverhältnismäßig wäre, mit seiner Hilfe ein bloß technisches Procedere zu beschreiben.[10] Denn in ihm vereinigen sich nicht nur die punktuellen und auf Einzelhandlungen abzielenden Informationen, sondern alle Ziele und Intentionen der Kommunikation zwischen Arzt und Patient.[11] Damit kommt die Verwendung des Begriffes seiner eigentlichen Bedeutung recht nahe.

Aufklärung stand in der geistesgeschichtlichen Tradition ursprünglich für den Versuch, dem Menschen durch Wissen und Bildung ein größeres Maß an Eigenständigkeit zu ermöglichen. Der Ruf nach ihr wurde in jenen Epochen laut, in denen auch die Forderung nach Selbstbestimmung erhoben wurde. Die Parallelen zum bestehenden, vielmehr jedoch zu einem angestrebten, qualitativ verbesserten Aufklärungsprozess in der Medizin sind sowohl hinsichtlich der Zielsetzungen als auch hinsichtlich der dabei geradezu typisch auftretenden Bedenken und Einschränkungsversuche unübersehbar!

In beiden Zusammenhängen wird von der Weitergabe einer Information für breitere Schichten ausgegangen. Waren die ersten Adressaten in der Epoche der Aufklärung Mitglieder des wohlhabenden Bürgertums, die in den Genuss der Wissensvermittlung kamen, so

---

[8] Vgl. dazu in jüngster Zeit Maio, G., Den Patienten aufklären, 397. Wird von diesen Unterscheidungen ausgegangen, werden, nach Glatz, auch völlig unterschiedliche Leitbilder und Grenzen für die Vermittlung und den Inhalt gewählt!: Glatz, Ch., Der Arzt zwischen Aufklärung und Beratung, 245.

[9] Hartmann hat dies mit der Feststellung kritisiert, dass es sich eigentlich um eine „Auskunftserteilung" handle, die bloß irreführend immer wieder „Aufklärung" genannt werde: Hartmann, F., Patient, Arzt, Medizin, 176.

[10] Vgl. auch Grossmann, W. et al., Ethik im Krankenhausalltag, 170.

[11] Dies widerspricht der Auffassung Hartmanns, wonach „informed consent" eher das vom Patient auch aktiv zu betreibende „Informieren" beschreibe, während „aufklären" ein „passives Unterrichten" darstelle und die Anstrengung ganz beim Arzt liege! Hartmann, F., Patient, Arzt und Medizin, 24.

sind auch heute eher die sozialen Oberschichten und durch Zusatz-versicherung „wohlhabenden" Patienten bei der medizinischen Aufklärung bevorzugt, wie sich etwa anhand der Studie von Norbert Heins zeigen lässt.[12]

Beiden Aufklärungs-Kontexten war bzw. ist das anschließende Bemühen eigen, dem Menschen bei der Einbindung dieses Wissens in den konkreten Lebenskontext beizustehen. Beide Aufklärungen verfolgten bzw. verfolgen das Ziel, dem Menschen zur Ausübung der ihm aufgrund seiner Würde zustehenden selbstbestimmten Entscheidungen zu verhelfen.[13]

Beide sehen in der Schaffung von Möglichkeiten zu autonomen Entscheidungen keinen bloßen Selbstzweck, sondern verstehen diese Willensakte als ein Mittel, das Individuum in ein größeres Ganzes einzubetten.

Dieses größere Ganze bestand bei der historischen Aufklärung in der Entwicklung eines gemeinsamen Menschenbildes, aus dem heraus eine vernunftorientierte Toleranz, Gleichheit und Güte als anstrebenswert angesehen wurden.

Analog dazu besteht das größere Ganze in einer umfassend verstandenen medizinischen Aufklärung darin, das bislang durch die individuelle Wertehierarchie definierte Lebensziel unter den geänderten Umständen von Krankheit und Leiden einer Prüfung zu unterziehen und gegebenenfalls es selbst, sowie nachfolgend die Wertvorstellungen an die Situation zu adaptieren.[14]

In beiden Bereichen aber wurden die konkreten Auswirkungen als gefährlich angesehen und die drohende Gefahr von übermäßiger Freiheit offen (damals) oder zumeist verdeckt (heute) thematisiert. Zu beiden Zeiten war der Skeptizismus gegenüber diesem Bemühen häufig auf der Seite der „Verwalter des Wissens". Die negativen Auswirkungen, die in der Aufklärungsepoche von ihnen prophezeit wurden, reichten vom Entstehen von Chaos und Beliebigkeit bis hin zur Relativierung der eigenen machtvollen Positionen. Heute klingen

---

[12] Vgl. Abschnitt 2.3., Fußnote 45; der schichtspezifische Einfluss wurde übrigens bereits 1973 von Ammon nachgewiesen. Daneben konnten auch der Einfluss des Geschlechts und der regionalen Herkunft gezeigt werden: vgl. Pribersky, A., Das Gespräch mit dem Patienten als Aufgabe des Arztes, 31f. Es ist bemerkenswert, dass diese Umstände zwar wiederholt thematisiert wurden, aber auch heute noch, mehr als drei Ausbildungsgenerationen später, bestehen!

[13] „Die Würde des Menschen besteht in der Wahl.": Max Frisch, zit. in: Huseboe, S., Palliativmedizin, 99.

[14] „Was unserer Berufung als Arzt eine humanistische Tragweite gibt, ist gerade, dass wir die Menschen immer in einer ‚Grenzlage' antreffen, in kritischen Augenblicken, wo die Krankheit oder ein anderes Unglück die Routine ihres Lebens plötzlich unterbricht und sie sich mit ihrem Schicksal auseinander setzen müssen.": Tournier, P., Im Angesicht des Leidens, 49.

sie beispielsweise in den bereits beschriebenen Schlagworten von
„ausufernden Wünschen des Patienten" bis zur befürchteten „Dienst-
leistungspflicht des Arztes" nach.[15]

2. Medizinische Aufklärung

.1 Grundlegende Aspekte

Ehe konkret auf die Erweiterung des Aufklärungsprozesses eingegangen werden kann, muss klargestellt werden, dass damit keine
Romantisierung des medizinischen Aufklärungsprozesses angestrebt
wird, der zwar zahlreiche geisteswissenschaftliche Assoziationen erlaubt, sich jedoch angesichts der strukturellen Gegebenheiten in der
modernen Klinik als Utopie erweist[16] und im Alltag kaum praktikabel
ist. Vielmehr geht es darum, aufzuzeigen, dass ein qualitativ verbesserter Aufklärungsprozess weniger durch die bloße Veränderung von
bestehenden Aspekten erreichbar sein wird, zu denen die korrekte,
sachgemäße Information und eine anschließende, rechtlich als gültig
erachtete Einwilligung zählen, sondern dass es einer anderen, erweiterten Sichtweise bedarf, um einen tatsächlich heilsamen Kommunikationsprozess zu entwickeln, der von beiden Partnern als befriedigend erfahren wird.

In diesem erweiterten Aufklärungsprozess soll die Informationsvermittlung durch eine Deutung des Geschehens und der Umstände
ergänzt werden. Er muss daher neben den beiden gebräuchlichen
Komponenten um eine zusätzliche dritte erweitert werden.

.1 Die drei Komponenten eines erweiterten
Aufklärungsprozesses

Die *erste Komponente* bildet die sachbezogene Information. In ihr ist
die Vermutungsdiagnose, die Darstellung der diagnostischen Möglichkeiten zur Verifizierung oder Falsifizierung der Arbeithypothese,
die umgangssprachliche Vermittlung des in der Diagnostik erhobenen Sachverhalts, die Auflistung der diagnostischen und therapeutischen Möglichkeiten samt Alternativen und innewohnenden Risiken, sowie die zu erwartenden Therapieergebnisse, einschließlich
daraus abzuleitender zukünftiger Verhaltensweisen erfasst. Diese
Komponente umfasst damit zweifellos jenen Bereich des Aufklä-

---

[15] Vgl. dazu das Kapitel „Autonomie", Abschnitt „Probleme und Gefahren"!
[16] Vgl. Maio, G., Den Patienten aufklären, 400.

rungsprozesses, der vom Patienten auch heute üblicherweise erwartet wird.[17]

Die *zweite Komponente* umfasst die Aspekte des konkreten Kommunikationsprozesses. Dazu zählen seine technische Ausgestaltung und die ihm zugrunde liegenden kommunikativen Instrumentarien. Mit ihrer Hilfe gelingt es, auch komplexe Zusammenhänge bewusst und verständlich zu machen, selbst noch so vage Gefühle sprachlich zu erfassen und damit möglicherweise erst dem Heilungsprozess zugänglich zu machen.[18] Ihre Wirkung lässt sich jedoch auch anhand der Gefahren wie einer strategischen Manipulation[19] oder der Beeinflussung durch rhetorische Tricks nachweisen.

Was aber die Aufklärung über eine bloße kommunikationstechnisch befriedigende Informationsvermittlung heraushebt, liegt vielmehr in einer *dritten Komponente* begründet, die dem gesamten Prozess die grundsätzliche Richtung verleihen sollte.

Diese Komponente besteht im Bemühen, die Sachinformation mit der persönlichen Situation, und insbesondere der individuellen Wertehierarchie des Patienten in Bezug zu setzen.

Dabei ist es weder möglich, eine Komponente mit der anderen auszutauschen, noch ist es zielführend, die unterschiedlichen Beiträge gegeneinander aufzurechnen. Ebenso wäre es ein Irrtum zu glauben, dass durch die extreme Bevorzugung der einen Komponente die Defizite einer anderen tatsächlich zu kompensieren wären. Je deutlicher die unterschiedlichen Funktionen der einzelnen Komponenten bewusst werden, umso eher gelingt es, die Ursachen eines als unbefriedigend empfundenen oder gar missglückten Aufklärungsprozesses zu identifizieren und konkrete Verbesserungen für die zukünftige Vorgehensweise zu entwickeln.

Der Sinn des Aufklärungsprozesses besteht damit nicht mehr „in der Ermöglichung des medizinisch Notwendigen",[20] so wichtig dieser „Minimalbereich" auch ist, und so dringend verbesserungswürdig er sich im heutigen Alltag auch, sowohl im rechtlichen, insbesondere aber im ethischen Sinn, zeigen mag. Vielmehr rückt die *Interpretation* aller Geschehnisse, vom ersten Erlebnis eines Symptoms bis zur Adaptation der Lebenswirklichkeit an die geänderte Situation am Ende des therapeutischen Prozesses, sowie die individuelle Bewertung von

---

[17] Bloß auf diesen Bereich bezieht sich meines Erachtens auch Deutsch, E., Medizinrecht, 89.

[18] Zum Thema der kommunikationsspezifischen Aspekte des Aufklärungsgesprächs wurden zahlreiche Arbeiten veröffentlicht. In der vorliegenden Arbeit wird jedoch vorwiegend auf jene Quellen Bezug genommen, die im Zusammenhang mit der Intention der Kommunikation oder der Wertewelt des therapeutischen Partners gesehen werden können.

[19] Vgl. Husebo, S., Palliativmedizin, 31f.

[20] Vgl. Holzem, Ch., Patientenautonomie, 303.

Zustand und Handlungsmöglichkeiten durch beide Partner, ins Zentrum der Aufmerksamkeit.[21]

Die autonome Entscheidung eines aus der Aufklärung gewonnenen ethisch wie juridisch einwandfreien „informend consent" stellt nicht mehr das eigentliche Ziel dar. Dieses liegt vielmehr in einem Kompetenzzuwachs von Autonomie, der über das für die konkrete Einzelentscheidung notwendige Mindestmaß hinausreicht.

.2 Exkurs: Auch heute finden laufend Wertungen statt

Natürlich können auch im bisherigen Anamnese- und Aufklärungsverlauf ausreichende Bezüge zu den Werten gefunden werden, da ja alle Gründe, die – gleichgültig in welchem Zusammenhang auch immer – angeführt werden, einer Wertung unterliegen.[22] Bereits jede Diagnose beinhaltet grundsätzlich Werturteile, da sie neben den medizinisch-technischen Aspekten, also den „harten" Daten, auch eine Interpretation von Normen beinhaltet.[23] Diese Interpretationen werden von den gesellschaftlichen Krankheitsbewertungen[24] mithilfe der Begriffe „gesund" oder „krank" beeinflusst, aus denen wieder unterschiedliche soziale und ökonomische Konsequenzen gezogen werden.[25]

Bewertungen finden sich weiters auch im, auch rechtlich geforderten, Bemühen, die Aufklärung patientenorientiert anzulegen.[26] Wenn die Notwendigkeit und der Inhalt der Aufklärung an den objektiven Kriterien, den Erwartungen des Patienten und dem Ermessen des Arztes, inwieweit der Patient die geplante Informationen aufnehmen könne, ausgerichtet werden,[27] finden ebenfalls laufend Wertungen statt. Wenn das Lebensumfeld des Patienten und das „Gewicht des Risikos" für die künftige Lebensführung einbezogen werden,[28] sind Bewertungen unerlässlich. Sie sind aber auch wirksam, wenn der Patient sich vor einer Anamneseerhebung seine Geschichte zurecht-

---

[21] Vgl. auch Studienergebnisse in: Wimmer, H., Die Bedeutung psychosozialer Betreuung von Patienten, 9.

[22] Vgl. Habermas, J., Theorie des kommunikativen Handelns, Bd. 1, 39.

[23] „Bei der mitgeteilten Diagnose handelt es sich regelmäßig um ein Werturteil, das freilich auf Tatsachenbehauptungen gestützt ist.": Deutsch, E., Medizinrecht, 95.

[24] Vgl. die Arbeiten in Redder, Wiese, Ingrid, Medizinische Kommunikation.

[25] Vgl. dazu den Abschnitt „Krankenrolle" in Kapitel „Arzt-Patient-Beziehung".

[26] Vgl. mit Hinweis auf die diesbezüglichen Entscheidungen des Obersten Gerichtshofes: Engljähringer, D., Ärztliche Aufklärungspflicht vor medizinischen Eingriffen, 192.

[27] Vgl. dazu Deutsch, Medizinrecht, 88f.

[28] „So kommt es darauf an, ob ein Behandlungsrisiko lebensbedrohend sein kann oder wichtige Körperfunktionen betrifft ... ob mit einer vorübergehenden Beeinträchtigung oder mit Dauerschäden zu rechnen sein wird.": Engljähringer, D., Ärztliche Aufklärungspflicht vor medizinischen Eingriffen, 203.

legt. Die Einschätzung, welche Aspekte ihm dabei wesentlicher erscheinen, aber auch das Bedürfnis, einige Informationen, etwa aus Schamgefühl, für sich zu behalten, bedürfen seiner Bewertung. Die Fassung, die dem Arzt im Gespräch schließlich angeboten wird, wurde oft schon zuvor auf ihre Wirkung überprüft, und aufgrund der Bewertung gegebenenfalls durch Nachjustierungen verbessert.[29]

Es geht daher nicht darum, die Einbeziehung der Werte im medizinischen Kontext zu „erfinden". Vielmehr soll einerseits aufgezeigt werden, dass diese Dimension derzeit oftmals ausgeblendet wird und höchstens dann Aufmerksamkeit erregt, wenn der Patient entgegen den Empfehlungen seines Arztes handelt, seine Zustimmung verweigert, oder wenn sich die beiden therapeutischen Partner als „moral strangers" gegenüberstehen, und daher das Spannungsfeld zwischen den unterschiedlichen Moralauffassungen spürbar wird.

Andererseits geht es in besonderer Weise darum, die Bedeutung der individuellen Wertvorstellungen für die alltäglichen Aufklärungsvorgänge bewusst zu machen und durch konkrete und unablässige Einbeziehung der Werte jedem Aufklärungsprozess zu einem qualitativ höheren Niveau zu verhelfen.[30]

2.1.3 Zentrale Fragen eines erweiterten Aufklärungsprozesses

Die zentralen Fragen, an denen sich dieser in der dritten zusätzlichen Komponente verankerte hermeneutische Prozess der Aufklärung dabei orientiert, lauten: Welche Bedeutung hat der Zustand beziehungsweise die Erkrankung tatsächlich für die Lebenswirklichkeit der betroffenen Person? Welche Auswirkungen auf die individuelle Wertehierarchie sind feststellbar, oder sind zu gewärtigen? Welche Hilfe kann aufgrund der individuellen Wertorientierung für das „Weiterleben unter Belastungen"[31] erwartet werden? Welche Konsequenzen können sich daraus für das weitere Vorgehen ergeben?[32]

---

[29] Die Geschichte, die sich der Patient im Zusammenhang mit seinem Zustand zurechtlegt, erlebt im Zuge seines Erkrankungsprozesses einige Fassungen. Die erste Fassung wird zumeist im persönlichen Umfeld oder bei der die Daten aufnehmenden Schwester (Ordinationshilfe) vorgetragen. Die während des Gespräches erlebten Reaktionen unterliegen dann Bewertungen, die den Patienten oft anregen, die Version „nachzubessern" um eine stringentere Fassung für den Arzt zu erzeugen. Diese wird dann beispielsweise wieder in weiteren Fassungen, in denen Erlebtes und Erfahrenes einfließt, den Mitpatienten und Bekannten präsentiert.

[30] Die Krise ist immer eine Sinnkrise, weil sie Fragen stellt: „Welchen Werten bin ich treu?", „Wovon entferne ich mich zur Zeit?", „Wie definiere ich mich im Moment neu?": Malherbe, J.F., Medizinische Ethik, 74.

[31] Vgl. Schockenhoff, E., Ethik des Lebens, 217.

[32] „Das schließt ein, dass man die Krise auch als Krise akzeptiert. [...] Die Krise ist ein dramatischer Augenblick, ein Augenblick der Beurteilung, der Neubewertung

Damit beinhaltet die Erweiterung des Aufklärungsprozesses zusätzlich die pädagogische Intention, dem Patienten, bei seinem durch die Erkrankung hervorgerufenen Lernprozess hilfreich beizustehen.[33] Um jedes Missverständnis von Beginn an zu vermeiden, und um dem Verdacht zu begegnen, dass sich die pädagogische Intention in einem einseitigen Aufklärungs-„Unterricht"[34] erweise, der auf die Erziehung oder Bevormundung des Patienten hinauslaufe,[35] und damit letztlich durch eine weitere Direktivität einer neuen paternalistischen Haltung Vorschub leiste, muss gleich auf die folgende grundsätzliche Gegebenheit hingewiesen werden.

Mit den ersten Symptomen tritt der Patient gewissermaßen selbst bereits automatisch in einen Lernprozess ein. Die gewohnte Selbstverständlichkeit eines funktionierenden Körpers, das Gadamer mit dem „Schweigen der Organe" so treffend charakterisiert hat, wird verlassen und ruft Fragen hervor, die ungeachtet aller therapeutischen Geschehnisse und Unterstützungen letztlich auf eine Antwort durch den Patienten warten. Die beschriebenen rollenbedingten Automatismen, die plötzliche Instabilität der eigenen sozialen Position, wenn nicht sogar des gesamten sozialen Netzes und, wohl immer

---

des Lebenseinsatzes, der Neugliederung der Hierarchie der Werte. Es handelt sich um einen im etymologischen Sinne des Wortes ‚kritischen Augenblick', also um einen Augenblick der Unterscheidung. Und der aufmerksame Zeuge der Krise, ob Arzt, Psychologe oder einfach ‚Mitmensch', kann sie entdramatisieren, ohne sie zu banalisieren.": Malherbe, J.F., Medizinische Ethik, 79.

[33] „Zu den ältesten ärztlichen Aufgaben – einer Heilkunst, die sich auch ihrer pädagogischen, ja philosophischen Aspekte bewusst war – hat es seit jeher gehört, die Lebenszusammenhänge im ganzen zu kennen und zu beeinflussen. ‚Die Heilkunde – so Kant 1797 an Hufeland – ist dann philosophisch, wenn bloß die Macht der Vernunft im Menschen, über seine sinnlichen Gefühle durch einen sich selber gegebenen Grundsatz Meister zu sein, die Lebensweise bestimmt.' Wie Hufeland, wollte auch Kant die Medizin als eine ‚moralische Kultur' ansehen, als den immer wieder neuen Versuch, ‚das Physische im Menschen moralisch zu behandeln'. Die Mittel hierzu habe man ‚als gesetzgebendes Glied im Korps der Ärzte aus der reinen Vernunft' herzunehmen. [...] Sache der Menschheit sollte denn auch in erster Linie jene medizinische Aufklärung sein, wie sie in zahlreichen zeitgenössischen Lehrschriften der Aufklärung zum Ausdruck kam, am entschiedensten wohl bei Johann Carl Osterhausen, wenn er – frei nach Kant – postuliert: ‚Medizinische Aufklärung ist der Ausgang des Menschen aus seiner selbstverschuldeten Unmündigkeit in Sachen, welche sein körperliches Wohl betreffen.' Mit diesen lapidaren Worten beginnt das auf zwei Bände geplante Werk Osterhausens mit dem Titel: ‚Ueber medicinische Aufklärung' (Zürich 1798).": Schipperges, H., Krankheit und Kranksein im Spiegel der Geschichte, 116.

[34] Vgl. auch Maio, G., Den Patienten aufklären, 399; vgl. Jacobi, R., Menschliches Kranksein, 40f.

[35] Vgl. dazu auch die Überlegungen von Schöne-Seifert, B., Medizinethik, 552ff.; dazu zählt auch die von Balint zu Recht kritisierte „apostolische Funktion", zit. in: Dickhaut, H.H., Die Patient-Arzt-Beziehung, 37.

noch besonders prägend, die latente Entpersönlichung bei einer Hospitalisierung[36] werfen zusätzliche Fragen auf und fordern ebenso zu einer Stellungnahme heraus. Viele Fragen mögen in der ersten Erschütterung oder durch den beängstigenden körperlichen Zustand vorerst zurückgestellt oder ausgeblendet werden.

Der nunmehr zum Patienten, also „Leidenden", gewordene Mensch steht damit in einem Erfahrungs- und Lernprozess, dem er sich grundsätzlich nicht zu entziehen vermag. Selbst bei gleichen Diagnosen und analogen Situationen zeigt sich dieser individuelle Lernprozess dadurch, dass die daraus gezogenen Schlüsse in unterschiedliche persönliche Verhaltensweisen münden.[37] Selbst wer einer Reparaturmentalität extrem zuneigt und das Krankheits-Geschehnis als „technischen Vorgang" bewusst nicht in Beziehung zur Gesamtpersönlichkeit mit ihrem Wertensemble gestellt wissen will, wird sich, wenn auch auf oberflächlichere Weise, einem Lernprozess stellen müssen. Der pädagogische Aspekt ist damit ein jeder Erkrankung innewohnendes Charakteristikum, das in der Folge auch jede Therapie beeinflusst.

Das Bemühen, diesen Lernprozess deshalb im Rahmen eines mehrdimensionalen Aufklärungsprozesses zu thematisieren, um seine Auswirkungen auf die individuelle Lebenswirklichkeit bewusst zu machen, erweist sich damit nicht als etwas vom Arzt „Verordnetes" oder gar als eine weitere Bürde, die dem Patienten von den Medizinern zusätzlich zu seinem Zustand aufgelastet werden soll. Dabei soll nicht verschwiegen werden, dass es auch diesbezüglich Tendenzen, etwa aufgrund rigider Moralauslegungen, gab[38] und auch heute noch, speziell im Zusammenhang mit Prävention und Ökonomie, vereinzelt gibt.[39]

---

[36] Vgl. Hinweise auf die Arbeiten von Hartmann, Rhode u.a., zit. im Kapitel „Autonomie"!

[37] Vgl. Wahrnehmungen und Zitate in der Studie: Grossmann, W. et al., Ethik im Krankenhausalltag, 127.

[38] So wurde zum Beispiel in den Jahrzehnten, die strengen moraltheologischen Regeln unterworfen waren, das „Lernen durch Leiden" im Sinne des „Reifwerdens zum Tode", oder der „Reinigung von Sünden" als wesentlicherer Aspekt der Therapie angesehen, als die naturwissenschaftlichen Bestrebungen, die Symptome in den Griff zu bekommen. Und dies geschah nicht nur deshalb, weil suffiziente medizinische Hilfe fehlte. Bis zum Anfang des 20. Jahrhunderts wurde die Frage gestellt, inwieweit die Verabreichung von – vorhandenen! – Schmerzmitteln dem Bußcharakter und der „Seelenläuterung durch Schmerz" zuwiderlaufen könnte!

[39] Heute sind, bedingt durch die Säkularisierung und das Einsetzen der Ökonomiediskussion, Tendenzen feststellbar, die den pädagogischen Aspekt in engem Zusammenhang zur Prävention sehen. Die Empfehlung, anhand versäumter Verhaltensweisen, die zum aktuellen Zustand führten, zu lernen, bzw. sich bereits zukünftige Verhaltensmaßnahmen einzuprägen, sind so lange problematisch, als der Patient die aktuelle Situation nicht tatsächlich „erlernt" hat. Solche gedankenlosen pädagogischen Ermahnungen trennen den Therapeuten vom Patienten und verdecken den aktuellen didaktischen Prozess zur Aufarbeitung der gerade durchlebten Situation.

Die fürsorgliche Mitwirkung des Therapeuten beruht nun darin, diesen pädagogischen Aspekt von Krankheit und Therapie deutlich ins Bewusstsein zu bringen, und dem Patienten beim „Erlernen" der gegenwärtigen Situation beizustehen.

.4 Vorteil für Krankheitsverlauf, jedoch nicht Hauptziel

Diese dritte Komponente, also die Wertreflexion des Erlebens und der Information während des Aufklärungsprozesses ist für das therapeutische Geschehnis umso mehr von Bedeutung, als zahlreiche Studien in den letzten 20 Jahren nachweisen konnten, dass sich eine dadurch erleichterte realistische Auseinandersetzung mit der eigenen Krankheit und eine daraus häufig resultierenden aktive Beteiligung an der Behandlung besonders günstig auf den Krankheitsverlauf auswirkten.[40]
Wenn sich im therapeutischen Beitrag, den ein mehrdimensionaler Aufklärungsprozess zu leisten vermag, auch die Auffassung bestätigen mag, wonach ein Grund der Aufklärung in der Förderung des Wohles des Menschen im Hinblick auf seine Gesundheit liegt,[41] muss doch zugleich unmissverständlich klar sein, dass das Hauptziel des Aufklärungsprozesses dennoch viel mehr darin besteht, die Autonomiekompetenz des Patienten unter den gegebenen Umständen zu fördern.[42]
Dass diese dritte Komponente von den Patienten selbst als wesentlich eingeschätzt wird, lässt sich damit zeigen, dass die Kranken den Prozess der Aufklärung in der Regel weniger mit der eigentlichen Vermittlung der naturwissenschaftlichen Diagnose gleichsetzen, sondern ihn in erster Linie auf deren prognostische Bedeutung beziehen.[43] Das darin aufscheinende Interesse, die gebotenen Informatio-

[40] Vgl., mit Verweis auf Studien von Rogentine und Hauss, Schmeling-Kludas, Ch., Aufklärung und Beratung zur Krankheit, in: Ders., Die Arzt-Patient-Beziehung, 154.
[41] Vgl. Eser, A., Lutterotti, M.v., Sporken, P., Lexikon Medizin, Ethik, Recht, 139.
[42] Dagegen argumentiert Willinger: „Diese Ansicht vernachlässigt meines Erachtens einen anderen Aspekt der Aufklärung, nämlich den, dass die Förderung des Wohles des Patienten nicht alleiniger Zweck der Aufklärung sein kann, sondern sie zumindest auch (wenn nicht sogar vordergründig) der Wahrung der Selbstbestimmung des Patienten dient.": Willinger, H., Ethische und rechtliche Aspekte der ärztlichen Aufklärungspflicht, 45. Gerade aus der Formulierung des Hauptziels lässt sich einmal mehr zeigen, dass dabei Autonomie und Fürsorge nicht in Konkurrenz zueinander gesehen werden können.
[43] „... erst die Prognose macht im eigentlichen Sinn die Bedeutung und Schwierigkeit aus, diese Wahrheit zu akzeptieren, weil sie die Bedeutung für das eigene (weitere) Leben angibt": Illhardt, F.J., Medizinische Ethik, 75. Vgl. auch Schmeling-Kludas, Ch., Die Arzt-Patient-Beziehung.

nen dafür zu verwenden, die Krankheit mit der konkreten bestehenden Lebenssituation in Beziehung zu setzen[44] und daraus nach Möglichkeit die zukünftige Entwicklung abzuleiten, bedarf dabei zweifellos eines gesicherten Wissens über das eigene Wertensemble, wenn die Reflexion nicht im Ungefähren verbleiben soll.

2.1.5 Hilfe für den Lebenssinn – Medizin als säkularer Ersatz von Religion

Wenn es im Zuge eines mehrdimensionalen Aufklärungsprozesses letztlich darum geht, Reflexionen über Lebenssinn und Lebensziel zu ermöglichen, hat die Medizin in einer säkularisierten Gesellschaft in gewisser Weise, und ohne damit ihren Dienst in irgendeiner Form überhöhen zu wollen, teilweise die Funktion von Religionen übernommen.[45]

Die Wahrnehmung dieser partiellen Funktion wird jedoch zusehends schwieriger.

Die Frage nach dem Lebenssinn wird in der derzeit bestimmenden Erlebnisgesellschaft, die sich am Genuss des Augenblicks und kurzfristiger Erfolgserlebnisse orientiert, gewöhnlich kaum gestellt. Dazu kommt das beschriebene Phänomen der „Verborgenheit der Gesundheit",[46] das den Zustand des Wohlbefindens als selbstverständlich gegeben ansieht, zumeist unreflektiert akzeptiert, und die Bedeutung erst im Verlust erkennt.

Krankheit stellt also, neben der Trauer über den Tod eines Menschen und einem kurzen erschütterten Innehalten bei – zumeist nur überdimensionalen – Katastrophen, häufig den ersten konkreten Anlass dar, um nach dem persönlichen Lebenssinn zu fragen. Dabei erschwert jedoch die Unerfahrenheit im Umgang mit den eigenen Wertvorstellungen, die zwar auch bislang bei Entscheidungen maßgeblich beteiligt waren, jedoch teilweise unbewusst geblieben sein mögen, das Vorgehen in erheblicher Weise. Zugleich werden das fehlende Wissen darüber, wie eine notwendige Reflexion der geän-

---

[44] „Eine an den Bedürfnissen der Patienten orientierte Information muss vielmehr darauf ausgerichtet sein, den Patienten ein Bild der Zusammenhänge zwischen Krankheit und Lebenssituation zu vermitteln.": Wimmer, H., Die Bedeutung psychosozialer Betreuung von Patienten, 9; vgl. auch Wimmer, H., Informationsbedürfnisse und Informiertheit von Patienten im Krankenhaus.

[45] „Die heutige Stellung der Medizin ähnelt der der Staatsreligionen von gestern. Sie besitzt ein amtlich bestätigtes Monopol für das Recht, Gesundheit und Kranksein zu definieren und Kranksein zu behandeln. Darüber genießt sie, wie ihr großes Prestige bezeugt, in der Öffentlichkeit eine hohe Wertschätzung.": Freidson, E., Profession of Medicine, 5, zit. in: Frei, U., Vertrauen und Ethik in der Medizin, 54.

[46] Vgl. Gadamer, H.-G., Über die Verborgenheit der Gesundheit.

derten Lebensumstände durchgeführt werden kann, sowie die dadurch bedingte fehlende Einübung die Bereitschaft zur Wertreflexion zusätzlich verringern.

Zur Behebung dieser Defizite kann deshalb ein mehrdimensionaler und wertorientierter Aufklärungsprozess beitragen, der damit sinnvollerweise bereits am Beginn der therapeutischen Beziehung einsetzen muss.

.2 Die Anamnese – Informationsabschnitt des Patienten

.1 Die Wertanamnese

So wie die ersten Symptome, die nicht mehr negiert oder bagatellisiert werden, am Anfang der Schilderung des Patienten stehen, und in einer Auflistung aller Beschwerden münden, ist auch das erste konkrete Bewusstwerden der eigenen Wertehierarchie einer Bestandsaufnahme nicht unähnlich, in der all jene Informationen einfließen, die zu Beginn des geänderten Zustandsbildes vorgefunden werden. Damit beginnt der Aufklärungsprozess bereits mit der Erhebung der Anamnese. Diese Sichtweise findet sich beispielsweise im Appell von Sass wieder, der zu Recht darauf verweist, dass es notwendig sei, dem „Wertebild" des Patienten innerhalb des medizinischen Gesamtbildes einen ebenso großen Stellenwert einzuräumen wie beispielsweise seinem „Blutbild".[47]

Wenn Hansen von einer „Faustregel" schreibt, wonach 70 Prozent der für einen therapeutischen Prozess erforderlichen Daten immer noch aus einer sorgfältig erhobenen Vorgeschichte gewonnen werden können,[48] lässt sich dies ebenso analog auf die Wertaspekte anwenden. Die sorgfältige Erhebung der Wertanamnese stellt eine wesentliche Vorleistung für die Fortführung des Aufklärungsprozesses dar, wozu auch der Beginn oder die Vertiefung einer aus dem umfassenden Anamnesegespräch erwachsenden Vertrauensbezie-

---

[47] Vgl. Sass, H. M., Behandlungsqualität oder Lebensqualität?, 237f.; vgl. auch Anamnesekonzept auf Basis des biopsychosozialen Modells von Engel: Adler, R., Anamnese und Körperuntersuchung, 9. Diese Überlegungen gehen dabei weit über Schmerzskalen oder Depressions-Indices hinaus, ein Vorgehen, das Hartmann als Mittelweg zur Erfassung so genannter „weicher Daten" empfiehlt: vgl. Hartmann, F., Technisches in der Medizin, 28.

[48] Vgl. Hansen, K.J., Elemente ethischer Leitlinien, 298; Fuchs rechnet zwar zu den Themen der ärztlichen Konsultation auch die Aufzählung der Selbsthilferessourcen, jedoch bezieht sich diese vorwiegend auf Betreuungsmöglichkeiten und Gesundheitsperspektiven. Eine Wertorientierung fehlt!: Fuchs, H.-J., Ärztliche Konsultationen, 14f.

hung zu rechnen ist.[49] Dabei sollte zusätzlich bedacht werden, dass bereits aufgrund der Informationsleistung des Patienten, der seinen therapeutischen Partner neben den Krankheitsaspekten auch über seine persönliche Wertorientierung *aufklärt*,[50] eine Gegenleistung des Arztes im Sinne einer Bringschuld erwartet werden darf.[51]

Im Rahmen der Erhebung der Wertanamnese wird sich dabei eine überraschende Vielschichtigkeit feststellen lassen. Die Darstellung seiner zentralen Präferenzen, wird der Patient dabei häufig erst auf direktes Befragen ansprechen. Zumeist aber werden sie erst am Ende einer umfassenden Anamnese aus der Interpretation der Krankheits-„Erzählung" gewonnen werden können und sich hinterfragen lassen. Daneben nimmt der Patient beispielsweise im Zuge seines Berichtes auch eine zweifache Wertung jener einzelnen Befindlichkeitsbeschreibungen vor, die später als Symptome zusammengefasst werden. Die erste Wertung besteht darin, dass er bei der Beschreibung seines anfänglichen Krankheitszustandes zugleich auch seine damalige Einschätzung einfließen lässt. Die zweite beruht darauf, dass er im Rahmen der retrospektiven Betrachtung des Krankheitsbeginns eine jetzt aktuelle Bewertung vornimmt. Diese drei Komponenten – die dargelegten Werten selbst, sowie die beiden zeitlich auseinander liegenden Bewertungsvorgänge – können damit bereits einen wesentlichen Aufschluss über die Wertungshierarchie des Patienten geben und erlauben zugleich auch erste prognostische Einschätzungen, inwieweit sich deren Einfluss auf den späteren Abschnitt der Diagnosevermittlung auswirken könnte.[52]

Das Gespräch, das später die Diagnose und Therapie zum Inhalt hat, erweist sich damit in gewisser Weise spiegelbildlich zur Anamnese.

Je sorgfältiger die Anamnese auch die Wertvorstellungen des Patienten beinhaltet, desto eher wird jede Informationsvermittlung den Interessen des Patienten entsprechen und desto begründbarer wird

---

[49] „Die Reife des Patienten ist abhängig von seiner Biographie, von den von ihm gemachten Lebenserfahrungen, beispielsweise wie er mit Krankheiten und Krisen vorher zurechtgekommen ist. Der Arzt muss diese Biographie kennen, ein Bereich, der in der heutigen Praxis stark vernachlässigt wird.": Huseboe, S., Palliativmedizin, 111.

[50] Dieser Informationsprozess lässt sich, aufgrund der Vielzahl an unterschiedlichsten Informationen, durchaus auch im Sinne des zuvor beschriebenen Aufklärungsbegriffs verstehen.

[51] Die verbreitete Auffassung, wonach die Aufklärung zumeist nur als Teil des Entscheidungsprozesses und nicht als Beitrag zur Wahrnehmung der Patientenautonomie gesehen wird, zeigt sich auch in den Interviews in der Studie des Institutes. „Das Recht auf Information wird nicht direkt mit dem Willen des Patienten in Verbindung gebracht.": Grossmann, W. et al., Ethik im Krankenhausalltag, 166.

[52] Das „aus der Anamnese erwachsende Verständnis für die persönliche Lebensgeschichte des Patienten bildet den Rahmen und den unerlässlichen Hintergrund für alle ärztlichen Überlegungen und Handlungen.": Mannebach, H., Die Struktur des ärztlichen Denkens und Handelns, 48.

die Auswahl aus den therapeutischen Möglichkeiten aufgrund der individuellen Belange getroffen werden können.

Dabei darf nicht vergessen werden, dass in der Zeitspanne zwischen einer Anamneseerhebung, in die auch die Wertewelt des Patienten explizit einbezogen wurde, und der Fortführung des Aufklärungsgespräches bei der Diagnosemitteilung in beiden Partnern des therapeutischen Prozesses schon weitere Reflexionen stattfinden können und werden. Eine in der Zwischenzeit möglicherweise einsetzende Adaptierung von Vorstellungen kann dann bereits eine Haltungsänderung zu einzelnen Einschätzungen herbeigeführt haben, auf die beide Partner, im Wissen um den ursprünglichen Ausgangspunkt und unter Reflexion der Ursachen für die Veränderungen, gezielt eingehen können.

Damit ist der Stellenwert der Anamnese als unverzichtbare Vorleistung für alle nachfolgenden Aufklärungsschritte identifiziert. Anhand der Qualität und Art, in der sie erhoben wird, lässt sich schon erahnen, inwieweit das Bewusstsein bereits vorhanden ist, dass es sich bei dem Kranken um eine eigenständige, autonome Person handelt, oder ob dieser Aspekt, heute ebenso typisch wie irrtümlich, erst dann beachtet wird, wenn konkrete therapeutische Entscheidungen zu treffen sind.[53] Der gesamte weitere Aufklärungsprozess wird dann von einer qualitativ höherwertigen Kommunikationsbasis ausgehen können, und sich somit von jedem Versuch unterscheiden, ad hoc und bloß punktuell eine „Instant-Vertrauensbeziehung" zu konstituieren, um innerhalb kürzest möglicher Zeit einen juristisch unanfechtbaren „informed consent" zu erreichen.[54]

2.2 Gegenwärtige Anamneseerhebung

Anhand dieses Wissens erhebt sich daher die Frage, welche Bedeutung der Anamnese im medizinischen Alltag, insbesondere im Krankenhaus, tatsächlich beigemessen wird, und wie ihrem geänderten Stellenwert zukünftig begegnet werden könnte.[55]

---

[53] „Vom Zeitpunkt der Aufklärung wird es abhängen, ob der Patient ein mündiger Partner werden kann, oder ob der Arzt ihn überhaupt als Partner wahrnimmt.": Holzem, Ch., Patientenautonomie, 300. Dieser Feststellung, sowie Holzems Forderung nach „frühzeitiger" Aufklärung (300f.) wird allerdings nur dann gänzlich zugestimmt werden können, wenn unter dem Aufklärungszeitpunkt nicht erst der späte Abschnitt der diagnostischen und therapeutischen Informationsvermittlung verstanden wird!

[54] „Unter Zeitdruck ist ein Patient kaum in der Lage, die für ihn wichtigen Fragen zu stellen oder die Aussagen des Arztes zu verstehen.": Huseboe, S., Palliativmedizin, 118.

[55] Der nahezu absolute Vorrang der anatomisch-physiologischen Krankheitsursachen und ihre diagnostische Zuordnung wurden von anthropologisch ausgerichte-

Ein Blick in den Alltag zeigt, dass dieser Abschnitt der Arzt-Patient-Kommunikation in der Regel als Teil der laufenden Stationsarbeit angesehen wird. Seiner Bedeutung nach steht er auf gleicher Ebene wie die Statuserhebung, eine Blutabnahme oder die Ausfertigung notwendiger Formulare, und wird daher auch kaum von Ärzten in höheren hierarchischen Positionen durchgeführt. Die Anamneseerhebung wird zumeist dem Aufgabenbereich der Turnusärzte zugerechnet.

Natürlich ist es zweifellos notwendig, dass jungen Ärzten im Zuge ihrer praktischen Ausbildung im Krankenhaus eine ausreichende Möglichkeit geboten wird, gerade das Gespräch mit den Patienten zu erlernen und einzuüben, und dass sie daher auch zu Anamnesegesprächen herangezogen werden. Alle Bemühungen, insbesondere in jüngster Zeit,[56] die bereits schon im Rahmen des Studiums auf das Erlernen dieser Gesprächsführung abzielen, sind zweifellos begrüßenswert. Allerdings wird dabei neben der Vermittlung der entsprechenden Grundlagen und einigen praktischen Versuchen für eine konkrete „Einübung" kaum Gelegenheit geboten werden können. Es hängt daher auch in der Zukunft die Einübungs- und Erfahrungsmöglichkeit von Aufklärungsprozessen wesentlich davon ab, welches grundsätzliche Verständnis zum Aufklärungsprozess an den Abteilungen vorgefunden wird.

Hat an der Abteilung die Anamneseerhebung bloß den Charakter einer naturwissenschaftlich orientierten Datenerhebung, mit oder ohne anschließende Übersetzung in eine Symptomen-Sprache, und wird ihre Bedeutung hinsichtlich der Erfassung des individuellen Wertensembles und dessen Einfluss auf den weiteren Aufklärungsprozess übersehen oder gar gering geschätzt, so wird auch den jungen Ärzten dessen Berücksichtigung schwer zu vermitteln sein. Je mehr daher die Anamnese-Erhebung an den Abteilungen als lästige und zeitraubende Tätigkeit verstanden wird, und je mehr die Delegierung des Gesprächs an den jeweils jüngsten Kollegen – oder sogar an Famulanten – die gebräuchliche Praxis und nicht eine Ausnahme darstellt, desto dürftiger wird auch der Aufklärungsprozess nur fort-

---

ten Medizinern besonders beklagt: „Wir Ärzte interessieren uns eigenartigerweise nicht für eine Theorie der Befindensweisen, die natürlich eine Theorie der Arten des Leib-Erlebens sein müsste. Das liegt an dem Charakter unserer heutigen Medizin: Wir pflegen uns nicht unnötig lange bei dem Befinden unserer Patienten aufzuhalten, weil wir hinter dem Befinden immer gleich schon den Befund suchen und im Auge haben.": Plügge, H., Wohlbefinden und Missbefinden, 75, zit. in: Engelhardt, D.v., Krankheit, Schmerz und Lebenskunst, Eine Kulturgeschichte der Körpererfahrung, 84; auf den Umstand, dass die Anamnese zu sehr somatisch und pathologisch ausgerichtet ist, verweist auch besonders Zöllner, N., Vom Symptom zur Diagnose, 6f.
[56] Vgl. insbesondere das Konzept des eben entwickelten Medizin-Curriculums in Österreich.

geführt werden können. Je schmäler in der Folge der Aufklärungsprozess verläuft, desto eher wird sein Ergebnis bloß selbstgenügsam
an der gesetzlich erforderlichen Einwilligung zu einer vorgeschlagenen Therapiehandlung gemessen werden.

Solange nicht andere Personen des Pflegedienstes oder Angehörige und Freunde, sowie möglicherweise auch die Mitglieder der
Krankenhausseelsorge versuchen, das dabei vorhandene Defizit an
Wertreflexionen, wenn auch vielleicht nur notdürftig, zu kompensieren, so lange wird möglicherweise auch die tatsächliche Relevanz der
schicksalhaft widerfahrenen Erkrankung für das Leben des Menschen verborgen bleiben.

Wenn sich andererseits die Erkenntnis durchsetzt, dass die jenseits
der naturwissenschaftlichen Items erhobenen Informationen nicht
nur einen entscheidenden Beitrag zur Qualität des Aufklärungsprozesses, sondern darüber hinaus auch ein konkrete Hilfe für die Therapie zu leisten imstande sind, müssten daraus einige Konsequenzen
gezogen werden.[57]

Junge Kollegen sollten in einem ersten Schritt wieder an den Ana-
mneseerhebungen von erfahrenen Ärzten teilnehmen und in anschließenden kurzen Nachbesprechungen, neben den medizinischen
Aspekten, sowohl auf das eben erfahrene Wertensemble als auch auf
die naturwissenschaftlichen Folgerungen Bezug nehmen. Analog
dazu sollten sie dann jenen Abschnitt des Aufklärungsprozesses mit-
verfolgen können, in dem neben der Vermittlung von diagnostischen
oder therapeutischen Sachinformationen auch deren Bedeutung für
die jetzt bereits bekannte Wertewelt besprochen wird. Nach dieser
Erfahrung wäre es dann in einem weiteren Schritt schließlich notwendig, die Ergebnisse von selbstständig erhobenen Anamnesen kritisch
zu überprüfen und gegebenenfalls durch ergänzende Fragen zu vertiefen.

.3 Das diagnostisch/therapeutische Informationsgespräch – früher „Aufklärung" – Informationsvermittlung durch den Arzt

Die im Rahmen einer Anamnese gewonnenen Kenntnisse, die die
Wertewelt des Patienten und deren hierarchische Struktur betreffen,
können im zweiten Abschnitt des mehrdimensionalen Aufklärungsprozesses, dem ärztlichen Informationsgespräch, bereits aktiv einbezogen werden.

In diesem Abschnitt sind drei wesentliche Aspekte von Bedeutung.

---

[57] Vgl. auch Kostka, U., Der Mensch in Krankheit, 295ff.

2.3.1 Drei wesentliche Aspekte des mehrdimensional orientierten Informationsgesprächs

Der erste Aspekt besteht in der *Erweiterung der Informationsmenge.*
Diese endet nicht mehr mit den in der ersten Komponente beschriebenen krankheitsspezifischen Informationen und den damit unmittelbar zusammenhängenden naturwissenschaftlichen, technischen und eventuell ökonomischen Aspekten.[58]
Vielmehr werden zusätzlich jene Gesichtspunkte vermittelt, die zur Erkenntnis der Lebenswirklichkeit notwendig sind. Sie knüpfen an die in der Anamnese erworbenen Kenntnisse an und dienen dem weiteren Bewusstwerden des eigenen Wertensembles, ihrer hierarchischen Ordnung und der durch die Krankheit und Therapiemöglichkeiten bedingten Veränderungen.[59]
Der zweite Aspekt besteht in der expliziten Ausrichtung des Informationsgeschehens an der *Ermöglichung von selbstbestimmten Entscheidungen* des Patienten. Sowohl der Kompetenzzuwachs, als auch die Einübung in autonome Entscheidungen im Rahmen des Reflexionsprozesses, die schließlich in einem umfassenden „inneren Ja" münden, ermöglichen es, dass damit jede therapeutische Einverständniserklärung qualitativ über eine bloß juridisch erforderliche Zustimmung hinausreicht und tatsächlich zu einer persönlichen Entscheidung im Licht der Lebenswirklichkeit wird.
Der dritte Aspekt besteht schließlich in dem Versuch, *die Quintessenz des Krankheitsgeschehnisses*, das mit seinen Auswirkungen weit über die konkrete Therapie und deren Ergebnis hinauswirkt, zu erkennen und für die Lebenswirklichkeit anzunehmen. Der Versuch kann sich dabei aus der Frage „*Warum* bin ich krank geworden?" entwickeln lassen. Er erweist sich dann als fortgeschritten, wenn sich die gestellte Frage durch das Bewusstwerden der eigenen Position, und in Abhängigkeit zu den eigenen Wertüberzeugungen, zu der Frage „*Wozu* bin ich krank geworden?" umwandeln lässt.[60] Der konkrete Erkenntnisprozess ist dann abgeschlossen, wenn im Zuge der Reflexionen eine persönliche Antwort darauf gefunden wird, die zur Bereitschaft beiträgt, die aus der Erkenntnis abgeleiteten Konsequenzen zu ziehen. Damit gelingt es, die Steuerung der eigenen Lebensgeschichte, die möglicherweise durch die Krankheitsereignisse vorübergehend vernachlässigt wurde, wieder in verantwortungsvoller Weise zu übernehmen.[61]

---

[58] Vgl. Holzem, Ch., Patientenautonomie, 293.
[59] Der Prozess bleibt damit eindimensional, wenn er bloß auf die naturwissenschaftlichen Aspekte des Krankheitsbildes Bezug nimmt.
[60] Vgl. dazu Harrer, M., Ethik und Verantwortung in der somato-psycho-sozialen Betreuung krebskranker Menschen, 17–41.
[61] „Nur wer seine Lebensgeschichte übernimmt, kann in ihr die Verwirklichung seiner selbst anschauen. Eine Biographie verantwortlich übernehmen heißt, sich

Gerade darin wird sich der wahrhaft therapeutische Dienst[62] eines erweiterten Aufklärungsprozesses erweisen, in dem der „informed consent" gewissermaßen nur mehr zu einem wichtigen „Nebenprodukt" geworden ist.

.2 Folge des mehrdimensionalen Aufklärungsprozesses: Förderung der Autonomie

Aufgrund dieser Aspekte kann die Selbstbestimmung des Patienten damit in zweifacher Weise besonders gefördert werden.

Zum einen besteht dies in einer Erweiterung der aktuellen Möglichkeiten, selbstbestimmte Entscheidungen zu treffen. Wenn beispielsweise nach der Erkenntnis des Wertensembles einschließlich etwaiger krankheitsbedingter Auswirkungen weitere Reflexionen angestellt werden sollen, erfordert es einen persönlichen Willensakt des Menschen. Ebenso ist es seine freie Entscheidung, in welchem Zeitraum diese erfolgen, und wann der Augenblick erreicht ist, ab dem er keine weiteren Überlegungen mehr anstellen möchte.

Zum anderen wird durch das Bewusstwerden der Wertewelt und durch die sich daraus ergebenden Folgen auch ein Beitrag zur Autonomiekompetenz geleistet. Je mehr der Patient über seine Werte und Präferenzen Bescheid weiß, je umfassender er ihre Bedeutung sowie gegebenenfalls deren Änderungen im gegenwärtigen Zustand einzuschätzen weiß, desto kongruenter zu ihnen und damit authentischer werden seine Entscheidungen ausfallen können.

3.3 Der Begriff „Leiblichkeit"

Diese umfassende Änderung der Ziele des Aufklärungsprozesses erfordert auch eine ebenso grundlegend andere Sichtweise vom Menschen. Die „streng naturwissenschaftliche" Sicht vom kranken Körper eines Menschen, so hilfreich sie im ganz konkreten Zusammenhang mit einzelnen therapeutischen Vorgängen mitunter sein mag, muss sich zu einer Betrachtung des ganzen Menschen ausweiten. Um diesen Blick auf den „ganzen Menschen" zu verdeutlichen greift etwa Bondolfi auf den heute ungewöhnlich und altmodisch wirkenden Begriff der „Leiblichkeit" zurück,[63] der sich jedoch für die

---

darüber klar zu werden, *wer man sein will,* und aus diesem Horizont die Spuren der eigenen Interaktionen so zu betrachten, als *seien* sie Sedimente der Handlungen eines zurechnungsfähigen Urhebers, eines Subjekts also, das auf dem Boden eines reflektierten Selbstverhältnisses gehandelt hat": Habermas, J., Theorie, Bd. 2, 151.

[62] Peintinger, M., Voraussetzungen und Grenzen des „informed consent", 204.

[63] Vgl. Bondolfi, A., Ethisch denken, 22f.

Begründung der Erweiterung des Aufklärungsprozesses als hilfreich erweist. Mit Leiblichkeit wird nämlich das „in der Welt sein" des Menschen beschrieben, das er nur durch seinen Körper auszudrücken vermag.[64] Sie dient dazu, unter Zuhilfenahme der Wertvorstellungen das Dasein in der Welt frei zu gestalten.[65] Damit sind auch alle Lebensäußerungen Teil dieser Leiblichkeit. Aus dieser Sichtweise heraus ist es damit grundsätzlich notwendig, dass jede Erkrankung nicht bloß auf ihre somatischen und/oder psychischen Aspekte reduziert wird, sondern in dieser Gesamtsicht bewertet und behandelt wird. Diese Auffassung trägt einerseits dazu bei, dass die medizinische Wissenschaft durch die Einbeziehung wesentlicher menschlicher Werte einer Heilkunst wieder ähnlicher wird. Andererseits wird die damit erforderliche Interpretationsleistung, die naturwissenschaftliche Parameter und wertorientierte Einschätzungen zu verbinden sucht, auch einen wesentlichen Beitrag zu neuen Erkenntnissen innerhalb der Medizin leisten können.[66]

2.3.4 Individuelle Züge der Aufklärung

Indem damit aufgrund der je eigenen Leiblichkeit jeder Krankheitsprozess, unabhängig von seiner Ähnlichkeit mit einem an naturwissenschaftlichen Parametern orientierten statistischen Krankheitsbild, individuell bleibt, und somit als ein singuläres Ereignis betrachtet werden muss, trägt damit auch die ihn begleitende „Aufklärung" grundsätzlich und unersetzbar individuelle Züge.[67]

Wie schon die Ausblendung des Erlebens bei der Anamnese zu einer „Entfremdung" zwischen dem Betroffenen und seiner Krankheit führen muss, wird auch die Sachinformation bei gleichzeitiger Ausblendung des individuellen Wertensembles zu einer bloß theoretischen Abhandlung von Befund und Möglichkeiten führen.

Dies mag für den Minimalbereich des Aufklärungsprozesses, den „informed consent", auf den ersten Blick ohne Belang sein, oder,

---

[64] Dieser Begriff leistet übrigens auch gute Dienste für die Diskussion der ethischen Problematik rund um Zustimmungs- und Widerspruchsregelung der Transplantationsmedizin. Vgl. Virt, G., Organstransplantation in ethischer Sicht.

[65] Virt, Organtransplantation, 5f.

[66] „Bejahung der Leiblichkeit bedeutet ... zugleich auch die Bejahung der hermeneutischen Struktur medizinischen Wissens. Leibliche Signale, welche nicht interpretiert werden, führen kaum zu neuem medizinischen Wissen. Die Interpretation der Leiblichkeit ist die Mutter der medizinischen Wissenschaft.": Bondolfi, A., Ethisch denken, 24; eine der Auswirkungen lässt sich beispielsweise im Zusammenhang mit dem an Bedeutung zunehmenden Parameter „Lebensqualität" feststellen! Anhand der Auffassung von Leiblichkeit lässt sich zugleich Pöltners Kritik an der Auffassung von Leist untermauern. Vgl. Kapitel „Autonomie".

[67] Vgl. auch Holzem, Ch., Patientenautonomie, 296f.

unter Berücksichtigung der gegenwärtigen Vorgehensweisen, sogar schon einen Qualitätszuwachs darstellen. Ob jedoch eine Entscheidung damit schon die persönlichen Werte und Präferenzen widerspiegeln kann, darf bezweifelt werden. Indiz dafür mögen zahlreiche rechtlich ordnungsgemäße Zustimmungserklärungen sein, die dennoch zumindest beim Patienten, häufig jedoch bei beiden Partnern ein unbefriedigendes Gefühl hinterlassen.

Individuell bleibt der Prozess, weil hauptsächlich die je eigenen Präferenzen für die persönliche Entscheidung maßgeblich sind. Damit muss, analog zu der bereits beschriebenen Versuchung, bereits bei der Anamnese alle individuellen Komponente auszublenden, auch die Versuchung, Entscheidungen aufgrund „allgemeiner", im Durchschnitt als „typisch" angesehene Werte herbeizuführen, abgewehrt werden.[68]

Die individuellen Züge des Aufklärungsprozesses zeigen sich jedoch auch beim therapeutischen Partner. Schon die Bereitschaft, den Aufklärungsprozess in dieser umfassenden Weise zu gestalten, bedarf einer persönlichen, autonomen Entscheidung. In ihr zeigt sich die Ablehnung, sich mit dem juridisch geforderten Minimum zu begnügen, und zu akzeptieren, dass es damit unter Umständen zur Verschiebung von Präferenzen, insbesondere des Zeitmanagements im medizinischen Alltag,[69] kommen kann. Mit dieser Bereitschaft wird zugleich auch akzeptiert, dass letztlich jeder nur selbst der Experte seiner eigenen Wertewelt sein kann, weshalb sich ein naturwissenschaftliches Expertentum auch nur auf die naturwissenschaftlichen Sachverhalte beziehen darf, und die Hilfe zur Reflexion letztlich eine mitmenschliche Leistung darstellt.

Die wesentlichste Begründung für eine individuelle Einbindung des Therapeuten lässt sich jedoch darin finden, dass die gemeinsamen Wertreflexionen im individuellen Aufklärungsprozess auch immer eine Interpretationsleistung des Arztes erfordern,[70] in die damit zwangsläufig auch einige Wertaspekte des Therapeuten einfließen.

Daraus folgt, dass auch seine Informationsvermittlung kaum so „wertneutral" erfolgen kann, wie dies zuweilen propagiert wird. Es wäre jedoch ein Missverständnis, wenn damit bloß die Unverzichtbar-

---

[68] Typische Aussagen lauten etwa, dass „jeder (vernünftige/normale) Mensch so entscheide". Letztlich zählen auch häufig gebrauchte Argumentationsfloskeln wie etwa „Wenn Sie meine Mutter/mein Vater wären ..." dazu. Wenn sich darin auch ein Wohlwollen und eine Nähe, ja eine empathische Haltung widerspiegeln mag, darf doch nicht übersehen werden, dass dabei die Wertewelt des Therapeuten (und seines Verwandten) mehr präsent sein kann, als die individuellen Präferenzen des Patienten.

[69] „Wir können viel erreichen, wenn wir dem Patienten von Anfang an ein Signal geben, wie viel Zeit wir zur Verfügung haben.": Huseboe, S., Palliativmedizin, 115.

[70] Vgl. Geyer, M., Das ärztliche Gespräch, 50.

keit empathischen Verhaltens gemeint wäre. Vielmehr sollten die in den gemeinsamen Reflexionen geradezu unvermeidlich miteinbezogenen persönlichen Gefühle des Therapeuten klar angesprochen werden, statt über die Umwege von sachlichen und technischen Aspekten unbemerkt einzufließen. Für die gemeinsame Entscheidung ist es unerlässlich, dass sie, selbstverständlich mit einer ausreichenden moralischen Begründung angeführt werden können.[71]

Dies erfordert jedoch zugleich die Bereitschaft, das eigene Wertensemble darzulegen, einschließlich der „Gefahr", dass sich durch eigene Reflexionen auch Änderungen innerhalb der eigenen Wertehierarchie ergeben können.

Die im Zuge des Prozesses ablaufenden eigenen Reflexionen können dann zusätzlich dazu beitragen, dass insbesondere die Informationsqualität der eigenen Aussagen einer kritischen Überprüfung unterzogen wird. Diese wird beispielsweise durch eine möglicherweise in jeder Beziehung jeweils neu zu treffenden Entscheidung beeinflusst, ob, und wenn ja, inwieweit sich das aktuelle Interesse eher am naturwissenschaftlichen Krankheitsprozess oder am persönlichen Krankheitserleben des hilfsbedürftigen Menschen orientiert. Abgesehen von den bereits zuvor beschriebenen Bemühungen, sprachlich und begrifflich nahe am Erleben des Patienten zu bleiben, kann dies zu weiterer Kreativität ermuntern, um die mitmenschliche Dimension innerhalb des Informationsprozesses deutlicher zum Vorschein kommen zu lassen.

Damit kann auf lange Sicht auch der Vorwurf, wonach Ärzte allzu häufig durch Verallgemeinerungen die persönliche Dimension des Eingriffes übersehen,[72] zunehmend entkräftet werden.

Die Individualität des Aufklärungsprozesses wird sich schließlich auch darin erweisen, dass sich die Struktur, nach der sich das Aushandeln einer Entscheidung vollzieht, durch den Einfluss der Wertewelten beider therapeutischer Partner verändert. Denn der subjektive Krankheitsbegriff des Patienten, der nun im Zuge des neuen Informationsprozesses erhalten werden konnte, wird nun nicht mehr bloß an der objektiven Realität eines durch Befunde bestätigten naturwissen-

---

[71] So schreibt etwa Habermas unter Bezugnahme auf Strawsons Phänomenologie des Moralischen, dass „persönliche Gefühlsreaktionen auf überpersönliche Maßstäbe der Beurteilung von Normen und Geboten verweisen", und dass daher „die moralisch-praktische Rechtfertigung einer Handlungsweise auf einen anderen Aspekt abzielt als auf die gefühlsneutrale Beurteilung von Zweck-Mittel-Zusammenhängen, selbst wenn diese sich von Gesichtspunkten sozialer Wohlfahrt leiten lässt": Habermas, J., Moralbewusstsein, 60. Dies findet nach Habermas auch durchaus seine Entsprechung, da es ja die moralischen Gefühle sind, die in der Regel Pflichtverletzungen, Verstöße gegen Normen signalisieren. Daher lassen sich aus ihnen Pflichten und Rechte, d. h. berechtigte Erwartungen bezüglich eines pflichtgemäßen Verhaltens ableiten: vgl. Habermas, J., Erläuterungen, 143.
[72] Vgl. Mohm, J., Aufklärung und Einwilligung.

schaftlichen Krankheitsbildes gemessen. Vielmehr wird mit der Wertewelt des Therapeuten auch dessen subjektiver Krankheitsbegriff, der unabhängig von seinen wissenschaftlichen Auffassungen existiert,[73] mit ins Spiel gebracht. Der nächste Schritt des gemeinsamen Aufklärungsprozesses wird sich daher im Spannungsfeld dieser drei Beziehungsgrößen vollziehen. Dies wird beispielsweise in jenen Situationen hilfreich sein, in denen der Patient sich krank fühlt, ohne, dass anhand der erhobenen Befunde tatsächlich eine Krankheit attestiert werden kann. Bei alleiniger Berücksichtigung von subjektivem Krankheitserleben und objektiven Befunden könnte nun die Gefahr bestehen, dass aufgrund des Fehlens letzterer eine weitere Betreuung ausgeschlossen wird. Wenn hingegen zusätzlich das subjektive Krankheitsverständnis des Therapeuten in die Überlegungen miteinfließt, können sich aus der Kongruenz zwischen den beiden subjektiven, wertgesättigten Auffassungen weitere Betreuungsschritte ableiten lassen.[74]

Die Reflexion der eigenen Wertewelt wird insbesondere bei deletären Diagnosen eine entscheidende Rolle spielen.

Da nämlich hauptsächlich im Zusammenhang mit lebensbedrohlichen Zustandsbildern auch die eigene, möglicherweise sogar erhebliche Todesfurcht des Therapeuten angesprochen wird, könnte dies häufiger zur kritischen Selbstbefragung führen, inwieweit die eigene Angst im Rahmen der „persönlichen Gleichung"[75] des Arztes eine offene und dadurch erst hilfreiche, weil zur Reflexion führende Kommunikation erschwert.[76]

Der Umstand, dass diese Selbstreflexion, abseits eines mehrdimensionalen Aufklärungsprozesses, zu selten erfolgt, kann unter anderem auch als Begründung dienen, weshalb sich die Asymmetrie in der Kommunikation zwischen Ärzten und todkranken Patienten zunehmend vergrößert, und schwerstkranke Patienten, ungeachtet dessen,

---

[73] Der individuelle Krankheitsbegriff wird beispielsweise dann deutlich erfahrbar, wenn der Arzt selbst erkrankt!

[74] Dies lässt sich anhand jener Beispiele zeigen, in denen die behandelnden Ärzte selbst oder Menschen ihres persönlichen Umfeldes an ähnlichen Zustandsbildern leiden, ohne dass dies in konkreten Befunden fassbar wird. Hier wird aufgrund der persönlichen Betroffenheit selbst dann nach Hilfsmöglichkeiten gesucht werden, wenn aufgrund der naturwissenschaftlichen Daten ein therapeutisches Handeln nicht angezeigt erscheint.

[75] Nach Bodensohn vermitteln Ärzte umso weniger über Diagnose und Prognose, je größer ihre eigene Todesfurcht ist: Bodensohn, M., Zur Todesfurcht und ihrem Einfluss auf ärztliches Verhalten gegenüber dem unheilbaren Patienten in Abhängigkeit von Kontrollüberzeugungen, 1987, zit. in: Harrer, M.E., Ethik und Verantwortung, 23.

[76] Dies erinnert wieder an das Malherbe'sche Autonomieaxiom, wonach die Förderung der Autonomie des anderen, die ja im Rahmen der vertieften Kommunikation geschieht, auch einen Gewinn für die eigene Autonomie darstellt!

dass sie die deutlich schwächeren Teilnehmer am Gesprächsprozess sind, mitunter mit den visitierenden Ärzten geradezu um eine wahre Kommunikation ringen müssen.[77] Buckmans Feststellung zielt genau auf diese prekären Umstände, wenn er argwöhnt, dass es gerade diese fehlende Offenheit der Ärzte und ihre mangelnde Bereitschaft zur Kommunikation sein könnte, die letztlich auch ein friedliches Sterben der Patienten verhindert.[78]

Die Gleichstellung der Wertewelten und der subjektiven Krankheitsbegriffe im Aufklärungsprozess, sowie die Erkenntnis, dass dieser Dienst keine medizinische Expertenhandlung sondern eine mitmenschliche Leistung darstellt, kann die wiederholt beschriebene Asymmetrie weiter verringern. Zugleich stellt dies aber auch eine Begründung dar, weshalb dieser Dienst keiner Profession vorrangig zugeordnet werden kann. Auch heute schon sind es in überwiegender Weise die nichtärztlichen Gesundheitsberufe, die, zumeist in Form der oft zitierten Nachsorge im Anschluss an diagnostische Informationen, wesentlich zum Reflexionsprozess beitragen.[79]

Eine entscheidende Hilfe des therapeutischen Partners zu diesem individuellen Reflexionsprozess des Patienten wird dabei schon am Beginn des mehrdimensionalen Aufklärungsprozesses geleistet.

2.3.5 Der Patient wird sich seiner eigenen Wertvorstellungen bewusst

Am Beginn des therapeutischen Prozesses besteht der Beitrag des therapeutischen Partners darin, dem Patienten sowohl bei der Erkenntnis der eigenen Wertvorstellungen beizustehen, als auch gegebenenfalls darauf hinzuweisen, dass der gegenwärtige Zustand die eigene Wertewelt nicht unbeeinflusst lässt. Damit wird eine wesentliche Vorbedingung dafür geschaffen, dass im späteren Verlauf des therapeutischen Prozesses auch die Frage nach der „Botschaft", die in der Krankheit für den Patienten zu finden sein könnte, behandelt werden kann.[80] Auf diese Weise kann der Auffassung einer „Repara-

---

[77] Die empirische Studie des deutschen Medizinsoziologen Siegrist zeigte, dass die Ärzte in diesen Fällen um 56% mehr zu asymmetrischem Kommunikationsverhalten neigten als bei Patienten mit prognostisch günstigeren Erkrankungen: Siegrist, J., Asymmetrische Kommunikation bei klinischen Visiten, in: Köhler K., Raspe H., Das Gespräch, 16–22.

[78] Buckman, R., 1996, zit. in: Huseboe, S., Palliativmedizin, 37.

[79] Darauf wird im Kapitel „Konversion" Bezug genommen!

[80] Vgl. dazu besonders Csef, H., Sinnverlust und Sinnfindung in Gesundheit und Krankheit; Dethlefsen, Th. u.a., Krankheit als Weg. Deutung und Bedeutung der Krankheitsbilder; Grossarth-Maticek, R., Krankheit als Biographie; Mitscherlich, A., Krankheit als Konflikt, Bd. 1 und 2.

turmentalität", wonach aufgrund des Unwissens über Bestehen und Struktur der eigenen Wertewelt die Krankheit als „von außen Hinzugekommenes" angesehen wird, die zwar belastend erlebt, jedoch nicht als Veränderungsfaktor erfahren wird, entgegengewirkt werden. Daher wird nach der ersten grundsätzlichen Erkenntnis auf die konkrete Notwendigkeit zu einer Reflexion der eigenen Wertvorstellungen für den Heilungsprozess hinzuweisen sein.

Die Ermunterung dazu, sowie die Zusicherung, als kompetenter Gesprächspartner für solche Reflexionen zur Verfügung zu stehen, sind zugleich Ausdruck der Fürsorge.[81] Diese Ermunterung beinhaltet zugleich die Botschaft, dass sich der Patient selbst für diese ihm „zugemuteten" Reflexionen entscheiden muss, und dass man ihm die Fähigkeit dazu explizit unterstellt.

Die „Zumutung", Reflexionen durchzuführen ist dabei losgelöst von einer imperativen Erwartungshaltung, wonach der Patient nur dann zwangsläufig erfolgreich sei, wenn er in der Folge auch ein „Ergebnis" im Sinne einer nachweisbaren Adaptation der Wertehierarchie vorzuweisen habe. Denn schon der erste Schritt, das Bewusstwerden und versuchsweise „Herandenken" an Veränderungen stellen bereits eine nicht zu unterschätzende Leistung des kranken Menschen dar, selbst wenn diese, abgesehen von der philosophischen und psychologischen Überzeugung, wonach jede Selbstreflexion eine Veränderung nach sich zieht, ohne dezidierten Umbau der Wertehierarchie bleibt.

Dabei stehen nicht nur der Wunsch nach Reflexion sondern auch die dabei gewählte Geschwindigkeit im Ermessensspielraum des Patienten. Sporkens auf die Mitteilung der Wahrheit bezogene Metapher von der gemeinsamen Wegstrecke gibt dieses Wissen bildhaft wieder.[82] Denn auch bei den Reflexionen über die je eigenen Wertvorstellungen wird es verschiedene individuelle Zugänge und unterschiedliche der Persönlichkeit angemessene Geschwindigkeiten geben. Seiner Selbstbestimmung gemäß, und im Einklang mit Malherbes Auffassung, wonach Autonomie ein Ausdruck von Bewegung ist,[83] entscheidet er selbst über Geschwindigkeit, Umfang und Art, in der er sich seiner Lebenswirklichkeit stellen und sich damit „weiterentwickeln" möchte.[84] Der Wunsch, an einem Erkenntnispunkt auszuruhen, oder der Impuls, im Prozess weiter fortzuschreiten, werden

---

[81] „In dieser Zusicherung sowie deren Einlösung liegt die Repräsentation des gesellschaftlichen Beitrags zur Autopoiese des Menschen.": Malherbe, J.F., Medizinische Ethik, 40.

[82] Sporken, P., Umgang mit Sterbenden, 85.

[83] Malherbe, Medizinische Ethik, 41.

[84] „Aber die zweite Aufgabe [des Arztes, M.P.], welche ich menschlich oder existenziell nenne, besteht keineswegs darin, ‚entwickeln zu lassen'! Niemand lässt einen anderen sich entwickeln! Unsere Patienten entwickeln sich selbst, in dem Maß, wie sie aus ihren Lebenserfahrungen Nutzen ziehen.": Tournier, P., Im Angesicht des Leidens, 56.

dabei den individuellen Bedürfnissen folgen. Eine Ermunterung des Partners, weiterzugehen oder zumindest der Hinweis auf die Möglichkeit oder Notwendigkeit dazu, bedarf daher der Einschätzung, ob die Gefahr besteht, dass ein Ruhepunkt bloß zum Ort eines resignierenden Verharrens wird.

Die Hilfe des therapeutischen Partners im gesamten Aufklärungsprozess lässt sich damit in einer Weise charakterisieren, die von Pompey einmal im Hinblick auf den besten Weg der Diagnosevermittlung beschrieben wurde, [85] und die in der „maieutischen Kunst" – einer Hebammenkunst – besteht. Eine Kunst, die dazu verhilft, die vielfältigen Aspekte der Lebenswirklichkeit und die diesen zugrunde liegenden Wertorientierungen ans Licht zu bringen. Je mehr Aspekte auf diese Weise bewusst werden, desto eher wird die individuelle Lebenswirklichkeit von ihren unterschiedlichsten Seiten begreifbar und lässt sich auf diese Weise allmählich (wieder) „in den Griff" bekommen.[86]

Die Metapher von der Hebammenkunst zeigt dabei zugleich den wichtigsten Aspekt der Hilfe des therapeutischen Partners auf. Die Hilfe muss der Leistung des Patienten grundsätzlich nachgeordnet bleiben. Der therapeutische Partner kann wiederholt zur Beschäftigung mit der eigenen Lebenswirklichkeit ermuntern und die Vorteile aufzeigen. Ja, er kann sogar mit guten Argumenten auf eine Befassung dringen. Eine dezidierte Ablehnung jedoch, sich weiter mit der Thematik zu befassen, ist ebenso wie eine Behandlungsablehnung zu respektieren. Sie darf weder mit einem Gesprächsabbruch noch mit einer geringeren Zuwendung „sanktioniert" werden. Jede narzisstische Kränkung, weil das Hilfsangebot nicht akzeptiert wurde, ist verfehlt! Die Möglichkeit, zu einem späteren Zeitpunkt neuerlich auf diese Thematik einzugehen, sollte ebenso wenig übersehen werden, wie der grundsätzliche Umstand, dass der Reflexionsprozess der eigenen Werte für einen Gesunden weniger beschwerlich sein mag als für einen durch Leiden beeinträchtigten Menschen.

Im Zuge dieses Prozesses sollten vom therapeutischen Partner zwei wesentliche Aspekte beachtet werden.

Erstens, dass sich der Arzt zwar auf seine Position als diesbezüglich möglicherweise mehr erfahrener Mitmensch berufen kann, nicht je-

---

[85] Pompey zitiert dabei Aristoteles: vgl. Pompey, H., Die Heilkraft der Wahrheit, 149.

[86] Vgl. dazu Pompey, H., Wahrheit und Wahrhaftigkeit, 5–13. Ein sehr stimmiges Bild, im Zusammenhang mit lebensbedrohlichen Erkrankungen beschreibt auch Huseboe: „Nur wer die vor ihm liegende Landschaft kennt oder eine Landkarte besitzt, weiß, welche Ziele erreichbar sind und welche Wege er einschlagen muss, um am Ziel anzukommen. Das Problem für einen Patienten mit unerwarteter lebensbedrohlicher Krankheit besteht darin, dass die Landschaft weitgehend unbekannt ist und nur der Arzt den Überblick und die Landkarte besitzt.": Huseboe, S., Palliativmedizin, 99.

doch, dass er unter Hinweis auf sein medizinisches Expertentum seine Argumente so einsetzt, dass der Entscheidungsspielraum des Patienten, Reflexionen durchzuführen oder sich ihnen zu verweigern, ungebührlich eingeengt wird.

Zweitens, dass die Hilfe des therapeutischen Partners nur dann tatsächlich effizient sein wird, wenn dabei keine vorgefertigten Denkmodelle als Ersatz für eigene Reflexionen angeboten werden. Die Neigung, so vorzugehen, ist gerade in Teilen des medizinischen Berufsstandes, dessen Selbstverständnis sich mitunter an einem „Zupacken und Handeln" orientiert, durchaus zu beobachten.[87] Sie kann dazu führen, dass insbesondere bei diesbezüglich zögernd und unbeholfen handelnden Patienten zu einer wohlwollenden, und vielleicht mitunter auch ungeduldigen „Selbsthilfe" gegriffen wird. Dabei werden, nach einer ungefähreren Auslotung der Wertvorstellungen, meist übliche, „normale" Reflexionen vorgestellt und dem Patienten daraus abgeleitete „typische" Ergebnisse zur Übernahme in seine Wertewelt angeboten.

Dieses Angebot einer „Instant-Adaptation" für die Patienten, anstelle lediglich einer Ermunterung zur mühevolleren Selbstreflexion, ist für beide Seiten verlockend, selbst wenn sich nicht abschätzen lässt, inwieweit diese Adaptation in der Wertewelt des Patienten tatsächlich dauerhaft wirksam bliebe.[88] Die Vorteile lägen zweifellos in einer Beschleunigung des Entscheidungsprozesses, der aufgrund vorangegangener ähnlicher Gesprächsverläufe auch eine größere Vorhersagbarkeit erwarten lässt, und nicht zuletzt auch in einer diskreten Steuerungsmöglichkeit der daran anschließenden Handlungsentscheidung.

Die Nachteile dieses Vorgehens sind jedoch massiv.

Statt der aktiven Selbstreflexion des Patienten findet dann die wohl zumeist unreflektierte, passive Übernahme einer vorgefertigten „Meinung" statt. Damit wird die Kompetenz der Autonomie nur

---

[87] „Der Vorrang des Handelns vor dem Wissen ist eines der Kennzeichen, durch das sich die Auffassung des Arztes von seinem ärztlichen Handeln beschreiben lässt; ... Das Ziel des Praktikers ist nicht das Wissen, sondern er möchte seine Behandlung zum Erfolg bringen. Selbst dann, wenn die Erfolgschancen gering sind, ist ihm das Handeln lieber, als gar nichts zu unternehmen. Er neigt darum eher dazu, die Handlung als Zweck an sich zu betrachten, und geht dabei von der falschen Hypothese aus, dass es besser ist, irgend etwas zu tun als gar nichts ... Der Praktiker fühlt sich wohler, wenn er etwas unternimmt ..., er hat Angst davor, gar nichts zu tun;": Malherbe, Freidson (La profession medicale, Paris 1984) zitierend: Malherbe, J.F., Medizinische Ethik, 81.

[88] Es ist anzunehmen, dass – ähnlich der unterschiedlichen Wirksamkeit zwischen primär und sekundär erworbenen Werten – auch solche auf diese Weise zustande gekommenen Wertungsveränderungen eher eine geringere Haltbarkeit aufweisen. Vgl. insbesondere: Joas, H., Die Entstehung der Werte; Meulemann, H., Werte und Wertewandel.

scheinbar gefördert. Denn eine Entscheidung wird zwar vielleicht authentisch erscheinen. Ihre fehlende Rückbindung an das tatsächlich bewusst gewordene eigene Wertensemble und die Verwendung von Reflexionen „aus zweiter Hand" kann dies jedoch bezweifeln lassen. Das „innere Ja" des Patienten[89] zu einer Entscheidung kann damit zu einer bloß virtuellen Größe verkommen. Eine informierte Zustimmung zu einer vorgeschlagenen Vorgehensweise wird damit alle juristischen Vorgaben erfüllen und dennoch dem innersten Wesen nach nicht wirklich „autonom" genannt werden können. Das Vorgehen wiese somit wieder, häufig wohl zeitökonomisch bedingte, paternalistische Züge auf. Die fürsorgliche Hilfe würde sich mehr auf das Endergebnis – die Entscheidung – statt auf die tatsächliche Förderung der eigenverantwortlichen Selbstbestimmung konzentrieren. Die Hilfe für den Patienten würde in der Verringerung des Nachdenkens und der argumentativen Auseinandersetzung mit den Möglichkeiten gesehen, nicht aber in den Chancen des Kompetenzzuwachses für den Patienten, der sich vielleicht zum ersten Mal dazu veranlasst sieht, sich mit den Parametern, die seinen Entscheidungen auch bisher schon zugrunde gelegen sind, bewusst auseinanderzusetzen.

Im Sinne der Metapher von der gemeinsamen Weggefährtenschaft hieße dies, dass sich ein am Autonomiezuwachs des Patienten tatsächlich interessierter therapeutischer Begleiter maximal auf gleicher Höhe mit dem Patienten bewegen dürfte, oder sogar einen Schritt zurückbleiben könnte, jedoch ständig bereit wäre, die weitere Richtung des Weges anzuzeigen, wenn der Patient sich nicht mehr orientieren kann. Er sollte sich jedoch der Versuchung verweigern, dem Patienten zur Orientierung voranzugehen oder ihn, im schlimmsten Fall, „hinter sich herzuziehen".

Die Förderung der Autonomie erweist sich erst dann geglückt, wenn die individuelle Werthierarchie des Patienten im Zuge des Informationsprozesses konkret einbezogen worden ist und sich in den Begründungen für eine Handlungsentscheidung oder eine Therapieablehnung so nachweisen lässt, dass sie ein größtmögliches Maß an Authentizität aufweist.[90]

2.3.6 Die Entscheidung des Patienten erhält mehr Gewicht

Eine auf diese Weise getroffene Entscheidung wird dadurch auch ein größeres Gewicht erhalten. Dies lässt den Vorteil für den Patienten erwarten, dass damit ein Beitrag dazu geleistet wird, die bereits be-

---

[89] Diesen stimmigen Begriff verwendet Mazal, P., Seminar, Aufklärung (persönliche Mitteilung).

[90] „Authentizität könnte man als Wohlüberlegtheit bezeichnen.": vgl. Schöne-Seifert, B., Medizinethik, 569.

schriebene latente oder manifeste Schwächung des Patienten, die aus der Krankheit und den sozialen wie auch institutionsbedingten Impulsen erwächst, ein wenig zu kompensieren.

Zudem kann der aufgezeigte Weg zur qualitativ gewichtigeren Entscheidung dazu beizutragen, dass damit die besten Vorbedingungen für eine persönliche Krankheitsbewältigung, das „Coping", geschaffen werden.[91] Dieser Bewältigungsvorgang führt nicht nur, wie beschrieben, über verschiedene emotionale Stadien wie Schock, Verleugnung, Aggression, Depression und Trauerarbeit[92] von einem relativen seelischen Gleichgewicht einer „alten Identität" des Menschen hin zu einer neuen Identität und einem neuen seelischen Gleichgewicht. Diese Gefühlszustände werden vielmehr zugleich auch von eine Adaptation des individuellen Wertgefüges begleitet, das insbesondere im Rahmen einer „Trauerarbeit" über den Verlust der alten Identität und der in ihr beginnenden Akzeptanz neuer Gegebenheiten ihren Ausdruck findet. Ist daher dieses individuelle Wertgefüge frühzeitig bewusst und unterliegt bereits einem Reflexionsprozess, kann der Patient im Stadium der Krankheitsbewältigung damit neben der emotionalen Entlastung auch frühzeitig auf eine rationale Hilfe zurückgreifen.

Da schließlich Gesundheit und Krankheit selbst durch gesellschaftliche Normen beeinflusst werden, und daher auch der Aufklärungsprozess selbst, sowie die Aspekte von Zustimmung, vorhandener Kompetenz und autonomer Entscheidung laufend einer Wertung ausgesetzt sind,[93] kann die bewusste Einbeziehung der Wertewelt beider Partner im therapeutischen Prozess letztlich auch dazu beitragen, dass der Einfluss der Gesellschaft nicht unbeachtet wirksam bleibt.

.7 Weitere Vorteile eines mehrdimensionalen Aufklärungsprozesses

Die Einbeziehung der dritten Komponente in einen damit mehrdimensionalen Aufklärungsprozess trägt, abgesehen von den bisher gezeigten positiven Auswirkungen, auch noch in anderer Hinsicht zu einer Qualitätsförderung jedes Aufklärungsprozesses bei.[94] Indem sie

---

[91] „Krankheitsbewältigung (Coping) kann somit als Bemühen bezeichnet werden, bereits bestehende oder erwartete Belastungen durch die Krankheit innerpsychisch (emotional/kognitiv) oder durch zielgerichtetes Handeln abzufangen, auszugleichen, zu meistern oder zu verarbeiten.": Heim, E., Die Krankheitsbewältigung, 5; vgl. auch, Schmeling-Kludas, Ch., Die Arzt-Patient-Beziehung, 147ff.
[92] Vgl. Wimmer, H., Information und Beratung von Krebspatienten; zur Thematik: Patienten mit konsumierenden Erkrankungen siehe Kapitel „Autonomie".
[93] Vgl. Siegrist, J., Medizinische Soziologie, 199.
[94] Zu diesen positiven Auswirkungen zählt auch, dass der Anordnungscharakter

dabei auch auf weitere Grundbedingungen wie Sachinformation oder Kommunikationsverhalten zurückwirkt, sind auch positive Auswirkungen auf jene Probleme zu erwarten, die heute bereits als Folge von Aufklärungsdefiziten gedeutet werden.

Ein nicht gereinigtes KH-Bild lässt sich besser reflektieren und spart Zeit

Indem die individuelle Wertehierarchie des Patienten im therapeutischen Prozess als wesentlich angesehen wird, wird sich ein Krankheitsbild, das, wie beschrieben, von allen individuellen Erlebnisaspekten des Patienten „gereinigt" wurde, für eine individuelle Reflexion als wenig geeignet erweisen. Diese Erfahrungen werden dazu führen, dass die Krankheitsbeschreibung, selbst unter Inkaufnahme von weniger exakten Begriffen, nahe am Empfinden des Patienten belassen wird und naturwissenschaftliche Termini vorwiegend als unterstützende Hilfsbegriffe des individuellen Erlebens verstanden werden können.

Die Verwendung erlebnisnaher Begriffe bei der Beschreibung des Empfindens trägt zudem weiters zu einer Klärung von Verständnisinhalten bei, die bislang wenig beachtet wurden. So konnte beispielsweise Boyle in einer Studie nachweisen, dass auch einfache, in die Alltagssprache aufgenommene medizinische Begriffe wie Sodbrennen, Gelbsucht oder Herzklopfen von Patienten oft unterschiedlich verstanden werden und daher zu unterschiedlichen Bewertungen der beiden therapeutischen Partner führen können.[95] Dieses von Harlem zu den typischen Kommunikationslücken[96] gezählte Missverständnis wird umso deutlicher zu Tage treten und nach Klärung verlangen, je mehr die Begriffe selbst im Kommunikationsprozess verwendet, und nicht unreflektiert weiter in die medizinische Fachsprache übersetzt werden.[97]

Der Nahebezug zwischen Beschreibung und Erleben, der somit für das Verständnis zur gemeinsamen Abstimmung der weiteren Schritte eine „Rückübersetzung" eines statistischen Krankheitsbildes in das individuelle Erleben erübrigt, stellt zudem auch eine Zeitersparnis dar. Da sich der Patient nämlich mit seinem Befinden in den ärztlichen Beschreibungen wieder erkennt, kann die Reflexion der neuen Er-

---

von Mitteilungen deutlich zugunsten eines Beitrags zu einer Meinungsbildung verringert wird: vgl. Hartmann, F., Patient, Arzt, Medizin, 173.

[95] Vgl. Boyle, C., Studie aus Glasgow, zit. in: Avenarius, H.J., Erklärung, Verständnis, Einverständnis, 119.

[96] „Communication gaps" Harlem, O.K., zit. in: Avenarius, H.J., Erklärung, Verständnis, Einverständnis, 119.

[97] Überdies wird damit die Gefahr einer fachspezifischen Wahrnehmungseinschränkung verringert.

kenntnisse ohne Zeitverlust in Angriff genommen werden. Auf diesen Umstand kann und muss auch verwiesen werden, wenn angesichts aller Appelle, die eine umfassendere Kommunikation einfordern, zunächst geradezu reflexartig auf das zeitökonomische Problem verwiesen wird, das dieser ethischen Verpflichtung zumeist entgegenstehe![98]

Der Umstand, dass die Sachinformation in ihrer Bedeutung zwar nicht mehr absolut gesetzt wird, ihr instrumenteller Charakter jedoch für die nachfolgenden Wertungsvorgänge unbestritten ist und unverzichtbar bleibt, verhindert, dass ein künstliches Spannungsfeld zwischen „harten" naturwissenschaftlichen Daten und „weichen", nur individuell erfahrbaren Beschreibungen erzeugt wird.[99] Weder die einen noch die anderen sind für sich allein genommen für einen sinnvollen Aufklärungsprozess bestimmend, sondern nur in der Zusammenschau wird die individuelle Situation des Patienten ausreichend berücksichtigt, findet sich diese in den erarbeiteten Entscheidungen auch ausreichend repräsentiert.

Da sich auf diese Weise sowohl die Sachinformation als auch die individuelle Einschätzung als unverzichtbar erweisen, werden es in der Folge beide Partner als notwendig ansehen, dass die anfänglich unterschiedliche Verteilung dieser beiden Informationsbereiche weitgehend ausgeglichen wird. Die durch die „Steuerungsmacht des Arztes"[100] mögliche Vorenthaltung von Informationen, die nach Siegrist die „einschneidendste Begrenzung für den Patienten"[101] darstellt, wird sich damit weder als begründbar erweisen, noch als für den Aufklärungsprozess zielführend angesehen werden.

---

[98] Dieses Argument findet sich übrigens, wenig überraschend, durchgehend in allen Diskussionen innerhalb der letzten 20 Jahre. So verwies Wimmer etwa schon 1986 darauf, dass die „derzeitigen Kostenprobleme im Krankenhaus", die Schaffung einer Organisationsstruktur, die den Ärzten bessere Möglichkeiten für eine ausreichende Kommunikation biete, verhindere: Wimmer, H., Die Bedeutung psychosozialer Betreuung, 11. Ripke sieht dabei einen Teil des als so erheblich eingeschätzten Zeitaufwandes für das Aufklärungsgespräch in der Klinik vor allem in der Fülle von bloß für die Wissenschaft interessanten Fragen, die dabei behandelt würden, begründet. Dies ist ein Phänomen, das sich bei Gesprächen in den Allgemeinpraxen deutlich weniger bemerkbar macht, wodurch sich deren Effizienz bei gleichem Zeitaufwand erhöht: Ripke, Th., Patient und Arzt im Dialog, 2.

[99] Diese bislang geübte Anamnesepraxis lässt sich etwa an Dahmers Lehrbuch „Anamnese und Befund" deutlich zeigen. Hier werden angehende Mediziner dazu angehalten, den Patienten zu „bitten, aus der möglichen Vielfalt seiner Beschwerden selbst das auszuwählen, was ihm am wichtigsten erscheint": Dahmer, 31, zit. in: Öls, T., Arzt-Patient-Kommunikation, 30.

[100] Siegrist bezeichnet die ungleiche Informationsverteilung sogar als wichtigstes Mittel der Steuerungsmacht für den Arzt: Siegrist, J., Medizinische Soziologie, 248.

[101] Vgl. Siegrist, J., Medizinische Soziologie, 248.

Verbesserte Einstellung des Arztes zur Kommunikation – Umfang der Information

Wenn im mehrdimensionalen Aufklärungsprozess weiters das Wertensemble des Patienten und seine Veränderungen gemeinsam ausgelotet werden sollen, wird auch die grundsätzliche Einstellung der Ärzte zur Kommunikation einer Veränderung unterliegen müssen.

Der Umfang der Information wird sich nicht mehr an der bloßen Einschätzung des Informationsbedürfnisses orientieren können, das Studien zufolge entweder unterschätzt[102] oder generell zu wenig wahrgenommen wird.[103]

Das Informationsvolumen wird vielmehr bereits im Hinblick auf den weiteren Kommunikationsprozess sowohl um zahlreiche Detailaspekte vergrößert,[104] als auch auf seine Relevanz für die Reflexion

---

[102] Nach einer von Harrer zitierten Untersuchung schätzten beispielsweise die Ärzte einer chirurgischen Abteilung das Informationsbedürfnis ihrer Patienten mit etwa 55% ein, während 89% der Patienten ein Informationsverlangen angaben. Vgl. Harrer, M.E., Ethik und Verantwortung, 23f. Ebenso verlangten 95% aller befragten Patienten in der Studie von Bühler und Bieber eine Behandlungsaufklärung: Bühler, K.-E., Bieber, L., Präoperative Angst, 341; Raspe hat in einer Studie bereits 1983 das Informationsbedürfnis der Patienten erhoben. Danach hätten 92% ein uneingeschränktes Informationsbedürfnis, und 6% ein eingeschränktes Bedürfnis, umfassend mit Informationen versorgt zu werden: Schmeling-Kludas, Ch., Die Arzt-Patient-Beziehung; allerdings zeigt er auch auf, dass dieses Bedürfnis bloß 22% der Befragten schon zu Beginn des stationären Aufenthalts hatten. Erst mit zunehmender stationärer Unterbringung wollten 83% der Patienten über die Prognose, 82% über die Diagnose, 80% über die Diagnostik, 77% über die Therapie und 67% über die Aufenthaltsdauer aufgeklärt werden: zit. nach Ehlers, A., Aufklärung, 146, der bezüglich der Zahlenangaben auf Diehl, V., Diehl, A., Die Aufklärung und Begleitung des Krebspatienten, in: VersR 1982, 718, verweist. Wimmer konnte feststellen, dass Menschen hinsichtlich einer hypothetisch angenommenen Krebserkrankung ein gleich hohes Informationsbedürfnis hatten, das sich bei tatsächlich Betroffenen sogar noch erhöhte: Wimmer, H., Informationsbedürfnisse und Informiertheit. Dem widerspricht Specht, der in seinen Untersuchungen zum Ergebnis kam, dass neben einer unterdurchschnittlichen Begabung und einem hohen Lebensalter auch Karzinomerkrankungen und ein schlechter Allgemeinzustand das Interesse am ausführlichen Aufklärungsgespräch senken: Specht, G., Aufklärung vom Patienten aus gesehen, 26.

[103] Studien, die in Nordeuropa und Nordamerika in den letzten 20 Jahren durchgeführt wurden, zeigen einen Durchschnitt von 85–95% aller Patienten, die eine vollkommene Offenheit erwarten: Huseboe 1997, Northouse und Northouse 1987, Meredith et al. 1996, zit in Huseboe, S., Palliativmedizin; Huseboe verweist insbesondere darauf, dass auch die befragten Patienten die offizielle Position der Angehörigen klar bestätigt hätten. Danach dürften sie nicht vorab informiert werden, und hätten insbesondere kein Recht, dem Arzt eine Mitteilung einer Diagnose zu verbieten! Huseboe, Palliativmedizin, 96; vgl auch Holzem, Ch., Patientenautonomie, 298.

[104] Nach Wimmer geht die Ablehnung einer umfassenden Information oft mit der

überprüft. Damit erhöht sich jedoch auch die Aufmerksamkeit dafür, inwieweit die vom Arzt als relevant betrachteten Aspekte auch tatsächlich in die Reflexion des Patienten einbezogen werden. Diese Haltung fördert weiters die Bereitschaft des therapeutischen Gesprächspartners, aktiv festzustellen, inwieweit die als reflexionsnotwendig angebotenen Informationen auch verstanden wurden, ohne bloß passiv eine diesbezügliche Rückfrage des Patienten abzuwarten.[105]

Damit könnten auch die häufigen Klagen, wonach die angebotene Information nicht den Interessensschwerpunkten der Patienten entspreche, bedeutend verringert werden.[106]

Wird zudem die Informationsweitergabe auch vom Arzt als absolut notwendig angesehen, werden sich weitere typische Wahrnehmungsdefizite, wie etwa das Übersehen von nonverbal vorgebrachten Gesprächsappellen, insbesondere bei Angehörigen von sozialen Mittel- und Unterschichten verringern.[107] Auch werden dadurch jene Verhaltensweisen einer Veränderung unterliegen, die bewirken, dass jüngere, besser gebildete Patienten aufgrund unreflektierter Einschätzungen zumeist eine wesentlich umfassendere Information erhalten, wohingegen die Bedürfnisse der Problemgruppe von Patienten mit niedriger Bildung oder geringem Durchsetzungsvermögen leicht unbeachtet bleiben.[108]

Verbesserte Einstellung des Arztes zur Kommunikation – Angleichung der Sprache

Zudem wird auch die bei der Aufklärung verwendete Sprache vermehrt einer kritischen Prüfung unterzogen werden.

Wenn nämlich Mitteilungen aufgrund einer – durchaus im Abnehmen begriffenen – unreflektierten Verwendung der medizinischen Fachsprache unverständlich bleiben, können sie nicht unmittelbar einer Reflexion unterzogen werden. Wird dieser Umstand vom Therapeuten als wenig hilfreich erlebt, wird er bemüht sein, auf ihre Verwendung im Gespräch nach Möglichkeit zu verzichten. Es ist durchaus vorstellbar, dass daher jede weitere freiwillige Zurückdrän-

---

größten Bereitwilligkeit einher, eine große Zahl von Teilaspekten weiterzugeben: Wimmer, H., Informationsbedürfnisse und Informiertheit, 1f.

[105] „Nur vereinzelt wird betont, dass der professionelle Gesprächspartner nicht zuerst eine Reaktion abwartet, sondern aktiv versucht, sich zu vergewissern, ob der Patient die mitgeteilte Information auch adäquat erfasst.": Grossmann, W. et al., Ethik im Krankenhausalltag, 163; vgl. auch Glatz, Ch., Der Arzt zwischen Aufklärung und Beratung, 31.LA.

[106] Vgl. Wimmer, H., Informationsbedürfnisse und Informiertheit, 2f.

[107] Vgl. Schmeling-Kludas, Ch., Die Arzt-Patient-Beziehung.

[108] Vgl. Wimmer, H., Informationsbedürfnisse und Informiertheit, 3f.

gung der Fachsprache in der Arzt-Patient-Beziehung viel eher aufgrund dieses konkreten, letztlich utilitaristischen, Kalküls als aufgrund aller zahlreichen Appelle in den vergangenen Jahren erfolgen kann.[109]

Wird die Fachsprache jedoch von einer gewohnten Alltagssprache abgelöst, kann sie auch nicht mehr als besonderer Hinweis auf das Expertentum dienen und zu einem Machtgefälle beitragen. Der Experte wird sich vielmehr zukünftig durch die Fähigkeit auszeichnen, seine Sprache zum Ziele der Wertreflexionen nahe am Patientenempfinden auszurichten, ohne zugleich selbst in diagnostisch oder therapeutisch unschärfere Erkenntnisse abzugleiten.[110]

Aus den genannten Gründen wird der gesamte Kommunikationsprozess einer grundsätzlichen Überprüfung unterzogen werden müssen, inwieweit er dem Patienten tatsächlich angepasst ist.

Dabei stellen neben der Verwendung von Fremdwörtern, auch aus dem nichtmedizinischen Bereich, beispielsweise die Sprechgeschwindigkeit[111] und allzu komplexe Satzaufbauten[112] wesentliche Faktoren dar, die zur Unverständlichkeit der Information und einer Überforderung des Patienten beitragen.

Je eher diese Aspekte einer kontinuierlichen Prüfung während des Kommunikationsprozesses unterzogen werden, desto leichter und daher effizienter wird sich eine daran anschließende Reflexion erweisen.

Eine Veränderung der Sprache, eine neue Einstellung zur Kommunikation sowie der Umstand, dass aufgrund einer veränderten Sichtweise, wonach die Sachinformationen zwar für die Deutung der

---

[109] Vgl. als einen von vielen Harlem, O.K.: „Die Ärzte sollen sich verständlich, eindeutig und korrekt äußern", zit. in: Avenarius, H.J., Erklärung, Verständnis, Einverständnis, 118f.

[110] Damit ist zugleich auch dem „Verschleierungsmechanismus" der Sprache aus ideologischen Gründen entgegengewirkt: vgl. Menz, F., Der geheime Dialog, 123f.

[111] Nach Untersuchungen verarbeiten Ärzte, die mit der Materie vertraut sind, durchschnittlich zwei Wörter pro Sekunde, während der Patient zumeist maximal 1,5 Wörter pro Sekunde verarbeiten kann. Krankheitsbedingt sinkt der Durchschnittswert beim Patienten zumeist auf 1 Wort pro Sekunde: vgl. Schmeling-Kludas, Ch., Die Arzt-Patient-Beziehung, 57.

[112] Zahlreiche kommunikationswissenschaftliche Untersuchungen beschrieben die Kompliziertheit von Satzaufbauten oder die häufige Verwendung von verschachtelten Nebensätzen, die die Informationsvermittlung praktisch nicht überschaubar machten: etwa Jeske und Jarmark 1982; vgl. Schmeling-Kludas, Ch., Die Arzt-Patient-Beziehung, 57; Mann verweist zusätzlich auf die mangelnde Strukturiertheit des Gesprächs (etwa im Vergleich zwischen Internistischer Visite und dem Sprechstundengespräch beim Gynäkologen), wobei er insgesamt das Fehlen von „Strukturiertheit und Konzentration auf das Vermittlungsziel" beklagt: Mann, F., Aufklärung, 67ff.

Beschwerden auf dem Hintergrund der individuellen Lebenszusammenhänge zur Verfügung stehen,[113] nicht jedoch als einziger Entscheidungsmaßstab angesehen werden können, zeigen auch Rückwirkungen auf das berufliche Selbstverständnis der Mediziner. Indem sich nämlich zunehmend die Erkenntnis durchsetzt, dass die Lebenswirklichkeit nicht mehr nur von den naturwissenschaftlichen Gegebenheiten, sondern auch – und besonders – von der Weise abhängt, wie der Mensch damit umzugehen, und welche Schlüsse er daraus zu ziehen bereit ist, wird sich der Arzt auch kaum mehr mit der Diagnose des biologischen Schadens[114] zufrieden geben. Damit wird auch die von Thürkauf als „Hybris" der modernen Naturwissenschaften bezeichnete Ansicht, wonach nur das Messbare, also „Richtige", auch „wahr" sei, zunehmend relativiert werden.[115]

Vorteile für Patienten – keine Verdinglichung

Ein Therapeut, der dem Patienten anbietet, den zur Aufklärung notwendigen Kommunikationsprozess auf diese umfassende Weise zu führen, kann ihm damit auch die beruhigende Gewissheit vermitteln, dass er, ungeachtet aller notwendigen naturwissenschaftlichen Implikationen, seine „Verdinglichung" im Rahmen des therapeutischen Prozesses verhindern hilft.[116] Dieses Wissen, sowie der Umstand, dass mit der Einbeziehung der individuellen Präferenzen dem Patienten selbst automatisch eine größere Bedeutung im therapeutischen Prozess zukommt, wird sich positiv auf seine Position, die derzeit noch durch zahlreiche Einflüsse, von der zustandsbedingten Hilflosigkeit bis zur Beziehungsarmut aufgrund der arbeitsteilig entstandenen Anonymität beeinträchtigt wird, auswirken können.

Das Aufklärungsvolumen wird nicht nur der Intelligenz bemessen

Die explizite Einbeziehung des Wertensembles in den Aufklärungsprozess lässt damit auch jene Auffassung problematisch erscheinen, welche die Informationsmenge bloß mit dem Bildungsniveau des Patienten in Korrelation setzt.[117]

---

[113] Vgl. Pharmig, Der mündige Patient, 46.
[114] Vgl. ebd.
[115] Vgl. Kummer, F., Der Arzt und sein Bild vom Menschen, 57.
[116] Vgl. Howard, J., People as Things, zit. in: Harrer, M.E., Ethik und Verantwortung, 24.
[117] So etwa in Kern, B.-R., Laufs, A., Die ärztliche Aufklärungspflicht, 117; vgl. Holzem, Ch., Patientenautonomie, 296; vgl. Deutsch, E., Medizinrecht, 94. Dies wird mitunter auch als Vermischung der zwei Problemkreise „Umfang der Aufklärung" und „Vorkenntnisse des Patienten" kritisiert: vgl. Tempel, O., Inhalt, Grenzen und Durchführung der ärztlichen Aufklärungspflicht, in: NJW 1980, 611, zit. in: Ehlers, A., Die ärztliche Aufklärung, 55.

Zwar wird die Intelligenz und insbesondere eine umfassende Bildung des Patienten die Vermittlung von Sachinformationen zweifellos erleichtern. Auch wird es mit der Zunahme der intellektuellen Fähigkeiten leichter möglich sein, komplexe sachliche Zusammenhänge zu überblicken, wodurch mitunter auch Entschlüsse schneller zustande kommen können.[118] Jedoch müssen in diesem Zusammenhang schon auf der Ebene einer reinen Sachproblematik große Bedenken gegenüber den Feststellungen angemeldet werden, wonach intelligente Menschen ihr Selbstbestimmungsrecht bereits mit weniger Informationen adäquat ausüben,[119] während „einfach strukturierte Patienten ... mehr Information benötigen."[120]

Denn einerseits werden auch viele ausreichend gebildete Patienten aufgrund ihres intellektuell geschulten Interesses großen Wert auf detaillierte Erläuterungen legen. Andererseits würde jedes erweiterte Informationsvolumen dem „einfach strukturierten Patienten" auch eine zusätzliche mentale Leistung abverlangen, damit er es in seiner konkreten individuellen Bedeutung einschätzen und in Beziehung zu seiner persönlichen Situation bringen kann.

Zudem erweist sich auch die Feststellung als problematisch, dass sich die Intensität und der Inhalt der Aufklärung deshalb geradezu automatisch aufgrund eines Vorwissens des Patienten reduzieren können,[121] weil ja die Aufklärungspflicht „weder Formalakt noch Selbstzweck" wäre.[122] Aus dieser Sicht dient nämlich das Aufklärungsgespräch bloß zur Vermittlung von Sachinformationen, ohne dass dabei die Bedeutung der Interpretation und Reflexion für die tatsächliche Selbstbestimmung des Patienten erkannt wird. Ebenso lassen sich anhand dieser Bewertung auch andere Fehlerquellen nachweisen, die sich beispielsweise auf die unterschiedlichen Einschätzungen dieses Vorwissens aufgrund der sozialen Schicht beziehen,[123] oder ein grundsätzliches Misstrauen dokumentieren, dass die Patienten überhaupt in der Lage wären, eine dargelegte medizinische Information „vernünftig" zu verarbeiten."[124]

---

[118] Vgl. Engljähringer, D., Ärztliche Aufklärungspflicht 222.

[119] Ebd.

[120] Ehlers, A., Die ärztliche Aufklärung, 55.LA.

[121] Vgl. Engljähringer, D., Ärztliche Aufklärungspflicht, 221. Engeljähringer verweist dabei allerdings auch auf eine im Hinblick auf eine OGH-Entscheidung kritische Stellungnahme von Holzer, der von einem zu leichtfertigen konkludenten Aufklärungsverzicht spricht!

[122] Vgl. Kern/Laufs, Die ärztliche Aufklärungspflicht, 112, zit. in: Engljähringer, D., Ärztliche Aufklärungspflicht, 221.

[123] So verweist etwa Glatz mit Hinweis auf Katz, 78, darauf, dass amerikanische Ärzte, die Mitglieder der Mittelklasse sind, bei ihren Patienten regelmäßig auch Kenntnisse der Mittelklasse erwarteten: Glatz, Ch., Der Arzt zwischen Aufklärung und Beratung, 97.

[124] So Glatz mit Hinweis auf die „general-knowlege-Regel" in den USA; freilich

Die eigentliche Problematik jedoch, die sich in der unmittelbaren Verbindung von Intelligenz, Vorwissen und Aufklärungsvolumen feststellen lässt, ergibt sich aus der Tatsache, dass es gerade die einzelnen Informationsitems sind, die im nächsten Schritt des Aufklärungsprozesses in Beziehung zum individuellen Wertensemble gesetzt werden sollen. Die Qualität der Reflexion hängt ja unter anderem auch von der Vermittlung entsprechender Informationsdaten ab. Damit ist es jedoch gleichgültig, ob dies auf hohem oder niedrigem intellektuellen Niveau geschieht, und ob die individuellen Reflexionen schnell oder langsam, aussagekräftig oder banal ablaufen. Der als intelligenter eingestufte Patient muss im Reflexionsprozess nicht notwendigerweise auch die aussagekräftigeren Erkenntnisse für seine Lebenswirklichkeit finden. Die Reflexion des als eingeschränkt geltenden Kranken wird nicht geradezu zwangsläufig in bloß banale Einsichten münden müssen!

So sehr es also juridisch zulässig erscheinen mag, den Umfang der Aufklärungspflicht vom Bildungsgrad des Patienten abhängig zu machen,[125] so wenig lässt sich dies mit dem Hinweis auf den notwendigen Reflexionsvorgang im Rahmen eines mehrdimensionalen Aufklärungsprozesses ethisch rechtfertigen.

Die Verbindung von Intelligenz und angebotener Informationsmenge geht jedoch noch mit einer zusätzlichen Gefahr einher. Denn letztlich findet dabei ein doppelter Einschätzungsvorgang des Arztes statt. Sowohl die Auffassungsgabe des Patienten, wie auch die Ausblendung jener Informationen, die aus diesem Grund als vernachlässigbar erscheinen, unterliegen dabei seiner individuellen Einschätzung. Selbst wenn diese durch die persönliche Erfahrung gemildert werden wird, besteht dennoch die Gefahr, dass gerade in jenem Informationsvolumen, das dem Patienten schließlich vorenthalten wird, einzelne Items gefunden worden wären, die sich für die konkrete individuelle Reflexion als bedeutsam erwiesen hätten.

Im Übrigen erscheint die Frage nach der Bedeutung der Intelligenz für das Informationsvolumen im Aufklärungsprozess weniger relevant zu sein als die enge Korrelation, die sich zwischen dem Bildungsniveau und der Einschätzung vom Wesen der Gesundheit finden lässt.[126] Wie Buchmann im Zuge seiner Studie zeigen konnte, kann die Gesundheit einerseits als Gebrauchswert eingeschätzt werden, der sich durch ein vorwiegend instrumentelles Verhältnis zum

---

zitiert er anschließend auch eine Studie von Epstein und Lasagna, wonach zwar 21 von 66 Patienten nach einer Risikoaufklärung die Einnahme von Acetylsalicylsäure verweigerten, zwanzig von ihnen jedoch ihre Meinung sofort änderten, als sie informiert wurden, dass es sich um das handelsübliche Aspirin handle!: Glatz, Ch., Der Arzt zwischen Aufklärung und Beratung, 98.

[125] Vgl. Ehlers, A., Die ärztliche Aufklärung, 55.
[126] Buchmann, M., Krankheitsverhalten, 86.

eigenen Körper manifestiert. Andererseits lässt sie sich als Symbol-
wert ansehen, wodurch der Körper mehr als ein integraler Bestandteil der persönlichen Identität aufgefasst wird.[127] In der Studie ließ
sich nun zeigen, dass das Verständnis von Gesundheit als Symbol-
wert mit wachsendem Bildungsniveau zunahm, während zugleich
das Verständnis von Gesundheit als Gebrauchswert in den Schichten
mit niedrigem Bildungsniveau besonders vorgefunden werden
konnte.[128]

Dementsprechend ist daher zu fordern, dass das Informationsvolumen zunächst und vorrangig dem in einer sorgfältigen Anamnese
erhobenen individuellen Werteprofil des Patienten Rechnung trägt, in
dem sich ja zugleich auch seine individuelle Sichtweise der Gesundheit verdeutlicht.[129] Erst nach einer aktuellen *gemeinsamen* Abklärung dieser Auffassung, die die zusätzliche Gefahr einer Fremd- und
Fehleinschätzung minimiert, sollte dann die Informationsqualität und
-dichte an die individuell gegebene intellektuelle Kompetenz angepasst werden.

Informationsqualität am Bedürfnis des Patienten

Ein Aufklärungsprozess, dessen Qualität über die für einen juridischen „informed consent" notwendige Informationsweitergabe hinausreichen soll, wird besonders hinsichtlich seiner Informationsqualität einer sorgfältigen Überprüfung unterliegen. Ein Therapeut,
der auf eine Einbeziehung der individuellen Patientenpräferenzen
zur Förderung der Autonomiekompetenz abzielt, wird die Information dabei nicht nur anhand der in der Literatur als Maßstab angesehenen „Sicht eines verständigen Laien" ausrichten,[130] sondern zusätzlich an die gemeinsam festgestellten Bedürfnissen des Patienten
anpassen.

Dabei werden sowohl die Vollständigkeit der Informationen als
auch eine drohende Überforderung mit belanglosen Details größere
Berücksichtigung finden.

Zudem werden die bislang äußerst mangelhaft besprochenen Behandlungsalternativen nicht bloß aus formalen Gründen aufgezählt
werden, sondern schon aufgrund des Umstandes, dass sich unterschiedliche Alternativen auch auf unterschiedliche individuelle Werte

---

[127] Zitat von Buchmann, M., in: Siegrist, J., Medizinische Soziologie, 166.

[128] Buchmann zeigte, dass insbesondere bei Menschen, deren Bildung mit einem
Volksschulabschluss endete, die Einschätzung der Gesundheit als Gebrauchswert
am deutlichsten ausgeprägt war.

[129] Dabei ließen sich auch bereits jene Nachteile aufzeigen, die aus einem „Repa-
raturverständnis" erwachsen können.

[130] „Lay standard": vgl. Glatz, Ch., Der Arzt zwischen Aufklärung und Beratung,
90ff.

beziehen können. Wer dem Reflexionsgeschehen die größte Bedeutung unter allen Aspekten des Aufklärungsprozesses beimisst, wird dabei auch kaum jene Alternativen verschweigen, die unter Umständen sogar einen Austritt aus der unmittelbaren therapeutischen Beziehung erfordern, wenn diese mit den Wertvorstellungen des Patienten am ehesten in Einklang zu bringen sind, jedoch vom Arzt nicht durchgeführt werden können oder persönlich abgelehnt werden.

Bessere Informationsverarbeitung

Die Neuorientierung an einem mehrdimensionalen Aufklärungsprozess trägt, abgesehen von den ideellen Verbesserungen zur Förderung der Selbstbestimmung, auch in technisch-pragmatischer Weise zu Verbesserungen bei. Dazu zählt in erster Linie, dass der Patient in der Folge die ihm in qualitativ verbesserter Weise angebotene Information auch besser verarbeiten kann.

Selbst bei sorgfältiger ärztlicher Beachtung der Art und Qualität der Informationsweitergabe, insbesondere hinsichtlich einer adäquaten Sprechgeschwindigkeit und der eingeschränkten Verwendung der Fachsprache konnte hinreichend gezeigt werden, dass die Quote der nach einem Informationsgespräch vergessenen Items grundsätzlich beträchtlich ist.[131]

Diesen Untersuchungen zufolge steigt die Zahl der rasch wieder vergessenen Aussagen exponentiell, sodass von acht Informationsitems bereits die Hälfte gleich wieder in Vergessenheit gerät. Dieser Umstand lässt unter anderem den Juristen Ehlers zum Schluss kommen, dass auch bei intensivstem Bemühen der Ärzte eine schon den rechtlichen Anforderungen völlig gerecht werdende Aufklärung der Patienten nicht möglich ist[132] und es deshalb an der Zeit sei, die Rechtsnormen der Aufklärungsprozedur zu überdenken.[133]

---

[131] Vgl. Schmeling-Kludas, Ch., Die Arzt-Patient-Beziehung; auch Kraft bestätigt, dass, seinen Untersuchungen zufolge, die Patienten unabhängig vom Inhalt der Aufklärung und von der Zeitspanne zwischen Aufklärung und Befragung meist mehr als die Hälfte der erhaltenen Informationen in kürzester Zeit vergessen haben: Kraft, P., Was bleibt von der ‚idealen' Patientenaufklärung?, 90f.

[132] „Die in der Bundesrepublik durchgeführte Studie zur Patientenaufklärung zeigt zunächst einmal, dass das Wissen der Patienten schon vier Stunden nach dem Aufklärungsgespräch bei weitem nicht den Anforderungen der Rechtsprechung gerecht wurde. In nicht einem einzigen Fall waren die notwendigen einhundert Wissenspunkte erreicht worden. [...] Wenn praktisch beinahe jeder ärztliche Eingriff wegen mangelhafter Aufklärung rechtswidrig ist, der Arzt aber andererseits keine Möglichkeit hat, diese durch die Rechtsprechung auferlegten Pflichten zu erfüllen, so stellt sich der Status quo der Rechtssituation als Sackgasse und der bis hierher begangene Weg als Fehlentwicklung dar. Praktisch unerfüllbare Pflichten [...] können nicht weiter aufrechterhalten werden.": Ehlers, A., Die ärztliche Aufklärung, 141ff.

[133] Ehlers, Die ärztliche Aufklärung, 143.

Dabei ist, wie Schroeter im Rahmen seiner Studie über den Aufklärungsprozess bei alten Menschen zeigen konnte,[134] die allgemeine gesellschaftliche stereotype Stigmatisierung, wonach sowohl die Auffassungsgabe wie auch die Merkfähigkeit im Alter grundsätzlich abnähmen, keineswegs gerechtfertigt.[135] Das Alter des Patienten ist tatsächlich weniger von Bedeutung für die Zahl an erinnerten Items, als dies gemeinhin angenommen wird!

Ebenso ließ sich, entgegen anderen Vorurteilen, kein eindeutiger Zusammenhang zwischen dem Prozentanteil vergessener Informationen und dem Grad der Intelligenz des Patienten oder seiner medizinischen Vorbildung nachweisen. Gerade der letzte Umstand konnte unter anderem im Zuge einer Studie in den USA deutlich aufgezeigt werden. Denn eine erhebliche Zahl von Ärzten, die im Rahmen einer Operationsvorbereitung aufgeklärt worden waren, konnte postoperativ ebenfalls nur zwanzig Prozent der praeoperativ erhaltenen Informationen wiedergeben. Weder der Umstand, dass es sich um medizinische Fachleute handelte, noch die Tatsache, dass sie im Gebrauch der Fachsprache geübt waren, hatte wesentlichen Einfluss auf die Ergebnisse.[136]

Wenn nun Ehlers im Einklang mit zahlreichen anderen Autoren auf den Umstand verweist, dass nur wenige Prozent des erreichten Wissens selbst durch eine „ideale" Aufklärungs*technik* bestimmt werden,[137] und in der Auswertung der Studien, die „alle patientenspezifischen Merkmale und alle technischen Aspekte" berücksichtige,[138] deshalb unklar bliebe, welche anderen Faktoren die übrigen „84% des Patientenwissens" bestimmten,[139] wird deutlich, dass diese Studien Aufklärungsprozesse untersuchten, in denen zwar die Sachinformationen und die Kommunikationstechnik als maßgeblich angesehen wurden, die dritte Komponente jedoch kaum berücksichtigt

---

[134] „Von 105 aufgeklärten bzw. aufklärbaren Patienten wussten nach einer Woche 74,3% noch, dass ein Aufklärungsgespräch stattgefunden hatte, 70,5%, dass bei der Aufklärung ein Merkblatt verwendet wurde. Einwilligung und Unterschrift waren die eindrücklichsten Elemente, das Gespräch über die Entscheidung war weniger eindrucksvoll. Maximal 17,1% der Patienten erinnerten sich an die angeführten Komplikationen, Risiken und Fragen zur Anamnese.": Schroeter, Ch., Ärztliche Aufklärung im Alter, 67f; „Überwiegend spontan erinnerten sich lediglich 9,5% der Patienten, 90,5% mussten gezielt befragt werden. [...] In groben Zügen konnten 27,6% Auskunft über Phasen und Inhalt der Aufklärung geben. Wenige richtige Einzelheiten aus dem Gespräch oder/und dem Merkblatt waren bei 21% der über 80-jährigen Patienten im Gedächtnis geblieben.": Schroeter, Ch., Ärztliche Aufklärung im Alter, 71.

[135] Vgl. auch die gesellschaftliche Einschätzung alter Menschen im Kapitel „Autonomie"!

[136] Vgl. Pharmig, Der mündige Patient, 128.

[137] Ehlers, A., Die ärztliche Aufklärung, 141ff.

[138] Ehlers, Die ärztliche Aufklärung, 142.

[139] Ebd.

wurde. Aber gerade in diesem reflexiven Rückbezug auf das individuelle Wertensemble liegt ein bislang zu wenig wahrgenommenes, jedoch bezüglich einer besseren Informationsverarbeitung hilfreiches Potential. Denn die einzelnen Aufklärungsdetails sind nicht bloß hinsichtlich ihrer korrekten Wiedergabe, sachlichen Richtigkeit und Verständlichkeit von Interesse, sondern müssen auf ihre konkrete Bedeutung für die individuelle Wertewelt des Patienten untersucht werden.[140] Die dafür notwendigerweise ablaufenden Assoziationsprozesse können dazu beitragen, dass die Informationen durch einen konkrete Bezug zu den Werten, Präferenzen und Erfahrungen tatsächlich zum „Wissen" des Patienten werden und damit mehr als alle bloß „gehörten" Sachinformationen im Gedächtnis verankert sind.[141] So kann beispielsweise die Schilderung eines Untersuchungsverlaufes dazu führen, dass der Patient hinsichtlich der dargestellten Beeinträchtigungen und Missempfindungen nach Analogien in seinem bisherigen Erfahrungsschatz sucht. Da dieser ja auch eine individuelle Bewertung beinhaltet, kann dies neben der verbesserten Einschätzung für die aktuelle autonome Entscheidung auch die notwendige spätere Reproduzierbarkeit dieses Wissens verbessern. Dieser Umstand scheint sich auch aus der oben zitierten amerikanische Studie über die Aufklärung von Ärzten ableiten zu lassen.[142] So könnte einer der Gründe für das „Vergessen" darin zu finden sein, dass gerade bei Sachinformationen, die aufgrund eines Fachwissens sehr leicht „verstanden" werden, möglicherweise keine Notwendigkeit gesehen wird, sie mit der eigenen Wertewelt in Beziehung zu setzen.

Verringerung der Wahrnehmungsstörungen

Abgesehen von der besseren Informationsverarbeitung werden der Beitrag der dritten, wertorientierten Komponente und die damit verbundenen Assoziationsprozesse auch zu einer Verringerung der Wahrnehmungsstörungen des Patienten beitragen können.

Dies lässt sich beispielsweise anhand des Phänomens der selektiven Wahrnehmung zeigen.[143]

Die Bedeutung der selektiven Wahrnehmung liegt darin, dass die dabei ablaufenden Verdrängungsvorgänge einen temporären Schutz vor der Auseinandersetzung mit erschütternden, als lebensbedrohlich

---

[140] Vgl. Pharmig, Der mündige Patient, 128.

[141] Dies erinnert an das Bonmot von Konrad Lorenz: „Gesagt ist nicht gehört – gehört ist nicht verstanden – verstanden ist nicht einverstanden – einverstanden ist nicht angewendet – angewendet ist noch lange nicht beibehalten." Erst die Reflexion der Information unter Zuhilfenahme des Wertensembles wird aus dem „Verstanden" – also der Aufnahme einer korrekten und verständlichen Sachinformation – ein „Einverstanden" in Kongruenz zur Werthierarchie entstehen lassen.

[142] Vgl. Pharmig, Der mündige Patient, 128.

[143] Vgl. Schmeling-Kludas, Ch., Die Arzt-Patient-Beziehung, 103f.

angesehenen Botschaften darstellen können. Dabei bedeutet es weder einen Dienst an der Autonomie, noch einen Akt der Fürsorge, wenn diese vorübergehend notwendige Schutzfunktion mit dem Verweis auf die Notwendigkeit der Selbstbestimmung sofort und radikal durchbrochen wird. Denn es ist kaum anzunehmen, dass die „blockierten" Informationen in diesem Ausnahmezustand tatsächlich einer sinnvollen Reflexion zum Zwecke der Förderung der Autonomiekompetenz zugeführt werden können.

Wenn jedoch das Ziel letztlich darin besteht, durch die Informationen einen Beitrag zur Lebenswirklichkeit des Patienten zu leisten, lässt sich fragen, inwieweit eine selektive Wahrnehmung, die sich als dauerhaft erweist, nicht doch zum Versuch verpflichtet, auf eine behutsame Behebung dieser Blockierung hinzuarbeiten.

Die selektive Wahrnehmung wird zwar auch im Zuge eines wertorientierten Aufklärungsprozesses weiterhin ein Phänomen darstellen, mit dem gerechnet werden muss. Dennoch sind einige Veränderungen zu erwarten.

So könnte beispielsweise die breitere assoziative Vernetzung der Botschaft mit den individuellen Werten und Präferenzen bereits dazu führen, dass einzelne Informationen weniger leicht einer Verdrängung unterliegen können.

Weiters werden sich manche selektive Wahrnehmungs-Phänomene leichter identifizieren lassen, wenn aufgrund der spezifischen Haltung des Therapeuten von einem qualitativ hochwertigen Aufklärungsprozess ausgegangen werden darf. Denn, wenn grundsätzlich kein Zweifel daran bestehen kann, dass die Information gegeben wurde, gerade weil sie für die Autonomiekompetenz von Bedeutung ist, kann ein anschließend festgestelltes „Unwissen" des Patienten umso leichter auf psychologische Gründe zurückgeführt werden.

Schließlich wird auch der Versuch, mithilfe einer psychologischen Unterstützung dem Patienten die blockierten Wahrnehmungen wieder verfügbar zu machen, von einem wertorientierten Aufklärungsprozess profitieren. Denn die vorhergehenden assoziativen Vernetzungen mit den Präferenzen, insbesondere wenn sie im gemeinsamen Gespräch von beiden Partnern erfahren wurden, können zusätzliche Zugänge zur ausgeblendeten Botschaft ermöglichen.

Zu den Störungen in der Wahrnehmung lassen sich auch andere Einschränkungen zählen, die zwar berücksichtigt werden müssen, jedoch keineswegs als krankhaft zu qualifizieren sind.

So meint etwa Springer-Kremser über heranwachsende Jugendliche, dass deren Wahrnehmungsfähigkeit aufgrund ihrer psychischen Übergangsstruktur „zwischen Trauern und Verlieben" physiologisch eingeschränkt sei, und sie daher wenig von einer Aufklärung profitieren könnten.[144]

---

[144] Springer-Kremser in einer Podiumsdiskussion, in: Pharmig, Der mündige Patient, 37.

Diese auf der Psychodynamik der Jugendlichen beruhende Begründung lässt sich mit Blick auf das Wertensemble ergänzen. Sowohl der persönliche Umgang mit dem Wertensemble, im Sinne der individuellen Bestätigung oder Relativierung von Werten als „Vorstellungen des Wünschbaren",[145] als auch die noch in Entwicklung befindliche Wertehierarchie unterstehen einer massiven Dynamik. Eine häufig noch instabile Wertehierarchie, die sich zudem vielleicht unter den gegebenen Umständen zum ersten Mal unter einer Belastung bewähren muss, kann dazu führen, dass Reflexionen entweder kaum durchgeführt werden, oder dass Reflexionsergebnisse so wenig Überzeugungskraft entwickeln, dass sie unter den geringsten äußeren wie inneren Veränderungen bereits nicht mehr als maßgeblich erachtet werden.

Ein wertorientierter Aufklärungsprozess wird sich damit möglicherweise kaum auf die aktuelle Entscheidung auswirken. Dennoch trägt er in mehrfacher Weise dazu bei, dass der junge Mensch daraus einen Gewinn ziehen kann. Dazu zählt das Bewusstwerden der relevanten Werte, das zu einer weiteren Beschäftigung mit ihnen, einschließlich einer frühzeitig erfolgenden Strukturierung der Hierarchie führen kann. Dazu zählt auch eine umfassende pädagogische Hilfe im Umgang mit der Situation, die ja, ungeachtet der größeren Wertverschiebungen, dennoch in die Lebenswirklichkeit integriert werden muss. Darüber hinaus wird ein Jugendlicher, der bereits einmal mit einem wertorientierten Aufklärungsprozess konfrontiert wurde, diese Qualität eines partnerschaftlichen Informationsaustauschs möglicherweise auch in der Zukunft als unverzichtbar ansehen. Seine Erwartungshaltung kann eine gesellschaftliche Auffassung verstärken, die diesen mehrdimensionalen Aufklärungsprozess als Standard ansieht und ihrerseits zur weitgehenden Implementierung im medizinischen Alltag beiträgt.

Überprüfung des Krankheitsverständnisses

Die Einbeziehung der Wertewelt in den therapeutischen Prozess, die gewährleistet, dass das objektivierbare Krankheitsgeschehen mit dem individuellen Erleben untrennbar verbunden bleibt, wird auch zu Informationen darüber führen, wie der Patient seine Erkrankung selbst deutet, und welche Haltung er ihr gegenüber einnimmt. In diesem Zusammenhang ist zu bedenken, dass sowohl die Deutung als auch die Haltung, insbesondere bei älteren und alten Patienten, immer noch wesentlich von moralischen Aspekten beeinflusst wird. Dazu zählt etwa auch ein erhöhter Leidensdruck, der sich bei alten Patienten aus der Auffassung ergeben kann, dass sich eine Krankheit

---

[145] Definition von Kluckhohn, 1953, zit. in Meulemann, H., Werte und Wertewandel, 25f.

häufig als Folge von Sünden manifestiert. Schon dabei wird ein aufklärendes Gespräch zu einer emotionalen Entlastung beitragen können. Ebenso werden bei der Thematisierung der Einstellung zur Krankheit die Einwirkungen von Tabus oder die mit konkreten Krankheitszuständen verbundenen Schamgrenzen behutsam angesprochen werden können. Die daraus gewonnenen Erkenntnisse werden sich für den weiteren Umgang mit dem Krankheitszustand für beide Gesprächspartner als wertvoll und hilfreich erweisen.

Die persönlichen Erklärungsversuche der Krankheit sind zumeist auch von individuellen Vorstellungen bezüglich einer Therapie begleitet. Beide werden sich aufgrund der Kenntnis der Wertorientierung besser einschätzen lassen. Eine gegebenenfalls notwendige Korrektur des Erklärungsmodells[146] sowie eine eventuell notwendige „Entmystifizierung" der Therapie[147] finden dadurch nicht auf theoretisch-abstrakter Ebene statt, sondern behalten – oder erlangen – ihren Bezug zur konkreten Lebenswirklichkeit und können deshalb vom Patienten mitunter sogar leichter einer Plausibilitätsprüfung unterzogen werden.

Damit wird, unabhängig von den naturwissenschaftlichen Gegebenheiten und anstehenden Entscheidungen, bereits ein erster Schritt zu einer aktiven Beteiligung an der Bewältigung der Krankheit vollzogen, die einen vorläufigen Höhepunkt darin findet, dass die Krankheit in den aktuellen, jedoch bereits in Richtung Zukunft offenen Lebenshorizont harmonisch eingefügt wird.[148]

Wahrheitsgehalt

Der Patient wird aus dem Angebot eines wertorientierten Aufklärungsprozesses schließlich ableiten dürfen, dass auch der Therapeut die Wahrheit als unverzichtbaren Faktor für den Aufklärungsprozess einschätzt,[149] und ihn selbst grundsätzlich als „wahrheitsberechtigt" ansieht.[150] Denn einerseits trägt jede Unaufrichtigkeit die Tendenz zu einer nachfolgenden Kontaktvermeidung in sich.[151] Andererseits ver-

---

[146] Vgl. Geyer, M., Das ärztliche Gespräch, 50.

[147] So verweist etwa Wimmer auf die häufig geradezu mystischen Vorstellungen, insbesondere im Bezug auf operative Vorgänge. Jede „Aufklärung" im Sinne der Förderung einer realistischeren Sicht trägt zur besseren psychischen Verarbeitung bei: Wimmer, H., Die Bedeutung psychosozialer Betreuung, 79.

[148] Vgl. Hartmann, F., Patient, Arzt, Medizin, 78f.

[149] Dazu siehe Abschnitt „Wahrheit".

[150] Furger F., Wahrhaftigkeit, in: Rotter, H., Virt, G., Neues Lexikon der christlichen Moral, 852.

[151] Dies wird in aktuellen Befragungen von Mitgliedern aller Gesundheitsberufe nach wie vor bestätigt So etwa in der Studie des Institutes für Ethik und Recht in der Medizin, vgl. Grossmann, W. et al., Ethik im Krankenhausalltag, 156.

hindert jede Täuschung letztlich auf zweifache Weise eine sinnvolle Reflexion der individuellen Wertewelt. Erstens lotet der Patient dann nämlich die individuelle Bedeutung von nur vermeintlich wahren Informationen aus, weshalb auch daraus abgeleitete Entscheidungen nicht mit der Lebenswirklichkeit im Einklang stehen, ohne dass dieser Irrtum entdeckt und korrigiert werden kann. Damit mag der Patient zwar vordergründig selbstbestimmte – und sogar sinnvolle – Entscheidungen treffen können, eine tatsächliche Zunahme an Autonomiekompetenz aber wird wohl nicht zwingend eintreten müssen. Zweitens wird ein Therapeut, der um seine Unaufrichtigkeit weiß, gerade dann, wenn sie einer „Not" entspringt und nicht bewusst und moralisch verwerflich auf eine gezielte Täuschung angelegt ist, weder zusätzlich Impulse für eine Reflexion setzen wollen, um dadurch auch seine moralische Schuld zu vergrößern. Noch wird er eine vom Patienten selbst begonnene Spiegelung an seinem Wertensemble unterstützen können. Denn dies birgt die Gefahr in sich, dass dabei Inkongruenzen auftreten, die schließlich dazu führen, dass die der Reflexion zugrunde liegenden ärztlichen Aussagen bezüglich ihres realen Gehalts hinterfragt werden.

Information nicht zu wertend

Weiters wird ein über die bisherige Praxis hinausreichender Aufklärungsprozess unter dem zusätzlichen Anspruch stehen, dass die erforderlichen Informationen nicht bereits von Beginn an so wertend angeboten werden, dass die individuellen Reflexionen dadurch zu eindeutig in eine Richtung determiniert werden, und daher kaum mehr unbeeinflusst erfolgen können.

Diese Beeinflussung findet etwa dann statt, wenn im Rahmen des Ansprechens der verschiedenen Therapiemöglichkeiten nur die „wissenschaftlich anerkannten" Alternativen als sinnvoll dargestellt werden,[152] alle übrigen Vorgehensweisen jedoch entweder gar nicht angesprochen werden oder durch negative Wertungen von vornherein aus dem Entscheidungsprozess ausgeschlossen werden sollen. Wer den Standpunkt bejaht, wonach nur die wissenschaftliche Anerkennung ausschlaggebend bleibt, muss bedenken, dass zahlreiche therapeutische Verfahren wie beispielsweise die Homöopathie oder auch die unterschiedlichen Sparten der traditionellen chinesischen Medizin ihre Wirksamkeit und Heilkraft, ungeachtet der fehlenden endgültigen Etablierung, nicht nur unter Beweis stellen konnten, sondern sowohl von den Patienten, als auch von zahlreichen Ärzten in ihre therapeutischen Überlegungen einbezogen wurden.

---

[152] So meint etwa Glatz mit Verweis auf die amerikanische Rechtsprechung, dass eine Aufklärung über Behandlungsalternativen lediglich die wissenschaftlich anerkannten Verfahrensweisen einbeziehen müsse.

Es steht zweifellos im Ermessen des aufklärenden Arztes, seine persönliche Wertung bezüglich aller Therapiealternativen abzugeben, wie er dies ja im Übrigen auch im Hinblick auf etablierte Verfahren gewöhnlich zu tun pflegt. Jedoch muss in jedem Fall klargestellt sein, dass dies seine persönliche Meinung darstellt und keineswegs als allgemeingültige medizinische Fachmeinung aufgefasst werden kann. Ebenso entspricht es dem Standesethos und der Wahrhaftigkeit des Arztes, bei jenen Alternativen, zu denen ihm eine persönliche Erfahrung fehlt, darauf hinzuweisen, dass er aus diesem Grund keine umfassenden Informationen dazu geben könne. Wenn jedoch relativ gebräuchliche und auch seitens der Wissenschaft zumindest als wirksam beschriebene Alternativen entweder aufgrund einer persönlichen Einschätzung oder zur Vermeidung der Deklaration von Wissensdefiziten verschwiegen werden, kann der Patient möglicherweise gerade jene sinnvolle Alternative, die seinem Wertekontext am harmonischsten entspräche, nicht in seine Überlegungen einbeziehen. Sein Entscheidungsspielraum wäre damit unnötigerweise eingeschränkt.

Zeit für Reflexion

Die Einbeziehung der Wertewelt des Patienten in einen mehrdimensionalen Aufklärungsprozess legt weiters die Frage nahe, ob im Anschluss an die Sachinformation für Reflexionen auch ausreichend Zeit zur Verfügung steht. Gerade das Szenario eines elektiven Eingriffes zeichnet sich ja, im Unterschied zum Notfalleingriff, nicht nur durch den Anspruch auf eine größere Informationsmenge aus, sondern auch durch die Forderung, wonach dem Patienten ausreichend Zeit für seine Meinungsbildung gewährt werden müsse.[153]

Diese erforderliche Zeit lässt sich dabei kaum damit begründen, dass sie dazu notwendig sei, um die Sachinformation zu begreifen. Vielmehr ist sie für die Reflexionen von unverzichtbarer Bedeutung, da ja ein Großteil der „Meinungsbildung" gerade darin besteht, die vermittelten Aussagen in Beziehung zu den eigenen Präferenzen zu setzen. Wenn dabei nicht nur eilig auf ein Ergebnis hingearbeitet wird, sondern der reservierte Zeitraum tatsächlich für einen ausreichenden Reflexionsvorgang genützt wird, kann dies dazu beitragen, dass der Patient keine für ihn wesentlichen Details außer Acht lässt. Da dieser Prozess individuell unterschiedliche Zeiträume erfordert, wird es auch ein Akt der Fürsorge sein, wenn der Therapeut explizit für einen individuell ausreichenden Zeitraum sorgt.

Wenn der Patient um die ihm zur Verfügung gestellte Zeit weiß, werden alle Argumente, mit Hilfe derer der Therapeut dem Patienten

---

[153] Vgl. auch die Mahnung der „Rechtzeitigkeit von Aufklärung und Einwilligung" in der Rechtsprechung!

die Notwendigkeit einer wertorientierten Reflexion begründet, sowie auch die Botschaft, wonach der Patient sich durch den gewährten Zeitraum nicht dazu verleiten lassen solle, die Dinge entscheidungslos „auf Dauer in Schwebe" zu halten,[154] sondern konkret auf eine Entscheidung hinarbeiten müsse, nicht mehr als organisatorisch oder ökonomisch ausgerichtetes Drängen verstanden werden.

Sowohl eine diesen Zeitraum der Meinungsbildung begleitende Kommunikation als auch eine ehrliche Selbstreflexion des Therapeuten im Hinblick auf diese einengenden Sachzwänge ist dabei unverzichtbar!

Die erforderliche Zeit wird jedoch noch in anderer Hinsicht Bedeutung erlangen. Da die Wertorientierung vom Abschnitt der Anamnese an thematisiert wird, kann sie bereits als relevant angesehen werden, wenn die den Therapieentscheidungen vorausgehenden diagnostischen Schritte zu beschließen sind. Dies trägt einerseits dazu bei, dass das Recht des Kranken, bereits in diesem Konnex seine entsprechenden Einzelentscheidungen zu treffen, nicht übersehen wird. Andererseits kann der Patient, beispielsweise bei elektiven Eingriffen, auch durch die Ablehnung weiterer diagnostischer Maßnahmen einem Handlungsautomatismus vorbeugen. Dieser beruht darauf, dass eine möglicherweise nicht völlig außer Diskussion stehende Therapieentscheidung zusätzlich damit begründet wird, dass ja bereits zahlreiche vorbereitende Untersuchungen vorgenommen worden sind.[155] Dieser Aspekt, der auch im Zusammenhang mit dem Wunsch auf „Unwissenheit" gesehen werden muss, wird insbesondere von Bedeutung sein, wenn etwa onkologische Patienten die Ablehnung von routinemäßig geplanten Nachuntersuchungen damit begründen, dass sie keine weitere Therapie wünschten.

Weitere Vorteile – Compliance

Zu den weiteren Vorteilen eines mehrdimensionalen Aufklärungsprozesses lassen sich beispielsweise die Compliance des Patienten sowie die Frage nach der faktischen Authentizität der Entscheidung zählen.

Eine Vertiefung des Aufklärungsprozesses, die das Gewicht der selbstbestimmten Entscheidung des Patienten deshalb vergrößert, weil er darin auch Elemente seines eigenen Willensaktes vorfindet, fördert auch seine Bereitschaft, das weitere Vorgehen bewusst mitzutragen.[156] Die Bereitschaft zur Mitarbeit erhöht sich in dem Maß, in

---

[154] Vgl. Avenarius, H.J., Erklärung, Verständnis, Einverständnis, 122.
[155] „Es kommt leider selten vor, dass der Arzt mit Patienten offen über seine diagnostischen und therapeutischen Begrenzungen spricht.": Zitat von P. Maguire aus: Communication with cancer patients, 1988, zit. in: Huseboe, S., Palliativmedizin, 104.
[156] Vgl. dazu auch: „Nur der selbständige Patient ist auch compliant", in: Münch. med. Wschr. 135 (1993) 21, 64f.

dem ein Vorgehen mit den individuellen Vorstellungen in Einklang gebracht, oder zumindest auf Basis der Wertvorstellungen als sinnvoll erkannt wurde. Der therapeutische Partner kann umso eher mit dieser Mitarbeit rechnen, je mehr die Entscheidung einem aktiven Bejahen, und nicht einem resignierenden „Zulassen" entspricht. Dabei ist es gleichgültig, ob diese Mitarbeit eine Einwilligung in einen Eingriff oder „bloß" die Zustimmung zur regelmäßigen Einnahme eines Medikamentes betrifft.

Hier eröffnet sich die Perspektive auf eine therapeutische Zusammenarbeit, die üblicherweise mit dem Begriff Compliance bezeichnet wird. Allerdings musste auch dieser Begriff, analog zu anderen, einen bemerkenswerten Inhaltswandel erfahren.

„Compliance" reduzierte sich in zunehmender Weise von der Darstellung eines einsichtig am Therapiegeschehnis mitarbeitenden Kranken zu einem diagnostischen Terminus, der bloß eindimensional eine „Folgsamkeit" des Kranken beschrieb.[157] Der Patient wurde als „compliant" angesehen, wenn er die Therapieanordnungen befolgte, ohne, dass dabei berücksichtigt wurde, ob ihm deren Plausibilität auch durch ausreichende Informationen vermittelt werden konnte.

So widmeten sich zahlreiche Arbeiten, beispielsweise bezüglich des „Managements von Hypertonikern",[158] der Frage, wie die Disziplin der Medikamenteneinnahme gefördert werden könne, und nahmen dabei auf die Zahl der Tagesdosen und die Größe der Medikamente Bezug. Wesentlich weniger Arbeiten fanden sich jedoch, welche die Therapietreue in Relation zur vorangegangenen Information, insbesondere im Hinblick auf die zu erwartenden Nebenwirkungen, setzten.

Erst in den vergangenen Jahren wurden zunehmend kritischere Fragen gestellt, inwieweit die Compliance des Patienten vom Geschick des Therapeuten beeinflusst werden könne.[159] Damit wurde erstmals der Umstand angesprochen, dass auch der Therapeut im Hinblick auf die Compliance eine konkrete Verantwortung wahrnehmen müsse. Dies führte in weiterer Folge zur Frage, inwieweit ein Fehlverhalten des Therapeuten eine mangelhafte Compliance des Patienten nach sich ziehen würde. Mit dieser Frage wird jedoch der Beweis erbracht, dass ein als „compliant" beschriebenes Verhalten innerhalb eines Behandlungsprozesses eine zumindest vorhergehende Zusammenarbeit der beiden therapeutischen Partner erfordert.

---

[157] Vgl. Erlen, J.A., Ethical questions inherent in compliance, 77–80.

[158] Expressis verbis wird hier das *Management der Menschen*, die an einem höheren Blutdruck leiden, und nicht das *Management der Erkrankung* angekündigt!

[159] Vgl. Holzem, Ch., Patientenautonomie, 288; Hartmann, F., Patient, Arzt, Medizin, 146; Koerfer et al., Zur Evaluation von Arzt-Patienten-Kommunikation, 64f.

Damit kann der Begriff Compliance wieder eine umfassendere Bedeutung erhalten. Er wird vom allzu engen Bezug zum Gefälle zwischen dem anordnenden Arzt und seinem folgsamen Patienten befreit. Dem Kranken fällt damit nicht mehr die Hauptlast der Compliance bis hin zum erwarteten Therapieerfolg zu – eine Last, die höchstens durch nachgewiesene Aufklärungsversäumnisse des Arztes gemildert werden konnte. Der Begriff Compliance könnte vielmehr dazu dienen, die Befolgung des von beiden Partnern gemeinsam entschiedenen, verantworteten und umgesetzten Therapiekonzepts zu beschreiben. Damit erweist es sich auch als notwendig, dass zur gemeinsamen, sich als tragfähig und praktikabel erweisenden Entscheidung mehr als nur die Kenntnis der Sachverhalte nötig ist. Denn wenn sich die Verantwortung *beider* Partner für die Compliance als unverzichtbar erweist, werden im Rahmen des Aushandelns der Entscheidung damit auch die individuellen Wertensembles in Beziehung zueinander gesetzt. Je mehr diese daher, angefangen von der Anamnese bis zur Therapieentscheidung bewusst werden können, umso konkreter werden sie sich beim Zustandekommen einer tragfähigen Entscheidung auswirken. Die darauf basierende qualitative Verbesserung der Compliance wird sich in der Folge als wesentlicher Beitrag zu einer erfolgreichen Therapie erweisen können, die, abgesehen davon, dass sie einer umfassenderen Beurteilung zugänglich wird, für beide Partner als befriedigend erfahren werden kann.

Weitere Vorteile – Authentische Bewertung

Das Wissen um die Bedeutung eines mehrdimensionalen Aufklärungsprozesses erlaubt es auch, eindeutig Stellung in der Kontroverse zu beziehen, die sich mit der Frage befasst, inwieweit einer autonomen Entscheidung, abgesehen von den Vorbedingungen, wie dem Verständnis, der Bewusstheit und der Einflussfreiheit, auch eine authentische Bewertung zugrunde liegen müsse.[160]

Denn gerade eine auf Wertorientierung angelegte Aufklärung erleichtert auch die gemeinsame Feststellung, inwieweit eine Beurteilung des Patienten auch tatsächlich seinen subjektiven Wertmaßstab widerspiegelt. Je mehr dies der Fall ist, desto eher lässt sich damit auch von einer Authentizität der Entscheidung sprechen. Die darin aufscheinende „Wohlüberlegtheit" wird im Rahmen der Kontroverse von den Autoren Faden und Beauchamp unter anderem deshalb kritisiert, weil dies zu sehr nach „erzieherischem Impetus"[161] aussehe und eine Überforderung nach sich ziehen könne.[162] Aus der bisheri-

---

[160] Vgl. dazu die jeweils zweistufigen Modelle über Handlungsmotivationen von Dworkin und Franfurt, zit. in: Schöne-Seifert, B., Medizinethik, 569.

[161] Vgl. Schöne-Seifert, Medizinethik, 569.

[162] Schöne-Seifert sieht diese Kritik nur dann überzeugend, wenn Authentizität „etwas wie einen stimmigen Lebens- oder einen existentialistischen Selbstentwurf

gen Beschreibung des wertorientierten Prozesses lässt sich diese Kritik jedoch bereits weitgehend zurückweisen. Denn diese Authentizität ist weniger das Ergebnis einer vom Therapeuten erhobenen Forderung, sondern vielmehr die logische Konsequenz des früh begonnenen Weges. Je früher die Wertorientierung ins Spiel gebracht wird, und je öfter sie, entsprechend dem Fortgang des Therapieprozesses, explizit thematisiert wird, selbst wenn der konkrete Abschnitt keine unmittelbare Wahl erfordert, desto weniger wird der Patient gerade dann von sich aus auf eine Orientierung an ihr verzichten und seine Maßstäbe ausblenden, wenn es um eine Entscheidung von einiger Tragweite geht. Ja, es stellt sich letztlich sogar die Frage, inwieweit ein Patient, der sich einmal seiner Maßstäbe bewusst geworden ist, sie im weiteren Verlauf tatsächlich noch vernachlässigen kann.

Die Kontroverse wird zumeist anhand typischer Beispiele geführt, anhand derer sich die Vorteile des vorgestellten Konzepts aufzeigen lassen. So werden etwa die Überschätzung vorübergehender Schmerzen oder die Unterschätzung bis zur Nichtbeachtung von Risiken angeführt,[163] um die Inkohärenz zwischen einer Entscheidung und dem tatsächlichen subjektiven Wertemaßstab zu verdeutlichen. Dabei lautet die Kritik, dass die Authentizitätsforderung ein „ex-post"-Kriterium darstelle, also erst angewendet werden könne, wenn die Entscheidung bereits bekannt sei und aufgrund ihres einigermaßen irrationalen Inhalts in Zweifel gezogen werde. Dies könne in der Folge zu schwer kontrollierbaren Bevormundungen des Patienten führen, weil Entscheidungen, die bloß unkonventionell seien, bereits als zu wenig authentisch zurückgewiesen werden können.[164]

Dem ist folgendes entgegenzuhalten.

Hat der therapeutische Partner vom Beginn der Beziehung an Kenntnis von der Werteorientierung, kann er dadurch etwaige Veränderungen innerhalb der Wertungshierarchie, die sich aus den Gesprächen oder den diagnostischen Geschehnissen ergeben können, leichter erkennen. Damit lässt sich die grundsätzliche persönliche Einschätzung von Beschwerden ebenso leichter ausloten, wie auch die individuelle Risikofreudigkeit bereits in Ansätzen eingeschätzt werden kann. Anhand dieser beiden Erkenntnisse lassen sich schon wesentlich früher erste Schlüsse auf den Charakter einer späteren Entscheidung ziehen. Zugleich sinkt die Wahrscheinlichkeit, dass der therapeutische Partner durch eine sich im Gespräch durch nichts

---

voraussetzt": Schöne-Seifert, B., Medizinethik, 569; dieser Umstand ist zwar, meint Dworkin, im Idealfall gegeben, jedoch nicht zwingend notwendig: vgl. Dworkin, R., Die Grenzen des Lebens, 311.

[163] Auf die hier angesprochene Problematik der unterschiedlichen Risikofreudigkeit wurde schon im Rahmen der Überlegungen zum Thema Arzt-Patient-Beziehung hingewiesen! Vgl. auch zur Thematik: Brock, D., Wartmann, St., 1596ff.

[164] Vgl. Schöne-Seifert, Medizinethik, 570.

ankündigende „irrationale" Entscheidung überrascht wird. Daher wird sich auch die von Brock und Wartmann empfohlene Strategie zumeist schon von vornherein erübrigen, wonach atypische Entscheidungen erneut einer Diskussion unterzogen werden sollten. Sie bleibt jenen wenigen Fällen vorbehalten, in denen die Entscheidung überraschenderweise tatsächlich anders ausfällt, als aufgrund der wiederholten, gemeinsamen Reflexionen anzunehmen wäre. Dann jedoch wird aufgrund der Erfahrung eines bislang gemeinsamen Aufklärungsprozesses ein Hinterfragen der Entscheidung für beide Partner selbstverständlich sein, und wird daher wohl keineswegs, wie gelegentlich befürchtet, vom Patienten im Sinne einer Bevormundung verstanden werden.[165]

In dieser „Meta-Reflexion" werden sich zusätzliche, bislang nicht konkret auswirkende, oder neu hinzugekommene Einflüsse aufzeigen lassen. Dazu zählen etwa das Auftreten durch eventuell auch überraschend hinzugekommene Berater, oder beispielsweise eine Fehleinschätzung des Therapeuten, die eine Entscheidung daher bloß für ihn überraschend erscheinen ließ. Da auch diese sekundären Reflexionen dem Erkenntniszuwachs beider Partner dienen, werden sie kaum als eine, von den Gegnern befürchtete, gezielte erzieherische Gängelung verstanden werden können.

Ein Vorteil, der sich dabei speziell für den Therapeuten aus dieser Meta-Reflexion ergeben kann, liegt im Beitrag zur weiteren Selbsteinschätzung. Aus den Begründungen, weshalb es zu dieser überraschenden, atypischen Entscheidung kam, wird er wichtige Rückschlüsse auf seine Rolle im Reflexionsprozess ziehen können. Diese können beispielsweise auf eine nicht adäquate Einschätzung der Wertorientierung des Patienten hinweisen, oder auch Fehlschlüsse aufgrund der eigenen Wertehierarchie aufzeigen. Damit wird einmal mehr verdeutlicht, wie sehr die individuellen Aspekte für einen wertorientierten Aufklärungsprozess von Bedeutung sind, und weshalb eine Delegation, die damit begründet wird, dass das Sachwissen ebenso gegeben wäre, zu Qualitätseinbußen führen muss. [166]

.8 Aufklärung über den „informed consent" hinaus

Ein Aufklärungsprozess, der damit aus pädagogischen Gründen die Wertewelt des Patienten bewusst einzubeziehen sucht, wird ungeachtet aller berechtigter Absicherungstendenzen kaum in Gefahr sein, durch die gefürchtete Haftungsproblematik „denaturiert" zu

---

[165] Vgl. Brock, D.W., Wartmann, St.A., 1597f.

[166] Nach einer Untersuchung von Wimmer erwarten mehr als 75% der Patienten die Information durch den Operateur, den sie als kompetenteste Auskunftsperson einschätzen: Wimmer, H., Informationsbedürfnisse und Informiertheit, 2.

werden,[167] und die Patientenzustimmung so zu instrumentalisieren, dass sie bloß einer Haftungsentlastung gleichkommt. Er wird überdies auch nicht bloß mit der Erfüllung einer im Behandlungsvertrag juridisch festgelegten Vertragspflicht begründet werden.[168]

Deshalb wird auch die Frage nach einer grundsätzlichen Mitteilungspflicht eine gänzlich andere Antwort nach sich ziehen. Die juristische Einschätzung, wonach der Arzt seinem Patienten die Mitteilung einer Diagnose nicht prinzipiell schulde, sondern nur dann, wenn sie Entscheidungen erforderlich machten,[169] sowie die bloße Ausrichtung des Informationsvolumens an den Erfordernissen eines „informed consent", widersprächen der Intention, alle Informationen in den Dienst der wertorientierten Lebenswirklichkeit des Patienten zu stellen. Gerade in der Bereitschaft, den Patienten unabhängig von einer Entscheidungsnotwendigkeit zu informieren, zeigt sich der Wille zur Förderung seiner Autonomiekompetenz, der sich dabei zwar auf ein „Right to know" bezieht, jedoch letztlich viel mehr auf ethische als auf rechtliche Begründungen zurückgreift.[170]

2.4 Aufklärung und Wahrheit

Wenn der neue, mehrdimensionale Aufklärungsprozess mit der Erhebung der Werte des Patienten im Rahmen des ersten Kontaktes beginnt, und das Krankheitserleben nicht nur in Bezug zur naturwissenschaftlich orientierten Symptomenübersetzung sondern ebenso zur Lebenswirklichkeit des Patienten gesetzt werden soll, schließt dies die Frage nach der Wahrheit mit ein.

Wird im pädagogischen Aspekt des Aufklärungsprozesses das Ziel definiert, das individuelle Wertgefüge, zunächst wahrzunehmen, Reflexionen über die Auswirkungen der Krankheit auf das je eigene Wertensemble zu ermöglichen und etwaige Veränderungen seiner Hierarchie angesichts der geänderten Zustände zu hinterfragen, sowie diese bei Bedarf nach Möglichkeit neu zu strukturieren und zu verfestigen, damit nicht nur die aktuellen, sondern auch die zukünf-

---

[167] Vgl. dazu Deutsch, E., Aktuelle Hauptprobleme des Arztrechts, 59.

[168] Vgl. Hinweis von Deutsch auf die Umkehr der Auffassung in den USA. Der Grund für die Aufklärung liegt dabei nicht mehr in der Rechtfertigung der Körperverletzung sondern in einer Vertragspflicht: Deutsch, Aktuelle Hauptprobleme des Arztrechts, 61; vgl. auch Deutsch, Medizinrecht, 78f.

[169] „Bei der Eingriffsaufklärung geht es darum, dass der Arzt seinen Patienten soweit instruiert, dass dieser sein Einverständnis begründetermaßen geben oder verweigern kann. Und dazu gehört nicht unbedingt die Mitteilung des Befundes.": So eine juristische Meinung in: Medizin als Kunst? Ein „Rundtischgespräch", in: Rössler et al., Medizin zwischen Geisteswissenschaft und Naturwissenschaft, 156f.

[170] Vgl. auch Glatz, Ch., Der Arzt zwischen Aufklärung und Beratung, 103f.

tigen Entscheidungen auf diesen Erfahrungswerten aufbauen können, ist „Wahrheit" unverzichtbar.

Wenn sich die Qualität des Aufklärungsprozesses nicht an der Menge von, unter Umständen überfordernden, technischen Sachinformationen bemisst, und Entscheidungen daher nicht bloß deshalb bereits als „selbstbestimmt" angesehen werden, weil viele Detailinformationen gewusst werden und gegebenenfalls sogar reproduzierbar sind, sodass eine bewusste Handlungsauswahl ermöglicht erscheint, sondern weil sie die größtmögliche Kongruenz zwischen dem medizinisch Möglichen und den eigenen Präferenzen aufweisen, ist „Wahrheit" in allen Reflexionen notwendig.

Besteht daher die Intention, im Rahmen des therapeutischen Geschehnisses die Autonomiekompetenz des Patienten gezielt so zu fördern, dass Entscheidungen auf der Basis der individuellen Präferenzen getroffen werden können, ist der Faktor „Wahrheit" von besonderer Bedeutung.

Ungeachtet der geradezu elementaren Erkenntnis, wonach die Wahrheit selbst nicht immer in einer eindeutigen und unbezweifelbaren Form zugänglich ist,[171] stellt es aus den genannten Gründen daher eine unzulässige, verkürzte Sichtweise dar, wenn im Zusammenhang mit Aufklärungsprozessen der Wahrheit zumeist nur dann Aufmerksamkeit zuteil wurde und wird, wenn es um die Mitteilung deletärer diagnostische Befunde geht.

Ausgehend von dem historischen Edikt Hufelands, der es mit der ärztlichen Rolle als unvereinbar ansah, mit der Wahrheit auch „den Tod zu verkündigen",[172] über die anekdotische Beschreibung des Umgangs mit der Wahrheit beim Dichter Theodor Storm,[173] bis zur

---

[171] Betz, O.: Ringen um Wahrhaftigkeit, 115, zit. in: Hofmann, I., Wahrheit am Krankenbett, 2.

[172] „Den Tod verkünden, heißt, den Tod geben, und das kann, das darf nie das Geschäft dessen sein, der bloß da ist, um das Leben zu verbreiten" [...] vgl. Engelhardt, D.v., Wahrheit am Krankenbett im geschichtl. Überblick, 436; vgl. dazu auch Kappauf, H.W., Aufklärung und Hoffnung, 47ff.

[173] „Storm litt an einem zweifelsfrei von mehreren Ärzten diagnostizierten Magenkrebs, den er selbst die Krankheit der Marschen genannt hat. Nach Mitteilung der Diagnose verlor er jede Lebensfreude und Schaffenskraft. Auf Betreiben seiner Verwandten wurde ein Ärztekonzil eingesetzt, das zwar den Befund als richtig erkannte, jedoch Storm mitteilte, dass es sich nicht um Krebs, sondern um eine harmlose Erkrankung handle. Die Lebensfreude und Kreativität des Dichters kehrte darauf zurück und er vollendete den ‚Schimmelreiter'. Thomas Mann hat sich dieser Geschichte literarisch angenommen und abschließend festgestellt: ‚Das Meisterwerk, mit dem er sein Künstlerleben krönte, ist ein Produkt barmherziger Illusionierung.'": Wachsmuth, W., Über die ärztliche Verantwortung, 8; vgl. Laufs, A., Grundlagen und Reichweite der ärztlichen Aufklärungspflicht, in: Jung/Schreiber, Arzt und Patient zwischen Therapie und Recht, 74. Vgl. Deutsch, E., Medizinrecht, 102, RZ 149. Die Geschichte Theodor Storms wird dabei stets so gedeutet, als sei die

Begründung des Chirurgen Billroth, weshalb er sich aufgrund seiner Erfahrungen strikt gegen die Mitteilung einer bedrohlichen Wahrheit ausspreche,[174] wurde beständig eine diesbezügliche Stigmatisierung des Wahrheitsbegriffes vorgenommen und selten dagegen argumentiert.[175] Dadurch blieb selbst auf diesem durch freiwillige Selbstbeschränkung schmalen Sektor eine Verbesserung lange Zeit kaum durchführbar.

Wenn es langsam, ja allzu langsam, zwischen Arzt und Patient zu einem weniger verkrampften Umgang mit der Wahrheit kam, lag dies zumeist mehr an neuen psychologischen Erkenntnissen, die im Wissenszuwachs einen positiven therapeutischen Effekt nachweisen konnten, oder an pragmatischen Argumenten, die auf eine Arbeitserleichterung mit dem Patienten und eine vereinfachte Möglichkeit, konkret auf ihn eingehen zu können, abzielten.[176]

In diesem Zusammenhang ist es außerdem bemerkenswert, dass dabei die Wahrheitspflicht auch bisher schon äußerst unterschiedlich gewichtet wurde. Während es dem Ermessen des Arztes, durchaus unter dem Aspekt der „Fürsorge", unterlag, den Wahrheitsgehalt seiner Aussagen an die Situation zu „adaptieren", wurde andererseits die Pflicht des Patienten zu größtmöglicher Offenheit und Wahrheit, bei gleichzeitiger Ausblendung seiner diesbezüglichen Rechte, hervorgehoben.

Selten jedoch wurde die Wahrheitsvermittlung als die Umsetzung einer ethisch begründbaren Forderung verstanden, den Wissenszuwachs im Hinblick auf die Erweiterung der Selbstbestimmung des Patienten zu verstehen.

Fortsetzung der schriftstellerischen Tätigkeit ein Beweis des geglückten Lebens. Ebenso gut allerdings ließe sich die Hypothese aufstellen, dass sich Storm, durch die als Erfolg des 2. Konsiliums angesehene neuerliche Konzentration auf seine literarische Tätigkeit, damit wesentlichen Fragen seiner Lebenswirklichkeit verweigern konnte. Interpretationen bezüglich der Sinnhaftigkeit des Vorgehens scheinen damit mehr unter dem Eindruck einer durch ein vollendetes Werk beschenkten Nachwelt zu stehen, als dass sich die Interpreten mit der Frage nach einem tatsächlich und bis zuletzt geglückten Leben auseinandersetzen!

[174] Der Mediziner Billroth teilt einem wegen seiner Tapferkeit ausgezeichneten Offizier auf dessen Wunsch die volle Wahrheit über seine Krebserkrankung mit: „Der Kranke empfahl sich unter aufrichtigen Danksagungen, verließ das Zimmer und stürzte sich sofort vom Gangfenster des ersten Stockes herab, wobei er sich tödlich verletzte und beinahe einen Assistenten der Klinik erschlagen hätte.", in: Eiselsberg, A.v., Lebensweg eines Chirurgen, 1938, zit: Engelhardt, D.v., Wahrheit am Krankenbett im geschichtlichen Überblick, 437.

[175] 1672 schrieb der französische Arzt Samuel de Sorbière (1984) einen Aufsatz, in dem er das Problem, den Patienten die Wahrheit vorzuenthalten, erkannte, sah aber keine Möglichkeit, die vorhandene Praxis zu ändern; zit. in Huseboe, S., Palliativmedizin, 90.

[176] Vgl. Grossmann, W. et al., Ethik im Krankenhausalltag, 156f.

In der Folge soll zunächst mit wenigen Sätzen auf einige zum Verständnis erforderliche Details des philosophischen Begriffes „Wahrheit" eingegangen werden. Dabei sei zugleich vorausgeschickt, dass dieser Begriff im medizinischen Kontext nicht bloß die Vermittlung medizinischer Fakten – von der Krankheitsursache über die diagnostische Bestätigung, das Ausmaß bis hin zur Prognose – umfasst. Wer damit den Begriff erschöpfend beschrieben zu haben glaubt, verkürzt ihn im Sinne eines „richtigen Sachverhaltes."[177] Wie sich jedoch gerade anhand der wertebezogenen Aspekte des Aufklärungsprozesses zeigen lässt, reicht die Wahrheit weit über das schmale Spektrum hinaus.

Bei der Erläuterung der wenigen philosophischen Begriffe soll auf deren typische Anwendung im medizinischen Kontext verwiesen werden, um damit die Anschaulichkeit zu fördern und möglicherweise das Interesse für eine weitere Vertiefung, die hier weder aus Raum- noch aus Kompetenzgründen erfolgen kann, zu wecken.

.1 Exkurs: Philosophische Begriffsbestimmungen

Zunächst wird Wahrheit im objektiven Sinn „als Richtigkeit in der Bedeutung von Übereinstimmung von Sachverhalt und Erkenntnis" definiert.[178] Die Unterscheidung in eine „logische" und eine „ontologische" Wahrheit bezieht sich auf die jeweilige Richtung, in der sich die Erkenntnis der Wahrheit bildet. Die „logische" Wahrheit als „Übereinstimmung der Verstandeserkenntnis mit dem Ding"[179] steht in Beziehung zur Qualität der realistischen Wahrnehmung des Patientenzustandes. Die „ontologische Wahrheit", die die „Übereinstimmung des Dinges mit der in einem Verstand vorhandenen Idee"[180] beschreibt, bezieht sich auf den Wahrheitsgehalt, der in der Verbindung des konkreten Patientenzustandes mit den wissenschaftlichen Krankheitsbildern feststellbar ist. Schließlich lässt sich noch die personbezogene Wahrheit anführen, die „von der Erkenntnis- bzw. Seins-Wahrheit abgehoben ist und auch ‚moralische Wahrheit' heißt".[181] Sie ist dann gegeben, wenn „das Gesagte mit der erkannten Wahrheit übereinstimmt",[182] also etwa, wenn eine zweifelsfrei zutreffende naturwissenschaftliche Diagnose wahrheitsgemäß mitgeteilt wird.

[177] Vgl. Dichgans, J., Zur Aufklärung von Kranken und Sterbenden, 194.
[178] Furger, F., Wahrhaftigkeit, in: Rotter, H., Virt, G., Neues Lexikon der christlichen Moral, 846; Hörmann, K., Wahrheit und Lüge.
[179] Vgl. Hörmann, K., Wahrheit und Lüge, 9.
[180] Ebd.
[181] Pompey, H., Die Heilkraft der Wahrheit, 136.
[182] Ebd.

Demnach wird das volle Maß an „Wahrheit" im medizinischen eingeengten Alltagsbegriff dann erreicht, wenn das Beschwerdebild des Patienten einem vorerst noch hypothetischen Krankheitsbild entspricht,[183] wenn im Anschluss daran der durch Befunde ergänzte Sachverhalt der Erkrankung richtig erkannt wird,[184] und im Rahmen einer aufklärenden Information für den Patienten adäquat wiedergegeben wird.[185]

Durch den Hinweis auf die „erkannte Wahrheit" zeigt sich, dass eine moralische Wahrheit daher auch dann vorhanden sein kann, „wenn das Gedachte mit der Seinswirklichkeit nicht übereinstimmt", wie dies beispielsweise bei der Vermittlung einer als wahr angenommenen Diagnose, die jedoch tatsächlich unzutreffend ist, geschieht. Die Unverzichtbarkeit der moralischen Wahrheit in jeder therapeutischen Beziehung ist es, die schließlich auf die „sittliche Wahrheit",[186] also die Wahrhaftigkeit des Therapeuten, oder vielmehr auf die beider Partner verweist, und auf die später eingegangen wird.

2.4.2 Wesentliche Aspekte der „Wahrheit" im medizinischen Kontext

Die zahlreichen philosophischen Aspekte des Begriffes „Wahrheit" werden im Alltag verständlicherweise nicht in dieser Weise wahrgenommen. Es wäre jedoch zweifellos von Interesse, wenn sie nicht nur im Zuge des Studiums behandelt, sondern auch von allen bereits medizinisch Tätigen gelegentlich außerhalb der gewöhnlichen Alltagsproblematik reflektiert werden könnten. Im Rahmen der nachfolgenden Überlegungen soll auf den im Alltag gebräuchlichen Begriffsinhalt der Wahrheit Bezug genommen werden.

Sowohl die oben beschriebene Stigmatisierung der Wahrheit, als auch ihre bloß an der Nützlichkeit orientierte Verwendung müssen bei allen Bemühungen bedacht werden, die auf eine „Rehabilitation" der Wahrheit im Rahmen der Aufklärung, sowie ihrer „(Neu)-Entdeckung" außerhalb des beschriebenen schmalen Sektors abzielen. Deshalb sollten schon vorab einige wesentliche Aspekte kritisch hinterfragt werden, damit aufgrund dieser Erkenntnisse sinnvolle Strategien für ihre dauerhafte Implementierung entworfen werden können.

---

[183] „... wenn ein Ding dem Sein nach seiner Idee entspricht ..."
[184] „... Übereinstimmung des Dinges mit der in einem Verstand vorhandenen Idee."
[185] Hörmann, K., Wahrheit und Lüge, 12.
[186] Hörmann, K., Wahrheit und Lüge, 11.

Engführung: „Die Wahrheit erschöpft sich im diagnostischen Sachverhalt"

Der erste Aspekt besteht in der begrifflichen Engführung, wonach sich die Wahrheit nur im Mitteilen eines *diagnostischen Sachverhaltes* erschöpfe. Es gilt, diese Engführung aufzubrechen. Abgesehen von der beschriebenen, mittlerweile weitgehend verbreiteten Erkenntnis, dass sich der prognostische Aspekt ohnehin von größerem Interesse erweist als der diagnostische,[187] und dies schon per se den Rahmen einer Diagnoseinformation sprengen kann, darf nicht außer Acht gelassen werden, dass alle Fragen des Patienten letztlich immer auf eine Wahrheitsmitteilung hinauslaufen.[188] Zudem lässt sich, wie gezeigt werden konnte, die Bedeutung der Wahrheit nicht auf einen schmalen Sektor der Arzt-Patient-Beziehung eingrenzen. Ihr Beitrag ist vielmehr für das therapeutische Bündnis selbst, von der Anamneseerhebung bis zum Ende unverzichtbar.

Engführung: „Die Wahrheit stellt eine zusätzliche Belastung dar"

Der zweite Aspekt betrifft jene stereotype Auffassung, wonach die Wahrheit in aller Regel eher eine *zusätzliche Belastung* als eine Hilfe für den Patienten darstelle.

Auch dies muss grundsätzlich in Abrede gestellt werden.

Es gilt nämlich zunächst zu bedenken, dass die Mitteilung einer „Wahrheit" im Sinne einer tatsächlich zutreffenden Diagnose auch imstande ist, eine Wirklichkeit zu schaffen, die vom Patienten als Erleichterung seiner Ungewissheit empfunden, oder als Legitimation für die bewusste Inanspruchnahme der Krankenrolle verstanden werden kann. Ihr tatsächlicher, zumeist jedoch wenig beachteter Stellenwert wird auch anhand des Faktums deutlich, dass die Wahrheit auch bei der Vermittlung von umgangssprachlich positiven Ergebnissen wesentlich ist. Dies ist bei weitem keine banale Feststellung, da im Alltag gerade auch die Vermittlung diese „heilsamen" Botschaften allzu oft vernachlässigt wird. Häufig werden gerade im Rahmen eines ganzen Bündels von diagnostischen Ergebnissen die so genannten „normalen Befunde" für den weiteren Verlauf als uninteressant und daher weniger beachtenswert eingestuft. Wer jedoch erleben konnte, welche heilsame Kraft ein durch Angst und Missempfinden verunsicherter Patient aus der Vermittlung eines guten Befundergebnisses

---

[187] Vgl. als einer von vielen Autoren: Illhardt, F.J., Wahrheit am Krankenbett, in: Illhardt, F.J., Medizinische Ethik, 129.

[188] „Der Patient fragt immer nach der Wahrheit, wenn er nach seinem Zustand, seinen Aussichten und seinen Verhaltensmöglichkeiten fragt.": Illhardt, Medizinische Ethik, 132. Diese Feststellung ließe sich auch mit all jenen Fragen ergänzen, die sich auf den Ablauf, den Einsatz des Therapeuten, die Notwendigkeit von Verfahrensschritten, oder sogar auf die ökonomischen Auswirkungen beziehen!

schöpfen kann, selbst wenn dieser wenig klinische Relevanz besitzt, wer erfahren durfte, wie dieser unwesentliche Befund dennoch imstande war, Hoffnung zu vermitteln, die zur Fortsetzung eines eingeschlagenen Weges ermutigen konnte, wird von dieser Möglichkeit der Unterstützung gerne Gebrauch machen.

Im Faktum der „Wahrheit" werden jedoch durchgängig mehr die Gefahrenmomente gesehen. Durch das Stigma der Belastung wird die wesentlich bedeutendere Sicht verdeckt, wonach *jede* Wahrheit eine Chance bedeutet, der eigenen Lebenswirklichkeit näher zu kommen.

Wahrheit *ist* ein unabdingbares und wesentliches Merkmal jeder Selbsterkenntnis. Sie ist eine Grundbedingung, wenn der Mensch sich selbst und die ihn umgebende Welt tatsächlich erkennen will. Sie ist unverzichtbar, will er sein einzigartiges „In-der-Welt-Sein" im Bewusstsein leben, dass dies die einzige Möglichkeit darstellt, die kurze Lebensspanne seiner Existenz voll auszuschöpfen. Ihre Unverzichtbarkeit muss von Patient und Therapeuten begriffen werden. Erst dann ist ein heilsamer Umgang mit ihr von beiden Seiten dauerhaft möglich. Wenn auf dem Weg zu ihrer Erkenntnis, eine Aufgabe, die jedem Menschen im Rahmen seines lebenslangen Reifungsprozesses auferlegt ist, auch „Ent-Täuschungen" stehen, und es sich als notwendig erweist, deshalb von gewohnten Auffassungen und Meinungen abzugehen, mag dies zwar mit Belastungen einhergehen und auch einen vorübergehend relativierenden Einfluss auf das Wohlbefinden ausüben. Doch muss zugleich klar sein, dass im menschlichen Leben letztlich kein Reifungsprozess von Unlustgefühlen und Traurigkeiten frei bleibt.

Allerdings muss auch an dieser Stelle einem Missverständnis begegnet werden. Es geht keineswegs darum, ob sich ein Patient diesen Vorgängen verweigern *dürfe*. Selbstverständlich steht ihm im Rahmen seiner Selbstbestimmung das Recht zu, sich sowohl durch ein „Nichtwissen", als auch gegebenenfalls durch Abwehrmechanismen wie Verdrängung und Regression vor einer ihm als bedrohlich erscheinenden Wahrheit zu schützen.[189]

Vielmehr soll in erster Linie bei den Mitgliedern des therapeutischen Teams das Verständnis dafür geweckt werden, dass dem *Patienten seine Lebenswahrheit nicht vorenthalten werden dürfe*, und dass die unreflektierte Berufung auf das Fürsorgeprinzip, um den Patienten vor jeder Missempfindung zu bewahren, keine ausreichende Begründung dafür darstellt.[190] Zugleich geht es ebenso um die

---

[189] Vgl. etwa die beschriebenen Verdrängungsmechanismen bei Schmeling-Kludas, Ch., Die Arzt-Patient-Beziehung, 57f.
[190] Darauf bezieht sich auch ein BGH-Urteil BGHZ 29, S. 46ff., S. 55–57, das darauf verweist, dass ein vorübergehender Gefühlseinbruch durch die Mitteilung einer deletären Diagnose zu den menschlichen Gegebenheiten zähle, weshalb er nicht als Begründung für ein „Therapeutisches Privileg" ausreichen könne: vgl. Eisenbart, B., Patienten-Testament, 137f.; zum therapeutischen Privileg siehe später.

Erkenntnis, dass dieses Selbstbestimmungsrecht des Patienten am besten dann gewürdigt werden kann, wenn ihm die ihn betreffende Information nicht aufgedrängt wird, sondern sich die Vermittlung an seinen persönlichen Vorstellungen und individuellen Möglichkeiten ausrichtet. Selbstverständlich wird dabei nicht immer der Idealfall eintreten, dass der Patient durch eine Folge von Fragen den Fortgang des Gespräches steuert.[191] Oft wird es dabei einer ebenso notwendigerweise einzuübenden Sensibilität bedürfen, auch dann auf Fragen einzugehen, wenn deren Beantwortung zwar erwünscht wird, sie sich jedoch gerade einer sprachlichen Form verweigern, und möglicherweise bloß nonverbal gestellt, oder in anderen Botschaften verborgen werden. Andererseits wird es die gleiche Sensibilität erfordern, den Patienten zu mancher Frage zu ermutigen, deren Antwort bereits vorliegt, und deren Wissen als unverzichtbar angesehen wird. In der daran anschließenden freien Entscheidung des Patienten, die Frage tatsächlich zu stellen, liegt auch die Bereitschaft, die Antwort zu hören. Dies stellt für die Förderung der Autonomiekompetenz zweifellos einen besseren Weg dar, als wenn vom Therapeuten vorauseilend eine „Antwort" ausgesprochen wird, obwohl der Patient die entsprechende Frage bewusst nicht gestellt hat.

Engführung: „Die Wahrheit erfolgt durch eine schonungslose Mitteilung"

Die dritte Engführung, die es aufzubrechen gilt, lautet, dass die Wahrheit in der Regel nur durch eine *schonungslose Mitteilung* innerhalb eines kurzen Zeitraumes erfolgen könne.[192] Selbst in jüngster Zeit klingt dies, wie im Autonomiekapitel beschrieben, in Formulierungen nach, die eine „schonungslose Wahrheitsvermittlung" als geradezu typischen und unvermeidlichen Preis für die Autonomieförderung anführen.

Nur allzu häufig wird dabei der Inhalt der Botschaft und deren tatsächlicher Wahrheitsgehalt mit einer häufig durchaus kritikwürdigen Vermittlung verwechselt.[193] Der Appell, eine Handlung „scho-

---

[191] „Aber es geht darum, den Patienten fragen zu lassen und Fragen zu beantworten und nicht von mir aus eine Information aufzudrängen.": Springer-Kremser, M., in: Pharmig, Der mündige Patient, 105.

[192] „... postulieren die Anhänger der vollkommenen Autonomie des Subjekts eine radikale, ja schonungslose Aufklärung des Patienten in jeder Lebenslage ...": Eisenbart, unter Hinweis auf Volkenandt, Borasio, Atzpodien, Überlegungen zur ärztlichen Aufklärung: Eisenbart, B., Patienten-Testament, 136f; vgl auch Deutsch, E., Medizinrecht, 105.

[193] „Was ist dem Patienten und seiner Lebenserwartung dienlicher? Aufklärung um jeden Preis mit der Gefahr der Unterminierung seiner Abwehrkräfte oder aber einfühlend auf seine Signale zu reagieren und sich danach zu verhalten ...?" Feiereis, H., Sprechen und Schreiben im ärztlichen Alltag, 112.

nend" durchzuführen, formuliert ja damit keineswegs schon die Erwartung, dass Teile dieser Handlung unterbleiben sollten. Er fordert vielmehr dazu auf, das „Notwendige" in möglichst verträglicher Weise zu tun, und nach jenen Möglichkeiten der Vermittlung zu suchen, die die geringste Belastung versprechen. Dabei ist es wesentlich zu akzeptieren, dass die Mitteilung wahrer Sachverhalte selbstverständlich eine Belastung darstellen kann. Ebenso wenig sollte die Fehleinschätzung bestehen, dass es bloß eines entsprechenden Kommunikationskonzeptes bedürfe, um einer Mitteilung, die auch die Botschaft einer Lebensbegrenzung beinhaltet, die Belastung zu nehmen.

Die zahlreichen Formulierungen aber, die die Mitteilung der vollen Wahrheit pauschal als „Übermaß" qualifizieren,[194] und eine Informationseinschränkung daher mit der Begründung anführen, dass das „Recht nichts Unethisches" verlange, müssen grundsätzlich abgelehnt werden!

Stellt man die Mitteilungsqualität nicht in Gegensatz zum Inhalt, so lässt sich auch in diesem Zusammenhang eine zumeist angesprochene, jedoch vermeintliche Spannung zwischen Fürsorge- und Autonomieprinzip weitgehend auflösen. Während nämlich die Mitteilung des wahren Sachverhalts der Förderung der Autonomiekompetenz des Patienten dient, wird sich die Qualität der Vermittlung am Fürsorgeprinzip orientieren. Damit stehen pflichten- und nützlichkeitsorientierte Begründungen keineswegs grundsätzlich zueinander in Opposition. Vielmehr wird die deontologisch motivierte Aufforderung, dem Patienten die Wahrheit als Teil seiner Lebenswirklichkeit nicht vorzuenthalten, durch die konsequenzialistisch orientierte Sicht ergänzt, die Mitteilung im Hinblick auf seine persönlichen Umstände so zu gestalten, dass sie auch aufgenommen und verarbeitet werden kann.[195]

Engführung: „Die Wahrheit bezieht sich vorwiegend auf deletäre Tatsachen"

Schließlich aber muss noch auf die letzte, bedeutendste Engführung verwiesen werden, die in den anderen Engführungen bereits anklingt, und in der die Wahrheit zur *„lebensbegrenzenden Wahrheit"*

---

[194] So etwa Deutsch, E., Medizinrecht, 78 RZ 103. Deutsch kritisiert dabei Giesen, der verlangt, dass der Patient „die volle Wahrheit und nichts als die Wahrheit über seinen Gesundheitszustand" erfährt: Giesen, D., in: Juristische Ausbildung 81, 19.
[195] Damit ist die Auffassung Holzems, wonach die Aufklärung immer einen „ Widerstreit von deontologischer und teleologischer Ethik" (Holzem, Ch., Patientenautonomie, 306) darstelle, zurückzuweisen. Vielmehr liegt in der Einbindung beider Konzepte, und nicht in einem kräfteabsorbierenden Gegeneinander, die Chance, einen Beitrag zur Wahrheitsvermittlung zu leisten!

verkürzt wird. In dieser Form hat die Wahrheit als „Wahrheit am Krankenbett" hauptsächlich Eingang in die medizinische und medizinethische Literatur gefunden.

Diese Engführung lässt sich anhand zweier unterschiedlicher Gesichtspunkte zurückweisen.

Betrachtet man alle Aufklärungsprozesse eines Tages, ließe sich eindeutig nachweisen, dass sowohl die überwiegende Zahl von Wahrheitsmitteilungen als auch von Wahrheitsverletzungen in Kommunikationsprozessen geschieht, die weder die Mitteilung deletärer Diagnosen noch lebensbegrenzender Prognosen zum Inhalt haben. Die einschlägigen Verletzungen werden sich vielmehr etwa in der Vernachlässigung bzw. Verniedlichung von Risiken, in der bewussten Ausblendung von bestehenden Unsicherheiten bei Diagnosen[196] oder in den oft unreflektierten und auch häufig unbegründbaren Versprechungen hinsichtlich des Eintritts von Therapieergebnissen finden lassen. Im Zusammenhang mit den genannten Versprechungen ließe sich weiters der Umstand, dass etwa bloß probabilistisches Wissen sowohl hinsichtlich einer Diagnose als auch einer Therapie als „sichere Erkenntnis" dargeboten wird, anführen.[197] Wenn der Therapeut einerseits den Unterschied zwischen „Tatsache" und „Wahrscheinlichkeit" in einem Aufklärungsgespräch womöglich deshalb weitgehend unausgesprochen lässt, weil die Zustimmung des Patienten zu einem als „sicher" angekündigten Ergebnis zweifellos leichter zu erwirken ist, andererseits aber im Rahmen des Verfehlens eines letztlich nicht garantierbaren Therapieerfolges plötzlich bewusst darauf Bezug nimmt, um selbst entlastet zu werden,[198] ließe sich zumindest von einem ma-

---

[196] „Durch die Diagnoseaufklärung soll dem Patienten Klarheit über seinen Gesundheitszustand verschafft werden. Hierzu zählt auch die Vermittlung etwaiger Unsicherheiten bei der Deutung der Befunde": so Glatz mit Verweis auf eine Erkenntnis des OLG Frankfurt/M vom März 1995: Glatz, Ch., Der Arzt zwischen Aufklärung und Beratung, 240.

[197] Vgl. Wieland, W., Strukturwandel, 103; die Tatsache des probabilistischen Wissens wird den Patienten auch so lange kaum vermittelbar sein, solange einerseits die Ärzteschaft noch wenig Möglichkeiten gefunden hat, eine Unsicherheit preiszugeben, und andererseits die Patienten immer noch auf eine „relative Unfehlbarkeit" des Arztes vertrauen. Es bedarf einer ethischen Reflexion von allen Beteiligten, dass zwischen der zwangsläufigen Unsicherheit von Diagnose und Therapieerfolg und der Unsicherheit bzw. Irrtumsanfälligkeit des Arztes unterschieden wird. Dies kann durch eine realistischere Einschätzung längerfristig zu einer Qualitätsverbesserung der therapeutischen Beziehung führen, da damit auch einige psychologisch bedingte Überfrachtungen deutlicher sichtbar werden.

[198] „Sicherheit kann der Arzt unter diesen Bedingungen immer nur als ein Ziel anstreben, das einem Grenzwert vergleichbar ist. Erst recht gilt dies natürlich für die Prognosen, die der Arzt im Hinblick auf die Folgen seines Handelns stellen kann. Es war bereits davon die Rede, dass der Arzt immer nur für seine Haltung, seine Gewissenhaftigkeit und seine Sorgfalt garantieren kann, nicht dagegen für den beabsichtigten Erfolg seines Handelns oder gar dafür, dass keine unbeabsich-

nipulativen Umgang mit der Wahrheit sprechen. Das dagegen häufig angeführte Argument, wonach der Patient nach einer Gewissheit verlange, um sich überhaupt entscheiden zu können, rechtfertigt dabei keineswegs die bewusste oder unreflektierte Vermischung der beiden Begriffe. Zudem zeigt sich auch, dass die Patienten es fast durchwegs akzeptieren, wenn sie darüber informiert werden, dass der Therapeut zwar sein korrektes, sorgfältiges und auf aktuellem Stand der Wissenschaft befindliches Handeln garantieren könne, das erhoffte Ergebnis jedoch nur mit einer mehr oder weniger großen Wahrscheinlichkeit vorhersagbar sei. [199] Dies trägt, entgegen allen Bedenken, weniger zu einer Verunsicherung sondern zu einer realistischeren Erwartungshaltung des Patienten bei, und würde zudem zweifellos viele Beschwerden bei Schiedsgerichten und Patientenanwälten, die das Verfehlen eines Therapiezieles zum Inhalt haben, ersparen!

Der zweite Gesichtspunkt, der sich gegen die Engführung ausspricht, wonach die Wahrheit hauptsächlich für die Lebensbegrenzung bedeutsam sei, nimmt auf das Wertgefüge des Patienten Bezug.

Dabei lässt sich vermuten, dass dieses Wertegefüge dann einen stärkeren und in umfassenderen Bereichen wirkenden Umbau erfahren wird, wenn gerade *keine* absehbare Lebensbegrenzung besteht.

Es ist zwar zweifellos evident, dass unter dem Aspekt einer akut lebensbegrenzenden Erkrankung oder der immer realistischeren Wahrscheinlichkeit eines bevorstehenden Todes, beispielsweise bei fortgeschrittener Malignomerkrankung, eine geradezu radikale Umschichtung innerhalb der Wertehierarchie erfolgen kann. Jedoch wird insbesondere angesichts eines Zeitraumes, der relativ kurz bemessen erscheint, diese Umschichtung mitunter auf einige wenige, zentrale Werte beschränkt bleiben. Ebenso lässt sich zeigen, dass bei zahlreichen Menschen, die sich unvermittelt in solchen lebensbedrohlichen Krisen zurechtfinden müssen, die Neigung besteht, die eigene Wertehierarchie geradezu „einzuzementieren" und, vorerst, jede Reflexion zu vermeiden. Dies geschieht in der Hoffnung, dass aus dem bislang gewohnten und daher Sicherheit vermittelnden Wertbezug eine Orientierung im Rahmen der aktuellen Unsicherheiten geschöpft werden könnte.[200]

---

tigten und unerwünschten Nebenfolgen eintreten. Er handelt also geradezu exemplarisch stets unter Risiko, weil er sich sowohl hinsichtlich der Grundlagen und Voraussetzungen als auch hinsichtlich der Konsequenzen seines Handelns immer nur für Wahrscheinlichkeiten verbürgen kann. An diesen Wahrscheinlichkeiten muss er seine Tätigkeit orientieren; nur sie stehen aber auch dem Patienten zu seiner Orientierung zur Verfügung, wenn er einer ihm vorgeschlagenen Behandlung zustimmen soll.": Wieland, W., Strukturwandel, 113.

[199] Vgl. Wieland, Strukturwandel, 113.

[200] Vgl. die von Wimmer wiedergegebenen ersten Phasen von Schock und Verleugnung, die auf dem Weg von der alten Identität vor einer Erkrankung hin zur neuen Identität führen: Wimmer, H., Information und Beratung von Krebspatienten.

Anders verhält sich dies etwa im Rahmen eines chronischen Erkrankungsprozesses.

Die Diagnose einer chronischen Erkrankung, besonders wenn sie von Beginn an als chronisch anzusehen ist und sich nicht erst im Verlauf eines ursprünglich akuten Prozesses zu manifestieren beginnt, steht in der Regel am Beginn eines längeren Lebensabschnitts. Dementsprechend nimmt auch die Wahrscheinlichkeit zu, dass während dieses längeren Zeitraumes, möglicherweise ebenso nach einer ursprünglichen Beharrungstendenz, im Gefolge der Adaptation der zentralen Werte an die krankheitsbedingt neuen Gegebenheiten wesentlich mehr, teilweise sogar „entlegene" Werte beeinflusst werden können. Zudem besteht angesichts des vielleicht anders eingeschätzten, aber letztlich doch unauslotbaren Lebenshorizontes auch genügend Zeit, die geänderte Wertehierarchie im Sinne eines Feedbacks an den alltäglichen Lebensumständen zu messen und Nachjustierungen vorzunehmen. Diese Nachjustierungen finden unter anderem in den Untersuchungen zur Erfassung der Lebensqualität ihren typischen Niederschlag, einem Begriff, der, ausgehend von der Suche nach erweiterten Zielkriterien bei onkologischen Behandlungen, erst seit relativ kurzer Zeit im Zusammenhang mit medizinischen Therapieentscheidungen Bedeutung erlangte.[201]

Dabei lässt sich allerdings zeigen, dass viele auf die Lebensqualität abzielende Konzepte, allen voran etwa der als erstes, anspruchsvolles Basiskonzept angesehene mehrdimensionale Index von Karnofsky,[202] nur vorübergehend als tatsächliches Instrument zur Erhebung der individuellen Wertewelt angesehen wurde und allzu rasch wieder zu einem Instrument der Erfassung von objektiven Parametern in Verbindung mit einem Aktivitätsindex zurückgestuft wurde. Dies lässt sich durch den Umstand erklären, dass die mit dem Begriff „Lebensqualität" zusammenhängenden Teilbereiche, wie die eher kognitiv verstandene Lebenszufriedenheit und das emotional und affektiv verstandene Wohlbefinden, zu sehr auf der individuellen Wertehierarchie beruhen und sich damit der Vereinheitlichung zu aussagekräftigen statistischen Durchschnittswerten verweigern. Damit ist aber zugleich auch aufgrund der Wertorientierung die in mehrfacher Hinsicht bestehende, grundsätzliche Problematik *inter-*

---

[201] Dazu näher: Manz, H.-G., Leben und Lebensqualität aus medizin-ethischer Sicht.

[202] Dieser von Karnovsky und Burchenal entwickelte Index umfasste ursprünglich vier Bereiche. Neben der Veränderung im subjektiven Befinden und einer objektiven, durch naturwissenschaftliche Befunde nachweisbaren Besserung wurden auch der Aktivitätsindex und die Dauer von Remissionen, bzw. Lebensverlängerungen gemessen: Karnovsky, D., Burchenal et al., 1948, zit. in: Meran, J.G., Was macht das Leben lebenswert?, 114. Dieser Karnovsky-Index diente häufig als Vorlage und Maßstab für die Entwicklung weiterer Indices.

individueller Lebensqualitätsmessungen aufgezeigt. Da nämlich bei interindividuellen Messungen auf ein statistisch durchschnittliches Wertensemble Bezug genommen werden muss, erfährt weder die individuelle Werthierarchie eine ausreichende Berücksichtigung, noch können damit die dynamischen Wertungsveränderungen unter den Bedingungen des therapeutischen Prozesses ausreichend aufgezeigt werden. Tatsächlich aussagekräftig für das Vorhandensein von individuellen Wertungsveränderungen und deren Auswirkungen sind daher nur Lebensqualitätsmessungen, die *intraindividuelle* Vergleiche ermöglichen. Indem wiederholt persönliche Lebensqualitätsbewertungen innerhalb eines therapeutischen Prozesses mit definiertem Beginn- und Endpunkt erhoben werden,[203] können sich sowohl die Veränderung der je eigenen Präferenzen als auch die Position dieser Bezugsnormen innerhalb der Binnenhierarchie deutlich nachweisen lassen.

Charakteristisch zeigt sich, neben anderen kompensatorischen Reaktionen, diese Veränderung der Präferenzen auch im Rahmen der Adaptationsfähigkeit des Menschen. Sie ist dafür verantwortlich, wenn sich im Rahmen eines therapeutischen Prozesses trotz objektiv unveränderter naturwissenschaftlich bedingter Einschränkungen eine zunehmende Zufriedenheit mit der Situation nachweisen lässt, was ebenfalls auf eine weitreichende Adaptation der individuellen Werthierarchie hindeutet.

Wenn damit auch feststeht, dass sich sowohl Wahrheitsvermittlungen wie Wahrheitsverletzungen in überwiegender Weise jenseits des schmalen Bereiches von deletären Zustandsbildern finden lassen, so verringert dies doch nicht die Bedeutung der Tatsache, dass eine wahrheitsgemäße Mitteilung, die den Patienten mit seiner konkreten, sich ankündigenden Endlichkeit konfrontiert, zu den besonderen Herausforderungen für die medizinischen Gesundheitsberufe zählt.

Dabei wird bereits aus den bisher aufgezeigten Überlegungen deutlich, dass die Art der Vermittlung gerade nicht darin bestehen kann, dass dabei Barrieren psychischer und sprachlicher Art „blindlings übersprungen"[204] werden oder „Dämme und Schutzwälle" durchbrochen werden sollen, „die der Mensch braucht, wenn er mit dem nahen Tod konfrontiert wird."[205] Denn wenn die Intention der Mitteilung darin liegt, dem Menschen die Integration von dramatischen, bedrohlichen Informationen in die Lebenswirklichkeit zu ermöglichen, wird sich die Qualität der Vermittlung gerade darin erweisen müssen, dass nicht jeder logische Gedankengang, ungeachtet aller nachvollziehbaren emotionalen Erschütterungen, verhindert

---

[203] Vgl. Meran, J.G., Was macht das Leben lebenswert?, 118.

[204] Vgl. Feiereis, H., Sprechen und schreiben, 112. Vgl. Abschnitt „Engführung des Wahrheitsbegriffs".

[205] Geisler, L., Arzt und Patient, zit. in: Feiereis, Sprechen und schreiben, 111.

wird, oder dass aufgrund der durch die Art der Mitteilung ausgelösten Verzweiflung eine Reflexion unmöglich ist.[206] Es kann nicht oft genug darauf hingewiesen werden, dass es notwendig ist, sich von der Auffassung zu verabschieden, wonach speziell im Zusammenhang mit der Wahrheitsmitteilung die Fürsorge im Gegensatz zum Autonomieprinzip steht!

Die Fürsorgeverpflichtung wird dem Bemühen zugrunde liegen, durch einen behutsamen, empathisch geführten Gesprächsverlauf und durch ein sensibles Eingehen auf das intellektuelle und emotionale Auffassungsvermögen[207] für das Wohl des Patienten zu sorgen.[208] Sie wird sich in der Berücksichtigung eines ausreichenden Zeitraumes für den prozesshaften Verlauf der Vermittlung und in der Beachtung individueller Unterschiede bei der Bearbeitung der Botschaft bestätigen. Sie kommt immer dann voll zur Geltung, wenn die Qualität der Mitteilung, einschließlich der Einschätzung der zum gegebenen Zeitpunkt verkraftbaren Informationsmenge, im Zentrum der Aufmerksamkeit steht.

Zugleich jedoch muss ebenso unmissverständlich klar sein, dass das Fürsorgeprinzip *nicht* zur inhaltlichen Beurteilung einer Botschaft herangezogen werden kann. Denn die Einschätzung möglicher negativer Auswirkungen auf das Wohl des Patienten darf nicht zur Relativierung seines Rechts führen, die seiner Lebenswirklichkeit innewohnende Wahrheit zu erfahren. Das im Autonomieprinzip verankerte Recht des Patienten auf Wahrheit hat aufgrund seiner Bedeutung für die persönliche Lebenswirklichkeit höchste Priorität. Die Feststellung Illhardts, dass nur die Wahrheit dem Patienten Klarheit darüber bringen könne, wozu er die verbleibende Zeit oder die noch offen stehenden Möglichkeiten nützen kann, sowie sein Hinweis, dass beispielsweise nur ein über seinen wahren Zustand informierter Sterbender die Möglichkeit habe, die Gestaltung seiner letzten Le-

---

[206] „Wenn einem Sterbenden erlaubt wird, stufenweise, in kleinen Schritten, mit seinem eigenen Tempo voranzuschreiten, und vorausgesetzt, er darf die dabei entstehenden Gefühle mit anderen teilen, und diese anderen überlasten ihn nicht mit ihren Ängsten, wird er sich weiterbewegen, bis er seine Situation erfassen kann, ohne von Panik oder Hoffnungslosigkeit überwältigt zu werden." (Parkes, C., Psychological Aspects, in: Saunders, C.M., The Management of Terminal Disease. Arnold, London 1978) 44–64; zit. in: Huseboe, S., Palliativmedizin, 123; vgl auch Holzem, Ch., Patientenautonomie, 96.

[207] Denn „die emotionale Bearbeitung", einschließlich des Bewusstwerdens von Verdrängungshaltungen „ist Voraussetzung für das Verstehen der eigenen Wahrheit": Pompey, H., Die Heilkraft der Wahrheit, 141f.

[208] Dazu zählt auch, dass der Arzt einen Patienten, der zum gegenwärtigen Zeitpunkt vor seiner Wahrheit flieht, nicht durch die Konfrontation mit der harten Wahrheit diesen Fluchtweg abschneidet, sondern ihm vielmehr zunächst dazu verhilft, sich dieses Fluchtverhaltens bewusst zu werden. Vgl. Pompey, H., Die Heilkraft der Wahrheit, 141f.

bensphase selbst zu bestimmen, bestätigten diesen letztlich durch nichts zu relativierenden Anspruch auf Wahrheit.[209] Jede Einschränkung der Mitteilung, die nicht aufgrund eines ebenso autonomen, und damit gleichrangigen Rechts, die Wahrheit nicht wissen zu wollen, erfolgt, stellt ungeachtet jeder edlen Motivation eine Verletzung der Selbstbestimmung dar. Da einerseits im medizinischen Kontext einer pluralistischen Gesellschaft kein Rekurs auf noch höhere Prinzipien erfolgen kann, aufgrund derer sich dieses Recht auf Wahrheit relativieren ließe, [210] noch andererseits die Befindlichkeit des Patienten zum Maßstab seiner ihm zustehenden Rechte gemacht werden darf, bleibt die Bedeutung des Fürsorgeprinzips deshalb bloß auf die Art der Vermittlung beschränkt und beinhaltet keinerlei Kompetenz, das Selbstbestimmungsrecht des Patienten zu relativieren.[211] Deshalb sind auch all jene Argumentationen abzulehnen, die hinsichtlich der Wahrheit die Art der Vermittlung mit dem Gehalt der Botschaft verwechseln. Der Umstand, dass auch die Wahrheit „keine chemische Substanz" sei, „die man zum Äquivalenzpunkt titrieren" könne,[212] erteilt damit sämtlichen Autoren eine Absage, die sich der Problematik beispielsweise über den Hilfsbegriff von der „dosierten" Wahrheit annähern wollen, dabei jedoch nicht die behutsame Weise der Vermittlung, sondern das Ausmaß des Inhalts zur Disposition stellen.[213]

Das Wohl des Patienten kann nicht die Grenze des Maßes an Wahrheitsvermittlung darstellen, da sich diese nur in der völligen Erfüllung des geschuldeten Rechts festlegen lässt![214]

2.4.3 Gemeinsame „Wahrheit"

Im Laufe des Gespräches befinden sich die beiden Partner also nicht nur im Besitz von im Wesentlichen ähnlichen naturwissenschaftlichen Sachinformationen. Sie lernen vielmehr zugleich auch das eigene und das Wertensemble des Partners kennen, und erleben die individuellen Wertungsveränderungen, die sich aufgrund der Reflexionen

---

[209] Illhardt, F.J., Medizinische Ethik, 132.
[210] Wobei selbst heteronom ausgerichtete Begründungsmodelle, wie etwa jene, die in der christlichen Tradition stehen, eher die Mitteilung der Wahrheit propagieren und mit der im transzendentalen Bereich angesiedelten Lebensfülle begründen.
[211] Vgl. auch Illhardt, Medizinische Ethik, 132.
[212] Ebd.
[213] So etwa Stellamor in kritischer Replik auf Illhardt: Stellamor, K., Handbuch, Bd. 2, 13. Dass Stellamor sein Argument der dosierten Wahrheit durch die Tatsache untermauert sieht, dass „auch der Arzt in seiner Person als ‚Medikament' wirksam ist, bestätigt die Einschätzung einer Vermischung der Begriffe ‚Mitteilungsqualität' und ‚Wahrheitsgehalt'".
[214] Insofern kann auch der „Mut zur selekiven Offenheit", von dem Dickhaut schreibt, problematisch sein: vgl. Dickhaut, H.H., Die Patient-Arzt-Beziehung, 35.

ergeben können. Zusätzlich nehmen sie sowohl den eigenen subjektiven Krankheitsbegriff und ein damit verbundenes konkretes Krankheitsverständnis, als auch das des Gesprächspartners, sowie die gegenseitige Einschätzung dieser wesentlichen Orientierungsgrößen wahr. In dem Maß, in dem all dieses Wissen in den gemeinsamen Reflexionsprozess einfließt und dort im Zuge des Dialogs über die daraus ableitbaren Entscheidungsmöglichkeiten gemeinsam überprüft wird, in dem Maß, in dem schließlich eine Entscheidung getroffen wird, die mit beiden Lebenswirklichkeiten der je autonomen Partner im Einklang steht, wird tatsächlich von einer *gemeinsamen Wahrheit* gesprochen werden dürfen. Ihr Auftreten, ihre Wertschätzung und das Bemühen um ihre Entwicklung im Rahmen eines mehrdimensionalen Aufklärungsprozesses sind es, die letztlich verhindern, dass der Patient in seiner Situation, und der Therapeut mit seinem Wissen dauerhaft isoliert bleiben.

Eine gemeinsame Wahrheit, aus der heraus tatsächlich gemeinsam die im Rahmen des therapeutischen Prozesses notwendigen Entscheidungen getroffen werden, stellt damit auch einen erfolgreichen Endpunkt im Bemühen dar, die Asymmetrie zu verringern, und ihre psychischen und sozialen Auswirkungen zu kompensieren.

.5 Wahrhaftigkeit

Die Bereitschaft, am Entstehen dieser gemeinsamen Wahrheit mitzuwirken, erfordert dabei eine „subjektiv-moralische Dimension von Wahrheit",[215] die als Wahrhaftigkeit bezeichnet wird. Diese zeigt sich nicht nur im Bemühen, die Wahrheit auszusprechen, sondern auch in einer dauerhaften Haltung, die sich in einer Kongruenz zwischen Worten und Taten erweist.[216] Sie verdeutlicht sich in einer authentischen Kommunikation, die jede bloße Inszenierung vermeidet.[217] Auf ihr Vorhandensein muss der Patient vertrauen dürfen, wenn er sich in seinem Zustand um eine Orientierung bemüht und dazu die kompetente Hilfe eines Therapeuten in Anspruch nimmt.

---

[215] Furger, F., Wahrhaftigkeit, in: Rotter, H., Virt, G., Neues Lexikon der christlichen Moral, 852.

[216] Vgl. Hörmann, unter Verwendung des Zitates von Aristoteles: „Der Mann der Wahrheit ist ‚in Wort und Tat immer er selbst'", aus: Aristoteles, Nik. Eth. IV 13, 1127a: Hörmann, K., Wahrheit und Lüge, 11.

[217] „Inszenierung von Kommunikation ist aber letztlich gleichbedeutend mit der Verweigerung wahrhaftiger, authentischer Kommunikation. Vor allem aber eines: bloß inszenierte medizinische Kommunikation hinterlässt Arzt und Patienten letztlich unbefriedigt – beide sind nach ihrer Begegnung ärmer als vorher. Inszenierte Kommunikation ist damit immer auch gleichbedeutend mit Kommunikationsverlust, und Kommunikationsverlust ist immer auch Sinnverlust – für den Patienten genauso wie für den Arzt.": Gottschlich, M., Sprachloses Leid, 28f.

Wenn eine wahrhaftige Haltung durch das „bestmögliche Bemühen um Richtigkeit"[218] charakterisiert werden kann, bedarf es dazu in erster Linie einer nüchternen Selbsterkenntnis, die nicht nur die individuellen Präferenzen, sondern auch das Eingeständnis eigener Grenzen, Schwächen und Fehler beinhaltet.[219] Denn nur die realistische Selbsteinschätzung erlaubt schließlich jene Selbstsicherheit, aus der heraus bewusst auf die Zuflucht zu einer „Expertenposition" verzichtet werden kann, wenn die eigene Wertorientierung in einen Diskurs eingebracht werden soll.[220] Zudem setzt das Bemühen, zur Integration des Krankheitsgeschehnisses in die Lebenswirklichkeit des Patienten beizutragen, die Akzeptanz der eigenen Lebenswahrheit voraus.[221] Damit erweist sich die Verpflichtung zur Wahrhaftigkeit in erster Linie nicht als eine „Gerechtigkeitspflicht gegen den Nächsten", sondern mehr als eine „Pflicht gegen die eigene Ehrenhaftigkeit."[222]

Dieser Grundhaltung ist es letztlich im konkreten Aufklärungsprozess zu verdanken, wenn die Wahrheit nicht in den Dienst an der eigenen Geltung gestellt wird, und damit die Basis eines Überlegenheitsgefühls bildet, das, wie anhand der gleichen Bedeutung beider Lebenswirklichkeiten gezeigt wurde, jeglicher menschlichen oder beruflichen Begründung entbehrt.[223] Ebenso stellt die wahrhaftige Haltung aufgrund der ihr vorangehenden Selbsterkenntnis ein wirksames Regulativ für die jeder Person grundsätzlich innewohnende Suggestivkraft dar. So lässt sich ihr Beitrag für den Heilungsprozess ebenso in Anspruch nehmen, wie gleichzeitig verhindern, dass sie aus ökonomischen oder sozialen Gründen missbraucht wird.[224]

Eine aus dieser Haltung erwachsende Sensibilität trägt weiters auch dazu bei, dass die „Einschüchterungsmacht" der Institutionen[225] innerhalb der aktuellen Arzt-Patient-Beziehung konkret hinterfragt wird und daher nicht so beeinträchtigend wirksam werden kann.[226]

---

[218] Furger, F., Wahrhaftigkeit, 846.

[219] Furger, Wahrhaftigkeit, 847; „Man muss es lernen, die Wahrheit über sich selbst auszuhalten.": vgl. Demmer, K., Die Wahrheit leben, 161f.

[220] Vgl. Demmer, K., Die Wahrheit leben, 163f.

[221] „... der Dienst an der Lebenswahrheit anderer, insbesondere an einer leidvollen Lebenswahrheit eines Kranken setzt beim Helfer ein Annehmen der eigenen Lebenswahrheit voraus.": Pompey, H., Die Heilkraft der Wahrheit, 149.

[222] Vgl. Hörmann mit Verweis auf Thomas von Aquin: Hörmann, K., Wahrheit und Lüge, 14.

[223] „Eine Fehlhaltung, die um so beklemmender und schädlicher wirkt, je stärker sie durch Institutionen abgesichert ist.": Demmer, K., Die Wahrheit leben, 167f.

[224] Vgl. Guardini, R., Ethik, 967.

[225] Vgl. Heubel, F., EMC-Kongress „Das Gewissen in der Medizin", 20.4.95.

[226] Dazu zählt etwa auch die Tendenz jedes Systems, sich „System als Selbstzweck zu nehmen, und zu vergessen, dass es der Kranken, nur ihretwegen da ist". Vgl. Guardini, Ethik, 960.

Wahrhaftigkeit, die sich als Maß der Mitte zweier Extreme[227] versteht, kann insbesondere verhindern, dass aus lauter Liebe die Wahrheit nicht gesagt wird, was einer „Verweigerung geschuldeter Wahrheit" entspricht,[228] oder aus lauter Wahrhaftigkeitssucht die Liebe verletzt wird, beides „nicht hilfreiche, schon gar nicht therapeutische Formen des Umgangs mit der Wahrheit."[229]

Grundsätzlich bedarf es ausreichender Zeit, um im Laufe des Lebens in die je eigene sittliche Wahrheit hineinzuwachsen. Nach Demmer bleibt es sogar zumeist Krisensituationen vorbehalten, einen Wachstumsschub auszulösen.[230] Eine wahrhaftige Haltung, die sich auch in schwierigen Situationen bewähren kann, darf daher auch von jungen Ärzten, insbesondere unter Berücksichtigung der gegenwärtigen gesellschaftlichen Werthaltungen, nur bedingt erwartet werden. Umso wichtiger erscheint es daher, die Bedeutung der Wahrhaftigkeit nicht nur im Rahmen von medizinethischen Reflexionen innerhalb des Studiums aufzuzeigen, sondern auch in alltäglichen medizinischen Zusammenhängen zu verdeutlichen. Wenn ärztliches Handeln an diesem Maßstab ebenso gemessen werden kann wie an der fachlichen Kompetenz, wird dies nicht zuletzt auch dem Umgang mit der Lebenswirklichkeit innerhalb des mehrdimensionalen Aufklärungsprozesses zugute kommen.

3. Das therapeutische Privileg

.1 Grundsätzlicher Aspekt

Wer die Autonomie des Patienten im Dienste seiner Lebenswirklichkeit sieht, und die Bedeutung dieses Prinzips zwar nicht absolut,[231] aber doch so hoch einschätzt, dass er ihr nahezu alle anderen Aspekte nachzuordnen bereit ist, wird dem Konstrukt eines „therapeutischen Privilegs" äußerst skeptisch gegenüberstehen.

Wer die Wahrheit als zentrale Voraussetzung für die Möglichkeit einschätzt, das eigene Leben, und sei es auch unmittelbar begrenzt, tatsächlich selbstbestimmt zu gestalten, wird in jedem Versuch, der darauf abzielt, sie dem Patienten – aus welchen Gründen auch immer – vorzuenthalten, keine zukunftsorientierte Hilfe ansehen können.

---

[227] Vgl. Hörmann, K., Wahrheit und Lüge, 39.
[228] Zitat von H. Grotius, in: Furger, F., Wahrhaftigkeit, 847.
[229] Pompey, H., Die Heilkraft der Wahrheit, 141f.
[230] Vgl. Demmer, K., Die Wahrheit leben, 163.
[231] „Das Selbstbestimmungsrecht des Patienten ist der bestimmende, wenn auch nicht allein entscheidende Faktor im Arzt-Patienten-Verhältnis.": Kintzi, H., Das Recht auf Selbstbestimmung, 8.

Eine weitgehende Befürwortung eines umfassenden therapeutischen Privilegs lässt sich, anders als innerhalb der Ärzteschaft in manchen Weltteilen[232] in der Literatur heute nur mehr selten finden. Selbst jene Autoren, die befürchten, dass solche bedrohlichen Informationen psychisch kaum verkraftbar wären,[233] und daher sehr bestimmt für ein Privileg des Verschweigens eintreten, greifen zur Untermauerung ihrer Thesen in der Regel zur Beschreibung von Szenen, deren dramatische Schilderung darauf schließen lässt, dass sich der dabei beschriebene moralische Anspruch, zur Wahrung des Patientenwohls eine Informationsvermittlung nach ärztlichem Ermessen zu unterlassen, kaum allzu oft finden lassen wird![234]

3.1.1 Zwei Begründungszusammenhänge

Zumeist werden zwei Begründungen angeführt, weshalb eine konkrete Anwendung des therapeutischen Privilegs notwendig erscheint: Erstens, das Verschweigen einer diagnostischen Wahrheit zur Schonung des Patienten, und zweitens, das Verschweigen von Risiken im Rahmen einer Information, die auf eine Zustimmung des Patienten zu einem Eingriff abzielt.

Die Befürworter des therapeutischen Privilegs, die sich dabei natürlich auf ein von ihnen eingeschätztes Wohl des Patienten beziehen,[235] legen in ihren Begründungen die Schwerpunkte der Beeinträchtigung auf etwaige psychische Belastungen und emotionale Ausnahmezustände. Andere Begründungen, wie etwa jene, dass einer „Heilung der Krankheit alle anderen Überlegungen", und damit wohl

---

[232] Anhand einer Befragung europäischer Gastroenterologen konnte gezeigt werden, dass auch gesellschaftliche Unterschiede hinsichtlich der Informationsbereitschaft der Ärzte festzustellen sind. Der Offenheit in West- und Nordeuropa steht die Meinung der Kollegen in Süd- und Osteuropa entgegen, die diese eher ablehnen, manchmal sogar, wenn der Patient selbst ausdrücklich die Wahrheit wissen will (Ostergaard et al 1993). In China und Japan werden Krebsdiagnosen selten mitgeteilt (Li und Chou 1997). In vielen Ländern Afrikas, wie Nigeria (Solanke 1997), Ägypten (El-Ghazali 1997) oder Südafrika (Colvin und Lehoka 1997) hängt die gegebene Information über eine bösartige Erkrankung vom sozialen Status und von der Ausbildung des Patienten ab. Nur eine kleine, gutgestellte, gut ausgebildete Minorität besitzt überhaupt eine Möglichkeit, etwas über ihre Diagnose zu erfahren: vgl. Huseboe, S., Palliativmedizin, 92.
[233] Eine Befürchtung, die zumeist überbewertet wird! Vgl. Maio, G., Den Patienten aufklären, 400.
[234] Dies ist auch mit den Untersuchungen der Studie von Grossmann et al kongruent: Grossmann, W. et al., Ethik im Krankenhausalltag.
[235] Wenn sich der Arzt „vor Entscheidungen über Aufklärung oder Nichtaufklärung auf seine eigene Intuition beruft, wird er vielen Patienten Unrecht und Schaden zufügen": vgl. Huseboe, Palliativmedizin, 93.

auch jene der informierten, selbstbestimmten Zustimmung, nachzu-ordnen wären,[236] entziehen sich aus anderen Gründen einer kriti-schen Betrachtung. Denn der Begriff „Heilung" kann einerseits so vielschichtig und so individuell verstanden werden, und korreliert andererseits so wenig mit den tatsächlich erreichbaren medizinischen Ergebnissen, dass ein Bezug auf ihn letztlich mehr Fragen nach sich zieht, als tatsächlich begründete Antworten dadurch gefunden wer-den können.

.2 Diagnosen und Therapeutisches Privileg

.1 Therapeutisches Privileg und körperliche Beeinträchtigungen

In manchen Fällen wird der Einsatz des therapeutischen Privilegs dann als gerechtfertigt angesehen, wenn im unmittelbaren Anschluss an die Mitteilung massive *körperliche* Beeinträchtigungen zu be-fürchten seien.

Dieser auf den ersten Blick so plausibel erscheinende Sachverhalt scheint bei näherer Betrachtung keineswegs so einfach als Begrün-dung für ein Verschweigen dienen zu können. Der Umstand, dass ein Patient sozusagen im unmittelbaren Anschluss an die Mitteilung eines deletären Sachverhaltes mit lebensbedrohlichen körperlichen Verschlechterungen zu rechnen habe, legt die Vermutung nahe, dass er bereits zu dem Zeitpunkt, da sich der Arzt entschließt, ihn auf bedrohliche Zustände hinzuweisen, dringend einer Therapie bedarf. Daraus lassen sich zwei unterschiedliche Folgerungen ab-leiten.

Erstens, eine Behandlung ist im Sinne eines, in dieser Arbeit aus-geklammerten, Notfalls ohne Zeitverzug erforderlich. Dann jedoch wird sich die Aufklärung auch maximal auf die Einwilligung des zu diesem konkreten Zeitpunkt Notwendigen beziehen, wenn sie nicht sogar aufgrund eines perakuten Handlungsbedarfes mit wenigen Einschränkungen vernachlässigt werden kann. Diese Einschränkung ist im Wesentlichen mit allen juridischen Auffassungen kongruent und findet ihre Entsprechung beispielsweise auch im österreichi-schen Bundeskrankenanstaltengesetz.[237] Ebenso ist sie ethisch zu rechtfertigen, wenn dabei die Handlung auf der expliziten Intention beruht, dem Patienten durch die gezielte und dringend erforderliche Verbesserung seiner Situation wieder in jenen Stand zu versetzen, der

---

[236] So etwa Waldhäusl, W., Die ärztliche Sicht zu Fragen der Aufklärungspflicht, 31.
[237] § 8 Abs 3 KAG; vgl. auch Radner, W., Ärztliche Aufklärungspflicht, 51.

ihm die kompetente autonome Wahrnehmung seiner Interessen ermöglicht.

Zweitens, die Akutsituation hat nicht jenes konkrete dramatische Ausmaß angenommen, die deletären Konsequenzen sind jedoch anhand einschlägiger Erfahrungen unmittelbar abschätzbar und zu erwarten.

Wenn jedoch deletäre Konsequenzen unmittelbar abschätzbar sind, liegt der Schluss nahe, dass der Aufklärungsprozess zwar den Eintritt beschleunigen kann, jedoch nicht allein ursächlich für den Charakter dieser Verschlechterung angesehen werden muss. Eine Aufklärung mit dem Ziel, die Zustimmung zu erreichen, würde damit ebenfalls mehr auf eine aktuelle therapeutische Notwendigkeit abzielen, als auf mögliche prognostische Bedrohungen in weiterer Zukunft zu verweisen.

In beiden Fällen wäre somit der Zeitpunkt für ein umfassendes, weitreichendes und wertegestütztes Aufklärungsgespräch tatsächlich nicht gegeben.

Damit ließe sich eine letzte theoretische Begründung für die Anwendung des therapeutischen Privilegs finden. Demnach wird der Patient nicht über seine Erkrankung und mögliche deletäre prognostische Aspekte informiert, weil einerseits eine grundsätzliche somatische Verschlechterung befürchtet wird, und andererseits kein unmittelbarer therapeutischer Eingriff notwendig erscheint, für den eine Aufklärung erforderlich wäre.

Diese Begründung birgt allerdings eine bedeutende Unsicherheit in sich, die letzlich allen prognostischen Aussagen eigen ist, und seit Wieland auch hinsichtlich jedes Therapieerfolges und jedes Heilungsversprechens in die Überlegungen miteinbezogen werden müsste. Diese Unsicherheit besteht in der Frage, inwieweit sich probabilistisches Wissen tatsächlich eignet, beziehungsweise welche hohe statistische Wahrscheinlichkeit es aufweisen muss, damit es analog zu gesicherten Tatsachen als handlungsbegründend eingesetzt werden kann. Zahlreiche Therapieentscheidungen im Alltag werden, möglicherweise nur teilweise bewusst, aufgrund dieser Gegebenheiten getroffen. Ob allerdings, wie im gegenständlichen Fall, die Begründung, man dürfe den Patienten die seinen Zustand betreffenden Informationen deshalb nicht übermitteln, weil daraus unmittelbar somatische Konsequenzen zu erwarten wären, die ohne den Umweg von psychischen Alterationen eintreten könnten, tatsächlich als ausreichend plausibel angesehen werden kann, muss doch bezweifelt werden.

Damit scheint letzlich jede Argumentation, die darauf abzielt, das therapeutische Privileg deshalb einzusetzen, damit ein somatisches Desaster vermieden werden kann, nicht ausreichend tragfähig zu sein.

.2 Therapeutisches Privileg und Suizidalität

Ein wesentlich höheres Maß an Plausibilität findet sich in jenen Auffassungen, die eine medizinische Kontraindikation für die Aufklärung[238] dann vorliegen sehen, wenn es aus der emotionalen oder psychischen Belastung heraus zu einer ernsten und nicht behebbaren Gesundheitsbeschädigung des Patienten kommen könnte, oder wenn eine weitgehende Aufklärung den Heilerfolg ernstlich gefährden würde. Bei den aufgrund psychischer und emotionaler Belastungen gefürchteten Konsequenzen steht dabei häufig die Frage im Mittelpunkt, ob die Mitteilung deletärer Diagnosen nicht die Gefahr in sich berge, dass der Patient sich sein Leben nähme.

Dass diese Befürchtung schon sehr lange besteht, konnte bereits anhand der Anekdote von Theodor Billroth gezeigt werden.[239] Dabei muss allerdings zugleich darauf verwiesen werden, dass angesichts der damals geringen therapeutischen Möglichkeiten zumeist eine so nahe Beziehung zwischen deletärer Diagnose und dem Eintritt eines prognostizierten Unheils bestand, weshalb, im Gegensatz zu heute, tatsächlich die Mitteilung einer Diagnose mit dem Eintritt der Folgen einhergehen konnte. Darauf ließe sich wohl auch aufgrund des bereits zitierten Edikts von Hufeland ein wenig schließen, wonach die Verkündigung des Todes auch diese unmittelbare Konsequenz habe.

Allerdings lässt sich auch anhand zahlreicher Studien feststellen, dass sich die Überzeugung, wonach die Mitteilung einer deletären Diagnose oft eine Selbsttötung zur Folge hätte, keinesfalls so einfach begründen lässt.

So konnte etwa Stiefel mithilfe einer umfassenden Literaturübersicht über zahlreiche einschlägige Studien mehrere dieser Meinung widersprechende Erkenntnisse erheben.[240] Demnach ist etwa das generelle Suizidrisiko von Patienten, die von einer malignen Erkrankung informiert worden waren, im Vergleich zur Gesamtbevölkerung nur mäßig erhöht. Die Relation im Bezug auf die Geschlechter erweist sich dabei analog zu den allgemeinen statistischen Erhebungen, wonach die Suizidneigung bei Frauen geringer ausgeprägt ist als bei Männern.[241]

Weiters erscheint es von besonderem Interesse, dass suizidale Absichten nur zu 5% innerhalb des ersten Monats nach Diagnoseerstel-

---

[238] Glatz, Ch., Der Arzt zwischen Aufklärung und Beratung, 260.
[239] Vgl. Fußnote 174.
[240] Stiefel, F. et al., Literaturübersicht verschiedener Länder (Stiefel, F., Volkenandt, M., Breitbart, W.: Suizid und Krebserkrankung, 1989, zit. in: Harrer, M.E., Ethik und Verantwortung, 33); vgl. Huseboe, S., Palliativmedizin, 108.
[241] Stiefel fand, dass sich das Suizidrisiko bei Frauen um das 0- bis 1,9-Fache erhöhte, während Männer 1,3- bis 2,3-mal höher zum Suizid neigten; zit. in: Harrer, M.E., Ethik und Verantwortung, 33.

lung verstärkt geäußert werden.[242] Die suizidale Neigung wurde durch Schmerzen, psychoorganische Beeinträchtigungen und bereits vorher bestehende psychische Störungen erhöht. Von zentraler Bedeutung für ein erhöhtes Suizidrisiko erwiesen sich in zahlreichen Studien allerdings vorhandene Kommunikationsprobleme, die bis zu einem Gesprächsabbruch, Beziehungsstörungen und einer verstärkten Angst vor Abhängigkeit führten.[243]

Schon aufgrund dieser Erkenntnisse, die beweisen, wie notwendig die Aufrechterhaltung einer Kommunikation und die Pflege der Beziehungen sind, um den Wunsch nach Selbsttötung zu verringern, lässt sich zeigen, dass weniger der Informationsgehalt, sondern viel mehr das dem therapeutischen Privileg geradezu typisch nachfolgende Kommunikationsdefizit jene dramatischen Konsequenzen nach sich ziehen kann, die ja besonders durch seine Anwendung hätten verhindert werden sollen!

Auch die Studie von Owen, stellt diese typische Argumentation für die Anwendung eines therapeutischen Privilegs in Frage. In der Befragung von 100 onkologischen Patienten konnten sich am ehesten jene Patienten einen Suizid vorstellen, deren Prognose als „gut" bezeichnet werden konnte.[244] Umgekehrt konnte gezeigt werden, dass die Ablehnung der Möglichkeit zum Suizid mit der Verschlechterung der Prognose zunahm. Dies führt Harrer mit Verweis auf die Studienautoren auf zwei mögliche Ursachen zurück. Einerseits begründet er dies, in negativer Hinsicht, mit einer zunehmenden Abhängigkeit von Pflege und medizinischer Hilfe, wodurch sich die Patienten möglicherweise immer weniger imstande fühlen, ihre autonomen Entscheidungen zu treffen.[245] Andererseits lässt sich die Abnahme des Suizidwunsches möglicherweise gerade auf eine Änderung der Wertungshaltung der Patienten zurückführen.[246] Je begrenzter das Leben erfahren wird, desto kostbarer wird es zumeist empfunden, und desto wertvoller kann jeder geschenkte Zeitraum angesehen werden. Auch die Hoffnung kann zunehmen, dass diese letzte Lebensphase, vielleicht als erster wirklich bewusst wahrgenommener Lebensabschnitt überhaupt, schmerzfrei, symptomarm und so intensiv wie möglich ausgekostet werden kann. Die letzte Vermutung Harrers lässt sich

---

[242] Dies ist bei Tumoren im Hals und Kopfbereich höher, was die Autoren der Studie sowohl möglichen operativen Entstellungen als auch einem in dieser Gruppe erhöhten Alkoholabusus zuschreiben: zit. in: Harrer, M.E., Ethik und Verantwortung, 33.
[243] Harrer, Ethik und Verantwortung, 33.
[244] Owen, C. et al., Suicide and Euthanasia, 1992, zit. in: Harrer, Ethik und Verantwortung, 34.
[245] Dabei konnte in den Details festgestellt werden, dass die hospitalisierten Patienten bezüglich ihrer Autonomieausübung grundsätzlich in einer schwächeren Position waren als jene im ambulanten Bereich!
[246] Vgl. auch Stellamor, K., Handbuch, Bd. 2, 12.

durch zahlreiche Wahrnehmungsberichte von den therapeutischen Teams der Palliativ- und Hospizeinrichtungen bestätigen.

Aus Owens Studie lässt sich damit ableiten, dass die suizidale Absicht nicht immer und zwingend mit den prognostischen Gegebenheiten korrelieren muss.

Somit dürfte auch die Begründung, wonach das therapeutische Privileg seine Berechtigung habe, um Patienten vor einer suizidalen Handlung zu bewahren, nicht so häufig zutreffen, wie in vielen Diskussionen argumentiert wird. Vielmehr scheint gerade in diesem Zusammenhang zu gelten, dass die Qualität der Mitteilung, im Sinne der Art und Weise, wie sie prozesshaft und unter Berücksichtung der dafür erforderlichen Zeit vorgenommen wird, sowie besonders der Umstand, dass rechtzeitig für stützenden Begleitmaßnahmen gesorgt wird, ein deutlicheres Zeichen für ein fürsorgliches Verhalten darstellt, als dies im bloßen Verschweigen der Tatsachen, und möglicherweise in einer nachfolgenden Handlungsunterlassung zum Ausdruck käme.[247]

2.3 Therapeutisches Privileg und das „Wohl" des Patienten

Wenn es in den, wenn auch selteneren, jedoch stets wiederkehrenden Diskussionen um die Begründung für ein Verschweigen von Tatsachen geht, wird, abgesehen von der vorgebrachten Suizidproblematik, zumeist ein relativ undifferenziertes „Wohl" des Patienten angeführt. Dieses wird damit letztlich gegen sein Recht auf selbstbestimmte Entscheidungen aufgewogen, welche ja unter anderem erst durch dieses Wissen um die tatsächlichen Sachverhalte ermöglicht werden.

In diesem Zusammenhang fällt auf, dass in der rechtswissenschaftlichen Literatur der Autonomie des Patienten, wenn auch in unterschiedlichen Nuancierungen, der Vorzug gegeben wird. Dabei wird dies beispielsweise auch bewusst im Widerspruch[248] zu einigen Erkenntnissen des Österreichischen Obersten Gerichtshofs formuliert, der dem Patientenwohl immer noch häufig einen vorrangigen Stellenwert beimisst.[249] Dessen Auffassung steht damit konträr zur

---

[247] Vgl auch Schmoller, K., Strafrechtliche Folgen, 112.

[248] So etwa Holzer, der es mit dem Hinweis auf „krasser Beispiele von ‚Überbehandlung' oft todkranker Patienten" schon „empirisch fragwürdig" findet, „inwieweit medizinische Behandlungsvorgänge immer das Wohl des Patienten im Auge behalten.": Holzer, W., Arzt-und Arzneimittelhaftung, 27f.

[249] Die Auffassung des OGH (Entscheidung vom 23.6.1982) lautet, dass der Umfang der ärztlichen Aufklärungspflicht, insbesondere wenn die volle Wahrheit für den Patienten nachteilig wäre, in erster Linie unter dem Gesichtspunkt des Wohles des Patienten abzugrenzen ist und erst in zweiter Linie auch unter Bedachtnahme auf sein Selbstbestimmungsrecht: vgl. Stellamor, K., Handbuch, Bd. 2, 9. Vgl. auch Holzer, W., Arzt-und Arzneimittelhaftung, 27ff.; dabei muss natürlich grundsätzlich

Einschätzung des Deutschen Bundesgerichtshofs, der eine Verschlechterung der Gemütslage des Patienten sowie auch des Allgemeinzustandes (!) als unvermeidbaren Nachteil des unverzichtbaren Selbstbestimmungsrechts in Kauf nimmt.[250]

Diese die Autonomie des Patienten favorisierende Haltung geht überdies von der Überzeugung aus, dass sich in der Rechtsordnung keine Begründung finden lässt, weshalb das Wohl des Patienten vorrangig zu beachten wäre, da dies „einer Entmündigung des kranken Menschen" gleichkomme.[251]

Diese zweite Begründung ist kongruent zu allem bisher im Hinblick auf die individuelle Wertungsvorstellung des Patienten Beschriebenen. Denn es stellt sich die Frage, inwieweit letztlich ein „Wohl" überhaupt von jemand anderem als dem Betroffenen selbst definiert werden könne.

Die Überlegungen hinsichtlich der Individualität des Begriffes lassen sich weiters durch den Umstand ergänzen, dass mit dem „Wohl" des Patienten, je nach medizinischer oder rechtsphilosophischer Sichtweise, tatsächlich Unterschiedliches gemeint ist. Während nämlich im medizinischen Bereich mit dem Wohl zumeist die Befindlichkeit oder das emotionale Gleichgewicht verstanden wird, das zur leibseelischen Harmonie beiträgt, zielt etwa die juristische Einschätzung eines Wohls, das einer Selbstbestimmung möglicherweise übergeordnet werden könnte, auf massive, doch eher somatisch orientierte Qualitätseinbrüche im Befinden.[252] Entsprechend dieser Auffassung werden, wie gezeigt, weder die Angst vor einer dadurch ausgelösten depressiven Verstimmung des Patienten, noch die Befürchtung, wonach der Patient die Aufklärung seelisch nicht verkraften werde, als rechtlich erhebliche Begründung für die Inanspruchnahme des therapeutischen Privilegs akzeptiert.[253] Wenn jedoch damit genau jene Begründungen nicht zutreffen, die sich in den Argumenten der Mediziner wiederfinden, bestätigt dies die unterschiedlichen Interpretationsmöglichkeiten, die der Begriff zulässt

---

kritisch angemerkt werden, dass die implizit wertende Aussage über das „Wohl" nicht gerade umfassend begründet wird. Ebenso in Richtung des Vorrangs des Wohls vor der Selbstbestimmung argumentierend: Radner, W., Die ärztliche Aufklärungspflicht, 50; so auch besonders deutlich: Steiner, J.W., Licht und Schatten in der Patientenaufklärung, 235ff., auf den Stellamor nochmals dezidiert verweist: Stellamor, K., Handbuch, Bd. 2, 9.

[250] So Eisenbart, B., Patienten-Testament, 137f.

[251] Holzer, W., Arzt-und Arzneimittelhaftung 27f.

[252] Diese Einschätzung findet sich insbesondere in der deutschen Rechtsprechung.

[253] „Auch die Gefahr, dass der Patient durch die Aufklärung verkrampft und der Eingriff hierdurch merklich erschwert wird, entlastet den Arzt nicht von seiner Aufklärungspflicht." So Glatz mit Hinweis auf Erkenntnisse des Deutschen Bundesgerichtshofs vom 7.2.1984, BGHZ 90, 96, 99: Glatz, Ch., Der Arzt zwischen Aufklärung und Beratung, 260.

und lässt auch die Problematik erahnen, die sich damit nicht zuletzt bei der Klärung eines individuellen Sachverhaltes vor Gericht ergeben werden.

Abgesehen also davon, dass das „Wohl", auf dessen Wahrung beispielsweise auch das österreichische Ärztegesetz dringt,[254] ein im Wesentlichen individueller Begriff ist, der damit letztlich nur einer jeweils aktuellen, individuellen Interpretation zugänglich bleibt, abgesehen weiters davon, dass dessen Inhalt einen dynamischen Charakter aufweist, der sich aus seiner engen Beziehung zu einer sich unter den Gegebenheiten zumeist verändernden Wertehierarchie des Patienten ergibt, sowie abgesehen von den eben gezeigten unterschiedlichen Begriffsinhalten, stellt sich jedoch vorrangig die Frage, inwieweit dieses „Wohl" nicht so weit über eine bloße emotionale Befindlichkeit hinausreicht, dass noch zusätzliche Aspekte berücksichtigt werden müssen.

Zweifellos tragen nämlich auch die emotional funktionsfähige Beziehung mit den Angehörigen, die Funktionsfähigkeit der Arzt-Patient-Beziehung, sowie, mindestens ebenso wichtig, die tragfähige Beziehung zu allen weiteren Gesundheitsberufen wesentlich zu diesem „Wohl" bei.[255] Da die Unverzichtbarkeit dieser drei Beziehungsfaktoren schon im Zusammenhang mit der Studie von Stiefel festgestellt werden konnte, muss daher gerade dem Erhalt der Kommunikation besonderes Augenmerk geschenkt werden.[256] Diese Forderung lässt sich auch anhand von bereits mehr als zwanzig Jahre zurückliegenden Untersuchungen untermauern,[257] die darauf hinwiesen, dass der Patient instinktiv mehr über seinen tatsächlichen Zustand wisse.[258] Die Feststellung Lichters, wonach der Patient seine Erkrankung

---

[254] § 22 Ärztegesetz, Bundesgesetz 69/1998; vgl. dazu auch Radner, W., Die ärztliche Aufklärungspflicht, 51.

[255] „Die Qualität der Kommunikation zwischen Arzt und Patient hat, wie in vielen Untersuchungen nachgewiesen, einen größeren Einfluss auf die Lebensqualität, die Gesundheit und das Wohlergehen der Patienten als alle anderen Faktoren (Simpson et al. 1991; Kaplan et al. 1989; Headache Study Group 1986). Sie zeigt auch, wie Kommunikationsprobleme den Patienten und die Behandlung schwer belasten können (Stewart et al. 1979; Stedeford 1994).": Huseboe, S., Palliativmedizin, 98.

[256] Die Nichtaufklärung verstärkt das bereits vorhandene Kommunikationsdefizit des Kranken in einem wichtigen Bereich seiner Existenz; sie belastet den Patienten, seine Angehörigen und die Arzt-Patient-Beziehung; vgl. Geyer, M., Das ärztliche Gespräch, 82.

[257] Vgl. auch Kuhlmann, E., Im Spannungsfeld, 11.

[258] „In den letzten Jahren haben eine Reihe von Untersuchungen gezeigt, dass fast alle Patienten mit fortgeschrittener Krankheit und infauster Prognose selbst wissen, wie es um sie steht. Es gibt mehrere Gründe, warum dies der Fall ist (Simpson et al. 1991; Buckman 1996; Fallowfield 1996): 1. Patienten sind hellhörig. [...] 2. Patienten haben Befürchtungen. [...] 3. Der Patient erhielt Informationen.": Huseboe, Palliativmedizin, 98.

zwar ahne, aber kaum eine Möglichkeit finde, darüber zu sprechen,[259] bestätigt dabei den „not-wendenden" Beitrag einer erhaltenen Kommunikation.

Wenn daher das „Wohl" des Patienten im Sinne der Sicherung seiner stabilen psychischen und emotionalen Befindlichkeit durch das Verschweigen wesentlicher, zur Lebenswirklichkeit unverzichtbar gehörender Tatsachen erkauft wird, dies jedoch in der Folge zu einer dramatischen Kommunikationsverarmung führt, die selbst wieder zu einem massiven Verlust an Wohlbefinden führt, wird damit das ursprünglich intendierte Ziel deutlich verfehlt. Ein Patient, der seinen wahren Zustand erahnt, jedoch durch die ihn umgebenden Vermeidungsstrategien keine Gespräche darüber führen kann, ist doppelt belastet, da ihm eine wesentliche Möglichkeit genommen wird, seine Belastung durch ein „Aussprechen" zu mildern.

Damit wird, abgesehen von der bestehenden Einschränkung des Selbstbestimmungsrechts, auch ein vorübergehender Erhalt der emotionalen Befindlichkeit durch den nachfolgenden, womöglich umso größeren Verlust zweifellos zu teuer erkauft.[260]

Tolstois literarische Darstellung dieser durch Verschweigen entstehenden kommunikativen Isolation, stellt in ihrer geradezu zeitlosen Gültigkeit eine Absage an die Zuflucht zu dieser Vorgehensweise dar.[261]

Natürlich zeigt die allgemeine Erfahrung, dass auch manche Kommunikationsbeziehungen, insbesondere im privaten Bereich, durch ein Wissen um bedrohliche Diagnosen oder bedrückende Prognosen wesentlich beeinträchtigt werden können. Das Gefühl der Unfähigkeit, mit den Tatsachen umzugehen, oder die Unsicherheit, ob es angemessen sei, dieses Thema im persönlichen Gespräch zu vermeiden oder gerade anzusprechen, tragen dabei wesentlich zu diesen Beziehungseinschränkungen bei. Dabei wird es vorwiegend der Initiative des Kranken selbst bedürfen, diese Einschränkung wieder aufzubrechen. Wenn es ihm gelingt, dieses Thema anzusprechen, wird dies in der Folge zumeist von den privaten Gesprächspartnern erleichtert angenommen. Andererseits darf mit einiger Wahrscheinlichkeit angenommen werden, dass gerade die wesentlichsten privaten Beziehungen durch ein gemeinsames Wissen um die „Wahrheit" an Qualität und Tiefe gewinnen können.

---

[259] Zit. nach Volkenandt, M., Überlegungen zur ärztlichen Aufklärung, 119.

[260] „Die Wahrheit kann eine schmerzvolle Belastung bedeuten; Betrug ist aber eine weit größere Belastung (Fallowfield 1997). Es widerspricht ärztlicher Ethik, wenn ein Arzt nicht zu dieser Offenheit beiträgt (Buckman 1996; Loewy 1995).": Huseboe, S., Palliativmedizin, 100.

[261] „Das, was ihn am meisten quälte, war die Lüge – jene aus irgendeinem Grunde von allen verbreitete Lüge, dass er nur krank sei und keineswegs auf den Tod daniederläge und dass er sich nur ruhig verhalten und sich kurieren lassen müsse, damit etwas sehr schönes dabei herauskomme.": Tolstoi, L., Der Tod des Iwan Iljitsch.

Dass die kommunikative Beziehung zu den Gesundheitsberufen gerade durch den Umstand des gemeinsamen umfassenden Wissens und dem empathischen Bemühen, eine Stütze in dieser existentiell belastenden Lebenssituation zu bieten, an Qualität und Menschlichkeit gewinnen wird, steht ebenso außer Zweifel. Das gemeinsame Wissen erleichtert den Pflegeberufen zudem grundsätzlich den notwendigen individuellen Umgang mit dem Patienten, und trägt daher naturgemäß auch zur Förderung seines Wohls bei.

Der Umstand, wonach die Pflegeberufe schon im gewöhnlichen Alltag diesen individuellen kommunikativen Umgang mit dem Patienten, aufgrund einer mangelhaften ärztlichen Aufklärung, oft nur in beschränktem Umfang nachkommen können, wodurch sich die Beziehung nicht in dem Maße, in dem beide Seiten es als wünschenswert fänden, gestalten lässt, ist bereits hinlänglich beschrieben und beklagt worden.[262] Dabei wurde das therapeutische Privileg keineswegs als Begründung herangezogen! Wenn daher schon ein Aufklärungsgespräch aufgrund seiner unbefriedigenden Qualität zu so deutlichen Einbußen in der Kommunikationsbeziehung zwischen Patient und Pflegern führt, lässt sich leicht ermessen, welche gravierenden Auswirkungen erwartet werden müssen, wenn die Aufklärung bewusst unterbleibt. Da diese Kommunikationsdefizite zwischen Arzt und Patient zudem konkrete Auswirkungen auf die Pflegemöglichkeiten zeigen, wozu insbesondere die erschwerten Handlungsbegründungen zu zählen sind, lässt dies zweifellos den Schluss zu, dass dem Wohl des Patienten, wenn überhaupt, mit einem Verschweigen letztlich nur in sehr vordergründiger Weise gedient werden kann![263]

Ein weiteres Argument gegen das „wohlwollende Verschweigen" lässt sich anhand jener Studienergebnisse nachweisen, wonach mehr als die Hälfte der nicht vom Arzt informierten Patienten ihre Diagnose regelmäßig auf andere Weise erfährt. Da diese Informationsvermittlung dabei von keiner Unterstützung bei ihrer Verarbeitung gefolgt sein muss, die im Rahmen eines therapeutischen Gespräches gerade aufgrund des Fürsorgeprinzips als selbstverständlich erachtet werden darf, lässt sich auch damit bezweifeln, dass ein ärztliches Verschweigen tatsächlich dem Wohl des Patienten dienen kann.[264]

---

[262] So verweist etwa Scharfenorth darauf, dass sich bei den Pflegenden durch die Entscheidung eines Arztes, das therapeutische Privileg einzusetzen, Unsicherheit darüber breit mache, wie ehrlich sie sein dürfen: Scharffenorth, G., Patienten-Orientierung, 264; vgl. auch die Befragungsergebnisse in: Grossmann, W. et al., Ethik im Krankenhausalltag; vgl. auch Stellamor, K., Handbuch, Bd. 2, 13.

[263] „Informationsdefizite der Kranken haben aber auch Auswirkungen auf die Pflege. Patientenorientierte Pflegemethoden werden dann undurchführbar, wenn die Kranken über ihre Diagnose nicht informiert sind, man ihnen Fragen daher ausweichen muss und klare Planung und Zielformulierung für die Kranken im letzten Lebensabschnitt nicht möglich sind.": Seidl, E., Kommunikationsprobleme, 63.

[264] Vgl. Geyer, M., Das ärztliche Gespräch, 82.

Nicht zuletzt aus diesem Grund müssen auch jene Ansichten zurückgewiesen werden, die die Selbstbestimmung des Patienten deshalb einschränken wollen, weil ohne diese Beschränkung eine ärztliche Fürsorge „oft und gerade dort nicht mehr möglich" sei, „wo der Patient am dringendsten darauf angewiesen ist."[265]

All diese angeführten Gegenargumente lassen damit die ursprüngliche Begründung für die Inanspruchnahme des therapeutischen Privilegs im Hinblick auf diagnostische Mitteilungen immer fragwürdiger erscheinen.

3.3 Therapie-Risiken und Therapeutisches Privileg

Der zweite Umstand, mit dem die Notwendigkeit eines therapeutischen Privilegs begründet wird, liegt in der Befürchtung, dass der Patient durch die notwendige Schilderung von Risiken im Rahmen eines Aufklärungsgespräches so beunruhigt würde, dass er eine Zustimmung zu einem therapeutischen Eingriff verweigerte, die notwendige Behandlung dadurch nicht durchgeführt werden könnte, und der Patient letztlich einen größeren gesundheitlichen Schaden nähme.[266] Dies wurde, in Anlehnung an ein Bonmot eines Mitglieds der Gesellschaft deutscher Chirurgen am Beginn der 80er Jahre durch Carstens mit dem Begriff von der „Tötung durch Aufklärung" bezeichnet.[267]

Auch dieser Begründung lässt sich einiges entgegenhalten.

Zunächst steht auch die Mitteilung der Risiken, wie jede andere Vermittlung, unter dem grundsätzlichen Auftrag, wonach der Arzt einfühlsam und schonend vorzugehen habe.[268] Diese Verpflichtung verweist, wie bereits beschrieben, auch auf die Notwendigkeit, sich an der individuellen Befindlichkeit und Orientierung des Patienten auszurichten. Dies steht zudem im Einklang mit den rechtlichen Erfordernissen. Die Mitteilung der Risiken wird sich daher weniger an der Vollständigkeit der Auflistung aller denkbaren Folgen orientieren, sondern sinnvollerweise an ihrer Relevanz für den konkreten Patienten ausrichten.[269]

---

[265] So der Jurist Bertel im Wiener Kommentar zum Strafgesetzbuch, 14. Lieferung, Wien 1982, zit. in: Stellamor, K., Handbuch, Bd. 2, 13.

[266] Auch das Verschweigen bei Verpflichtung zum Reden kann bereits Täuschung sein: vgl. Glatz, Ch., Der Arzt zwischen Aufklärung und Beratung, 160.

[267] Vgl. Deutsch, E., Medizinrecht, 104; vgl. ebenso Stellamor, Handbuch, Bd. 2, 8.

[268] Vgl. dazu mit Verweis auf eine Erkenntnis des Oberlandesgerichts Köln: Engljähringer, D., Ärztliche Aufklärungspflicht, 182; vgl. auch Maio, G., Den Patienten aufklären, 400.

[269] Was häufig bei Gerichtsurteilen zu Mangelaufklärungen als Begründung dargelegt wird, verdeutlicht diese Kompetenz: Nicht der Aufzählung der Risiken und der

Daraus aber lassen sich zwei Gruppen von Risiken ableiten, die für den konkreten Aufklärungsprozess eine unterschiedliche Bedeutung aufweisen.

Den Risiken, deren Eintreten im Blick auf die konkreten und individuellen Umstände als wahrscheinlicher angenommen werden müssen, stehen jene gegenüber, die, unabhängig von ihren dramatischen Aspekten und Auswirkungen, im konkreten Fall weniger zu erwarten sind. Damit zählt die erstgenannte Gruppe zu den konkreten Bedingungen, die unmittelbar in den Bewertungsprozess für die selbstbestimmte Entscheidung einfließen. Ohne deren Einschätzung im Hinblick auf die individuelle Lebenswirklichkeit wäre die erforderliche Qualität der Entscheidung nicht gewährleistet. Die Gruppe der hypothetischen Risiken, die eine eher theoretische, fakultative Gefährdung beinhalten, dient hingegen mehr zur Überprüfung, ob sich eine bereits weit gediehene persönliche Entscheidung durch sie wieder relativieren ließe und dazu anregen könnte, die zuvor gewählten Parameter der Entscheidung neu zu überdenken und neu zu gewichten.

3.1 Zwei Gruppen von Risiken

Aus dieser Differenzierung ergibt sich ihr Stellenwert im konkreten Aufklärungsprozess. Die erste Gruppe der Risiken, die sowohl für die individuelle Situation als auch für eine autonome Entscheidung von unmittelbarer Relevanz ist, muss bereits früh in das Gespräch eingebracht werden.

Die zweite Gruppe hingegen wird dann thematisiert, wenn der Entscheidungsprozess aufgrund der bisherigen Auslotung der individuellen Chancen und Risiken bereits konkrete Formen annimmt. Der Vorteil dieses Vorgehens erweist sich darin, dass diese Risiken nicht bereits zu einem so frühen Zeitpunkt in die Bewertung einfließen, an dem noch nicht ausreichend zwischen individuellen und allgemeinen Risiken unterschieden werden kann. Damit wird die Wahrscheinlichkeit geringer, dass eine undifferenzierte Gesamtheit der Risiken als ein geradezu immenses, noch unreflektiertes Gefahrenpotenzial eingeschätzt wird und zu einer vorschnellen Verweigerung der Zustimmung führt.

---

bis in Zehntelprozent lückenlosen Aufstellung wird das Gewicht beigemessen, sondern der Reflexionen, inwieweit ein Risiko, ungeachtet eines „naturwissenschaftlichen Rankings" für den Kranken von individueller Bedeutung ist. Dadurch wird auch eine statistisch orientierte „Risiko-Litanei", sowie deren automatische Relativierung („Nur der Vollständigkeit halber") von einem Prozess abgelöst, der das (typische) Risiko explizit in Beziehung zu individuellen Wertungsvorstellungen des Patienten setzt, und erst daraus das individuelle Risiko ergründet.

Aufgrund der gemeinsamen Einschätzung der ersten Risikogruppe in Verbindung mit den konkreten Therapiechancen und den Vorstellungen der beiden Partner wird somit die individuelle Entscheidung vorbereitet und „provisorisch" in den Raum gestellt. In den Reflexionen zur zweiten Gruppe kann sich dann bereits ein wenig die Tragfähigkeit der Entscheidung beurteilen lassen.[270]

Der Respekt vor der autonomen Entscheidung des Patienten, sowie die Sorge um sein Wohl werden dabei zum Widerstand gegen die beiden diametralen Versuchungen beitragen, diese zweite Gruppe entweder extrem zu bagatellisieren oder besonders zu dramatisieren, damit eine Entscheidung nach den Wünschen des Therapeuten herbeigeführt wird!

3.3.2 Auswege aus der Problematik des therapeutischen Privilegs

Anhand der Darstellung von einigen konkreten Auswegen aus der Problematik des therapeutischen Privilegs lassen sich zugleich auch weitere Argumente finden, die dessen grundsätzliche Berechtigung noch mehr verneinen.

Ausweg: Mehr Informationen durch mehrdimensionalen Aufklärungsprozess

Der ersten Ausweg beruht auf dem wesentlichen Umstand, dass in einem mehrdimensionalen Aufklärungsprozess, der schon mit Beginn der Anamnese das individuelle Wertensemble sowie dessen hierarchischen Aufbau nicht außer Acht lässt, auch wesentliche Anteile jenes Spektrums deutlicher zu Tage treten werden, welches das individuelle „Wohl" des Patienten beschreibt. Damit kann, abseits aller allgemeinen Durchschnittswerte und zugleich anhand der Erfahrung von typischen Problemen, die aus der Vernachlässigung eines „durchschnittlichen" Wohles resultieren, auch konkreter auf die Erhaltung dieses Patientenwohles eingegangen werden.

Ausweg: Das Recht auf „Nichtwissen" – Vorteil des mehrdimensionalen Aufklärungsprozesses

Der zweite Ausweg ergibt sich aus der Berücksichtigung des Umstandes, dass der Patient ja von sich aus jederzeit auf eine weitere

---

[270] Die Erfahrung zeigt, dass bei allen weniger konkreten, und für die individuelle Entscheidung weniger bedeutsamen Risiken – ungeachtet ihrer Dramatik – die Interpretation selbst von ängstlichen Patienten mit einem gewissen Maß an Fatalismus und einer großen Bereitschaft zur Hoffnung, dass sie nicht einträten, vorgenommen wird.

Aufklärung durch den Arzt verzichten und sein Recht auf Nichtwissen in Anspruch nehmen kann.[271] Dies kann beispielsweise dann geschehen, wenn er vermutet, dass er die noch zu erwartenden Informationen nicht verkraften könne, was nach Glatz als „persönliche Kontraindikation" bezeichnet werden kann.[272] Aus welchen Motiven er auch dieses Recht für sich reklamieren mag, es ist in jedem Fall zunächst grundsätzlich zu respektieren. Selbst wenn die Zustimmung für einen unmittelbar notwendigen Eingriff letztlich von dieser Information abhängt, hat der Patient die Möglichkeit, diese ohne explizites Wissen zu erteilen. Allerdings muss ungeachtet des respektierten Aufklärungsverzichts festgestellt werden, dass der Patient dabei keinen Irrtümern hinsichtlich der aktuellen Gegebenheiten oder hinsichtlich der diesem Verzicht zugrunde liegenden Motive unterliegt und daher auch tatsächlich weiß, was er tut.[273] Diese zuletzt genannte, von einigen Juristen erhobene Forderung[274] steht im Einklang mit den ethischen Grundsätzen. Denn wenn eine Entscheidung, ungeachtet aller dabei bestehenden Kontingenz, als Ausdruck freien, autonomen Handelns angenommen werden kann, darf diese Freiheit nicht durch wesentliche irrtümliche Anschauungen eingeschränkt sein.

Auch im Rahmen dieses Ausweges kommt einem umfassenden, mehrdimensionalen Aufklärungsprozess eine wesentliche Bedeutung zu. Denn indem er mit der Anamnese sehr früh seinen Anfang nimmt, wird die Möglichkeit bestehen, relativ früh mit dem Therapeuten die gemeinsame Vorgehensweise hinsichtlich der Mitteilung von diagnostischen Sachinformationen festzulegen.[275]

Die frühzeitige Behandlung der Frage eines Aufklärungsverzichts „im Schleier der Ungewissheit", also ohne dass auch der Therapeut bereits im Besitz von Informationen ist, deren Vermittlung bereits ansteht, erlaubt es zudem, die Frage zwischen den therapeutischen Partnern ohne jeglichen Druck zu erörtern.

Der Wunsch, in Unwissenheit zu verharren, wird zudem in einem Aufklärungsprozess, der gerade das Ziel hat, zur Lebenswirklichkeit beizutragen, kaum wortlos hingenommen werden. Daher wird auch jede Nachfrage, weshalb dieser Wunsch bestehe, für den Patienten zugleich den Ansatzpunkt für die Vermittlung wesentlicher Botschaften darstellen können.[276] Zweifellos stellt es in diesem Zusammenhang auch einen Akt der Fürsorge des Arztes dar, den Patienten,

---

[271] Vgl. Glatz, Ch., Der Arzt zwischen Aufklärung und Beratung, 260.

[272] Ebd.

[273] Vgl. Rössler, D., Die Bedeutung der Einwilligung.

[274] Diese Forderung beruht auf der Sicht, dass für eine rechtsgeschäftliche Willenserklärung eine Irrtumsfreiheit und damit eine Aufklärung erforderlich sind.

[275] Vgl. Holzer, W., Arzt-und Arzneimittelhaftung, 26.

[276] „Diese Beobachtung hebt die Bedeutung des Aufklärungsgespräches eher hervor, als dass sie sie unterminierte.": Maio, G., Den Patienten aufklären, 400.

beispielsweise im Hinblick auf die Ergebnisse von diagnostischen Untersuchungsgängen, auf konkrete Auswirkungen dieser Entscheidung im Alltag hinzuweisen. So muss der Patient etwa auf die zusätzlichen Belastungen hingewiesen werden, die sich aus dem Umstand, dass zwar der Arzt ein Untersuchungsergebnis wisse, dieses jedoch dann vereinbarungsgemäß nicht mitteile, ergeben könnten.[277] Ebenso sollte er auf die Gefahr aufmerksam gemacht werden, dass dieser Umstand in der Folge die Kommunikation beeinträchtigen könnte, und dies insbesondere dann zu erwarten ist, wenn der Patient vielleicht nicht mehr kräftig oder mutig genug ist, diese Abmachung zu widerrufen.

Zu den Motiven, die erst im Rahmen einer Nachfrage deutlich werden können, zählt etwa die Überzeugung des Patienten, deshalb auf die Informationen verzichten zu wollen, weil ihm das Wissen um seinen eigenen Zustand unerträglich erschiene. Ein weiteres, bereits beschriebenes Motiv mag darin zu finden sein, dass er einen von ihm als unverzichtbar angesehenen Behandlungswunsch durch nichts relativiert sehen wolle.

Häufiger jedoch wird im Zuge der Besprechung das Motiv zum Vorschein kommen, wonach der Patient für sich die moralische Legitimation in Anspruch nehmen möchte, mangels Wissen von jeder Entscheidungspflicht entbunden zu sein. Dies kann ungeachtet aller umfassenden Information beispielsweise mit der Begründung geschehen, dass sich der Patient nach persönlicher Einschätzung zur Übernahme der Verantwortung aus Scheu oder Angst auch nicht imstande sähe.[278]

Der Umstand, dass der Patient nicht in die Entscheidungsfindung für diagnostische oder therapeutische Vorgänge eingebunden werden möchte, darf daher nicht unreflektiert als Abwehr von Informationen gedeutet werden.[279]

Gerade im letztgenannten Beispiel zeigt sich, dass das „Recht auf Nichtwissen" nicht wortlos akzeptiert werden darf, sondern dass es vielmehr die Notwendigkeit einer differenzierten Betrachtung und einer entsprechenden Nachfrage erkennen lässt, damit die hinter

---

[277] Dazu lässt sich etwa die nonverbale Kommunikation, die den Arzt verrät, rechnen. Ebenso der Versuch des Patienten, anhand von Worten des Arztes, dem Ton einer Mitteilung oder aus Gesten auf Ergebnisse zu schließen, was für beide Partner Belastungen nach sich ziehen wird. „Viele Patienten haben schnell ein Gespür dafür, wenn der Arzt etwas verbirgt oder wenn es ihm schwer fällt, etwas auszusprechen. Sie machen Beobachtungen, ob der Optimismus oder der Pessimismus, der zum Ausdruck kommt, vom sonstigen Verhalten abgeschwächt oder verstärkt wird.": Huseboe, S., Palliativmedizin, 113.

[278] Dieses Verhalten wurde bereits im Rahmen der Studie von Michel gezeigt: Michel, U. et al., Compliance, 17ff.

[279] Vgl. Maio, G., Den Patienten aufklären, 400.

diesem beanspruchten Recht verborgenen Beweggründe gemeinsam besprochen werden können.

Dies kann im konkreten Fall beispielsweise zur Ermunterung führen, die persönliche Verantwortung im Hinblick auf die Notwendigkeit der eigenen Lebensgestaltung doch bewusst zu übernehmen. Ebenso können der weitere Umgang mit dieser Hypothek,[280] die der Patient seinem therapeutischen Partner mit seinem Vorgehen übergeben möchte, ihre Auswirkungen im Alltag und auf die therapeutische Beziehung, sowie die entsprechenden Überlegungen, wann und auf welche Weise diese Hypothek notwendigerweise wieder abgetragen werden könne, besprochen werden. All diese Erörterungen können dazu beitragen, dass der Patient in Einschätzung der Konsequenzen und angespornt durch die fürsorgliche Ermunterung die Forderung nach einem Informationsverzicht zurückzieht oder teilweise modifiziert.

Ein weiterer Vorteil besteht darin, dass durch die ausführliche Behandlung in der Folge auch weitere individuelle Reflexionen bezüglich des Standpunkts in einem Zeitraum zu erwarten sind, in dem möglicherweise aus technischen Gründen noch keine relevanten diagnostischen Erkenntnisse vorliegen. Da der Patient dabei noch nicht unter dem psychischen Druck steht, der aus einem bereits als wahrscheinlich angenommenen Wissensdefizit zwischen ihm und seiner Umgebung resultiert, hat er daher die Möglichkeit, diese Entscheidung ungezwungen und daher freier zu revidieren.

Der wesentlichste Vorteil dieser frühzeitigen Thematisierung eines Aufklärungsverzichts ergibt sich jedoch daraus, dass dem Patienten letztlich ein deutlich umfassenderes Entscheidungsspektrum ermöglicht wird.

Denn der Patient kann dadurch bei allen elektiven Vorgängen nicht nur sein Recht auf die Entscheidung bezüglich des Umgangs mit der zu erwartenden Information wahren. Er kann darüber hinaus auch entscheiden, ob er die Vornahme von Untersuchungen – entsprechend dem ihm zu diesem Zeitpunkt nach wie vor wichtig erscheinenden Verharren in Unwissenheit – gänzlich ablehnt, ob er sie zumindest auf einen späteren Zeitpunkt verschieben möchte, oder ob er seinen Wunsch nach Unwissenheit den konkreten Gegebenheiten entsprechend nachjustiert.

Die Möglichkeit für den Patienten, dieses Recht auf Unwissenheit für sich in Anspruch zu nehmen, erfordert jedoch andererseits auch, dass sich der Partner im therapeutischen Prozess der Versuchung verweigert, dieses Recht „zum Wohl" des Patienten zu propagieren. Nicht nur der Schutz vor negativen Informationen sondern auch vor einer „Belastung" durch einen Informationsüberschuss könnte durch gezielte manipulative Betonung so dargestellt werden, dass sich die Patienten auch häufiger auf dieses Recht beziehen. Der Vorteil für

---

[280] Vgl. Harrer, M.E., Ethik und Verantwortung, 27.

den Arzt läge dann darin, dass ihm entweder eine zeitintensive Kommunikation erspart bliebe, oder ihm eine zusätzliche Möglichkeit eröffnet würde, die Patienten aufgrund ihrer Unwissenheit nach eigenem Ermessen, und „ohne störende Fragen" behandeln zu können.[281] Ein in diesem Zusammenhang propagiertes „geschicktes Gesprächsverhalten" des Arztes, der „bei psychisch labilen Patienten einen solchen Verzicht leichter erreichen" kann,[282] muss daher hinsichtlich der tatsächlichen Intention wohl besonders hinterfragt werden!

Ausweg: Der zeitliche Aspekt des mehrdimensionalen Aufklärungsprozesses

Ein dritter Ansatzpunkt für einen möglichen Ausweg richtet sich schließlich an den zeitlichen Gegebenheiten aus, in denen der Aufklärungsprozess erfolgt.[283] Auch diesbezüglich soll nochmals darauf hingewiesen werden, dass die Umstände eines konkreten Notfalls bei diesen Überlegungen ausgeklammert bleiben.

Dieser zeitliche Verlauf, den jeder Aufklärungsprozess aufweist, trägt dazu bei, dass sowohl die Informationsvermittlung, als auch die Verarbeitung einem dynamischen Prozess mit Auswirkungen auf die Wertungsvorstellungen unterliegt. Deshalb stehen auch die Mitteilung und ein Mitteilungsverzicht in Beziehung zu diesem zeitlichen Verlauf. Daraus lässt sich das nachfolgende Gedankenexperiment entwickeln.

Am Beginn des therapeutischen Prozesses lässt sich gewissermaßen das gesamte den Patienten betreffende Wissen hinsichtlich der diagnostischen Ergebnisse und den daraus ableitbaren therapeutischen Möglichkeiten auf der Seite des therapeutischen Partners vorfinden.

Diese anfängliche Asymmetrie des Wissensstandes – eine „Hypothek", die der Arzt im Rahmen des Aufklärungsprozesses abtragen möchte – wird im Laufe des Aufklärungsprozesses ausgeglichen, sodass zum Zeitpunkt der Entscheidung ein in etwa ähnlicher Informationsstand bei beiden Partnern vorzufinden ist.[284]

Daraus lassen sich zwei unterschiedliche Aspekte des therapeutischen Privilegs ableiten. Erstens die bereits beschriebene Intention, die darauf abzielt, die Wahrheit von Beginn an gänzlich zu verschweigen und diese Hypothek bloß zu verwalten. Zweitens der Aspekt der Zeit, der sich auf die Frage bezieht, ob das therapeutische Privileg im

---

[281] Vgl auch Gahl, K., Das Selbstbestimmungsrecht, 9.

[282] So Holzer, W., Arzt-und Arzneimittelhaftung, 27.

[283] „Die Wahrheitsfindung ist niemals ein punktuelles Ereignis": vgl. Pompey, H., Die Heilkraft der Wahrheit, 137; darauf zielt auch Demmers Metapher von der „Weggefährtenschaft" ab, die darin bestehe, in der Begleitung des Patienten die „Höhen und Tiefen mit ihm zu teilen": vgl. Demmer, K., Die Wahrheit leben, 221f.

[284] Vgl. auch Strotzka, H., Arzt-Patient-Kommunikation im Krankenhaus, 30.

prozesshaften Ablauf des Aufklärungsgesprächs tatsächlich punktuell festgemacht werden könne, oder ob ab einem bestimmten Zeitpunkt im Aufklärungsprozess davon ausgegangen werden kann, dass der Patient bereits so viele Informationen erhalten hat, dass von einem Verschweigen der Wahrheit nicht mehr gesprochen werden kann. Immer unter der Voraussetzung, dass die Intention des Arztes gerade nicht im Verschweigen, sondern im Bestreben liegt, dem Patienten zu einer selbstbestimmten Entscheidung zu verhelfen, kann sich das Bestehen eines therapeutisches Privilegs daher gewissermaßen nur für einen eng bemessenen, konkreten Zeitraum feststellen lassen, der sich daraus ergibt, dass etwa aufgrund des Fassungsvermögens oder der akuten emotionalen Belastung noch nicht alles Wesentliche mitgeteilt werden konnte. Die Fürsorge wird dann darauf abzielen, den Patienten in eine Lage zu versetzen, in der er imstande und bereit ist, weitere Informationen anzunehmen, und den dafür ehest möglichen günstigen Zeitpunkt auszuloten.

3.3 „Relatives therapeutisches Privileg"

Im Hinblick auf eine aktuelle Therapieentscheidung kann sich andererseits mitunter auch ein *relatives therapeutisches Privileg* feststellen lassen. Dies lässt sich dann finden, wenn der Patient sich nicht bloß vermeintlicherweise, sondern wirklich und nachvollziehbar befähigt fühlt, eine plausibel erscheinende Entscheidung zu treffen, bevor noch jene Risiken, die nicht als in konkretem Zusammenhang mit seiner Situation stehend eingeschätzt wurden, behandelt wurden. In diesem konkreten Fall könnte überlegt werden, inwieweit jede weitere Information im spezifischen medizinischen Kontext auch noch tatsächlich zur Selbstbestimmung beitragen wird. Diese Einschätzung kann allerdings nur im Rahmen einer therapeutischen Beziehung stattfinden, die seit der Anamnese besteht und daher eine umfassende realistische Einschätzung der Person und ihrer Präferenzen erlaubt. Angesichts dieser Vorgabe, die eine ausreichende Gesprächsbasis zwischen den beiden Partnern im therapeutischen Prozess bestätigt, scheint es jedoch kaum vorstellbar, dass weder der Patient diesbezüglich befragt werden könnte, noch, dass er selbst von sich aus angesichts der in Aussicht gestellten weiteren Auflistung von Risiken seinen Willen bekunden würde, darauf zu verzichten.

3.4 Zusammenfassung

Damit lässt sich zusammenfassend feststellen, dass sich der Rekurs auf ein therapeutisches Privileg keineswegs so ausreichend begründbar darstellt, als dies in der Literatur üblicherweise unterstellt wird.

Weder aufgrund konkreter alltäglicher Situationen noch unter Berufung auf das Wohl des Patienten und den daraus resultierenden Vorzug des Fürsorgeprinzips lassen sich ausreichend Argumente finden, die eine Einschränkung der Autonomie und das Vorenthalten der Wahrheit legitimieren könnten.

Der Umstand, dass es möglicherweise dennoch, wenn auch äußerst selten, Situationen geben mag, in denen das Verschweigen der Wahrheit – als extreme Ausnahme[285] – praktiziert wird, kann nur mit einer zutiefst menschlichen Ausweglosigkeit erklärt werden. Selbst wenn derart verzweifelte Situationen einer besonderen moralischen Bewertung unterliegen mögen, lässt sich aus ihnen keinesfalls eine allgemeine Begründung für ein ärztliches Handeln ableiten. Zudem sollte diese Vorgehensweise auch in diesem Fall nur innerhalb einer bereits längerfristig bestehenden, und auf ausreichenden Gesprächen beruhenden Beziehung gewählt werden können. Ebenso muss der Therapeut sich nach dieser Entscheidung seiner daraus erwachsenden moralischen Verpflichtung bewusst sein, dass er weiterhin sensibel alle Änderungen in der Situation und der Befindlichkeit des Patienten registrieren muss, welche es vielleicht doch noch ermöglichen könnten, dass der Mensch die für seine Lebenswirklichkeit notwendigen Informationen erhält.

4. Aspekte der Stufenaufklärung und die Verwendung schriftlicher Aufklärungsinformationen

4.1 Die Stufenaufklärung nach Weißauer

Versuche, aus den ausgefahrenen Gleisen der traditionellen „Instant-Aufklärung" herauszufinden und einen strukturierten Zeitraum zur Meinungsbildung zu sichern, wurden immer wieder und auf vielfältige Weise unternommen. Dabei orientierten sich viele Ansätze explizit an der Stufenaufklärung von Weißauer, oder weisen zumindest bei näherer Betrachtung zahlreiche Parallelen auf.[286]

Dieses Konzept bietet in einer ersten Stufe eine allgemeine Sachinformation unter Zuhilfenahme von schriftlichen Aufklärungsbögen an. Die zweite Stufe bildet dann das in einem zeitlichen Abstand erfolgende Gespräch zwischen Arzt und Patient. In diesem sollen das Verständnis des vermittelten Inhalts abgeklärt, und die daraus erwo-

---

[285] Vgl auch Eisner, B., Die Aufklärungspflicht, 100.
[286] Dazu etwa Schroeter, Ch., Ärztliche Aufklärung im Alter, 136; Ehlers, A., Die ärztliche Aufklärung, 66f.; Sass, H.M., Güterabwägung, 209f.

genen therapeutischen Konsequenzen beraten und entschieden werden.[287] Einige Autoren stehen einer Stufenaufklärung generell kritisch gegenüber, während andere nur das Modell nach Weißauer kritisch beurteilen, weil sie darin eher den Versuch einer rechtlichen Absicherung des Arztes unter Inkaufnahme einer höheren Belastung für den Patienten argwöhnen.[288] Einige weitere Autoren wieder vermuten insbesondere eine Verängstigung durch die schriftlich dargelegten Risiken oder sprechen sich grundsätzlich gegen eine auf diese Weise stattfindende „schematisierende" Aufklärung aus, die den „gerade so notwendigen ‚konvivialen' Kontakt in Formularen erstarren lasse".[289]

Dem stehen andererseits aber auch deutlich befürwortende Stimmen gegenüber, die in Kongruenz zur Meinung zahlreicher Ärzte stehen, die die Möglichkeit einer Stufenaufklärung sehr positiv einschätzen.[290] So verweisen die Befürworter beispielsweise darauf, dass im Rahmen der Verwendung von Formularen auch andere sensorische Kanäle für die Informationsvermittlung genützt werden können, was etwa bei einem eingeschränkten Hörvermögen den Vorteil einer teilweisen Kompensation bieten kann.[291]

4.2 Positive Aspekte und Risiken von Aufklärungsformularen

Die Verwendung von Formularen zur Unterstützung der Aufklärung hat in den vergangenen Jahren deutlich zugenommen. Dabei wird

---

[287] Zu den Anhängern zählen etwa Mann und Schrader, die auf die dadurch ermöglichte Vorbereitung im Hinblick auf das kommende Aufklärungsgespräch verweisen: Mann, F., Schrader, R., Zur schriftlichen Aufklärung vor medizinischen Eingriffen, 78f.

[288] So sprechen etwa Wachsmuth und Schreiber von „... einem bedauerliches Element einer durch die Rechtsprechung mitverschuldeten Defensivmedizin": Wachsmuth, W., Schreiber, H.-L., Die Stufenaufklärung – ein ärztlich und rechtlich verfehltes Modell, 596.

[289] Steffen in Wachsmuth/Schreiber, Schlusswort zur Diskussion über die Stufenaufklärung, 61; auch Ehlers, der Steffen und Wachsmuth zitiert, teilt diese Einschätzung: Ehlers, A., Die ärztliche Aufklärung, 66.

[290] So spricht sich fast jeder Zweite der Befragten in der Studie des Institutes für eine schrittweise Aufklärung aus: Grossmann, W. et al., Ethik im Krankenhausalltag, 170.

[291] Hinsichtlich der Verwendung von Merkblättern bei alten Patienten gehen die Meinungen weit auseinander. So meint etwa Kloppenborg, dass alte Patienten durch solche schriftliche Aufklärungshilfen geistig und seelisch überfordert sein könnten, weshalb sie bei dieser Personengruppe mit großer Vorsicht eingesetzt werden sollten: Kloppenborg, J., Medizinrecht, 18f. Hingegen kommen Katz und Mann zu dem Schluss, dass die Verwendung von Merkblättern gerade aufgrund des kompensatorischen Vorteils, mehrere sensorische Kanäle zu benützen, besonders für Patienten höheren Alters geeignet seien: Katz, J., Mann, F., Klinikarzt, 410ff.

von den Medizinern der Einsatz häufig mit dem Wunsch nach einer rechtlichen Absicherung begründet. Diese Einschätzung von Ärzten und Patienten dürfte sich insbesondere mit dem „amtlichen Charakter" begründen lassen, der sich speziell in der von beiden Gesprächspartnern geleisteten Unterschrift am Ende des Formulars als Nachweis eines Aufklärungsgespräches zu verdeutlichen scheint. Dass diese Absicherung bei näherer rechtlicher Betrachtung jedoch keineswegs so eindeutig gegeben ist, lässt sich seit einigen Jahren anhand zahlreicher Literaturstellen und höchstgerichtlicher Entscheidungen nachweisen. Dieses Wissen findet allerdings bislang noch keineswegs eine ausreichende Berücksichtigung im medizinischen Alltag!

Die in den Formularen gebrauchten Formulierungen scheinen, nach Art der Begleitinformationen zu Medikamenten, tatsächlich häufig so gewählt, dass ungeachtet der als vorrangig bezeichneten Erklärung einer Handlung für den Patienten hauptsächlich die Risiken dargelegt werden, um in dieser Hinsicht mögliche Versäumnisse des aufklärenden Arztes mit straf- oder zivilrechtlichen Folgen zu minimieren. Es lässt sich deshalb im Rahmen dieser Erstinformation auch nicht gänzlich ausschließen, dass diese umfassende Auflistung von Risiken auch ängstliche Reaktionen hervorrufen kann. Die Erfahrung zeigt allerdings, analog zu den Medikamenteninformationen, dass die meisten Patienten eher dazu neigen, die angegebenen Risiken als theoretische Größe einzuschätzen, statt sie als möglicherweise konkret bevorstehendes Ereignis zu befürchten.

Wenn daher Formulare explizit nur als Hilfe für eine umfassendere Erstinformation eingesetzt werden, statt dass sie, wie heute im Alltag des Öfteren immer noch irrtümlich angenommen, als weitgehender Gespräch*ersatz* verstanden werden, lässt sich auch die zuvor zitierte Kritik zurückweisen. Denn gerade in einem so verstandenen, sinnvollen Einsatz wird erst der wahre Wert eines Formulars und seine „ethische Nützlichkeit" sichtbar. [292]

Die Sachinformation, die nämlich dadurch in verständlicher Weise[293] und unter Zuhilfenahme von anschaulichen Abbildungen geboten wird,[294] bietet dem Patienten die Möglichkeit, sich grundsätzlich

---

[292] Vgl. Maio, G., Den Patienten aufklären, 399.

[293] Auf die Informationsblätter, die überwiegend im deutschen Sprachraum eingesetzt werden, trifft der Vorwurf der geringen Allgemeinverständlichkeit kaum zu. Studien, wie etwa die von Köhle zitierte, wonach in den USA 80 Formulare aus den fünf größten Krebsforschungsgruppen mehr an den Text medizinischer Fachzeitschriften erinnerten als an eine Alltagslektüre, was auf eine professionelle Fehleinschätzung bei der Erstellung schließen lasse, sind heute zweifellos überholt: Köhle, K., Informed consent, Internist, 209f.

[294] Die in den Formularen größtenteils informativen Abbildungen sind tatsächlich eine wesentliche Hilfe für die leichtere Verständlichkeit, insb. von operativen Techniken.

mit der Problematik auseinanderzusetzen. Wird dabei die Übergabe des Informationsblattes von der klaren Botschaft des Arztes begleitet, wonach diese Aufklärungshilfe weder dazu dienen solle, ein Gespräch zu verkürzen, oder sogar zu umgehen, noch den Sinn habe, seine berufliche Belastung zu verringern, oder sein Zeitmanagement zu erleichtern, sondern vielmehr den Sinn habe, den Patienten so vorzuinformieren, dass sie anschließend beide vorbereitet in das gemeinsame Gespräch eintreten könnten, kann dies dazu führen, dass sich der Patient tatsächlich gelassener mit dem Inhalt befassen kann. Er weiß nun, dass dieses Blatt keineswegs als Kommunikationsersatz eingesetzt wurde, was seinen berechtigten Widerstand, sich damit zu befassen, hervorrufen könnte, sondern dass er vielmehr als jene Person wahrgenommen wird, deren Kompetenz als Gesprächspartner gefördert werden soll. Damit kann auch ein gut formuliertes Aufklärungsformular, das den Patienten in verständlicher und anschaulicher Weise informiert, dazu beitragen, dass auf diese Weise die häufig zitierte Informationsasymmetrie zwischen „Experten" und „Laien" verringert wird.

Die Phase der Vorinformation mit Hilfe des Informationsblattes wird wesentlich dazu beitragen, dass der Patient aufgrund der Erfahrung einer qualifizierten Anamnese, in der auf seine Wertungen Bezug genommen, oder er möglicherweise sogar zum ersten Mal konkret mit seiner Wertewelt konfrontiert wurde, die nun angebotene Sachinformation auch selbst in Beziehung zu seinen Präferenzen zu setzen versucht.

Dass dies, insbesondere durch den Umstand, dass viele Menschen in diesen Reflexionen noch wenig geübt sind, eine angemessene Zeit benötigt, wurde bereits in anderem Zusammenhang deutlich.

4.3 Zeitpunkt der Übergabe

Um daher auch in diesem Fall einen ausreichenden Zeitraum gewährleisten zu können, der nicht durch die zumeist bestehenden strukturellen Zwänge ständig verkürzt wird und daher nicht effizient genützt werden kann, scheint es notwendig, sich vom typischen Zeitpunkt der Übergabe des Informationsblattes zu lösen. Patienten, die das Formular zum Beispiel schon bei der Stationsaufnahme, oft vor dem Anamnesegespräch, erhalten, werden aufgrund der diagnostischen, therapeutischen und pflegerischen Maßnahmen, die oft aus strukturellen und personellen Gründen geradezu nahtlos ineinander übergehen, kaum die Möglichkeit finden, die dargebotene Information in Ruhe durchzulesen, geschweige denn, anhand ihrer Wertewelt zu reflektieren. Patienten, die unter den beschriebenen psychosozialen Phänomenen im Zuge von Spitalsaufnahmen leiden, werden mitunter schon aufgrund einer verminderten Konzentrationsfähigkeit Schwierigkeiten haben, die im Text angebotenen Sachinformationen so hinreichend aufzunehmen, dass sie im Anschluss daran deren konkrete Bedeutung für ihre eigene Situation reflektieren können.

Blendet man die Notfallseingriffe aus, in denen selbstverständlich alle Aufklärungsaspekte in Relation zur Dringlichkeit gesetzt werden müssen und damit unterschiedliche Relativierungen und Einschränkungen ermöglicht werden,[295] stellt sich nach der Schilderung dieser Aspekte doch die Frage, ob es nicht sinnvoll sei, den Zeitpunkt der Übergabe für elektive, geplante und vorhersehbare Eingriffe wesentlich frühzeitiger anzusetzen.

Die umfassendste Möglichkeit, den Inhalt der Information zu überdenken, wird damit wohl jenen Patienten geboten werden können, die das entsprechende Informationsblatt im Rahmen ihres Ordinationsbesuchs ausgehändigt bekommen.

Die dadurch gewährte Möglichkeit, die Information zu Hause, unter geringem Stress und nahezu ohne zeitliche Einschränkung zu lesen, wird sich positiv auf die Aufnahmefähigkeit auswirken. Da die Gespräche, die im Anschluss daran innerhalb der eigenen Sozialsphäre geführt werden können, geradezu typischerweise auch Bewertungen beinhalten, können sie damit Ansatzpunkte für die anschließenden Reflexionen darstellen, die aufgrund der von den gewohnten Sozialkontakten weitgehend isolierten Situation im Krankenhaus zumeist kaum geboten werden können.

Ebenso kann sich, auch im Gegensatz zu den derzeitigen Gegebenheiten im Krankenhaus, der fehlende Zwang zu einer raschen Entscheidung fruchtbringend auf die Reflexionsvorgänge an der eigenen Wertehierarchie auswirken. Denn wenn ausreichend Zeit zur Verfügung steht, können die Bewertungen sowohl umfassender erfolgen, als auch die dabei gewonnenen Erkenntnisse, gewissermaßen im Rahmen eines zweiten Durchgangs, sowie auf der Metaebene eines die Entscheidungen thematisierenden privaten Gesprächs, neuerlich einer Wertung unterzogen werden.

Der Umstand, dass die frühzeitige Übergabe des vorinformierenden Formulars nicht immer zu so befriedigenden Konsequenzen führen wird, etwa weil Patienten dieses Blatt zu Hause bloß achtlos beiseite legen, weil es in der Folge bei der Spitalsaufnahme zu Hause vergessen wird, oder weil vielleicht sogar aus der Information abenteuerliche, zumeist auf die privaten Gespräche zurückzuführende Schlüsse gezogen werden, die im Nachfolgegespräch mühsam korri-

---

[295] Dabei muss allerdings einschränkend festgestellt werden, dass sich doch etliche Notfallssituationen finden lassen, die bei genauerer Betrachtung eine qualitätsvolle Aufklärung, sowohl zeitlich als auch aufgrund des Zustandes des Patienten, durchaus erlaubt hätten. Es stellt sich mitunter die Frage, ob nicht der Terminus „Notfall" gelegentlich deshalb so weit ausgedehnt wird, um bewusst manche Handlungsschritte übergehen zu können!

giert werden müssen, relativiert jedoch nicht die Sinnhaftigkeit des Konzepts an sich. Denn die meisten Patienten, die im Bewusstsein ihrer Selbstbestimmung an ihrem Entscheidungsprozess persönlich mitwirken wollen, werden das in den Ordinationen mit entsprechenden Hinweisen ausgehändigte Informationsblatt als Beitrag des therapeutischen Partners verstehen, ihre Kompetenz für die gemeinsam zu treffenden und zu verantwortenden Entscheidungen zu fördern.

Das nachfolgende Gespräch, das einen wesentlichen Teil des Aufklärungsprozesses darstellt, wird dann bereits mit der Klärung der Frage beginnen können, inwieweit ein gemeinsames Verständnis hinsichtlich des grundsätzlichen Sachverhaltes besteht.[296] Wird dies vorgefunden, oder erst nach der Behandlung von sachlichen Missverständnissen erreicht, kann das Gespräch mit den wertorientierten Reflexionen fortgesetzt werden.

Damit lässt sich zusammenfassend feststellen, dass jede Kritik am Einsatz und an der Gestaltung von Informationsblättern zur Aufklärung solange berechtigt erscheint, als ihre Verwendung bloß auf Intentionen wie der rechtlichen Absicherung oder der Verringerung des persönlichen Einsatzes beruht. Werden sie jedoch deshalb eingesetzt, damit schon vorab stressarm zur Sachkompetenz des Patienten beigetragen werden kann, und vergrößern sie damit die Chance, dass sich das nachfolgende Gespräch vorwiegend auf die wertorientierten Aspekte beziehen kann, können sie sich als wesentliches Hilfsmittel bei den Bemühungen erweisen, eine umfassende, selbstbestimmte Entscheidung herbeizuführen.

5. Einige Aspekte der gegenwärtig gebräuchlichen Aufklärungsgespräche

Die Aspekte, die bislang zur Thematik angeführt wurden, lassen zahlreiche Assoziationen zum gegenwärtigen Zustand der medizinischen Aufklärung zu. In der Folge soll nur auf jene Gegebenheiten eingegangen werden, aus denen Schlüsse für die Einführung eines mehrdimensionalen Aufklärungsprozesses gezogen werden könnten.

Der Umstand, dass eine Aufklärung des Patienten, die auch einigermaßen ihrem Namen entspricht, nur etwas mehr als hundert Jahre besteht,[297] ist zweifellos erstaunlich. Ebenso verwunderlich ist es, welche unterschiedlichen Qualitäten der Begriff Aufklärung in diesem vergleichsweise kurzen Zeitraum aufwies, und welche Vorgehens-

---

[296] Auf diesen Umstand zielen Faden und Beauchamp mit dem Begriff „shared understanding" ab: Faden, R., Beauchamp, T., A History and Theory of Informed Consent, 307ff.

[297] Vgl. Holzem, Ch., Patientenautonomie, 293.

weisen ebenso vehement propagiert wie bekämpft wurden, um schließlich wieder durch neue Konzepte in Vergessenheit zu geraten. Die Bandbreite der Konzepte reichte dabei von einer durch die Fachsprache völlig überfordernden und unverständlichen Sachverhaltsdarstellung über die Zuflucht zu geschönten Wahrheiten, insbesondere der sprachlichen Verniedlichung deletärer Diagnosen,[298] bis zur bewussten Lüge. Die nackte, oft geradezu unmenschlich erscheinende Mitteilung der Diagnose wurde ebenso propagiert, und wurde auch noch am Beginn der 80er Jahre keineswegs nur in Einzelfällen praktiziert, wie auch der Appell zur einfühlsamen Mitteilung zu hören war.

Die sie begleitenden Reaktionen reichten von der überheblichen Einschätzung, wonach das unbedingte Vertrauen des Patienten jedwede Aufklärung erübrige, über die geradezu stolze Feststellung, ein Ärzteleben lang weitgehend ohne Aufklärungsgespräch ausgekommen zu sein,[299] bis zu den Selbstvorwürfen, trotz intensiver Aufklärungsversuche keine Resonanz im Patienten erzeugen zu können, wie dies typischerweise des Öfteren in sogenannten Balintgruppen besprochen wird.

Es fanden – und finden! – sich unterschiedliche Aufklärungsweisen, die von einem kurzen und direkten Vorgehen, vornehmlich bei invasiv orientierten Fächern, bis zum sensiblen Herantasten an die Wahrheit reichen, was beispielsweise von Palliativmedizinern erstmals explizit versucht und empfohlen wurde.

Die gänzlich fehlende Aufklärung des Patienten bei gleichzeitiger Information der Angehörigen, die damit bei Bedarf auch zur Weitervermittlung der Botschaft an den Kranken mit dem Hinweis verpflichtet wurden, dass dies aufgrund ihrer Kenntnisse der Persönlichkeit des Kranken schonender erfolgen könne, wurde ebenso angewandt, wie auch die selbstständige Organisation von umfassenden Aufklärungsgesprächen zwischen allen Beteiligten.

Selbst wenn einige der aufgezählten Verhaltensweisen bereits erstaunlich und antiquiert anmuten, sollte nicht vorschnell der Schluss gezogen werden, dass die derzeitige Situation unvergleichlich besser wäre und die aktuellen Aufklärungsprozesse eine hohe Qualität aufwiesen. Dies lässt sich anhand einiger Ergebnisse der Studie des Instituts für Ethik und Recht in der Medizin zeigen, die insbesondere die Intentionen verdeutlichen, die einer Verbesserung entgegenstehen.[300]

---

[298] So etwa die typische Zuflucht zum Begriff „unruhige Zellen" als Umschreibung einer bestehenden Krebsdiagnose; vgl. Huseboe, S., Palliativmedizin, 31f.

[299] So berichtet etwa Buchborn, dass der Baseler Chirurgen Nissen selbst stets darauf hingewiesen habe, dass er rund 10.000 Krebsoperationen ausgeführt, jedoch nicht mehr als 10 Patienten die Diagnose mitgeteilt habe!: vgl Buchborn, E., Internist 81, 162 (166): zit. in: Deutsch, E., Medizinrecht, 102.

[300] Grossmann, W. et al., Ethik im Krankenhausalltag.

So wird beispielsweise nach wie vor davon ausgegangen, dass eine umfassende Information zur Überforderung des Patienten führe, während zugleich die Wissensdefizite als Hauptgrund für die Diskrepanz zwischen dem Anspruch der Patienten auf Selbstbestimmung und der tatsächlichen Realität identifiziert werden.[301] Statt diese Diskrepanzerlebnisse jedoch als Anlass zunehmen, um kreative Konzepte für eine Verbesserung der Kommunikation zu entwickeln, werden die Patientenansprüche nach wie vor durch „Übergehen oder Ignorieren" oder durch eine Bevormundung „zu ihrem eigenen Besten" abzuwehren versucht.[302]

Natürlich sollen damit nicht die tatsächlich oft bestehenden Verständnisschwierigkeiten allzu rasch bagatellisiert werden. So können viele Ärzte von Situationen berichten, in denen sich die Informationsvermittlung beispielsweise durch falsche Vorinformationen von Unberufenen, aufgrund von Halbwahrheiten, die den Medien entnommen wurden, oder durch eigene Fehlinterpretationen als erheblich erschwert erwies.[303] Dies beruhte zumeist darauf, dass nicht bloß die Vermittlung zusätzlicher Informationen erforderlich war, sondern dass zunächst die fehlerhaften, bereits vorab verfestigten Anschauungen korrigiert werden mussten, damit sie nicht neue Wahrnehmungen und Erklärungen blockieren konnten. Eine spezielle Art der Vorinformation, die zu problematischen Auswirkungen führen kann, stellt dabei jene dar, die von anderen Arztkollegen vor dem Eintritt einer konkreten Situation gegeben wurden. Natürlich ist jeder Beitrag zur Verbesserung des Wissensstandes grundsätzlich zu begrüßen, und wird sich in einigen konkreten Fällen auch als rechtlich erforderlich erweisen.[304] Allerdings können selbst diese Informationen, die ja zumeist eher allgemein gehalten sind, durchaus den Wunsch des Patienten nach einer bestimmten, als möglich oder als besonders empfehlenswert dargestellte Vorgehensweise wecken. Das Problem zeigt sich besonders in jenen Fällen, in denen etwaige Empfehlungen für ein konkretes therapeutisches Vorgehen einen anderen fachlichen Kompetenzbereich betreffen, und diese „beste Vorgehensweise" in der Folge vom Patienten auch erwartet wird. Denn das dazu erforderliche, dieser spezifischen Vorinformation

---

[301] Grossmann, W. et al., Ethik im Krankenhausalltag, 257.

[302] Ebd., 30; in der Studie wurde zudem deutlich, dass der Patient in die wenigsten Entscheidungen tatsächlich eingebunden wird.

[303] Vgl. Carstens, Praktische Probleme der Aufklärungspflicht, 982, zit. in: Holzem, Ch., Patientenautonomie, 298.

[304] Beispielsweise erfordert die Zustimmung zur Einweisung in ein Krankenhaus ja ein Aufklärungsgespräch zwischen Patient und dem einweisenden Arzt – zumeist der betreuende Allgemeinmediziner. Nach rechtlicher Auffassung (Mazal) muss dabei auch ein grober Überblick über die dort zu erwartenden Behandlungsschritte gegeben werden!

nachfolgende Aufklärungsgespräch kann dann nicht mehr in jener Form durchgeführt werden, die dem Therapeuten auch didaktisch am sinnvollsten erscheint. Es steht nicht mehr im Zeichen der erstmaligen Entfaltung der für die individuelle Situation als grundsätzlich zielführend angesehenen Vorgehensweisen, sondern muss oft mit einer, dem eigentlichen Gesprächsverlauf vorgreifenden Reaktion auf die konkrete Vorinformation beginnen. Damit aber wird der Arzt, aufgrund der Festlegung des Patienten, bereits von Beginn an in seiner Entscheidung eingeschränkt, den Verlauf des Aufklärungsprozesses so zu gestalten, wie es der individuellen Situation am besten entsprechen würde. Vollends problematisch erweist sich die Aufgabe schließlich, wenn sich die ohne spezifische fachliche Erfahrung empfohlene Vorgehensweise für die konkreten Umstände als nicht geeignet erweist. Der vom Patienten erfahrene Widerspruch zwischen den beiden als gleichwertig angesehenen Fachmeinungen kann zu einer weiteren Verunsicherung beitragen, die als zusätzliche emotionale Komponente sowohl die Informationsaufnahme als auch die freie und unbelastete Entscheidung erheblich erschweren kann. Zudem bedarf es einer besonderen Behutsamkeit, den Patienten von einem Ratschlag eines Kollegen, der aufgrund der fachlichen Erfahrung als der Situation inadäquat eingestuft werden muss, abzubringen, ohne diesen dadurch zu desavouieren!

Wenn, um wieder auf die aktuellen Aussagen der Studie zurückzukehren, die bestehenden Diskrepanzen zusätzlich lapidar mit der Aussage bestätigt werden, dass die Patienten selbst dann den Sachverhalt nicht ausreichend verstünden, wenn man ihnen alles erklärte,[305] wird damit zugleich auch deutlich, dass keine Möglichkeit gesehen wird, mit Hilfe der Informationsvermittlung die Qualität selbstbestimmter Entscheidungen zu verbessern.

Da diese Aussagen von jungen Ärzten mit konkreter Alltagserfahrung stammen, die, Untersuchungen zufolge, das Informationsbedürfnis der Patienten grundsätzlich höher einschätzen als ihre älteren Kollegen,[306] lässt dies eher auf eine resignierende Akzeptanz eines Status quo schließen, als auf eine Bereitschaft, allen Umständen zum Trotz, neue Wege zu suchen, um dem Patienten dennoch zu einem höheren Maß an Selbstbestimmtheit zu verhelfen.

Aus zahlreichen weiteren erhobenen Beschreibungen des Ist-Zustandes, die für die oben angesprochene Diskrepanz verantwortlich gemacht werden, ergibt sich ein großes Spektrum von Problemen, die auf die Aufklärung einwirken.

Die Aussagen, wonach Behandlungsablehnungen grundsätzlich auf einen Kompetenzmangel des Patienten schließen lassen,[307] wo-

---

[305] Vgl. Grossmann, W. et al., Ethik im Krankenhausalltag, 257.
[306] Vgl. Hartmann, F., Patient, Arzt, Medizin., 174.
[307] Grossmann, W. et al., Ethik im Krankenhausalltag, 259.

nach die Länge der Aufklärungsgespräche eher durch eine problematische Thematik als durch Zeitknappheit beeinflusst wird,[308] oder sogar die bemerkenswerte Aussage, dass die „Aufklärung von Laien" sehr viel Zeit benötige, für die niemand bezahle,[309] werfen ein, wenn auch nicht gänzlich verallgemeinerbares, jedoch charakteristisches Licht auf den gegenwärtigen Stellenwert der Informationsweitergabe.

Die Hinweise, dass in einzelnen Abteilungen die generelle Festlegung auf bestimmte Behandlungsmethoden naturgemäß eine Vernachlässigung von Informationen über etwaige Alternativen nach sich zieht, und diesbezügliche Nachfragen von Patienten Unmut erzeugen,[310] oder dass beispielsweise der Aufklärung von Patienten nur bei so genannten „schweren Erkrankungen" vermehrt Aufmerksamkeit geschenkt wird,[311] bestätigen die Forderung nach einer dringend erforderlichen Verbesserung der Aufklärungsprozesse. Gerade im Hinblick auf den letztgenannten Punkt lässt sich entgegnen, dass es zumeist einer längeren Einübung in zahlreichen, weniger dramatischen Aufklärungsprozessen bedarf, um in jenen Gesprächsprozessen tatsächlich hilfreich zu sein, die eine existentiell bedrohliche Dimension aufweisen.

Zu den gegenwärtigen Problemen zählen insbesondere auch jene, die sich aus den organisatorischen Sachzwängen und der Krankenhausstruktur ergeben und tatsächlich vorhandene individuelle Bemühungen um eine Verbesserung deutlich begrenzen.[312] Dabei kommt erschwerend hinzu, dass gerade jene Kollegen, die im Alltag häufiger mit den Diskrepanzen konfrontiert sind, aufgrund ihrer untergeordneten Position nahezu keinen Einfluss auf strukturelle Veränderungen ausüben können.[313]

Mit zahlreichen anderen Erhebungen kongruent erweist sich der in der aktuellen Befragung erhobene Umstand, dass hauptsächlich die Mitglieder der Pflegeberufe nicht nur den Grad, sondern auch die

---

[308] Grossmann, W. et al., Ethik im Krankenhausalltag, 173.

[309] So die dokumentierte Aussage eines Turnusarztes: Grossmann, W. et al., Ethik im Krankenhausalltag, 122.

[310] Grossmann, W. et al., Ethik im Krankenhausalltag, 258.

[311] Grossmann, W. et al., Ethik im Krankenhausalltag, 153.

[312] „Und auch hier wird sich zeigen, dass der große Einfluss der Verwaltung, also der zweite Aspekt von Reproduktion im Krankenhaus, zu Lasten des primären Zweckes der Patientenbehandlung sichtbar wird. Hier kann es durchaus dazu kommen, dass bestimmte Handlungen, die aus der Sicht der Produktion irrational erscheinen, aus der Sicht der Reproduktion durchaus rational und angemessen wirken. So ist z.B. die starke Konzentration auf die Vermittlung *formaler* Kenntnisse bei der Anamneseführung darauf zurückzuführen.": Menz, F., Der geheime Dialog, 50; vgl. auch Grossmann, W. et al., Ethik im Krankenhausalltag, 258.

[313] Grossmann, W. et al., Ethik im Krankenhausalltag, 258f.

Form der Aufklärung der Patienten als zu wenig ausreichend einschätzen.[314] Da diese seit vielen Jahren engagierte Klage auch heute noch unverändert vorgebracht wird, erhebt sich die Frage nach der grundsätzlichen Bereitschaft, Lehren aus den Wahrnehmungen anderer Mitarbeiter zu ziehen, und nach der Effizienz einer interdisziplinären Kommunikation. Der Umstand, dass sich zudem nur wenige Stellungnahmen in der umfassenden Befragung finden lassen, die tatsächlich einige Kriterien für eine geglückte Aufklärung benennen können, rundet gewissermaßen das diagnostische Bild darüber ab, in welchem Zustand sich die „Aufklärung" des Patienten heute befindet.

Unabhängig von ihrer durchgängig negativen Einschätzung ist jedoch allen Stellungnahmen der Umstand gemeinsam, dass nahezu alle Befragten den Aufklärungsprozess nur mit einer medizinischen Sachinformation gleichsetzen, dass das Verständnis des Patienten bloß im technischen Sinn hinterfragt wird, und sich dementsprechend auch die Hilfsmöglichkeiten bloß auf diesen Bereich konzentrieren. Dass dabei keine Assoziationen zu der Lebenswirklichkeit und den Wertungsvorstellungen des Patienten angesprochen werden, legt letztlich den Verdacht nahe, dass das Bestehen einer individuellen Wertehierarchie des Patienten, ja möglicherweise auch der eigenen, kaum wahrgenommen wird.

6. Gestaltung eines mehrdimensionalen, wertorientierten Aufklärungsprozesses

Die Einschätzung der gegenwärtigen Qualität von Aufklärungsprozessen, die Auflistung der im Rahmen der Studie aktuell erhobenen Probleme, sowie die Durchsicht der wesentlichen Literatur legen den Schluss nahe, dass sich eine wesentliche Verbesserung nicht aufgrund der bloßen Adaptation von vorhandenen Verfahrensweisen, sondern nur in einer gänzlichen Neuorientierung finden lassen wird.

Anhand der grundlegenden Aspekte, die zuvor umfassend dargestellt wurden, lässt sich im Wesentlichen zeigen, wie ein mehrdimensionaler Aufklärungsprozess gestaltet werden sollte, um dem Patienten tatsächlich selbstbestimmte Entscheidungen zu ermöglichen.

In der Folge sollen jene notwendigen Vorbedingungen und Haltungsänderungen aufgelistet werden, die die Einführung eines wertorientierten Aufklärungsprozesses zulassen sollen.

---

[314] Vgl. Grossmann, W. et al., Ethik im Krankenhausalltag, 173.

Davor sollte allerdings zweifellos ein Konsens über einige Grundsätze bestehen.

.1 Notwendige Voraussetzungen – Grundsätze

So sollte, erstens, akzeptiert sein, dass schon die Feststellung der bestehenden Aufklärungsdefizite als Motiv dienen kann, dass die Patientenaufklärung im weitesten Sinne des Wortes einen ähnlichen Stellenwert erhält, der jeder naturwissenschaftlichen Therapiehandlung, unabhängig von ihrer tatsächlichen Bedeutung für den konkreten Sachverhalt, geradezu selbstverständlich zuerkannt wird.

Dementsprechend sollten, zweitens, auch ein naturwissenschaftlicher Erfolg und eine qualitativ hochwertige Aufklärung nicht gegeneinander aufgerechnet werden können. Der Hinweis auf einen Therapieerfolg sollte nicht länger als Entlastung für davor entstandene Kommunikationsdefizite und Aufklärungsversäumnisse herangezogen werden können.

Deshalb ist es zugleich auch erforderlich, dass das Rollenbild des Arztes, sowohl in der gesellschaftlichen wie in der medizininternen Bewertung, an die geänderten Bedingungen adaptiert wird. Sowohl die medizinisch-technische Fähigkeit, als auch eine einfühlsame, wahrhaftige Betreuung müssen gleichermaßen wesentlich zu den ärztlichen Fähigkeiten gezählt werden. Das Bild eines Arztes am Beginn des 21. Jahrhunderts wird sich – frei von jeder lebensfernen Romantik – am besten in der realistischen Verbindung dieser beider Qualitäten verwirklichen lassen.

Daher sollten, drittens, auch entsprechende Zeitkontingente für die Gespräche mit dem Patienten reserviert werden. Die Einschätzung, dass therapeutische Gespräche grundsätzlich gleich wichtig sind wie therapeutische Handlungen, sollte auch dann aufrechterhalten und vertreten werden, wenn strukturelle und ökonomische Sachzwänge deutlich spürbar werden. Die Effekte, die sich aus auftretenden Inkompatibilitäten ergeben können, sollten eher dazu anregen, realistische, durchaus mögliche Strukturveränderungen durchzuführen, statt dass sie als Beweis dafür gesehen werden, dass Veränderungen unmöglichen seien. Dies nämlich wäre ein Verhalten, das letztlich doch wieder zu Lasten des Gespräches ginge.

Viertens sollte die einhellige Auffassung bestehen, dass der Aufklärungsprozess, obschon in enger Beziehung zum Heilungsprozess stehend, dennoch in erster Linie deshalb geführt wird, um die vorwiegend durch äußere Umstände bedingte, deutlich defizitäre Autonomiekompetenz des Kranken zu fördern. Daher sollte es auch nur von sekundärer Bedeutung sein, ob dieses konkrete Wissen für eine zur rechtlichen Absicherung erforderliche Zustimmung des Patienten notwendig ist.

Fünftens sollte ebenso außer Streit stehen, dass jedem Patienten ein qualitativ verbesserter Aufklärungsprozess gleich und unterschiedslos zusteht. Festgestellte oder unterstellte Defizite hinsichtlich Intelligenz, Bildung oder sozialer Zugehörigkeit sollten eher dazu anregen, den Prozess an die individuellen Gegebenheiten anzupassen und gegebenenfalls die eigene Kreativität und Erfahrung einzusetzen, um neue, vielleicht sogar unkonventionelle Lösungsmöglichkeiten für eine dennoch befriedigende Gesprächsführung zu entwickeln, statt vorschnell den Aufklärungsvorgang abzubrechen. Misserfolge sollten daher, statt sie dem Patienten anzulasten, in erster Linie die Frage aufwerfen, ob nicht vielmehr die bisherigen Versuche den individuellen Gegebenheiten inadäquat waren.

Wenn diese Kriterien allgemein akzeptiert werden, wird dies, in Anlehnung an ein Wort des Palliativmediziners Huseboe, dazu führen, dass der Aufklärungsprozess und damit das Selbstbestimmungsrecht einen so zentralen und wesentlichen Stellenwert in der Medizin des 21. Jahrhunderts einnimmt, wie dies bislang der Diagnostik und der Therapie vorbehalten war. Erst aufgrund dieses Stellenwertes werden dann auch Qualitätsanforderungen für den Aufklärungsprozess formuliert werden, die dem Vorrang der Autonomie vor allen im medizinischen Kontext relevanten Prinzipien gerecht werden.[315]

6.2 Notwendige Voraussetzungen – Konkrete Aspekte

Demgemäß sind folgende konkrete Aspekte von besonderer Bedeutung. Ihre Berücksichtigung ist für die Einführung, Gestaltung und Pflege eines mehrdimensionalen Aufklärungsprozesses zu fordern.

6.2.1 Der Beginn der Anamnese stellt zugleich auch den konkreten Beginn des Aufklärungsprozesses dar

Die Informationen, die ab Beginn der Anamnese gewonnen werden, sind ebenso unverzichtbar für den Erfolg eines therapeutischen Prozesses wie für die Möglichkeit, dem Patienten eine autonome, authentische Entscheidung zu allen Behandlungsschritten zu ermög-

---

[315] „Es kann nicht angehen, dass wir bezüglich Diagnostik und Behandlung ein Höchstmaß an Qualität anstreben, während wir dem Selbstbestimmungsrecht, der Ethik und Kommunikation Qualitätsanforderungen zugrunde legen, die in Osteuropa, in Afrika oder im vorigen Jahrhundert zu finden sind!": Huseboe, S., Palliativmedizin, 95.

lichen. Ein zusätzlicher Grund, diese Sichtweise zu vertreten, lässt sich schon allein aus dem Umstand ableiten, dass ursprünglich spät angesetzte Aufklärungselemente, wie etwa die Risikoaufklärung, angesichts einer zunehmend invasiven Diagnostik bereits sehr frühzeitig notwendig werden, und dadurch auch die Einholung eines erforderlichen „informed consent" im Aufklärungsprozess immer weiter vorgezogen wird.

Im Rahmen der Anamnese wird die Möglichkeit geschaffen, die Prinzipien und Präferenzen des kranken Menschen frühzeitig kennen zu lernen, ein Aufmerksamwerden auf bislang unbeachtete Wertungsvorstellungen mitzuerleben, und seine Erklärungsmodelle für frühere Krankheitserlebnisse zu hören. Diese Informationen, sowie seine aktuellen Versuche, die geänderte Lebenssituation aufgrund seiner Erfahrungen zu bewältigen, tragen dazu bei, dass wesentliche Entscheidungshilfen bereit stehen, um den weiteren Prozess individuell angemessen gestalten zu können.[316] Die Forderung nach angemessener Information im Sinne einer tatsächlichen Relevanz für den Patienten[317] wird aufgrund der Vorinformation wesentlich zielgenauer erfüllt werden können.

Auch wird sich im Zuge der gemeinsamen Einschätzung feststellen lassen, inwieweit der Patient bereits in seinem gesunden Zustand gewöhnt war, „selbstbestimmt zu leben", oder ob ihm dies bislang unbewusst geblieben ist.[318] Daraus lässt sich nämlich, losgelöst vom therapeutischen Fortgang, aktuell abwägen, ob es zunächst einer grundsätzlichen Hilfe bedarf, um die Selbstbestimmungsfähigkeit des Patienten zu fördern. Diese Einschätzung stellt eine zusätzliche Sicherheit dar, dass der Patient nicht durch inadäquat hohe, seiner individuellen Situation keineswegs gemäße Ansprüche an seine Selbstbestimmung überfordert wird.

2.2 Die konkrete Bedeutung der Anamnese muss anerkannt und durch eine wesentlich verbesserte Qualität bestätigt werden

Ein wertorientierter Aufklärungsprozess erfolgt nicht mehr uni-, sondern bidirektional. Er beginnt mit der Aufklärung des Arztes durch seinen Patienten. Seine Informationen erschöpfen sich dabei nicht bloß in der Schilderung der Befindlichkeit, oder, wie bereits mehrfach

---

[316] Vgl. Grossmann, W. et al., Ethik im Krankenhausalltag, 168.

[317] Vgl. Maio, G., Den Patienten aufklären, 400.

[318] „… fragte ich mich zunächst, ob ich im ‚gesunden Zustand' überhaupt selbstbestimmt gelebt habe." … „Heute [nach 2 Jahren Krebserkrankung, M.P.] würde ich sagen, ich war verstrickt in mein Leben, ohne mich selbst richtig wahrzunehmen": Brütt-Klement, C., Selbstbestimmt in schwerer Krankheit, in: Akademie für Ethik in der Medizin e.V., Das Recht des Patienten auf Selbstbestimmung, 20.

negativ angesprochen, in einer bloßen „denaturierten" Aufzählung von Symptomen, sondern er legt durch eine explizite Erhebung der Wertanamnese seine Gesamtpersönlichkeit offen. Erst aufgrund dieser Aufklärung, die bereits ebenfalls einer gemeinsamen Reflexion unterzogen werden kann, ist es dem Arzt möglich, den weiteren Verlauf den individuellen Gegebenheiten des Patienten anzupassen.

Diese grundlegende Erweiterung des Aufklärungsprozesses erfordert es daher, dass bereits der Anamnese hinsichtlich ihrer Qualität ein mindestens ebenso großes Augenmerk geschenkt werden muss, wie dies, vorwiegend im Hinblick auf die rechtlichen Sanktionen, dem Informationsgespräch zur Erlangung eines „informed consent" zuteil wird.

Damit findet ein bemerkenswerter Paradigmenwechsel in der „Aufklärung" statt.

Denn der Beweis eines geglückten Aufklärungsprozesses bestätigt sich dann nicht mehr bloß im Vorliegen eines rechtlich wie ethisch einwandfreien „informed consent". Vielmehr erweist er sich in der Beziehung zweier autonomer Partner, die durch ein gemeinschaftliches Wissen gefestigt wird und während des gesamten therapeutischen Prozesses besteht. Jeder „informed consent" erhält damit bloß jene Bedeutung, die ihm eigentlich immer schon zukam, bevor er zu einem zentralen Gesprächsbeweis wurde. Er wird zum Nebenprodukt des jeweiligen Aufklärungsprozesses, das zwar grundsätzlich unverzichtbar und wichtig bleibt, jedoch keineswegs mehr die primäre Intention des Gespräches bildet.

Die Vorstellung, dass eine Verbesserung der Beziehung zwischen Arzt und Patient im Krankenhaus hauptsächlich durch eine Umgestaltung der Visite geschehen könne,[319] sollte daher heute von einem Appell abgelöst werden, dem individuellen mehrdimensionalen Aufklärungsprozess einen Vorrang vor der klassischen Visite einzuräumen, damit Einzelgespräche nicht mehr „aus Zeitgründen" der Handhabung extremer „Ausnahmesituationen vorbehalten bleiben".[320]

6.2.3 Der mehrdimensionale Aufklärungsprozess erfordert eine kontinuierliche Beziehung

Damit aber muss dem personengebundenen Charakter der Aufklärung, ungeachtet aller Aufsplitterung und Arbeitsteilung sowie aller Anonymisierungstendenzen, wieder verstärkte Aufmerksamkeit geschenkt werden.

---

[319] Uexküll, T. v., Die Chefarztvisite, in: Köhle, K., 57f., zitiert in: Schmeling-Kludas, Ch., Die Arzt-Patient-Beziehung, 82.
[320] Schmeling-Kludas, Ch., Die Arzt-Patient-Beziehung, 82.

Denn selbst wenn die Integration des mehrdimensionalen Aufklärungsprozesses in den medizinischen Alltag erfolgreich gelingen sollte, und dies hinsichtlich der Qualität an sich schon einen Meilenstein bedeutete, wird damit letztlich noch nicht das Optimum erreicht.

Erst wenn sich die Erfahrung durchsetzt, wonach die Fülle der im erweiterten Aufklärungsprozess gewonnenen Informationen, die Ergebnisse der gemeinsamen Reflexionen und die daraus in ein therapeutisches Handeln einfließenden Impulse einen wesentlichen Einfluss auf den individuellen Heilungsverlauf nehmen können, wird auch nach Möglichkeiten gesucht werden, damit dieser in mehreren, arbeitsteilig bedingten Einzelsträngen verlaufende Prozess gebündelt werden kann.

Damit wird sich auch neuerlich die Frage erheben, ob nicht die durchgängige, persönliche Betreuung von so großem therapeutischem Interesse ist, dass sie nach einer adäquaten Berücksichtigung in den personellen Strukturen verlangt. So erschiene es vorstellbar, dass der Stationsarzt, nach Art eines Hausarztes, nahezu ausschließlich für die Begleitung und Betreuung der Patienten zuständig ist, deshalb von zahlreichen, insbesondere administrativen Aufgaben, die dieser Verpflichtung entgegenstehen, weitgehend entbunden bleibt und dafür über weite Strecken des Tages für Gespräche zur Verfügung steht.[321]

Es wäre unrealistisch, würde man, analog zu allen Beziehungen, nicht auch für diese therapeutische Beziehung erwarten, dass sie alle unterschiedliche Qualitäten, alle Höhen und Tiefen, Naheerlebnisse und Entfremdungsphasen aufweisen kann, ja selbst ein Scheitern möglich ist. Aber selbst wenn eine begonnene Beziehung zerbricht, darf das bisher Erreichte und Bewirkte nicht gänzlich außer Acht gelassen werden. So darf zumindest als wahrscheinlich angenommen werden, dass im Rahmen einer anfangs wohl intakten Beziehung die Wertewelt des Patienten erhoben wurde und die dadurch erfahrene Mehrdimensionalität des Aufklärungsprozesses zumindest auf die Möglichkeit von Reflexionen aufmerksam machen konnte. Selbst in solchen Fällen darf wohl erwartet werden, dass der Patient

---

[321] Eine Ähnlichkeit zu diesem Konzept, allerdings noch sehr durch zusätzliche Aufgaben überfrachtet, zeigt sich, wenn in manchen Krankenanstalten, insbesondere an geriatrischen und internistischen Abteilungen, die Stationsbetreuung vermehrt Ärzten mit fixen Zeitverträgen zwischen 8 und 16 Uhr übertragen wird, wodurch etwa auch die störende Diskontinuität der Betreuung am Vormittag aufgrund der durch Nachtdienste erforderlichen Abwesenheiten wegfällt. – Ein ähnlicher, wenn auch äußerst kritisch gemeinter Ansatz wurde, wie gezeigt, bereits Mitte der 80er Jahre diskutiert. Damals ging es darum, dass es eines zusätzlichen Arztes bedürfe, um die Patienten nach der Visite über die Bedeutung des dabei vollzogenen „Gespräches" zu unterrichten.

aufgrund dieser, wenn auch kurzfristigen Erfahrungen von einem qualitativ ungewohnt hohen und umfassenden Gesprächsniveau mit ähnlicher Erwartung in eine neue Beziehung eintritt, wodurch die entscheidenden Impulse dann möglicherweise von ihm stammen könnten.

6.2.4 Der mehrdimensionale Aufklärungsprozess bietet verstärkt die Möglichkeit, die hygienische Funktion des Leidklagens zuzulassen

Neben diesen durchaus pragmatischen Hinweisen muss zusätzlich auf einen Gesichtspunkt jedes umfassend verstandenen Aufklärungsprozesses verwiesen werden, der besonders für die Integration des Krankheitserlebens in die konkrete Lebenswirklichkeit von Bedeutung ist und zur emotionalen Entlastung des Patienten beiträgt.

Die Anamnese war bislang völlig selbstverständlich darauf ausgerichtet, die Beschwerden des Patienten zu erheben. Im Regelfall zielten die Fragen auf die Symptomatik ab, die möglichst genauen und knappen Antworten wurden umgehend in Fachtermini übersetzt. Dabei verringerte sich das Gesprächsinteresse ab einer relevant erscheinenden Menge von Fakten, die bereits parallel zum Gespräch auf charakteristische Übereinstimmungen innerhalb des Codex von naturwissenschaftlichen Krankheitsbildern überprüft wurden.

Es wurde schon darauf hingewiesen, dass einerseits unzählige erfolgreiche Arbeitshypothesen und zutreffende Diagnosen dieser rein funktionalen Erhebung zu verdanken sind, und andererseits bislang weder zumeist die zeitlichen Ressourcen, noch die personellen und strukturellen Gegebenheiten[322] eine andere Vorgehensweise zugelassen hätten.

Allerdings wurde durch dieses Vorgehen die „hygienische" Funktion der Anamnese, die dem Kranken vielleicht zum ersten Mal die Möglichkeit bietet, sein Leid anzusprechen, weitgehend ignoriert.

Im Begriff „Leid-Aussprechen" verbirgt sich mehr als die bloße Schilderung der Symptome, die möglicherweise schon in einer Art vorauseilenden Gehorsams selbst in eine naturwissenschaftliche Sprache übersetzt werden. Vielmehr findet sich darin ein Bezug zur Wertewelt, die der Patient, indem er sich selbst als „leidender Mensch" erfährt, mit seinem aktuellen Zustand verknüpft.[323] Dabei

---

[322] Dazu zählt etwa die Delegierung der Anamneseerhebung als vernachlässigte und ungeliebte Tätigkeit an die jeweils jüngsten Ärzte bzw. an Famulanten!

[323] Darin äußert sich jene Erfahrung, auf die anhand des pädagogischen Aspekts hingewiesen wurde; vgl. Kapitel „Aufklärung".

bewertet er vor allem seine „Lebendigkeit", die er nun durch die Krankheit als eingeschränkt erfährt.[324] Damit setzt die „hygienische" Funktion der Anamnese ein.

Der Patient kann dieses Leid, das ihn daran hindert, aus der Fülle seiner Lebendigkeit sein Leben schöpferisch zu gestalten, aussprechen. Mehr noch: Es wird ihm Raum gegeben, darüber zu *klagen*, weil nicht in der möglichst neutralen Schilderung, sondern in diesem „Klagen" die Bewertung der Symptome am persönlichsten zum Ausdruck kommen kann. Wem diese Möglichkeit geboten wird, „sein Leid anderen mitzuteilen", und wer zugleich darauf vertrauen kann, dass diese ausdrucksvolle Sprache verstanden wird, ohne dass sogleich einzelne Sequenzen hinsichtlich ihrer „naturwissenschaftlichen Aussagekraft" analysiert werden, erfährt eine emotionale Entlastung, die, abhängig vom entgegengebrachten Verständnis,[325] selbst bereits einen geradezu heilenden Charakter besitzt.[326]

Gottschlichs radikaler kommunikationsethischer Imperativ, wonach die existentielle Not des anderen Menschen durch die Verringerung seiner kommunikativen Not gemildert werden soll,[327] lässt sich mithilfe dieser Anamnese ebenso befolgen, wie auch die von Jacobi als vorrangigste Aufgabe der Medizin angesehene Verpflichtung erfüllt wird, nach der Wahrheit des menschlichen Lebens zu fragen.[328]

5.3 Ein mehrdimensionaler Aufklärungsprozess relativiert einige ständig diskutierte Probleme

Wenn diese Haltung durchgängig beibehalten wird, erweisen sich einige in den Diskussionen stets wiederkehrende kontroverse Themen entweder als nicht mehr so unlösbar, oder als nicht mehr relevant für den Alltag.

---

[324] „Krankheit ... besteht in der Reduktion der Lebendigkeit, Gesundheit in Fülle der Lebendigkeit.": Widder, J., Das vergessene Leben, 86.

[325] Vgl. Gottschlich, M., Sprachloses Leid, 3.

[326] „Wer leidet, sucht sein Leid anderen mitzuteilen ... sei es durch Misshandlung, sei es dadurch, dass er ihr Mitleid hervorruft, um es so zu vermindern und derart vermindert er es in der Tat. Wer ganz unten ist, wen niemand bedauert, wer über niemand Gewalt hat, den er misshandeln könnte ... wer es nicht mitteilen kann, bei dem bleibt das Leid in ihm und vergiftet ihn.": Weil, S., Schwerkraft und Gnade, 13f, zit.: Gottschlich, M., Sprachloses Leid, 3.

[327] Vgl. Gottschlich, M., Sprachloses Leid, 3.

[328] Jacobi mit Berufung auf ein Zitat von Paul Schütz: „Den Leidenscharakter des Lebens auf sich nehmen, heißt, zur Wahrheit des Daseins stehen.": Jacobi, R., Menschliches Kranksein, 40.

6.3.1 Das Problem der „Totalaufklärung"

So kann etwa die juristische Forderung nach einer „Totalaufklärung"[329] bereits dadurch relativiert werden, dass ja eine Aufklärung, die mit ständigen Reflexionen an der Wertewelt des Patienten einhergeht, entsprechend einem typischen medizinischen Terminus für situationsadaptiertes Verhalten, „step by step" erfolgt. Dadurch lässt sich der richtige Augenblick leichter ausloten, zu dem einerseits das Maß der Aufklärung erreicht scheint, um dem Patienten eine kompetente Entscheidung zu ermöglichen, und andererseits keine für die Entscheidung als tatsächlich noch relevant erachteten Daten unbehandelt blieben. Dabei verhindern die gemeinsamen Reflexionen den möglichen ärztlichen Impuls, bislang noch nicht behandelte Informationsitems aufgrund einer paternalistischen Einschätzung auszuwählen. Denn aufgrund der Reflexionen wird nicht mehr ein allgemeines unreflektiertes „Wohl" des Patienten als Maßstab dienen, sondern jeder Informationsbedarf wird anhand seiner Notwendigkeit und Brauchbarkeit für weitere Reflexionen innerhalb der bereits bekannten Wertewelt ausgerichtet werden. Andererseits kann auch eine durch die Fülle an Informationen drohende Überforderung eher registriert werden. Wenn der Patient zu erkennen gibt, dass er nicht mehr bereit ist, ein zusätzlich angebotenes Wissen einer weiteren Reflexion zu unterziehen, werden die Motive dafür einer gemeinsamen Bewertung unterzogen werden können. Damit wird die Unterscheidung zwischen einem Patienten, der sich für die Entscheidung bereits tatsächlich kompetent fühlt und jenem, der etwa in den nachfolgenden Botschaften eine Verunsicherung befürchtet, erleichtert. Zugleich sind aber auch die Gefahren minimiert, wonach ein bloßes „Nicht-Wissen-Wollen" des Patienten entweder als einfaches Desinteresse oder bereits als Hinweis auf die ausreichend erfolgte Aufklärung missinterpretiert wird, beides Umstände, die auf dem Schauplatz rechtlicher Klärungen häufig thematisiert werden.

Anhand dieser Darstellung lässt sich damit auch der Befürchtung begegnen, welche die ethisch argumentierbare Förderung der Autonomie mit der Bedrohung einer „schonungslosen Aufklärung" verbindet. Denn gerade ein Vorgehen, das „step by step" abläuft,[330] verlangt ja jenes besondere Einfühlungsvermögen, das von manchen Kritikern gerade den – in negativer Weise als „zeitgemäß" bezeichneten – Ärzten abgesprochen wird, die sich zu einer vollständigen Aufklärung verpflichtet fühlen.[331]

---

[329] Holzem, Ch., Patientenautonomie, 308.

[330] Vgl. auch Grossmann, W. et al., Ethik im Krankenhausalltag, 170.

[331] „Nicht wenige der zeitgemäß denkenden Ärzte fühlen sich einer vollständigen, nicht eben mitfühlenden Aufklärung über Diagnose und Prognose – ungeachtet aller ihrer Ungewissheiten – verpflichtet. Sie ist, von Ausnahmefällen abgesehen,

3.2 Das Problem der „Verständlichkeit"

Ebenso wird sich die Frage nach der „Verständlichkeit" der gebotenen Informationen leichter beantworten lassen, da es zweifellos einsichtig ist, dass unverständliche Informationen vom Patienten wohl nicht sinnvoll in den Reflexionsprozess eingebracht werden können.

3.3 Die Abklärung der Vorbedingungen für einen Aufklärungsprozess

Ohne nochmals auf die Kritik an jenen Haltungen einzugehen, die beispielsweise das Maß der Information allzu eng mit den individuellen Gegebenheiten des Patienten verknüpfen, kann gezeigt werden, dass sich auch die als übliche Vorbedingungen für einen sinnvollen Aufklärungsprozess angesehenen Eigenschaften und Fähigkeiten des Patienten leichter nachweisen lassen. Zu diesen werden beispielsweise seine Reife und Einsichtsfähigkeit, oder auch seine Fähigkeit, die Tragweite der Entscheidung einzuschätzen, gerechnet.[332] Gerade diese Eigenschaften unterliegen oft einer Fremdeinschätzung und damit der Gefahr von Fehlinterpretationen. Dadurch kann eine vorhandene Entscheidungsfähigkeit leicht mit dem Hinweis auf einen „Schutz vor Überforderung" unterlaufen werden. Im Rahmen des reflexionsorientierten Aufklärungsprozesses können sie jedoch direkt und aktuell erfahren werden. Im Zweifelsfall könnten dabei auch einzelne Einschätzungen wiederholt werden, damit so fraglich vorhandene Defizite bestätigt oder ausgeschlossen werden können.

Die Einschätzung, ob die entsprechenden Fähigkeiten des Patienten gegeben seien, kann ferner in einer differenzierteren Weise erfolgen. Sie kann in einzelnen Abschnitten des Prozesses unterschiedlich bewertet werden, und damit ein Vorgehen nach dem typischen „Alles-oder-Nichts"-Prinzip verhindern.

Dabei wird sich gerade anhand der Erfahrung in den individuellen Reflexionsprozessen kein abstraktes Idealbild von der Entscheidungsfähigkeit entwickeln. Vielmehr wird sie eine realistische Einschätzung der individuell unterschiedlichen Kompetenzen ermöglichen, die eine Entscheidungsfähigkeit auf unterschiedlich hohem Niveau akzeptiert, und damit einen zusätzlichen Schutz gegen pater-

---

weder ethisch noch rechtlich so radikal geboten. Mangelhafte Kenntnis der Rechtslage und ein erschreckendes Defizit an Einfühlungsvermögen können bestenfalls als Erklärung, nicht als Entschuldigung für die Fülle von Fehlleistungen gerade auf diesem Gebiet angesehen werden.": Hansen, K.J., Elemente ethischer Leitlinien, 300.
[332] Vgl. Holzem, Ch., Patientenautonomie, 298f.

nalistische Fremdbewertungen darstellt. Es steigt damit auch die Bereitschaft, grundsätzlich eher eine Entscheidungsfähigkeit des Patienten anzunehmen. Einer diesbezüglichen Skepsis[333] wird in der Folge weniger durch ein erwiesenes Verständnis für Sachinformationen begegnet werden, sondern vielmehr durch den Umstand, dass der Patient sich – ungeachtet seiner Krankheit – als fähig erweist, die ihn betreffenden Informationen für sich zu bewerten.

6.3.4 Die Frage nach dem günstigen Zeitpunkt

Eine weitere Frage, die sich durch einen auf dieses Weise entwickelten Aufklärungsprozess leichter beantworten lässt, bezieht sich auf den günstigsten Zeitpunkt, um dem Patienten problematische Sachverhalte mit weit reichenden Konsequenzen zu vermitteln.[334]

Es ist evident, dass der günstigste Zeitpunkt für eine Aufklärung wesentlich von den individuellen Präferenzen des Patienten abhängt. Dies lässt sich etwa auch anhand der Ergebnisse einer Studie an Multiple-Sklerose-Patienten zeigen.[335]

Sowohl die Patienten, die sehr früh über ihre Erkrankung aufgeklärt worden waren, als auch jene, die zu einem späteren Zeitpunkt über ihre Diagnose informiert worden waren, hatten rückwirkend den individuellen Zeitpunkt für den jeweils bestmöglichen angegeben. Beide Gruppen begründeten dies hauptsächlich damit, dass ihre Lebensplanung im jeweils anderen Fall auch anders verlaufen wäre, eine Vorstellung, die sie, in Abschätzung ihrer tatsächlichen Lebenssituationen, weitgehend negativ bewerteten. Bei diesen Ergebnissen ist zweifellos zu berücksichtigten, dass dabei natürlich die aktuellen Bewertungen zu einer Fehlinterpretation der früheren Verhältnisse führen können. Die bereits aufgezeigte Adaptationsfähigkeit des Menschen, und die geänderten Präferenzen und Lebensqualitätseinschätzungen, die darauf beruhen, dass die Krankheit zunehmend als Teil des eigenen Lebens erfahren und begriffen wird,[336] mögen dabei unter anderem von Bedeutung sein. Zugleich zeigt sich jedoch auch, dass der Zeitpunkt der Aufklärung für den weiteren Verlauf weniger von Bedeutung ist, als das Erfordernis, die Informationen an den individuellen Gegebenheiten des Patienten auszurichten. Diese Orientierung kann jedoch umso leichter geschehen, je mehr die ihnen zugrunde liegenden Werte bekannt sind.

---

[333] Vgl. Holzem, Ch., Patientenautonomie, 299f.

[334] Auf den Umstand des Zeitpunkts wurde auch im Zusammenhang mit dem therapeutischen Privileg hingewiesen.

[335] Vgl. Medizin als Kunst? Ein „Rundtischgespräch", in: Rössler, D., Waller, H., Medizin zwischen Geisteswissenschaft und Naturwissenschaft, 157f.

[336] Vgl. Brütt-Klement, C., Selbstbestimmt in schwerer Krankheit, 20.

Je frühzeitiger sie also erhoben und im Idealfall daher auch noch ohne die Belastung einer notwendigen Mitteilung besprochen werden, desto eher wird sich tatsächlich der für den Patienten individuell bestmögliche Zeitpunkt ermitteln lassen, desto leichter aber wird man daher auch der zumeist von Juristen angesprochenen Problematik einer „zu frühen" Aufklärung begegnen können.[337]

Die Aufmerksamkeit für den bestmöglichen Zeitpunkt der Weitergabe einer Information, die dem Patienten kompetente Reaktionen ermöglichen soll, wird überdies auch die Wahrscheinlichkeit erhöhen, dass der therapeutische Partner beispielsweise von sich aus rechtzeitig auf die Möglichkeit der Abfassung einer vorausschauenden Patientenverfügung hinweist. Die Sensibilität für den individuell „richtigen" Zeitpunkt wird außerdem auf die Besprechung wesentlicher Aspekte der weiteren Therapiemaßnahmen dringen lassen, und so gewissermaßen eine „Instant-Patientenverfügung" erwirken können, wenn nach medizinischer Einschätzung ein Bewusstseinsverlust droht.

Schon aufgrund dieser in den beiden letztgenannten Punkten aufgezeigten Verhaltensweisen ließen sich zahlreiche aktuelle und geradezu typische Probleme rund um einen „überraschend" eintretenden Kommunikationsverlust des Patienten verhindern!

3.5 Das Problem der „Umweg-Kommunikation"

Die Kenntnis der beiden Wertorientierungen wird sich weiters dann als sehr nützlich erweisen, wenn manche Patienten ihre Beziehungsprobleme im aktuellen Kommunikationsprozess über den Umweg der kritischen Thematisierung einer ärztlichen Maßnahme darzustellen versuchen.[338]

So kann beispielsweise, in Anlehnung an die vier Botschaften einer Aussage, die Frage nach der Ungefährlichkeit eines Medikaments[339] Ausdruck einer grundsätzlichen Ängstlichkeit sein, kann einem Misstrauen gegenüber allen chemischen Mitteln entspringen, oder aber den Zweifel dokumentieren, inwieweit die gegenwärtige therapeutische Beziehung tatsächlich Vertrauen verdiene.

Ist der Patient aufgrund der Wertanamnese und seinen daraus bislang resultierenden Handlungsweisen besser bekannt, wird die Interpretation der Aussage leichter gelingen, und daher auch die

---

[337] „Was den Zeitpunkt der Aufklärung angeht, so sollte sie rechtzeitig, aber auch nicht zu früh erfolgen.": Deutsch, E., Medizinrecht, 97.

[338] Geyer, M., Das ärztliche Gespräch, 28.

[339] „Die Frage des Patienten: ‚Ist dieses Medikament auch ungefährlich?' enthält offensichtlich neben dem Wunsch nach Sachinformation auch eine Feststellung über den Charakter der Beziehung.": Geyer, M., Das ärztliche Gespräch, 28f.

Antwort problembezogener ausfallen können. Damit sollte letztlich auch verhindert werden können, dass der Arzt hinter der Frage den Zweifel an seiner Sachkompetenz vermutet und, narzisstisch gekränkt, seine Gesprächsbereitschaft zurücknimmt.

6.3.6 Die Frage nach dem Krankheitsbegriff

Ein wertorientierter, mehrdimensionaler Aufklärungsprozess kann auch ein wenig zur Diskussion über Sinn, Inhalt und Praktikabilität des Krankheitsbegriffes beitragen.

Dabei muss jedoch zunächst von einem übergeordneten Begriff, nämlich dem individuellen Krankheitserleben des Patienten, ausgegangen werden.

Wie bereits gezeigt, ist dieses Krankheitserleben dadurch charakterisiert, dass es auch die Emotionen und das Wertensemble einbezieht, und daher durch eine bloße Auflistung naturwissenschaftlicher Symptome nicht erschöpfend beschrieben werden kann. Sie dienen lediglich dem Versuch, konkrete Ansatzpunkte im Gesamtbild herauszufinden, anhand derer sich die bestmögliche medizinische Hilfe ableiten lässt. Durch den Umstand, dass damit das naturwissenschaftliche Krankheitsbild explizit nur als *Teil des Gesamtbildes* aufgefasst werden kann, wird die kontinuierliche Einbeziehung des individuellen Krankheitserlebens im Therapieverlauf erhalten werden können, was eine Entfremdung zwischen dem Kranken und seiner Krankheit verhindert.

Ohne dabei in einen typischen Dualismus zurückzufallen, lässt sich auf diese Weise etwa auch zwischen einem naturwissenschaftlich nachweisbaren Krankheitsbild und funktionellen oder psychosomatisch bedingten Zustandsbildern unterscheiden.

Freud wies im Hinblick auf die letztgenannten Zustandsbilder als erster darauf hin, dass es sich bei Krankheitssymptomen auch um die Übersetzung von anderen Zeichen des Lebens handeln könne.[340] Diese Symptome würden daher erst vergehen, wenn es im Rahmen des therapeutischen Prozesses gelänge, die Übersetzungsfehler aufzudecken und gemeinsam mit dem Patienten zu korrigieren.

Selbst wenn diese Ansicht nicht auf ungeteilte Zustimmung stieß, lässt sich daraus doch ein Beitrag des mehrdimensionalen Aufklärungsprozesses am Gesundungsprozess aufzeigen.

Denn die von Beginn an bewusste Einbeziehung der Wertsphäre des Patienten beinhaltet ja auch seine konkrete Stellungnahme zum aktuellen Befinden. Diese Stellungnahme wird sich dabei hauptsächlich durch eine *Bewertung* der einzelnen Symptome zeigen, die sich

---

[340] Vgl. Uexküll, Th.v., Wesiack, W., Theorie der Humanmedizin, 238; vgl. dazu auch: Leher, S., Ethik im Krankenhaus, 29.

aus verschiedenen auch zeitlich unterschiedlichen Aspekten zusammensetzt. Die erinnerte Bewertung anlässlich des ersten Auftretens eines Symptoms ist darin ebenso enthalten wie dessen rückwirkende Bewertung einschließlich des ersten eigenen Erklärungsversuchs, und natürlich besonders die gegenwärtige Bewertung im Rahmen der aktuellen Reflexion. Im Verhalten der Bewertungen zueinander können sich dabei auch Hinweise auf das Entstehen von Übersetzungsfehlern finden lassen. Wenn sich diese aufgrund der Reflexionen tatsächlich erheben und vielleicht sogar korrigieren lassen, trägt das prozesshaft ablaufende Aufklärungsgespräch bereits unmittelbar zur Therapie bei.

3.7 Die Erweiterung des Aufklärungsgespräches ist an eine Zustimmung gebunden

Mit der Erweiterung der bloßen Sachinformation zu einem Aufklärungsgespräch, das auch die Wertsphäre des Patienten einbezieht, ist der Arzt bereits am Beginn der Kommunikation verpflichtet, diesen Umstand anzusprechen, und die Zustimmung des Patienten dazu einzuholen, dass dieses Gespräch über den naturwissenschaftlichen Sachverhalt und die isolierte Bestandsaufnahme seiner Beschwerden hinausreicht. So wie es ein Zeichen des Respekts vor seiner Autonomie darstellt, die grundsätzliche Zustimmung zum Gespräch nicht auch als Zustimmung für jede Form einer Grenzüberschreitung zu werten,[341] kann die Bereitschaft seitens des Patienten, ein Gespräch zu führen nicht schon mit einer Bereitwilligkeit gleichgesetzt werden, jedes Thema zur Besprechung freizugeben. Das Einverständnis ist umso mehr von Bedeutung, da diese Form der Gesprächsgestaltung noch nicht allgemein gebräuchlich ist, und daher ein tiefer gehendes Gespräch, das die Frage nach den zentralen Präferenzen beinhaltet, als untypisch und den im Rollenethos festgelegten Umfang überschreitend, angesehen werden kann. Diese Zustimmung ist überdies deshalb von Bedeutung, weil etwa jene Patienten, deren Therapieverständnis in der Nähe der Reparaturmentalität angesiedelt ist, den Fragen zunächst verständnislos bis ablehnend gegenüberstehen werden. Sie ist besonders bei älteren und alten Menschen notwendig, da diese frühzeitiger eine Verletzung ihrer Tabu- und Schamgrenzen empfinden werden, beziehungsweise aufgrund der jahrelangen paternalistischen Gewöhnung durch solche Fragen zunächst in Verlegenheit gestürzt werden könnten. Die mit der Bitte verbundene Erklärung, wonach die Kenntnis der Wertsphäre eine individuellere Vorgehensweise im Hinblick auf Diagnostik und The-

---

[341] Vgl. Ripke, Th., Patient und Arzt im Dialog, 80.

rapie ermögliche, wird eine Zustimmung ebenso leichter erwirken können wie sie auch Erstaunen und Misstrauen über die Fragen verringern kann.[342]

Die Konsequenzen, die sich daraus ergeben, dass ein Patient sein Einverständnis zu einem tieferen Gespräch verweigert und zu verstehen gibt, dass er an der Einbringung seiner Wertsphäre entweder nicht interessiert ist, oder sie dezidiert ablehnt, sind eindeutig. Gemäß seiner Selbstbestimmung ist er dazu zweifellos berechtigt, und wird auch erwarten dürfen, dass dies nicht nur beachtet wird, sondern auch keine negativen atmosphärischen Auswirkungen auf die Beziehung nach sich zieht. Da jedoch die Qualität der Entscheidungen und des Behandlungsverlaufs darunter leiden wird, ist der therapeutische Partner zur Vermeidung von Unwissenheit oder Irrtümern verpflichtet, diese Folgen anzusprechen, beziehungsweise die Begründungen für dieses Verhalten zu hinterfragen. Dabei könnten beispielsweise Missverständnisse bezüglich des Interesses des Arztes, oder Ängste vor einer Bloßstellung deutlich werden. Eine Klärung könnte in der Folge auch dazu führen, dass die Entscheidung noch einmal überdacht wird. Wenn der Patient sich weiterhin weigert, seine Gründe für diese Entscheidung darzulegen, stellt sich allerdings auch in diesem Fall, ähnlich zur Wunschproblematik, die Frage, inwieweit diese dann tatsächlich als Ausdruck eines sittlich selbstverpflichteten autonomen Handelns verstanden werden kann.

Lehnt der Patient das vorgeschlagene Vorgehen jedoch unter Angabe von Gründen weiter ab, muss sich der Arzt, selbst wenn er diese als nicht ausreichend einschätzt, auf die bislang gebräuchliche Minimalvariante von Aufklärung und Zustimmung zurückziehen.

6.3.8 Unterscheidung zwischen Überreden und Überzeugen

Der Umstand, dass sich die Qualität des Aufklärungsprozesses unter anderem durch das Bemühen um eine größtmögliche Konkordanz des medizinisch Möglichen mit den individuellen Präferenzen erweist, trägt auch zur Klärung bei, inwieweit die Entscheidung des Patienten überwiegend auf einer Überredung oder auf einer Überzeugung beruht.[343]

---

[342] Der Kontext der von Anfang an „erlaubten" Fragen, sowie die vordefinierten Grenzen sind Bestandteil des Rollenbildes des Arztes. Damit wird auch längerfristig eine diesbezügliche Adaptation des Rollenbildes erforderlich sein. Mit einer ähnlichen Erfahrung waren übrigens jene Therapeuten konfrontiert, die frühzeitig komplementärmedizinische Therapieansätze in ihre Behandlung implementierten, die zumeist eine umfassende Erweiterung der Anamnese erforderten.
[343] Vgl. Maio, G., Den Patienten aufklären, 398.

Während sich die Überredung mehr als eine Reaktion auf äußere Einflüsse erweist, und sich eine auf diese Weise zustande gekommene Einwilligung damit letztlich als Produkt einer Außenkontrolle präsentiert, beruht die Überzeugung eher in einer freiwilligen Übernahme der Sichtweise des Gesprächspartners.

Eine zumindest autonom wirkende Entscheidung des Patienten lässt dabei keine zweifelsfreien Rückschlüsse auf den jeweiligen Einfluss zu. Denn auch eine unreflektierte Reaktion nach einer Überredung kann als freiwillige Übernahme einer Sichtweise imponieren.

Die Überzeugung, also die tatsächlich freiwillige Übernahme einer Sichtweise, beruht letztlich auf einem diskursiv herbeigeführten Konsens.[344] Sie erfordert es, dass die Handlungsoptionen mit den individuellen Präferenzen in Einklang gebracht werden. Wenn dies in problematischer gelagerten Fällen nicht möglich erscheint, kann sie sich zumindest darin erweisen, dass eine Umgangsweise mit der aus der mangelnden Kongruenz fortwirkenden Spannung gefunden wurde. Die Überredung hingegen kann zu einer Entscheidung führen, die weitgehend auf den Rückbezug auf die eigenen Präferenzen verzichtet. Deshalb wird gerade der Reflexionsvorgang eines mehrdimensionalen Aufklärungsprozesses diesen Unterschied verdeutlichen können.

Ebenso deutlich werden damit zugleich auch die Intentionen des Therapeuten zu Tage treten. Je intensiver er den Patienten zur Reflexion ermuntert, als je unverzichtbarer er es ansieht, die Wertewelt des Patienten in eine harmonische Verbindung mit einer Handlungsoption zu bringen, wodurch sich erst ein „inneres Ja" ergeben kann, desto weniger wird die Gefahr einer Überredung, ja jede Form einer Meinungsmanipulation bestehen.

In diesem Zusammenhang muss ein Umstand besonders aufgezeigt werden, der in naher Zukunft zunehmend an Bedeutung gewinnen wird. Er besteht darin, dass Ärzte aufgrund einer Strategie zur Konfliktvermeidung den Patienten aus ökonomischen Gründen zu einer konkreten Vorgehensweise *überreden*. Da der Patient, wie schon im Rahmen der neopaternalistischen Problematik gezeigt,[345] von der Berechtigung ausgeht, die bestmögliche Therapie zu bekommen, ist kaum anzunehmen, dass er sich, etwa aus sittlichen Gründen *überzeugt*, anders entscheiden würde. Ihm in seiner Situation eine Entscheidung abzuverlangen, die neben seinem konkreten Zustand beispielsweise auch den sparsamen Umgang mit Ressourcen im Hinblick auf das Gesamtwohl aller Patienten einbeziehen soll, erscheint moralisch fragwürdig und realitätsfern, und wird überdies auch mehrheit-

---

[344] Vgl. Habermas, J., Moral und Kommunikation, 100; siehe auch Abschnitt „Diskursethik".
[345] Vgl. Sonderformen des Paternalismus, Kapitel „Aufklärung"!

lich von den Ärzten abgelehnt.[346] Zudem erhebt sich die grundsätzliche Frage, inwieweit einem kranken Menschen eine Entscheidung zugemutet werden kann und soll, die schon gesunde Menschen ohne aktuelle Einschränkungen und im „Schleier der Ungewissheit", ob dies einmal für sie konkrete Bedeutung erhalte, im Zuge demokratischer Verfahren nicht zu treffen imstande sind! Wenn damit eine Überzeugung kaum möglich erscheint, lässt sich befürchten, dass das Mittel der Überredung, aufgrund der ökonomischen Sachzwänge, häufiger eingesetzt werden wird. Eine größere Sensibilität für die tatsächlichen Entscheidungszusammenhänge kann dann, aufgrund des als unbefriedigend erlebten Diskurses, in weiterer Folge zur vermehrten Anwendung des ökonomisch bedingten therapeutischen Privilegs führen.

Deshalb erweist es sich auch als dringend notwendig, dass über Ärzte und Patienten hinausreichende gesamtgesellschaftliche Lösungsmöglichkeiten entwickelt werden, damit eine Lösung dieses Strukturproblems weder der individuellen therapeutischen Beziehung aufgelastet wird, noch wieder tendenziell zu einer Einschränkung der Selbstbestimmung des Patienten führt.[347]

6.3.9 Falsche Erwartungen

Wie bereits mehrfach gezeigt, weist der Wissensstand der Patienten zumeist ein hohes Niveau auf. In einem Informationszeitalter, das sich durch ein permanentes Wissensangebot sowohl in den Massenmedien, als auch insbesondere in den modernen Kommunikationstechniken (Internet) auszeichnet, unterliegt der Aufklärungsprozess damit auch einem zusätzlich neuen Einfluss. Zwar stellten auch früher vorgefasste Meinungen zumeist einen Grund dar, dass der Informationsprozess nicht von Grund auf und relativ unbeeinflusst begonnen werden konnte. Diese Standpunkte beruhten jedoch zumeist auf der Übernahme von Meinungen, die aufgrund von Erfahrungen oder Einschätzungen der Umgebung entstanden waren. Im Zeitalter einer „Massenaufklärung", in dem die Wissensüberfrachtung ebenso gerne wie irrtümlich mit einem Kompetenzzuwachs gleichgesetzt wird, stehen jedoch Einschätzungen, Informationen und Meinungen geradezu automatisch unter dem Anspruch, als „Expertenmeinung" über jeden Zweifel erhaben zu sein.[348] Während daher früher den vorge-

[346] Vgl. Kuhlmann, E., Im Spannungsfeld zwischen Informed Consent und konfliktvermeidender Fehlinformation, 150ff.
[347] Vgl. auch Schilling, Ch., Moralische Autonomie, 235f.
[348] Diese Einschätzung betrifft die zuvor beschriebene Problematik einer über die Fachgrenzen hinausgehenden ärztlichen Erstinformation! Vgl. dazu auch Holzem, Ch., Patientenautonomie, 305.

fassten Standpunkten natürlich auch in der Patienteneinschätzung eine gewisse Irrtumsanfälligkeit zugebilligt wurde, wird dem auf moderne Weise übermittelten Wissen, ungeachtet sonstiger Relativierungen, jedoch ein geradezu unbezweifelbarer Wahrheitsgehalt unterstellt. Damit findet der Aufklärungsprozess zwar, wie zumeist, in einem Dreieck zwischen Patient, Arzt und einer Außenmeinung statt, allerdings werden die Gewichte in Richtung der Außenmeinung verschoben.

Die Vorteile, die zumeist mit einem vermehrten Wissen des Patienten in Verbindung gebracht werden, reichen dabei von der zweifellos erhöhten Kompetenz des Kranken, der damit dem Arzt ebenbürtiger entgegentreten kann, bis zum erhöhten Druck für den Arzt, sich ausreichend fortzubilden.[349] Sie werden jedoch in der Folge dadurch relativiert, dass diese zusätzliche Information eben kein neutral vermitteltes „Wissen" darstellt, sondern entweder tatsächlich ein konkretes Werturteil impliziert, oder dies zumindest vom Patienten so interpretiert wird. Der Arzt ist damit vermehrt gezwungen, sein Wissen, seine Position und seine Meinung in Bezug zur „Expertenposition" der Außenmeinung zu setzen.

Der Vorteil des vermehrten Wissens wird weiters dadurch relativiert, dass die Grenzen zwischen einem tatsächlich reflektierten Werturteil des Patienten und einer bloß übernommenen Außenmeinung oft nicht leicht auszuloten sind. Wird diese Problematik, wie bisher, auf der bloßen Sacheebene abgehandelt, kann es dabei zu einem „Scheingefecht" zwischen zwei Expertenauffassungen kommen. Daher bedarf es umso mehr eines Reflexionsvorganges, um zwischen bloß übernommener Meinung, also letztlich auch einer Form des „Überredens", und der tatsächlichen Auffassung unterscheiden zu können.

Dass ein Aufklärungsvorgang, der nicht bloß auf der Reflexion innerhalb der beiden Wertewelten beruht, sondern darüber hinaus auch zwischen Patientenhaltung und Außenmeinung differenzieren muss, zusätzliche Probleme nach sich ziehen kann, ist evident. Diese können zunächst darin bestehen, dass ein noch größeres Zeitkontingent dafür erforderlich wird, ebenso aber auch darin, dass der Arzt sich angesichts des „Expertenstatus" der Außenmeinung eher in der Defensive fühlt, und damit weniger auf sein Wissen und seine Werthaltungen vertraut. Dadurch können sich wieder die Versuchungen ergeben, den Patienten eher zu überreden als zu überzeugen, sowie zur Stärkung des eigenen Status die Außenmeinung, ungeachtet ihres Wahrheitsgehaltes, in durchaus manipulativer Absicht herabzusetzen.

Falsche Erwartungen ergeben sich jedoch zusätzlich auch aufgrund der in der Gesellschaft grundsätzlich vorhandenen, bereits

---

[349] Vgl. etwa die Klagen von engagierten Selbsthilfegruppen über das Wissensgefälle zwischen ihnen und einigen Ärzten!

andeutungsweise besprochenen Wertvorstellungen.[350] So wird sich im Aufklärungsprozess beispielsweise die Frage, inwieweit in den individuellen Wertungsvorstellungen auch die Tatsache des eigenen Todes einbezogen ist, oder wie sehr diese Hierarchie von der gebräuchlichen Ausblendung des Sterbens beeinflusst wird,[351] zu einem Zeitpunkt beantworten lassen, der zumeist noch nicht unter dem Druck einer konkreten Lebensbegrenzung steht. Die dadurch gebotene Möglichkeit, die Werthierarchie, vielleicht zum ersten Mal, im Hinblick auf diese Wahrheit zu überprüfen, trägt zu einer realistischeren Sichtweise der eigenen Lebenswirklichkeit bei.

6.3.10 Unsachgemäße Versprechungen

Falsche Erwartungen, die eine Qualitätsminderung der selbstbestimmten Entscheidung nach sich ziehen, lassen sich auch durch Versprechungen des Therapeuten erwecken. Diese reichen von der Zusicherung der Wiederherstellung des vorhergehenden Zustandes bis zu diversen Heilungszusagen.

Anhand der im Rahmen des mehrdimensionalen Aufklärungsprozesses gewonnenen Erfahrung, wonach die Wertvorstellungen durch jedes Krankheitsgeschehen einer Veränderung unterliegen können, wird das Versprechen einer Rückkehr zum vorherigen Zustand, selbst wenn sich dies explizit nur auf die naturwissenschaftlichen Aspekte bezieht, auch für den Patienten kaum begründbar erscheinen. Damit kann einerseits der in dieser Botschaft versteckten dualistischen Sicht mit seiner Beziehung zur Reparaturmentalität, wonach der Kranke außerhalb seiner somatischen Dimension keinen Veränderungen unterliege, eine Absage erteilt werden. Andererseits kann diese Botschaft zum Anlass für notwendige Überlegungen genommen werden, inwieweit die durch die Krankheit sowie ihre Aufarbeitung erfahrenen Wertungsveränderungen einen Gewinn für den Menschen darstellen, sodass sich – abgesehen von der Unmöglichkeit, zur früheren Hierarchie zurückzukehren – auch die Frage stellt, inwieweit dies überhaupt erwünscht sei.

Ein Patient, der die Bedeutung der Wertorientierung erfahren hat, wird zudem auch in der Lage sein, sehr umfassende Heilungsversprechen anhand der angebotenen Begründungen auf ihren tatsächlichen Gehalt zu überprüfen. Dabei steht nicht mehr die naturwissenschaftliche Sachproblematik im Mittelpunkt, die dazu führen kann, dass sich der Patient mangels Sachwissen außerstande sieht, ein Ergebnis ausreichend kompetent einzuschätzen. Vielmehr wird

---

[350] Vgl. dazu auch Meier, B., Menschenbilder, 62f.
[351] Vgl. dazu etwa Dichgans, J., Der Arzt und die Wahrheit am Krankenbett, 13ff.; vgl. auch Eibach, U., Der Tod, 113ff.

der in Aussicht gestellte Heilungsverlauf vom Therapeuten im Hinblick auf die individuelle Lebenswirklichkeit des Patienten begründen werden müssen.

.11 Verbesserter Umgang zwischen therapeutischen Partnern, die jeweils einer fremden Kultur angehören

Es wurde schon mehrfach darauf hingewiesen, dass die gemeinsame Reflexion der Wertewelten gerade dann von besonderer Bedeutung ist, wenn sich Patient und Arzt als „moral strangers" gegenüberstehen. Ein unterschiedliches Verhältnis zwischen Mensch und Natur, der Glaube an die Existenz einer übernatürlichen Kraft, die in jedem Kulturkreis unterschiedliche Auffassung von Gesundheit und Krankheit, sowie deren konkrete Botschaft, schließlich aber auch die Einschätzung der Position des Therapeuten stellen dabei zentrale Faktoren für die individuellen Wertewelten dar.[352] Die Bedeutung symbolischer Heilbehandlungen, die kulturell geprägte Körperwahrnehmung einschließlich des Verhaltens zum Schmerz mit unterschiedlicher Schmerzäußerung,[353] wie auch beispielsweise die Symbolik des Blutes oder das Verständnis von Verunreinigung mit der Verpflichtung einer rituellen Reinigung sind hier verankert und beeinflussen damit jede konkrete Entscheidung.[354]

Von besonderer Bedeutung erweist sich zudem auch das jeweils unterschiedliche Verhältnis vom Individuum zu seiner sozialen Gemeinschaft. So wird sich in Gesellschaften, in denen etwa die Position des Individuums dem sozialen Konstrukt „Großfamilie" deutlich untergeordnet ist,[355] ein anderes Verständnis für das Wesen der je eigenen Selbstbestimmung ausbilden als in individualistisch orientierten Kulturkreisen.

Diese Unterschiede zeigen sich dementsprechend besonders im Informationsgespräch und im Umgang mit dem Wahrheitsanspruch des Patienten. So ist in den Kulturgesellschaften der südöstlichen Länder die Meinung, dass der Patient selbst ein Recht auf jede Mitteilung habe, weniger ausgeprägt,[356] als die Vorstellung, dass aufgrund der zumeist noch bestehenden patriarchalischen Strukturen

---

[352] Vgl. Hackenbroch-Hicke, B., Der Versuch eines Vergleichs verschiedener Medizinkulturen.

[353] Dieser Umstand steht auch im Zusammenhang mit dem Geschlecht des Kranken.

[354] Vgl. Binder-Fritz, C., Transkulturalität im Gesundheitswesen.

[355] So etwa in Indien oder Indonesien; vgl. Ernst, S., Wie haben wir den Umgang ..., in: Wiedersheim, R., Gesundheit und Krankheit.

[356] Vgl. Thomsen, O. et al., What do gastroenterologists ..., Lancet, 343, zit. in: Volkenandt, M., Überlegungen, 118.

die Information zuerst dem Familienoberhaupt zustehe. Selbst in Japan wurde, aufgrund des Sozialverständnisses, noch bis vor wenigen Jahren die Information der Angehörigen als vorrangig angesehen.[357]

Die explizite Einbeziehung der Wertewelt ab der ersten Begegnung erweist sich damit gerade in diesen Bereich als unverzichtbar. Nur aufgrund dieser Einbeziehung werden zahlreiche wesentliche Missverständnisse vermieden werden können, und der Patient eine medizinische Hilfe, der er vielleicht zunächst grundsätzlich misstrauisch begegnet, individuell heilsam erfahren können.

Nicht zuletzt angesichts der großen Migrationsströme in unserem Kulturkreis, stellt es daher auch eine ethische Pflicht für alle im medizinischen Bereich Tätigen dar, sich grundsätzlich und abseits von konkreten Anlassfällen mit diesen unterschiedlichen Wertvorstellungen auseinanderzusetzen. Sowohl innerhalb der universitären Ausbildung als auch im Rahmen von entsprechenden Fortbildungsveranstaltungen sollte daher darauf vermehrt Bezug genommen werden.[358]

So sehr auch bei den Menschen aus anderen Kulturkreisen die Faszination über die Möglichkeiten der westlichen Medizin zunächst überwiegt,[359] so wenig werden sie andererseits davon im Sinne einer auf ihrer konkreten Lebenswirklichkeit beruhenden langfristigen Heilsamkeit profitieren können, wenn diese Hilfe letztlich mit der Preisgabe von wesentlichen zentralen Wertvorstellungen einhergeht.

6.4 Aufklärung von in der Gesellschaft negativ bewerteten Erkrankungen

Erkrankungen, die einer besonderen Wertung innerhalb der Gesellschaft unterliegen, stellen gewissermaßen einen „Ernstfall" der Anwendung eines mehrdimensionalen Aufklärungsprozesses dar. Denn, anders als in den sonst üblichen Gesprächsabläufen, findet im konkreten Fall jeder Wertungsprozess nicht nur aufgrund der durch die Gesellschaft beeinflussten individuellen Präferenzen, sondern unter dem konkreten und ständigen Druck einer deutlich negativen gesell-

---

[357] Erst seit etwa 1992 konnten deutliche Veränderungen festgestellt werden. Aufgrund der positiven Aspekte in der Onkologie wurde zu einem weiteren „Tabubruch" angeregt: vgl. Holland et al., 1993, zitiert in: Harrer, M.E., Ethik und Verantwortung, 17f.

[358] Mit der bemerkenswerten Initiative am Anfang der 70er Jahre, in Österreich einen Beitrag zur Verständigung zu leisten, indem ein handliches Wörterbuch mit einschlägigen serbokroatischen und türkischen Ausdrücken herausgegeben wurde, fand eine Pionierleistung statt. Dies wurde leider bis heute nicht durch ein ebenso übersichtliches Werk über die kulturellen Werthaltungen ergänzt.

[359] Vgl. Ernst, S., Wie haben wir den Umgang ..., in: Wiedersheim, R., Gesundheit und Krankheit, 216ff.

schaftlichen Wertung statt. Dazu zählen in erster Linie die HIV-Infektion bzw. die AIDS-Erkrankung. Es ist bemerkenswert, dass dies die einzige Erkrankung darstellt, deren Aufklärung hinsichtlich der diagnostischen Schritte und der krankheitsspezifischen Aspekte vom österreichischen Gesetzgeber detailliert geregelt wurde.[360] Dabei ist einerseits die präventive Absicht bedeutsam, wonach die Informationsverpflichtung auch für Personen festgelegt wird, die zwar negative Testergebnisse aufweisen, von denen jedoch „ein Risikoverhalten vermutet wird".[361] Andererseits ist es von besonderem Interesse, dass mit dem gesetzlichen Hinweis, wonach ein Infektionsnachweis den Arzt zur Information der betreffenden Person verpflichtet, jede Möglichkeit eines „therapeutischen Privilegs" dezidiert ausgeschlossen wird.[362]

Es ist weiters interessant, dass sich die Aufklärungs- und Einwilligungspflicht in diesem Zusammenhang nach vielen Rechtsauffassungen auch auf einen so „minimal invasiven Eingriff" wie eine Blutabnahme, bezieht.[363] Die Pflicht leitet sich dabei aus dem Umstand ab, dass unabhängig vom minimalen konkreten Handlungsrisiko, die sozialen und persönlichen Auswirkungen eines „positiven" Testergebnisses so tiefgreifend sind, dass dies allein schon die Zustimmung des Patienten erforderlich macht und nur wenige Ausnahmen dafür akzeptiert werden.[364] Diese Auffassung wird etwa in den Vereinigten Staaten überwiegend vertreten, während sich in Österreich diese gesetzliche Forderung vorwiegend auf jene Fälle bezieht, in denen die Blutabnahme nicht vom Behandlungsvertrag gedeckt ist.[365] Allerdings wurde die in einigen Krankenanstalten daraus abgeleitete Möglichkeit, zum Schutz des Personals routinemäßig Tests vorzunehmen, in der Literatur häufig als unbegründbar zurückgewiesen. Der Umstand, dass, nicht zuletzt auch im Hinblick auf die Hepatitis-C-Problematik, die verpflichtenden hygienischen Vorsichtsmaßnahmen ohnehin so umfassend geregelt seien,[366] dass ein positives Testergeb-

---

[360] Vgl. BG 293/1986, Maßnahmen gegen die Verbreitung des erworbenen Immundefektsyndroms, BG 345/1993, Änderung des AIDS-Gesetzes und des Geschlechtskrankheitengesetzes, sowie die aufgrund des BG 728/1993 erlassene Verordnung des Bundesministers für Gesundheit, Sport und Konsumentenschutz über Qualitätskontrolle und Qualitätssicherung in der HIV-Diagnostik und die bei der Vornahme von HIV-Tests einzuhaltende Vorgehensweise – BGBl. 242/1994 vom 23.9.1994.

[361] Vgl. Verordnung des Bundesministers, BGBl. 242/1994, § 8 Abs. 4.

[362] Vgl. BGBl. 293/1986, § 5 Abs. 1, sowie BGBl. 345/1993, § 5 Abs. 1.

[363] Vgl. Glatz, Ch., Der Arzt zwischen Aufklärung und Beratung, 100.

[364] So besteht eine eingeschränkte Zustimmungsbefugnis, wenn medizinisches Personal mit den Körperflüssigkeiten des Patienten in unmittelbaren Kontakt gekommen ist; vgl. Glatz, Ch., Der Arzt zwischen Aufklärung und Beratung, 101.

[365] Vgl. Verordnung BGBl. 242/1994, § 5; Stellamor spricht davon, dass der Schutz in Österreich durch die geltende gesetzliche Verordnung „erschwert" sei.

[366] Ausgangspunkt war schon eine Verordnung des Bundeskanzleramtes vom 2. Mai 1988, GZ 61.700/28-VI/5/88.

nis keinen Einfluss auf die Vorgehensweisen hätte, führte zur Schlussfolgerung, dass letztlich, abseits einer konkreten medizinischen Indikation, keine ausreichenden Begründungen für Tests ohne explizite Einwilligung vorliegen würden.[367]

Abgesehen von diesen Diskussionen stellt die explizite Zustimmungsverpflichtung für einen Eingriff mit „vernachlässigbarem Risiko" jedoch geradezu eine Bestätigung der Notwendigkeit eines Aufklärungsprozesses dar, der die Wertorientierung des Patienten konkret einbezieht.

Indem nämlich eindeutig gefordert wird, dass eine an sich zumeist als unbedeutend eingeschätzte medizinische Handlung aufgrund der ihr möglicherweise innewohnenden sozialen und persönlichen Auswirkungen eine Zustimmung erfordert, bestätigt dies die Auffassung, dass nicht nur ein mögliches Risiko zum Maßstab der Aufklärungspflicht genommen werden kann, sondern dass *jede* Maßnahme aufgrund ihrer möglichen Auswirkung auf das Leben des Patienten die freie Zustimmung des Patienten erfordert.

Diese Auswirkungen individuell einzuschätzen und darauf aufbauend die Entscheidung zu treffen, verlangt nach einer bewussten Auseinandersetzung mit den individuellen Präferenzen des Patienten, die am ehesten in einem mehrdimensionalen Aufklärungsprozess mit frühzeitiger Wahrnehmung des individuellen Wertverständnisses erfolgt.

Die, wenn auch heute aufgrund des Wissens um zusätzliche Infektionsmöglichkeiten, wie beispielsweise kontaminierte Blutkonserven, möglicherweise geringere, jedoch immer noch latent mitschwingende Assoziation zwischen der Erkrankung und einer moralischen Schuld stellt dabei, nach zahlreichen Einschätzungen, die größte Belastung für den Patienten dar. Es ist daher wenig verwunderlich, wenn die Gruppe der HIV-Positiven, bzw. jene der bereits Erkrankten besonders hinsichtlich ihrer Beziehung zur Umwelt als pflegebedürftig angesehen werden.[368]

Angesichts der moralischen Belastung und der fehlenden sozialen Akzeptanz der Erkrankung treten zusätzlich Aspekte auf, die den Aufklärungsprozess von Beginn an belasten können. Dazu zählt beispielsweise der Umstand, dass der Patient häufig davon ausgeht, dass auch der Arzt, abseits allen Bemühens, nicht völlig frei von der typischen gesellschaftlichen Werthaltung sei. Indem er deshalb auch

---

[367] So bestätigend in Deutschland: Bruns, Aids, Prostitution und Strafrecht, in: NJW 1987. Dieser Auffassung widerspricht etwa Eberbach in Deutschland, der befürchtet, dass dies das Misstrauen und „heimliche Tests" geradezu nach sich ziehe: Eberbach, Rechtliche Verantwortung und Vertrauen, ZRP 1987, 357f, alle zit. in: Pilnacek, C., Tiegs, H., Verpflichtung des Patienten zur Offenbarung seines HIV-Status?, in: RdM 1995, 34.

[368] Vgl. Schell, P., Pflege HIV-Infizierter und Aids-Kranker, 10.

seine Informationen entsprechend anzupassen versucht, kann dies dazu führen, dass beispielsweise der tatsächliche Ansteckungsmodus verschwiegen wird und dafür andere Möglichkeiten angedeutet werden. So könnte er etwa seine Drogenabhängigkeit, außereheliche Beziehungen oder homosexuelle Kontakte aus Angst vor einer – wenn auch unausgesprochenen – moralischen Verurteilung durch den Arzt verschweigen wollen.[369] Es erfordert daher ausreichende Erfahrung, um die tatsächlichen Umstände frühzeitig einzuschätzen. Noch mehr bedarf es jedoch einer großen Sensibilität, um aus diesem Gesprächsbeginn, der aufgrund seines unzutreffenden Ausgangspunkts auch jede realistische Wertreflexion beeinträchtigt, auf eine Weise herauszufinden, die den Patienten nicht desavouiert.

Dabei ist es zweifellos notwendig, dass sich auch der therapeutische Partner seiner Werthaltung deutlich bewusst ist. Wenn nämlich der Arzt seine möglicherweise vorhandenen moralisch begründeten Ressentiments deshalb auszublenden versucht, weil er damit dem aus dem ärztlichen Rollenethos abgeleiteten Appell nach Akzeptanz und Gleichbehandlung aller Patienten entsprechen möchte, trägt dies noch nicht zu einer Verbesserung der therapeutischen Beziehung bei. Sind jedoch eventuell vorhandene innere Widerstände konkret bewusst, ist es wahrscheinlicher, dass sie auch leichter einer effizienten Kontrolle unterliegen können, und daher einzelne Reflexionsprozesse nicht unkontrolliert beeinflussen.

Neben der zuvor geschilderten Problematik der Werthaltung des Therapeuten wirkt sich weiters der Umstand problematisch aus, dass es für den Patienten nicht nur ein Anliegen ist, die selbstverständliche Schweigepflicht über die bestehende Diagnose, die Gespräche oder die Therapieentscheidungen, gewahrt zu wissen,[370] sondern dass er vielmehr häufig auf die Erstellung einer „Deckdiagnose" dringt, um beispielsweise den Angehörigen einerseits eine Information bieten zu können, andererseits jedoch aus Angst vor der Isolation den wahren Sachverhalt geheim zu halten.[371] Unabhängig von einer darin möglicherweise unterschiedlich zu bewertenden moralischen Problematik, kann es dabei in der Folge jedoch zu zahlreichen Problemen kommen.

---

[369] Zum Problem der Gespräche mit Drogenabhängigen: vgl. Tanzmeister, E., Fallstricke und Schwierigkeiten. Sie spricht den konkreten Druck auf den Patienten im Rahmen der Anamnese an: Dies., 111f.

[370] Weshalb Stellamor in diesem Zusammenhang schreibt, dass bei positivem Befund das „Arztgeheimnis" [sic!] „streng ausgelegt werden muss", ist nicht nachvollziehbar: Stellamor, K., Handbuch, Bd. 2, 161.

[371] Die dabei typischerweise verwendeten Diagnosen sind etwa Hautkrebs oder Gehirntumoren: vgl. Steinbrücken, A., Besonderheiten einer Infektionsstation, 13; auch maligne Bluterkrankungen bieten sich aufgrund der dabei mitunter ebenso notwendigen Isolation und der für Laien typischen Therapieähnlichkeit an!

Kommunikative „Lecks", oder der Umstand, dass manche Informationen zwar freigegeben, aber nicht ausreichend abgesprochen wurden, wodurch es zu unterschiedlichen Mitteilungen an die Angehörigen kommt, werden im Endeffekt ähnliche Auswirkungen haben können wie jene, die schon im Zusammenhang mit dem therapeutischen Privileg besprochen wurden.

Ein dritter besonderer Umstand für den gemeinsamen Aufklärungsprozess ergibt sich aus der ebenfalls bestehenden gesetzlichen Verpflichtung, für den Schutz Dritter zu sorgen.

Das Gesetz entbindet nämlich den Arzt dann dezidiert von seiner Schweigepflicht, wenn eine Information des Sexualpartners über die bestehende HIV-Infektion entweder vom Patienten selbst abgelehnt wird, oder, trotz einer gegenteiligen Behauptung, dieser nach wie vor uninformiert erscheint.[372] Das Wissen darum kann die Offenheit und Gesprächsbereitschaft des Patienten erschweren und letztlich auch die Qualität der therapeutischen Partnerschaft negativ beeinflussen. Die Herausforderung für den Therapeuten wird darin bestehen, jene Wertbegründungen herausarbeiten, die den Patienten, in Abwägung zu seiner Angst vor drohenden Beziehungsverlusten, dennoch zu einer freiwilligen und selbstständigen Information seines Partners bewegen können.

Wenn in der Gesellschaft in den vergangenen Jahren die Tendenz nachzuweisen ist, dass nicht nur die moralische Verurteilung deutlich zurückgeht, sondern sich auch eine gewisse Gelassenheit im Umgang mit HIV-Positiven und AIDS-Kranken entwickelt, darf doch nicht übersehen werden, dass es eines viel längeren Zeitraumes bedürfen wird, bis eine tatsächliche Änderung in den Werthaltungen erreicht wird. Auf dem zweifellos noch langen gesellschaftlichen Weg bis zu einem ähnlich emotionalen und rationalen Umgang wie mit anderen Krankheiten, der letztlich auch zur Förderung vertrauensvoller Beziehungen beitragen wird,[373] kann daher der mehrdimensionale, wertreflexive Aufklärungsprozess zu den besonderen Herausforderungen für alle Partner im therapeutischen Prozess zu zählen sein.

7. Ausblick

Damit zeigen sich folgende Ansatzpunkte, die bereits jetzt zu einer Verbesserung der bestehenden Situation beitragen könnten.

Der erste ergibt sich aufgrund der Einschätzung, wonach das defizitäre Aufklärungsgespräch letztlich der Ausdruck einer insgesamt

---

[372] Vgl. Stellamor, K., Handbuch, Bd. 2, 162.
[373] Vgl. Eberbach, U., Rechtliche Verantwortung und Vertrauen, zit. in: Pilnacek, C., Tiegs, H., Verpflichtung des Patienten, 34.

mangelhaften Gesprächskultur im medizinischen Bereich, besonders im Zusammenhang mit Krankenhausaufenthalten, sei.[374] Es darf daher erwartet werden, dass somit jede Initiative, die auf allen kommunikativen Ebenen, hierarchischen wie interdisziplinären, zu Verbesserungen führt, positive Auswirkungen auf die Qualität der Gespräche mit dem Patienten nach sich ziehen wird.[375] Wenn das Wissen um die grundsätzliche Bedeutung von Kommunikation zu einer erhöhten Aufmerksamkeit für jedes Gespräch führt, und zugleich ein besseres interdisziplinäres Gesprächsklima zu ideellen und instrumentellen Synergien für einen heilsameren Umgang mit dem Patienten beiträgt, wird sich dies auch positiv auf die Qualität des Aufklärungsprozesses auswirken können.

Das Ziel wird dann erreicht, wenn einmal die Aufklärungsgespräche, unabhängig von ihrer juristischen Notwendigkeit, als Bestätigung einer Betreuungsqualität angesehen werden und daher als so sicher vorausgesetzt und ebenso selbstverständlich durchgeführt werden, dass in der Folge einzelne Defizite besondere Aufmerksamkeit sowohl bei den Patienten als auch innerhalb der Gesundheitsberufe erregen.

Der zweite Ansatzpunkt liegt jedoch in der zentralen Botschaft, die dieser Arbeit zugrunde liegt. Dem Zitat Jaspers' folgend, wonach jeder unmittelbare Kontakt ohne Inhalt leer bleibt,[376] muss neben einer verbesserten und damit heilsameren[377] Kommunikation auch der Inhalt einer kritischen Prüfung unterzogen werden.

---

[374] Vgl. Grossmann, W. et al., Ethik im Krankenhausalltag, 157f.

[375] Zwar wird schon heute von nahezu allen innerhalb des Gesundheitsbereiches Tätigen die Bedeutung von Gesprächen hervorgehoben. Dies findet jedoch im konkreten medizinischen Alltag, der immer noch vorrangig an naturwissenschaftlich relevanten Abläufen orientiert bleibt, kaum einen Niederschlag. Weder wird, ganz im Gegensatz zu den üblichen Planungen im Hinblick auf einen reibungslosen Ablauf von notwendigen Operationen, ein ausreichendes Zeitkontingent für ausführliche Gespräche mit den Patienten vorgesehen, noch sind beispielsweise die strukturellen Voraussetzungen für ungestörte Gespräche gegeben. Damit aber bleibt es dem individuellen Ermessen des Arztes überlassen, ob er sich im Zweifelsfall eher für eine operative Handlung oder ein Gespräch mit dem Patienten entscheidet. Wenn allerdings das Aufklärungsgespräch als wesentlich mitentscheidender Faktor für die therapeutische Effizienz wahrgenommen wird, kann dies längerfristig zu einer Trendumkehr in der Festlegung wichtiger Behandlungsziele führen; vgl. auch Husebo, S., Palliativmedizin, 115; vgl. Wimmer: „Die Bedeutung des Gesprächs und der Information des Patienten wird zwar höher eingeschätzt als vor wenigen Jahren, die Arbeitsorganisation orientiert sich aber nach wie vor an einem naturwissenschaftlich-somatischen Medizinverständnis.": Wimmer, H., in: Pharmig, Der mündige Patient, 115f.

[376] Zit. nach Avenarius, H.J., Erklärung, Verständnis, Einverständnis, 118.

[377] Vgl. Gottschlich, M., Sprachloses Leid, 18.

Die Einengungen, wonach die Aufklärung erstens bloß die Mitteilung des medizinischen Sachverhaltes umfasst, und zweitens nur dann von Relevanz sei, wenn vom Patienten die Zustimmung zu einem diagnostischen oder therapeutischen Vorgang erforderlich sei, müssen aufgebrochen werden.

Der dritte Aspekt für eine Verbesserung der gegenwärtigen Situation besteht darin, dass die Vermittlung jeglichen Inhaltes nur dann für den Patienten von tatsächlichem Nutzen ist, wenn dieser die Möglichkeit hat, sie im Hinblick auf seine Präferenzen zu bewerten.

Daraus ergibt sich schließlich viertens der Hinweis, dass jede Vermittlung den individuellen Ansprüchen des Patienten besser gerecht werden kann, wenn dessen Wertewelt so früh wie möglich, also bereits im Zuge einer Anamnese bekannt wird.

8. Aufklärung und antizipierte Patientenverfügung

Ein zusätzliches, interessantes Aufgabengebiet für eine Implementierung eines qualitativ neuen Aufklärungsgespräches ergibt sich im Zusammenhang mit der Errichtung von Patientenverfügungen.[378]

8.1 Grundsätzliche Aspekte

Die Abfassung einer „Antizipierten Patientenverfügung" wird derzeit noch überwiegend als eine Möglichkeit für jene Menschen angesehen, die sich bereits aufgrund von Krankheit oder Alter ihrem nahen Lebensende gegenübersehen, oder unter einer fortgeschrittenen, lebensbegrenzenden Erkrankung leiden.[379] Gerade die gebräuchlichste Begründung weist jedoch auf eine viel umfassendere Bedeutung hin. Denn wenn eine Verfügung dazu dient, um das Selbstbestimmungsrecht des Patienten nach Möglichkeit auch in jenen Lebensphasen sicherzustellen, in denen eine aktuelle Willensäußerung durch den Ausfall der zerebralen oder kommunikativen Fähigkeiten unmöglich wird, zeigt dies doch gleichzeitig, dass sich ihre Bedeutung, anders als von manchen Autoren unterstellt, keineswegs nur auf die letzte Erkrankungsphase allein beziehen kann.[380] Entsprechend dem zentralen Anliegen, die Autonomie jedes Patien-

---

[378] Engeljähringer sieht dabei die Aufklärung analog zur Aufklärung für Eingriffe ohne echte medizinische Indikation: Engljähringer, D., Ärztliche Aufklärungspflicht vor medizinischen Eingriffen, 206.
[379] Vgl. auch Memmer, M., Patiententestament und Stellvertreter, 1.

ten zu fördern und zu sichern, muss daher auch diese Engführung relativiert werden.

Zwar stellt es für die konkrete Anwendung einer Verfügung durchaus eine zusätzliche Hilfe dar, wenn sie im Wissen um eine bereits existierende, krankheitsbedingte Lebensbegrenzung erstellt wurde. Andererseits lässt sich nicht ausreichend argumentieren, weshalb eine Verfügung, die in völliger Gesundheit abgefasst wird, weniger berücksichtigungswürdig sein sollte.

Diese Engführung zeigt sich auch darin, dass in zahlreichen Definitionen der Patientenverfügung oft bloß auf Behandlungsablehnungen im „terminalen Krankheitsstadium" Bezug genommen wird.[381] Eine Behandlungsablehnung kann wohl nicht schon deshalb ein größeres Gewicht aufweisen, oder als berücksichtigungswürdiger angesehen werden, weil sich der Patient in seinem finalen Lebensabschnitt befindet. Damit nämlich würde das Recht auf Selbstbestimmung nicht mehr als allein ausreichende Begründung für eine Behandlungsablehnung angesehen werden. Die direkte Verbindung mit konkreten Zuständen und Situationen liefe damit letztlich auf die Relativierung des Selbstbestimmungsrechts hinaus.[382]

Im Zusammenhang mit der Abfassung und der Anwendung von Patientenverfügungen werden zahlreiche Probleme angeführt, auf die hier nur in Ansätzen eingegangen werden kann.[383]

---

[380] Vgl. Memmer, M., Patiententestament, 4. Die Patientenverfügungen werden zunehmend als grundsätzliche Willenserklärung unter Berücksichtigung allgemeiner Belange, etwa im Hinblick auf mögliche Unfälle oder vor risikoreichen Unternehmungen eingesetzt werden.

[381] Kneihs sieht dies auch als Begründung an, weshalb der überwiegend abgelehnte Begriff „Patiententestamen" dennoch seine Berechtigung hat: Kneihs, B., Grundrechte und Sterbehilfe; Memmer ist dagegen – wie viele andere Autoren – der Ansicht, dass der Begriff „Testament" aus vielerlei Gründen verfehlt sei; vgl. Memmer, Patiententestament, 5.

[382] Es stellt sich die Frage, ob diese, derzeit so häufig vertretene, Meinung nicht eigentlich einer defensivmedizinischen und einer „defensivjuristischen" Haltung entspringt. So bietet die Einengung für die Mediziner eine Chance, die Verbindlichkeit auf einen Lebensabschnitt zu begrenzen, in dem medizinische Handlungen – Stichwort „futility" – ohnehin teilweise ihrer Plausibilität entbehren. Für Juristen könnte der Vorteil der Einengung beispielsweise darin bestehen, dass, aufgrund der noch nicht konkret abschätzbaren Auswirkungen, zumindest der Anwendungsbereich überschaubar bleibt. Ebenso könnte auch von Interesse sein, dass in diesem Zusammenhang aufgrund der Todesnähe des Patienten keine neuerliche Diskussion über die Sterbehilfethematik beginnt.

[383] Vgl. dazu weiterführend Kopetzki, Ch., Antizipierte Patientenverfügung; vgl. insbesondere Eisenbart, B., Patienten-Testament und Stellvertretung in Gesundheitsangelegenheiten.

8.2 Fragen und Probleme

So stellen sich beispielsweise die grundsätzlichen Fragen, wie die Verbindlichkeit von Verfügungen befriedigend geregelt werden kann,[384] inwieweit eine Risikoaufklärung hinsichtlich einer zukünftigen Therapiehandlung oder die Abklärung von Alternativen tatsächlich sinnvoll erfolgen kann,[385] oder wie der statische Charakter der Verfügung Einfluss auf ein zukünftiges dynamisches Geschehen nehmen kann.[386]

Auch bezüglich der konkreten Anwendung lassen sich zahlreiche Fragen auflisten.

So etwa jene nach den erwünschten oder notwendigen Kriterien für den Einsatz der Verfügungen, oder die Frage, inwieweit sich der Umstand als problematisch erweisen wird, dass zumeist die Diagnose der Kommunikationsunfähigkeit durch die gleiche Person erstellt wird, die auch die nachfolgende Interpretation der Verfügung vornimmt. Auch die Frage, inwieweit im Rahmen der Interpretation dennoch eine Fremdbestimmung bestehen bleibt, zählt dazu.[387]

Das Spektrum der Probleme reicht dabei sogar bis zu Fragen wie etwa von Dworkin[388] und Parfit[389], nämlich ob der Patient, dessen Verfügung zur konkreten Handlungsanweisung wird, tatsächlich die gleiche Person wäre wie zur Zeit der Abfassung. Dworkin geht dabei von einer Unterscheidung der Interessen des Menschen aus, die er in erlebnisbezogene und wertebezogene unterteilt. Parfit hingegen bezieht sich auf die tiefgehenden psychologischen Veränderungen bei schwerstkranken Menschen und führt die personale Identität weniger auf eine körperlich-zeitliche Kontinuität, sondern mehr auf eine psychologische zurück.

Beide Thesen wurden von zahlreichen Autoren abgelehnt. Juristen verweisen dabei auf die im Recht als selbstverständlich angesehene kontinuierliche Existenz eines Individuums mit allen Rechten und Pflichten bis zum Tod.[390] Ethiker begründen ihre Ablehnung noch zusätzlich mit dem Argument, dass dabei eine Verwechslung zwischen der Person und ihren Persönlichkeitsmerkmalen erfolgt und sich die Person nicht aufgrund von Merkmalen und Fähigkeiten definieren lasse.[391]

---

[384] Vgl. besonders Kneihs, B., Zur Verbindlichkeit von Patientenverfügungen; Kopetzki, Ch., Antizipierte Patientenverfügung.

[385] Vgl. dazu Engljähringer, D., Ärztliche Aufklärungspflicht.

[386] Vgl. Meran, J.G., Aspekte der Aufklärung im Zusammenhang mit Patientenverfügungen, 21f.; vgl. ebenso Engljähringer, D., Ärztliche Aufklärungspflicht, 116ff.

[387] Vgl. Meran, J.G., Aspekte der Aufklärung, 123f.

[388] Dworkin, R., Die Grenzen des Lebens, 277f.

[389] Parfit, D., Reasons and Persons, 204; vgl. Meran, J.G., Aspekte der Aufklärung, 97ff.

[390] Vgl. Bernat, E., Das Patiententestament, 81.

[391] Dies wurde bereits gegen Peter Singers kritisierte Auffassung angeführt: vgl. Kapitel „Aufklärung".

Der Diskussionsprozess ist noch keineswegs darüber abgeschlossen, welche Kriterien für eine Verbindlichkeit der Verfügung ausgewählt werden sollten, beziehungsweise wann im Anwendungsfall bloß von einem Dokument gesprochen werden kann, das lediglich zur Orientierung dient. Dennoch ist es unbestritten und abschätzbar, dass dieses Instrument als Beitrag zur Förderung der Autonomie im medizinischen Kontext grundsätzlich an Bedeutung gewinnen wird. Ebenso ist anzunehmen, dass in absehbarer Zeit das Interesse der Patienten an der Abfassung von Willenserklärungen noch deutlich zunehmen wird. Nach einer Phase der anfänglichen Unsicherheit wird die Verfügung schließlich auch von der Ärzteschaft als umso wertvoller angesehen und akzeptiert werden, je deutlicher sie sich als Hilfe erweist, um in schwierigen Situationen patientengerechte Entscheidungen treffen zu können.

2.1 Rechtlicher Stellenwert der Patientenverfügung im medizinischen Alltag

Die nur zögernd bekundete Bereitschaft, die Patientenverfügung grundsätzlich in therapeutische Entscheidungen einzubeziehen, zeigt sich in den Stellungnahmen zahlreicher Standesvertretungen.[392] Noch 1993 etwa wurde ihre Abfassung bloß als eine „Fleißaufgabe des Patienten" eingeschätzt, die „ethische und ärztlich ... keine nennenswerte Erleichterung" für Therapieentscheidungen bringen könnte.[393]

Auch die österreichische Lösung, die auf dem Wege der Dokumentationspflicht mehr auf das Vorhandensein einer Patientenverfügung abzielte und eine „Beifügung zur Krankengeschichte" forderte, „um darauf bei allfälligen künftigen medizinischen Entscheidungen Bedacht nehmen zu können",[394] vermied damit letztlich eine klare Stellungnahme zu den eigentlichen Problemen, wie der Verbindlichkeit oder der Rechtserheblichkeit des Dokuments.[395]

Selbst die Absicherung des Instruments „Patientenverfügung" in der Patientencharta lässt keine klare Aussage über seine Verbindlich-

---

[392] Als Meilenstein in der Entwicklung von Patientenverfügungen wird dabei der „Patient Self Determination Act", ein Bundesgesetz in den USA, angesehen, das im November 1990 als Reaktion auf umstrittene Gerichtsentscheidungen erlassen wurde: Meran, J.G., Aspekte der Aufklärung, 91.

[393] So die Standesvertretung der deutschen Ärzte in den „Richtlinien für die ärztliche Sterbebegleitung", 1993.

[394] Novelle zum KAG aus dem Jahr 1993, BGBl. 801; Ergänzung zum § 10 Abs. 1 Z 7.

[395] Kopetzki spricht in diesem Zusammenhang treffend von einer „legistischen Schüchternheit": Kopetzki, Ch., Antizipierte Patientenverfügungen, 52.

keit erkennen.[396] Die jeweils dabei gebrauchten Formulierungen werden von Kopetzki zu Recht als „wortreiche Unverbindlichkeit"[397] bezeichnet.

8.2.2 Problematik der „Übereinstimmung"

Aber selbst bei einer umfassenden Würdigung des Instruments und der Bereitschaft, insbesondere die darin festgeschriebenen Behandlungsablehnungen in zutreffenden Situationen zu respektieren, wäre damit die Wahrscheinlichkeit für die konkrete Umsetzung des schriftlich niedergelegten Willens noch nicht wesentlich vergrößert. Nach der derzeit überwiegend vertretenen Meinung hängt nämlich die Berücksichtigung der Inhalte von der weitgehenden Übereinstimmung zwischen dem aktuellen Sachverhalt und der in der Verfügung beschriebenen Situation ab.

Zweifellos ist diese Sichtweise in mehrfacher Hinsicht problematisch. Dies lässt sich anhand der zwei typischen Gegenargumente aufzeigen, die sich aus dieser Auffassung entwickeln lassen.

Das erste Argument zielt auf den als weitgehend unrealistisch angesehenen Umstand ab, wonach medizinische Szenarien, selbst von gut aufgeklärten Laien, tatsächlich zweifelsfrei dargestellt werden könnten. Das zweite bezieht sich auf die Wahrscheinlichkeit, wonach nahezu jede zwangsläufig „in die Zukunft" formulierte Beschreibung fast immer als auf „den tatsächlichen Sachverhalt nicht zutreffend" eingestuft werden kann. Es ist unter Zuhilfenahme dieser Argumente in der Folge zweifellos einfach, eine Verfügung, ungeachtet aller gesetzlichen Appelle, auf sie nach Möglichkeit Bedacht zu nehmen[398] und ungeachtet aller persönlichen Absichtserklärungen,

---

[396] Die erste Patientencharta wurde zwischen Bund und dem Land Kärnten abgeschlossen, BGBl. 1999/195. Die jüngsten wurden zwischen Bund und dem Land Niederösterreich, BGBl. 2002/36 vom 5.2.2002, sowie zwischen Bund und dem Land Steiermark, BGBl. 2002/153, abgeschlossen. Art. 18 der Patientencharta, BGBl. 1999; ähnlich auch Art. 18 der Niederösterreichischen Patientencharta, in Anlehnung an eine weitgehend ähnliche Formulierung im Niederösterreichischen Krankenanstaltengesetz, § 21 Abs. 1 lit d. Auch in diesem Fall wird bloß davon gesprochen, dass „bei künftigen medizinischen Entscheidungen so weit wie möglich darauf bedacht genommen werden kann"!

[397] „... es bleibt unerfindlich, was man sich unter einer ‚Unmöglichkeit' der Bedachtnahme vorstellen soll: da eine solche faktisch immer ‚möglich', aber offenbar nicht immer ‚erwünscht' ist, bedürfte es zur Klärung der Beachtlichkeitsgrenze genau jener normativen Anhaltspunkte, die uns auch diese Regelung kunstvoll vorenthält.": Kopetzki, Ch., Antizipierte Patientenverfügungen, 59.

[398] Bundeskrankenanstaltengesetz KAG, § 10 Abs 1 Z 7, BGBl. 1993/801; Wiener Krankenanstaltengesetz, § 17 Abs 1 lit e, LGBl. 1995/9; vgl. Niederösterreichische Patientencharta Art. 18, Kärntner Patientencharta Art. 18.

den autonomen Willen des Patienten respektieren zu wollen, zu vernachlässigen.

2.3 Aspekte zur sinnvollen Errichtung einer Patientenverfügung

Eine aktuelle Einschätzung des Instruments der Patientenverfügung, des bisherigen interpretatorischen Vorgehens bei den wenigen eingetretenen Fällen, und insbesondere auch des zu seiner Errichtung notwendigen Aufklärungsgesprächs, ergibt folgendes Bild. Die derzeitige Patientenverfügung orientiert sich, analog zum normalen Aufklärungsprozess, überwiegend an der naturwissenschaftlichen Sachinformation. Sieht man von wenigen Ausnahmen ab,[399] bleibt in allen genannten Abschnitten die Wertreflexion weitgehend ausgeblendet. Dieser Umstand trug wohl auch dazu bei, dass verschiedene Vereinigungen unterschiedlichster Geisteshaltungen innerhalb kurzer Zeit unzählige Formulare anbieten konnten! Daher erwies es sich auch als dringend notwendig, dass Ratgeber erarbeitet, und Richtlinien entworfen wurden, um den Patienten davor zu bewahren, dass er vorgefertigte Verfügungen anwendet, ohne sich dabei der von den jeweiligen Interessensgruppen nebenher propagierten Ziele völlig bewusst zu werden. Betrachtet man jedoch die offiziellen Empfehlungen sowie die empfohlenen Vorgehensweisen, um eine Patientenverfügung zu erstellen,[400] finden sich zahlreiche Ansätze, in denen selbstverständlich ein konkreter Bezug zum Wertensemble des Patienten hergestellt wird.[401]

Dies beginnt schon mit der Empfehlung, dass vor der Abfassung Gespräche innerhalb des privaten Lebenskreises geführt werden sollten. Dazu zählen die Gespräche mit Angehörigen und Freunden, sowie die gemeinsamen Überlegungen mit jenen Menschen, die möglicherweise bereits eine Patientenverfügung verfassten, oder, seltener, anlässlich von Therapieentscheidungen bei Angehörigen bereits Erfahrungen mit der Anwendung von Patientenverfügungen gewinnen konnten.[402] In alle darauf beruhenden Überlegungen und

---

[399] So etwa der Entwurf von Sass, der explizit die religiöse Wertorientierung am Beginn darlegt. „Leben und Sterben in Gottes Hand. Wünsche und Forderungen für medizinische Betreuung an Bevollmächtigte, Ärzte, Familie und Freunde für den Fall meiner Entscheidungsunfähigkeit", 1999.

[400] Dies geschah frühzeitig für die Steirische Patientenanwaltschaft durch Memmer; vgl auch Kalchschmid, G., Das sogenannte Patiententestament, in Tirol.

[401] Zahlreiche Gedanken sind dabei den Diskussionen im Zuge der gemeinsamen Erstellung des Niederösterreichischen Ratgebers entnommen: Bachinger, G., Memmer, M., Ortel, A., Peintinger, M., Pruckner, M., Ratgeber zur Patientenverfügung, herausgegeben von der Nö Patienten- und Pflegeanwaltschaft, 2002.

[402] Virt verweist dabei insbesondere auf die Chance, „das heikle Thema des eigenen Todes" anzusprechen: Virt, G., Moraltheologische Überlegungen zu Patientenverfügungen, in: Kopetzki, Ch., Antizipierte Patientenverfügungen, 140.

Entscheidungen werden dabei bereits Bewertungen hinsichtlich der angestrebten Verfügungsdetails einfließen.

8.3 Das Aufklärungsgespräch zur Errichtung einer Patientenverfügung

Von zentraler Bedeutung erweist sich, nach der auf diesen Vorüberlegungen beruhenden Entscheidung, eine Verfügung verfassen zu wollen, jedoch ein umfassendes Aufklärungsgespräch mit einem Arzt.[403]

Dieses Gespräch wurde auch im Entwurf einer vom Österreichischen Parlament in Auftrag gegebenen Richtlinie für die Abfassung von Patientenverfügungen als unverzichtbar angesehen, selbst wenn in der Folge die tatsächliche Errichtung nicht unter Mitwirkung dieses aufklärenden Arztes stattfindet.[404]

8.3.1 Einbeziehung der Wertewelt

Betrachtet man nämlich dieses Gespräch genauer, lässt sich feststellen, dass hier in geradezu exemplarischer Weise die Wertewelt des Patienten einbezogen wird, und auch werden muss.

Das Wertensemble verdeutlicht sich zunächst im Entschluss des Patienten, sich mit dieser Thematik zu beschäftigen, wenn nicht sogar schon ernsthaft auf eine Abfassung hinzuarbeiten. In seiner Begründung, weshalb er das konkrete Gespräch führen möchte, werden seine Präferenzen zumeist deutlicher zu Tage treten als in den alltäglichen Aufklärungsgesprächen, in denen häufig die Reaktionen auf krankheitsbedingte Sachzwänge überwiegen werden.

Bereits aufgrund der freien Entscheidung zum Gespräch wird die Wertewelt des Patienten als zentraler Ausgangspunkt und Referenzgröße für alle nachfolgenden Entscheidungen festgelegt. Damit zeigt sich auch eine gegensätzliche Orientierungsrichtung zu den derzeit gebräuchlichen Aufklärungsgesprächen. Nicht die therapeutischen Notwendigkeiten werden auf die Wertewelten zurückbezogen. Vielmehr werden, ausgehend von diesen Präferenzen, die zukünftigen therapeutischen Handlungen einer Prüfung hinsichtlich ihrer Kompatibilität mit den Wertvorstellungen des Patienten unterzogen.

---

[403] Dieses Aufklärungsgespräch stellt eine der wenigen Ausnahmen dar, in denen die Position des Arztes tatsächlich unverzichtbar bleibt. Vgl. Kapitel „Konversion"!
[404] Vgl. Punkt 4 Abs. a des Richtlinienentwurfs vom Dezember 2002, erstellt im Rahmen eines Expertenrates in Zusammenarbeit mit dem Staatssekretariat für Gesundheit im BM für Soziale Sicherheit und Generationen und dem BM für Justiz.

Damit wird auch deutlich, worin sich die tatsächliche Brauchbarkeit der Verfügung im Alltag, und ihr unschätzbarer Dienst an der Selbstbestimmung des kommunikationsunfähigen Kranken erweisen kann. Denn nicht die konkret beschriebene Handlung, die in der Folge abgelehnt wird, erweist sich dabei als wesentlichste Information, sondern die *Begründung* für die Ablehnung eines Behandlungsverfahrens!

Bislang erschöpfte sich nämlich die Aufklärung gewöhnlich darin, aufgrund der Beschreibung einer konkreten medizinischen Situation die Verbindung mit den dabei grundsätzlich möglichen therapeutischen Vorgehensweisen darzustellen. Anhand dieser Auflistung nach Art einer Checkliste konnten dann die einzelnen Behandlungsverfahren abgelehnt werden. Diese Form der Aufklärung führte geradewegs dazu, dass Formulare entwickelt wurden, die dies gewissermaßen „automatisierten", und in denen mitunter, selbst ohne konkrete Beschreibung der Situation die einzelnen Behandlungsschritte nach Art eines „multiple choice"-Verfahrens angekreuzt werden konnten.

Die Nachteile dieser Aufklärung sind evident. Sie beruhen vornehmlich auf dem zuvor beschriebenen zweiten Gegenargument. Nach realistischer Einschätzung werden nämlich komplexe Situationen kaum je tatsächlich ihrer in der Verfügung festgelegten Beschreibung entsprechen können, weshalb auch eine Übereinstimmung zwischen der aktuellen Situation und den Handlungsoptionen nur bedingt erreicht werden kann. Der Interpretationsaufwand, der von einigen Autoren als größte Schwachstelle bei diesem Kommunikationsersatz angesehen wird, bezieht sich dabei ebenfalls bloß auf die naturwissenschaftliche Ebene. Es wird also mehr hinterfragt, was der Patient unter der beschriebenen Situation *verstanden* haben könnte, und wie er deshalb die Folgen einer abgelehnten Handlungsoption eingeschätzt habe. Das Ergebnis der Interpretation kann damit letztlich auch bei größter Würdigung des Sachverhaltes den eigentlichen Willen des Patienten verfehlen.

Anders stellt sich die Situation jedoch dar, wenn der Patient im Rahmen der Verfügung sowohl die Situation als auch die Handlungsoptionen mit seinen persönlichen Wertvorstellungen begründet. Damit stehen im Rahmen des Aufklärungsgespräches nicht mehr die Situation oder der konkrete Sachverhalt im Zentrum gemeinsamer Überlegungen, so wichtig deren realistische und irrtumsfreie Einschätzung als Vorbedingung auch ist, sondern die individuellen Begründungen für die Ablehnung des konkreten Behandlungsschrittes.

3.2 Der geänderte Interpretationsprozess

Dementsprechend stellt sich der im Anlassfall notwendige Interpretationsprozess auch wesentlich anders dar. Im Mittelpunkt des Interesses steht nicht mehr die Einschätzung, inwieweit die detaillierte Situationsbeschreibung mit dem aktuellen Befinden des Patienten tatsächlich übereinstimmt, sondern die *Begründung*, weshalb unter den angegebenen Umständen eine konkrete Handlungsoption abgelehnt wird. Die Interpretation der Wertvorstellungen des Patienten muss nicht mehr, wie bisher, aus der für eine konkrete Situation abgelehnten Therapiehandlung abgeleitet werden, sondern die Handlungsablehnung erweist sich vielmehr als logisch nachvollziehbarer Schluss, der sich aus dem in der Begründung einsichtiger gewordenen Wertungsgefüge ergibt.

Deshalb wird sich die Anwendbarkeit einer Patientenverfügung nicht mehr in erster Linie durch sachgemäße Situationsschilderungen charakterisieren lassen, sondern in der Ausführlichkeit der Begründungen. Denn auf diese Weise lässt sich der Wille des kommunikationsunfähigen Kranken selbst in jenen Situationen leichter befolgen, die keine absolute, sondern nur eine relative Kongruenz zu den schriftlich festgelegten aufweisen. Andererseits wird unter gewissen Umständen auch eine dezidiert abgelehnte Handlung in einer auch tatsächlich zutreffenden Situation dennoch durchgeführt werden können, wenn anhand der Begründungen deutlich wird, dass die der Ablehnung zugrunde liegende Intention in eine andere Richtung zielte.

Die Veränderung des Interpretationszieles erleichtert den alltäglichen Umgang mit Patientenverfügungen. Denn in dem Maß, in dem der Patientenwille durch die wertgestützten Begründungen deutlicher erkennbar wird, nimmt auch der Spielraum für möglicherweise zeitintensive Interpretationen ab.

Dieser Umstand wird damit auch den zentralen Inhalt im Aufklärungsgespräch definieren.

Die Klärung der naturwissenschaftlichen Sachverhalte bleibt zwar unverzichtbar, bildet jedoch nur mehr das Fundament für den eigentlichen Inhalt, der in der Erarbeitung von Handlungsbegründungen besteht. Die Last einer detaillierten, geradezu akribischen Situationsbeschreibung, eine Aufgabe, die wohl jedem Laien zunächst grundsätzlich problematisch erscheinen wird, kann zugunsten einer möglichst genauen Darlegung der Begründungen gemildert werden. Auch dies mag dem Patienten zunächst nicht unproblematisch erscheinen, insbesondere, wenn er sich bisher seiner Präferenzen kaum bewusst war. Damit aber kann dieses Aufklärungsgespräch, neben der Erhebung der Anamnese im konkreten Krankheitsfall, eine weitere Möglichkeit darstellen, in der der Patient sich der Bedeutung seiner eigenen Wertungshierarchie bewusst wird.[405] In der Erarbei-

---

[405] Es ist allerdings anzunehmen, dass schon die grundsätzliche Entscheidung, eine Patientenverfügung zu erstellen, die Frage nach der konkreten Bedeutung für die eigene Lebenswirklichkeit aufwerfen wird!

tung der individuellen Begründungen wird der Patient außerdem in zunehmender Weise erfahren, dass er – und nur er – letztlich der Experte seiner eigenen Wertewelt sein kann.

Diese Erkenntnis führt dazu, dass jede wohlwollende und sachkundige Beratung des Arztes als Unterstützung bei der Wahrnehmung der eigenen Aufgabe aufgefasst werden kann. Selbst die angebotenen konkreten Formulierungen werden dann nur als Beitrag zur eigenen Willensbildung verstanden werden können und keineswegs als unreflektiert übernommener Ersatz für sie. Mit zunehmendem Wissen um die eigenen Präferenzen werden damit auch die Entscheidungen immer individueller begründet werden. Damit kann ein deutlich spürbares Verantwortungsgefühl einhergehen.[406] Es besteht in der bewussten Bereitschaft, konkret gestaltend auf das eigene Schicksal einwirken zu wollen. Es fördert den Willen, dass die den Entscheidungen trotz allem innewohnenden Unwägbarkeiten und Risiken bewusst mitgetragen werden, statt dass bloß in den Chor all jener eingestimmt wird, die größtenteils unreflektiert ein geradezu schicksalhaftes Ausgeliefertsein an eine anonyme, hochtechnisierte Medizin beklagen. Dieses Verantwortungsbewusstsein erteilt zugleich auch jener Haltung eine Absage, die eine Patientenverfügung als Protesthandlung versteht, wie dies mitunter von manchen Formularanbietern durchaus bewusst lanciert wurde.

Mit dieser Erkenntnis wird für den Patienten zugleich auch in einem konkreten Bereich erfahrbar, wie sehr Autonomie und Verantwortung miteinander verschränkt sind, und wie sehr sich eine Selbstbestimmung deshalb nicht einfach in einem bloßen Beharren auf einem Entscheidungsrecht erschöpfen kann.

3.3 Aspekt der Selbstbindung

Die Verbindung von autonomer Entscheidung und persönlicher Verantwortung wird auch deutlich erfahrbar, wenn im Zuge der gemeinsamen Überlegungen die Problematik der Selbstbindung angesprochen wird.[407] Diese erweist sich darin, dass sich eine antizipierte Ablehnung einer therapeutischen Handlung auch gegen den in der Situation aktuellen Willen richten könnte, der jedoch mangels Kommunikationsfähigkeit nicht mehr gezeigt werden kann. Es ist absolut notwendig, dass der Patient auf diese möglicherweise ge-

---

[406] Dieses bezieht sich auch auf die Aufbewahrung und Auffindbarkeit der Verfügung.

[407] Dresser verwendet in ihrer Kritik dafür den Begriff „Ulysses Will" mit Hinblick auf Odysseus, der sich der Sage nach an den Mast binden ließ, um dem Gesang der Sirenen lauschen zu können, ohne von ihnen ins Verderben gelockt zu werden: Dresser, R., Advance directives, zit. in: Meran, J.G., Aspekte der Aufklärung, 118.

fahrvolle Kehrseite seiner Selbstbestimmung hingewiesen wird. Andererseits wird dieses Wissen zu einer noch sorgfältigeren Darlegung von Begründungen führen können und damit jede nachfolgende Entscheidung damit zugleich als noch authentischer angesehen werden dürfen. Dies wieder verringert damit zusätzlich den für Auslegungen benötigten Zeitaufwand, der insbesondere dann knapp bemessen ist, wenn akute Therapieentscheidungen erforderlich sind.[408]

8.3.4 Patientenverfügung als Entscheidungshilfe

Je klarer die Wertungsvorstellungen formuliert sind, desto eher lässt sich auch einem Problem bei der konkreten Anwendung begegnen,[409] das auf der statischen Konstruktion der Verfügung beruht. Die Bedenken basieren dabei auf dem Umstand, dass selten „kompakte" medizinische Einzelentscheidung getroffen werden, sondern sich jede Handlungsentscheidung zumeist in Einzelentscheidungen auffächern lässt. Jede einzelne Detailentscheidung kann zu Veränderungen der Gegebenheiten führen, wodurch die Situation, und jede weitere Entscheidung ständig einer Modifikation und Adaptation unterliegen können. Damit wäre mit einer Patientenverfügung, die sich ja derzeit wesentlich als statisch präsentiert, tatsächlich die Gefahr gegeben, dass dieses prozesshafte Vorgehen zu wenig berücksichtigt werden kann. Da überdies mit jeder dieser Einzelentscheidungen auch zusätzlich die aktuelle Situation geändert wird, wäre sehr rasch der Zeitpunkt erreicht, ab dem, nach derzeitiger Auffassung, die vorher beschriebene mit der aktuellen Situation nur mehr so wenig übereinstimmt, dass in der Folge die Verbindlichkeit der Verfügung verloren geht.[410]

Indem jedoch der zentrale handlungsbestimmende Aspekt der Patientenverfügung viel mehr in den wertgestützten Begründungen zu finden ist, lässt sich diesem Problem ebenso effizient wie auch dem Willen des Patienten entsprechend begegnen.

Werden nämlich die wertgestützten Begründungen, als Folge des umfassenden Beratungsgesprächs, sehr ausführlich dargelegt, bieten

---

[408] Der Patient muss im Rahmen des Aufklärungsgespräches auch auf diesen Umstand hingewiesen werden. Ja, es muss ihm sogar bewusst gemacht werden, dass im Zuge von Notfallsmaßnahmen Patientenverfügungen wohl häufig nicht gefunden und beachtet werden können. Vgl. Entwurf einer Richtlinie für Patientenverfügungen des Expertenrates.

[409] Vgl. Meran, J.G., Aspekte der Aufklärung, 21.

[410] Damit ließe sich sogar über relativ unproblematische Einzelentscheidungen eine Möglichkeit anbieten, damit Patientenverfügungen bewusst nicht angewendet werden müssen!

sie damit mehr Informationen als sich aus bloß globalen Ablehnungen gewinnen ließen. Damit steigt aber auch die Wahrscheinlichkeit, dass sich selbst Detailentscheidungen eines aktuellen Therapieprozesses wesentlich leichter auf sie beziehen lassen. Zudem werden sich aus der Breite der Begründungen, selbst bei einer sich durch die Einzelentscheidungen verändernden Situation leichter Rechtfertigungen für Ergänzungen oder Modifikationen ableiten lassen.

3.5 Gesellschaftliche Orientierungen

In einem Aufklärungsgespräch, das die Beweggründe und die Orientierungen für eine sinnvolle Errichtung einer Patientenverfügung zum Inhalt hat, werden auch jene gesellschaftlichen Auffassungen und Werthaltungen einfließen, die den Stellenwert der kranken Person beeinflussen.

Wie bereits gezeigt wurde, wird der Mensch von der Gesellschaft gewissermaßen nach Alter, Hinfälligkeit und Produktivität bewertet. Selbst wenn dies auf sehr diskrete, mitunter kaum wahrnehmbare Weise geschieht, fließen diese Werthaltungen in alle Belange ein, und beeinflussen damit auch die persönliche Selbsteinschätzung. Wenn daher Menschen aufgrund ihres höheren Alters, ihrer Hinfälligkeit, und aufgrund ihrer fehlenden Produktivität ihre eigene „Nützlichkeit" in Frage stellen, kann dies dazu führen, dass auch die in die Verfügung einfließenden Entscheidungen mehr von diesem Gefühl, als von ihrer tatsächlichen Überzeugung beeinflusst werden. Die Entscheidungsbegründungen im Aufklärungsgespräch können dies verdeutlichen. Die Fürsorgepflicht des Arztes wird es deshalb auch erfordern, dass der Verfasser zwischen diesen beiden Motiven klar unterscheiden und damit mehr seinem eigentlichen Willen Ausdruck verleihen kann.[411] Ebenso wird die oft diskutierte Frage, inwieweit ein gesellschaftlicher Druck als Auslöser für eine Errichtung dienen könnte,[412] oder inwieweit der Verfasser durch die ständigen Hinweise

---

[411] Natürlich darf nicht übersehen werden, dass das Selbstwertgefühl durch ständige gesellschaftliche Einflüsse dabei schon grundsätzlich in Mitleidenschaft gezogen wird, weshalb auch „authentische" Entscheidungen diesbezüglich zu hinterfragen sind.

[412] Mit Bezug auf die Meinung, wonach alte Menschen grundsätzlich unter diesem Druck stehen könnten, relativiert Eisenbart dieses Risiko. Die Gefahr einer negativen Beeinflussung erscheint ihr bei einem Patienten, der sich bereits in einem Zustand terminaler Erkrankung befindet, sogar größer als bei einem Verfasser eines Patiententestaments: vgl. Eisenbart, B., Patientenverfügung, 145; „Nur dem bereits Schwerstkranken könne eingeredet werden, er falle seinen Angehörigen oder der Allgemeinheit zur Last und müsse sich aus diesem Grund für ein baldiges Sterben entscheiden.": vgl. Memmer, M., Patiententestament und Stellvertreter in Gesundheitsangelegenheiten, 17f.

auf ökonomische Probleme in seinen Vorstellungen beeinflusst sei,[413] anhand des Gespräches wohl zweifelsfrei beantwortet werden können.

Ein zweiter wesentlicher Aspekt neben den Behandlungsablehnungen in Patientenverfügungen bezieht sich auf die konkrete Angabe von Wünschen. Der Umgang mit Wünschen wurde bereits im Zusammenhang mit der Selbstbestimmung in extenso gezeigt, weshalb an dieser Stelle bloß darauf verwiesen werden soll.[414] Im Hinblick auf eine Patientenverfügung scheint es jedoch unbedingt notwendig zu sein, dass dem präsumtiven Verfasser im konkreten Aufklärungsgespräch der Unterschied zwischen Wunsch und Ablehnung, sowohl hinsichtlich der Begründungen, als auch hinsichtlich des zu erwartenden Umgangs begreiflich gemacht wird.

8.4 Positive Rückwirkungen auf bisher gebräuchliche Aufklärungsgespräche

Unabhängig davon, dass das Instrument einer antizipierten Patientenverfügung, insbesondere wenn es wertorientiert verfasst wurde, in besonderer Weise der zunehmenden Selbstbestimmung des Patienten Rechnung trägt, lassen sich auch positive Rückwirkungen auf das bisher gebräuchliche Aufklärungsgespräch erwarten. Anhand einiger Folgen kann gezeigt werden, wie sehr sich daraus die Notwendigkeit seiner Innovation im Sinne eines mehrdimensionalen Aufklärungsprozesses ableiten lässt.

8.4.1 Höhere Qualität der Patientenverfügungen

Die unmittelbarste und konkreteste Folge wird sich zweifellos in einer verbesserten Qualität von Patientenverfügungen zeigen. Durch klar formulierte Begründungen wird die Aussagekraft erhöht, die Interpretationsleistung und der dafür notwendige Zeitaufwand verringert und damit die Praktikabilität im Alltag verbessert. Dies allein kann zu einer höheren Akzeptanz von schriftlichen Willensäußerungen beitragen. Mit dem Wechsel des Maßstabs von der detaillierten Situationsbeschreibung unter Einbeziehung der Handlungsoptionen hin zum Begründungsmuster erhöht sich die Chance, gemäß dem Willen des kommunikationsunfähigen Patienten zu handeln. Dies gilt in

---

[413] „Es gilt, wachsam zu sein, dass die Propaganda für Willenserklärungen und deren Formulierungen, die teure Behandlung ablehnen, nicht als willkommene Teile von Sparmaßnahmen eingesetzt werden.": Virt, G., Moraltheologische Überlegungen zu Patientenverfügungen, 141.

[414] Vgl. „Wunsch und Wunscherfüllung" im Kapitel „Autonomie".

besonderer Weise dann, wenn die Situationsbeschreibung entweder nur ungenau auf die aktuellen Gegebenheiten zutrifft, oder einzelne Situationen tatsächlich kaum konkret darstellbar sind.

Der Arzt wird durch seinen Beitrag im Rahmen des Aufklärungsgespräches in gewisser Weise auch zum Advokaten seiner eigenen Berufsgruppe. Jede Begründung, die der Patient formuliert, wird er dabei durch die Imagination der Erwägungen seiner Kollegenschaft in der hypothetischen Situation auf ihre tatsächliche Entscheidungshilfe überprüfen können.

Die Vorteile, die aus dieser höheren Qualität von Patientenverfügungen erwachsen, werden damit auch die Produkte der derzeitigen Anbieter beeinflussen. Damit darf auch eine Qualitätsauslese hinsichtlich diverser zirkulierender Formulare erwartet werden. Ebenso können die Intentionen zahlreicher Anbieter einer genaueren Betrachtung unterzogen werden. So wird geprüft, inwieweit die Dienstleistung tatsächlich einzig auf die Förderung der Selbstbestimmung ausgerichtet ist, oder dazu dienen soll, um andere, gesellschaftsrelevante Botschaften zu propagieren.[415]

4.2 Beitrag zur Lebenswirklichkeit

Weitere Vorteile liegen in der Erfahrung, die der Mensch selbst im Zuge der Erstellung seiner Patientenverfügung gewinnt und daher auch weitergeben kann. Die Art und Weise der Abfassung, die dabei notwendige Orientierung an den eigenen Präferenzen, einschließlich vielleicht dabei überraschend gewonnener Erkenntnisse bezüglich der eigenen Wertehierarchie, werden damit jenen zugute kommen können, die sich entweder ebenfalls mit dem Gedanken auseinandersetzen, eine Verfügung zu erstellen, oder erst durch die Schilderung dazu angeregt werden.

Die Erfahrungen bezüglich der Wertewelt können sich bereits auf den derzeitigen Lebensabschnitt auswirken und sogar eine aktuelle Änderung in der Werthierarchie einleiten. Dabei erscheint es vorteilhaft, dass diese Veränderungen ohne Krankheitsdruck und ohne Zwang erfolgen können, wodurch auch etwaige Entscheidungen viel freier getroffen werden können.[416] Gerade der letzte Umstand spricht auch deutlich für eine frühzeitige Abfassung von Verfügungen, die mehr aufgrund eines grundsätzlichen Interesses an der eigenen Selbstbestimmung als etwa unter dem Druck von krankheitsbedingten Sachzwängen erfolgt.

---

[415] Vgl. Virt, G., Moraltheologische Überlegungen zu Patientenverfügungen, 140ff.
[416] Auf die Diskussion um einen möglichen Druck von außen, der dazu führt, eine Verfügung, sogar mit speziellem Inhalt, abzufassen, kann hier nicht näher eingegangen werden.

Unabhängig davon, aus welchen Motiven eine Verfügung verfasst wird, bietet sich zudem – vielleicht erstmalig – die Möglichkeit, sich des Todes konkret bewusst zu werden, ihn als Realität des eigenen Lebens zu begreifen, und daraus eine Überprüfung der eigenen Präferenzen vorzunehmen. Desgleichen kann damit auch die Chance bestehen, dieses Thema sowohl bei den vorangehenden Gesprächen mit vertrauten Personen, sowie im Beratungsgespräch mit dem Arzt zu behandeln.[417] Dies kann für alle daran Beteiligten eine Hilfe darstellen, ohne unmittelbare Bedrohung, ungeachtet aller Verdrängungen und aller „Unsterblichkeitsphantasien",[418] eine realistische Einschätzung des eigenen Lebens einschließlich seiner Endlichkeit vorzunehmen, und damit einen Beitrag zur Lebenswirklichkeit zu leisten.

8.4.3 Erhöhte Sensibilität für Präferenzen

Ein weiterer Vorteil, der sich aus der Behandlung der individuellen Präferenzen im Rahmen des ärztlichen Beratungsgesprächs ergibt, liegt darin, dass auch die mögliche Veränderlichkeit des Willens angesprochen wird.[419] Wenn daher die Notwendigkeit deutlich wird, die Verfügung in regelmäßigen Abständen auf ihre Kongruenz zum Willen und den Werthaltungen zu überprüfen,[420] wird damit die Aufmerksamkeit ein weiteres Mal darauf gelenkt, dass sich das eigene Bezugssystem, zuweilen sogar unbemerkt, verändern kann. Damit kann die Sensibilität für die eigenen Wertpräferenzen auch im aktuellen Lebensabschnitt bewusster gepflegt werden, woraus eine höhere aktuelle Entscheidungsqualität resultieren wird.

8.4.4 Emotionale Entlastung

Schließlich wird auch mit Beendigung der Niederschrift einer Verfügung, die insbesondere auf die vielfältigen Reflexionen Bezug neh-

---

[417] Vgl. auch Virt, G., Moraltheologische Überlegungen, 140.

[418] Siegmund Freud.

[419] Auf den Umstand, dass persönliche Einschätzungen und Werthaltungen außerhalb und innerhalb von Krankheitsprozessen massiven Änderungen unterliegen können, wurde bereits im Zusammenhang mit dem Begriff „Lebensqualität" verwiesen.

[420] So wird etwa im Niederösterreichischen Ratgeber empfohlen, die Verfügung einmal im Jahr auf ihre Aktualität zu überprüfen und dies auch auf dem Formular durch eine weitere Unterschrift zu bestätigen. Um dies auch konkret durchzuführen, wird der Tag nach dem Geburtstag empfohlen. Ebenso sollte sie vor einem Krankenhausaufenthalt oder bei Änderungen im sozialen Umfeld auf ihre Kongruenz mit dem aktuellen Willen überprüft werden.

men konnte und daher tatsächlich als Ausdruck des individuellen Willens eingeschätzt werden kann, zur emotionalen Entlastung beitragen, dass damit auf die Therapie noch Einfluss ausgeübt werden kann, selbst wenn man ganz ausgeliefert zu sein erscheint.

4.5 Vorteile für den therapeutischen Partner

Die auf Wertungsbegründungen beruhende Abfassung einer Patientenverfügung bietet jedoch auch für den therapeutischen Partner einige Vorteile.

Diese bestehen zunächst ganz grundsätzlich im Umstand, dass eine auf diese Weise abgefasste, und daher sehr informative Verfügung zur Entlastung der Verantwortung des Arztes beitragen kann, allein über das Schicksal eines anderen Menschen entscheiden zu müssen.

Aufgrund der Notwendigkeit, die Entscheidungen und Festlegungen weniger an den naturwissenschaftlichen Gegebenheiten und Sachverhalten auszurichten, sondern die Handlungsoptionen an den möglichst klar formulierten Begründungen zu orientieren, bestätigt sich überdies die Wichtigkeit eines Reflexionsprozesses. Dadurch kann eine möglicherweise bislang zu starke Fixierung des Arztes auf bloß naturwissenschaftliche Sachverhalte gemildert werden. Die Erfahrung, die sich aus diesen konkret wertorientierten Gesprächen ergibt, wird zudem nicht nur in ähnliche Beratungsgespräche in der Zukunft einfließen. Vielmehr darf erwartet werden, dass dadurch auch der Stellenwert der Wertsphäre jedes Patienten in jedem Aufklärungsprozess höher eingeschätzt wird. Diese Einschätzung sollte von der Anamnese, als prophylaktischem Beitrag, das individuelle Krankheitserleben ungeachtet aller Übersetzungen der Symptomen bewahren, bis zum Umstand reichen, dass neben den medizinischen Handlungsoptionen die Zustimmungs*begründung* des Patienten, und nicht nur seine unreflektierte Einwilligung für das gemeinsame therapeutische Handeln als unverzichtbar angesehen wird. Damit wird sowohl die Intention, mit der Aufklärungsprozesse in der Zukunft geführt werden, als auch die Art der Kommunikation, positiv beeinflusst werden können.

Schließlich aber wird auch der Umstand, dass die eigene Werthaltung des Therapeuten durch diese Beratungsgespräche einer vermehrten Aufmerksamkeit unterliegen wird, die Qualität jeder gemeinsam getroffenen therapeutischen Entscheidung, die ja, wie bereits beschrieben, dem Einfluss beider Wertewelten ausgesetzt ist, verbessern können. Da der Arzt auf diese Weise auch näher an seine Lebenswirklichkeit herankommt, wird überdies ein Beitrag zu seiner eigenen Wahrhaftigkeit geleistet.

8.5 Konsequenzen: Forderungen

Selbst wenn die Bedeutung der Patientenverfügung derzeit weder im ärztlichen Bereich noch innerhalb der Gesellschaft bereits als so wesentlich eingeschätzt wird, und sie sich durch die Wertorientierung vorwiegend nur dem Verfasser und dem Interpreten erschließt, lassen sich aus den beschriebenen Erkenntnissen doch einige Forderungen ableiten.

Erstens erscheint es äußerst notwendig, dass dieses Thema sowohl im medizinischen Studium wie auch in den Ärztefortbildungen umfassend behandelt wird. Die medizinischen Gegebenheiten und die rechtlichen Regelungen sollten dabei ebenso besprochen werden wie die zentrale Bedeutung der ethischen Aspekte im Zusammenhang mit den auf Werten basierenden Begründungen. Auch der Einfluss auf alle übrigen Aufklärungsprozesse muss verdeutlicht werden.

Zweitens sollte auch der Bedeutung des ärztlichen Beratungsgespräches, das erhebliche Zeit erfordert und gegebenenfalls in mehreren Abschnitten erfolgen muss, in ökonomischer Weise Rechnung getragen werden. Dabei sind, unabhängig von der Bedeutung für ein Zustandekommen einer verbindlichen, zweifelsfreien Verfügung auch die positiven Auswirkungen auf die aktuellen therapeutischen Gesprächsprozesse zu bedenken.

Drittens erscheint es notwendig, dass die aus den Abfassungen und Anwendungen gewonnenen Erfahrungen auch im interdisziplinären Gespräch weitergegeben werden. Diese werden sich bereits durch die zunehmende Verbreitung von Patientenverfügungen sowie die dadurch vermehrten Erfahrungen ihres sinnvollen Einsatzes ergeben. Dazu zählen aber auch die Rückmeldungen an jene Kollegen, etwa als Teil des üblichen Informationsschreibens an den behandelnden Arzt, in denen die konkreten Vor- und Nachteile in der Anwendung, die sich aufgrund der Formulierung einer Verfügung ergaben, aufgezeigt, und im Sinne einer Qualitätsverbesserung bei weiteren Gesprächen berücksichtigt werden können. Die positiven Erfahrungen aller Gesundheitsberufe können weiter dazu führen, dass eine vorrangige und grundsätzliche Übereinstimmung zwischen medizinischen Entscheidungen und der individuellen Werthaltung von der Ausnahme zum Regelfall wird.

Viertens sollten aus den gewonnenen Erfahrungen Möglichkeiten gesucht werden, um die unterschiedlichen Verfügungsvorlagen zu verbessern und zu vereinheitlichen. Die Adaptationen in den Begleittexten und in den derzeit noch angebotenen Formularen, insbesondere im Hinblick auf die Einbeziehung von Begründungen, können so eine höhere Qualität der Produkte nach sich ziehen. Damit lassen sich eine erhöhte Aussagekraft und eine verbesserte Verwendbarkeit erwarten. Wenn das Instrument der Patientenverfügung letztlich von allen damit Befassten als Hilfsinstrument des Patienten verstanden wird, wird sich der dazu notwendige, bislang jedoch zumeist völlig fehlende Kontakt zwischen den verschiedenen Anbietern von Patientenverfügungen und den medizinischen Interpreten leichter herstellen lassen.

Es steht zweifellos zu erwarten, dass innerhalb der nächsten Jahre, nicht zuletzt dank der Erarbeitung von Richtlinien, eine gewisse Flurbereinigung hinsichtlich der angebotenen Verfügungen erfolgt. Ohne damit die in den Begründungen aufscheinende Individualität zu beeinträchtigen, würde sich auf diese Weise sowohl hinsichtlich der Form, als auch hinsichtlich der Anwendung ein Standard entwickeln lassen, der den korrekten Umgang mit der antizipierten Verfügung gewährleistet.

Das Wissen um die Bedeutung einer Verfügung und der dabei wesentlichen Leistungen des Patienten, sowie die Empfehlung, wonach die Abfassung durchaus frühzeitig erfolgen sollte, um dem Patienten, ein sorgfältiges Abwägen seiner Vorstellungen ohne krankheits- oder situationsbedingtem Druck zu ermöglichen, lässt weiter fordern, dass der Informationsstand innerhalb der Bevölkerung generell verbessert werden muss. Bei der Wissensvermittlung sollten deshalb auch alle Möglichkeiten ausgeschöpft werden.

So könnte die Informationsweitergabe etwa durch anerkannte Bildungseinrichtungen erfolgen, die sich im Rahmen der Erwachsenenbildung oder bei Volkshochschulkursen der Thematik auf seriöse Weise annehmen. Auch im Umfeld von caritativen und kirchlichen Organisationen, sowie von anerkannten medizinischen Selbsthilfegruppen und Hospiz- und Palliativvereinigungen sollten sich ausreichende Bildungsmöglichkeiten dafür finden oder schaffen lassen. Freilich ist hinsichtlich all dieser Angebote ebenso zu fordern, dass die Lehrenden nicht nur über eine ausreichende Kenntnis der Thematik verfügen, sondern auch besonders die ethische Dimension der Wertbegründung ausführlich behandeln können. Eine Erfahrung im Alltag würde zudem garantieren, dass sich die Informationen nicht bloß auf theoretische Aspekte beziehen, sondern auch kompetent auf praktische Fragen Bezug genommen werden kann.

Darüber hinaus wird es jedoch von größter Wichtigkeit sein, diese Materie auch im Rahmen der schulischen Ausbildung besonders zu behandeln. Das Thema „Patientenverfügung" sollte daher einen festen Platz im Lehrstoff des Biologieunterrichts erhalten und besonders in den beiden letzten Schulstufen von allgemein bildenden höheren Schulen, ausführlich besprochen werden.

Dabei könnten, im Rahmen eines interdisziplinären Projektes, auch Aspekte aus dem Psychologie- und Philosophieunterricht Eingang finden. Während die philosophischen Aspekte der Wertreflexion und der individuellen Werthierarchie vorgestellt werden, könnte im Rahmen der psychologischen Gesichtspunkte insbesondere die Selbstbestimmungskompetenz unter den durch Krankheit eingeschränkten Gegebenheiten behandelt werden.

Der Unterrichtserfolg ließe sich, gewissermaßen im Rahmen einer Selbst-Evaluation, dadurch dokumentieren, dass die Schüler anschließend imstande sind, „probeweise" eine Verfügung zu entwerfen, in der mehr die wertorientierten Begründungen als die naturwissenschaftlichen Gegebenheiten im Zentrum der Aufmerksamkeit stehen. Selbstverständlich wäre es auch in diesem Fall von Vorteil, wenn die Lehrkompetenz nicht bloß auf dem theoretischen Wissen beruhen könnte. Wenn sich die Patientenverfügung jedoch, wie zu erwarten ist, im Alltag als hilfreich und wichtig erweisen wird, wäre es denkbar, dass auch einzelne Mitglieder von Gesundheitsberufen in begrenztem Rahmen gerne an dieser Wissensvermittlung mitwirken werden.

8.6 Ausblick

Es ist zu hoffen, dass die vielfältigen Vorteile, die rund um die Niederschrift und die Anwendung von Patientenverfügungen sowohl für den Patienten wie auch für die therapeutischen Partner aufgezeigt werden konnten, die derzeit noch bestehende Reserviertheit verringern und zu einem vermehrten Einsatz beitragen werden.

Weiters ist zu wünschen, dass insbesondere aufgrund der positiven Erfahrungen, die beide Partner durch die Einbeziehung der Wertewelt und einer daraus folgenden Klarheit der Begründungen erleben, die antizipierte Patientenverfügung immer mehr als ein gemeinsam entworfenes und gewissermaßen auch gemeinschaftlich anzuwendendes Instrument verstanden wird. Ein Instrument, das eine heilsame, respektvolle und die Autonomie des kommunikationsunfähigen Patienten so weit wie möglich sicherstellende Hilfe in schweren Lebenskrisen gewährleisten kann.

9. Beiträge der Diskursethik zu einem qualitativ verbesserten Aufklärungsprozess

Wie soll nun dieser erweiterte Aufklärungsprozess konkret durchgeführt werden?

Was die Medizinethik zu dieser Frage beitragen kann, steht nicht in Konkurrenz zu den diversen kommunikationspsychologischen Erkenntnissen und Konzepten. Sie versucht vielmehr, jene Grundpfeiler der Kommunikation auszuloten, die sich aufgrund der Überlegungen zu den Themen Autonomie und Neugestaltung des Arzt-Patient-Verhältnisses im Sinne einer partnerschaftlichen Beziehung ergeben. Diese traditionellen Themen werden dabei durch die Einbeziehung der umfassenden Veränderungen der „Aufklärung" ergänzt, die von einem bloßen Informationsgespräch, mit der Absicht, einen „informed consent" zu erhalten, zu einem mehrdimensionalen Aufklärungsprozess wurde, der einen konkreten, heilsamen Beitrag zur Lebenswirklichkeit des Patienten leisten kann.

Damit geht es weder um eine bloße Verbesserung der Sprache, noch um Änderungen im Setting, nicht um die Einführung oder Verbesserung von Kommunikationstechniken oder um Überlegungen, wie dem allgemeinen beschriebenen Defizit, unter dem der Patient im therapeutischen Gespräch durch Zeitkontingent, Themenwahl und Überlegungsmöglichkeit leidet, zu begegnen sei. Es geht vielmehr darum, nach der Sensibilisierung für die Thematik und der daraus folgenden Änderung der grundlegenden Intention, eine verbesserte Verfahrensweise in der Gestaltung des Aufklärungsprozesses aufzuzeigen.

9.1 Die Diskursethik nach Habermas und Apel

Dabei erweist es sich, dass das Diskurskonzept, das Habermas im Rahmen der Diskursethik entwickelte, zahlreiche Bezüge zu den autonomen Positionen von Arzt und Patient bietet, und daher als eine der Vorlagen für das „diskursive Geschehen" eines Aufklärungsprozesses dienen kann. [421]

Dieses, zusammen mit der Tugendethik und der Care-Ethik, als neuzeitlich aufzufassende, von Habermas und Apel entwickelte Ethikkonzept beruht auf der Überzeugung, dass die Geltung von Normen durch einen offenen und verantwortlich geführten Diskurs unter gleichberechtigten Diskursteilnehmern gefunden werden kann.[422]

9.2 Die Anwendung diskursethischer Verfahrensweisen im medizinischen Kontext

Die meisten dazu als notwendig angesehenen Vorbedingungen und Regeln lassen sich, wie in der Folge gezeigt wird, auch modellhaft für den mehrdimensionalen Aufklärungsprozess heranziehen.

---

[421] Vgl. Irrgang, B., Grundriß, 107; Auf den Umstand, dass der Habermas'sche Diskurs keine Erfindung des Philosophen, sondern ein Rekonstruktionsinstrument darstellt, verweist Horster: vgl. Horster, D., Diskurs-Ethik. Jürgen Habermas, 85.

[422] Vgl. dazu insbesondere Habermas, J., Erläuterungen zur Diskursethik; ders., Moralbewußtsein und kommunikatives Handeln; ders., Theorie des kommunikativen Handelns; vgl. Apel, K.-O., Diskurs und Verantwortung; Apel, K.-O., Kettner, M., Zur Anwendung der Diskursethik in Politik, Recht und Wissenschaft.

Die Nähe, die sich zur Diskursethik ergibt, lässt sich jedoch über die konkreten Handlungsmodalitäten hinaus auch darin finden, dass ja auch im Zuge eines mehrdimensionalen Aufklärungsprozesses nicht bloß ein Sachverhalt besprochen wird, sondern, wesentlich bedeutsamer, die Präferenzen und Normen des Patienten dabei mitbetrachtet werden.[423]

Habermas stellt bei der Vorstellung des Konzeptes weiters fest, dass es sich um einen „offenen Diskurs" handle, und zwar in dem Sinne, dass die gemeinsam gefundenen Aussagen, je nach aktuellem Diskussionsstand, nicht zwangsläufig jeder künftigen Kritik standhalten müssen.[424] Dies lässt sich mit der Feststellung Hartmanns in Einklang bringen, wonach gerade auch der Diskurs zwischen Arzt und Patient aufgrund seiner grundsätzlichen Offenheit zu Entscheidungen führen muss, die „immer vorläufig, bruchstückhaft, mit unbefriedigenden Resten" behaftet sind. Gerade der Umstand, dass diese „Unbefriedetheit" bestehen bleibt, treibt wieder den Diskurs zwischen beiden therapeutischen Partnern, wie auch die Überlegungen außerhalb dieses individuell ausgestalteten Binnenbereiches weiter![425]

Überdies stellt ein Aufklärungsprozess, der den Grundlagen eines ethischen Diskurses tatsächlich verpflichtet ist, eine geradezu ideale, wenn nicht sogar vielleicht die einzige Möglichkeit dar, aus einem bloß vermeintlich gleichberechtigten Miteinander,[426] in dem die Steuerung des Prozesses dennoch auf diskrete Weise vollkommen dem Arzt überlassen ist, tatsächlich eine partnerschaftliche Beziehung werden zu lassen.[427]

9.3 Aufbau des Diskurses nach Habermas und Apel

In der Folge soll der Aufbau des ethischen Diskurses gezeigt werden, und die einzelnen Abschnitte im Hinblick auf ihre mögliche Bedeutung im medizinischen Kontext beschrieben werden.[428]

---

[423] Vgl. Holzem, Ch., Patientenautonomie, 308.

[424] Vgl. Habermas, J., Erläuterungen zur Diskursethik, 165f.

[425] Vgl. Hartmann, F., Sittliche Spannungslagen, 28.

[426] Vgl. Holzem, Patientenautonomie, 286ff.

[427] Vgl. Modell von Franke, das sich auf die Theorie der symbolischen Interaktion stützt: Francke, R., Ärztliche Berufsfreiheit und Patientenrechte, 37.

[428] Habermas stützt sich bei der Entwicklung des Diskurses auf das Schema von Toulmin: Toulmin, St., Der Gebrauch von Argumenten; vgl. Horster, D., Diskursethik. Jürgen Habermas, 88. „Dieses Schema ist auch in einer konkreten Entscheidungssituation anwendbar. Wir sprechen dann ... von Anwendungsdiskursen": Horster, Diskursethik, 89.

Auf der von den Autoren bezeichneten ersten Spracheebene findet zuerst ein bloßer Austausch von Sachinformationen statt. Ist der Sachverhalt ausreichend abgeklärt, werden die Werte und Präferenzen, die zunächst ausgeblendet wurden, auf ihre Bedeutung hinterfragt. Die darauf folgende „zweite Sprachebene" dient, auf Basis der Erkenntnisse der ersten Ebene, der Entwicklung eines Konsenses zwischen allen beteiligten Gesprächspartnern.

Diese Verfahrensweise lässt sich nun innerhalb des konkreten medizinischen Kontexts für den mehrdimensionalen Aufklärungsprozess darstellen.

3.1 Erste Sprachebene

Austausch von Sachinformationen

Die erste Sprachebene eines medizinischen Aufklärungsgespräches, und zwar unabhängig vom jeweils konkreten Abschnitt, den es behandelt, dient der Darstellung des Sachverhalts. Dabei werden das Erleben des Patienten und die Symptome, die naturwissenschaftlichen Sachverhalte, die Befundergebnisse, mögliche Handlungsoptionen, prognostische Aspekte und präventive Maßnahmen hinsichtlich der Zukunft besprochen. Dem Umstand, dass dies bei gleichzeitiger Ausblendung von Wertungen versucht wird, widerspricht dabei keineswegs die grundsätzliche Erkenntnis, wonach es prinzipiell keine wertneutrale Aussage geben könne. Die Bemühungen, diesen Abschnitt des Gespräches danach auszurichten, verpflichtet vielmehr zur größeren Sensibilität, die einzelnen Argumente auf ihren tatsächlichen Inhalt zu hinterfragen und hinsichtlich ihrer mehr sachlichen oder mehr wertenden Aspekte zu untersuchen.

Diese bewusste Ausblendung der Wertflexionen beider Partner im ersten Diskursschritt verhindert weitgehend eine Vermischung von deskriptiven Elementen und Bewertungen. Sie wehrt damit auch die in der alltäglichen Medizin durchaus gebräuchlichen „naturalistischen Fehlschlüsse" ab, die aus einer Machbarkeit bereits die Sinnhaftigkeit eine Handlung abzuleiten versuchen! Ebenso lässt sich mit dieser bewussten Trennung von Deskription und Wertung verhindern, dass der Patient durch eine implizite Wertung bei der Vorstellung von Handlungsoptionen bereits in eine Richtung gedrängt wird. Dies trägt dem Umstand Rechnung, dass es für einen in der Thematik unerfahrenen Laien ohnedies schwierig genug ist, schon rein naturwissenschaftliche Begründungen hinsichtlich ihrer Bedeutung und Gültigkeit zu hinterfragen. Eine zusätzliche Vermischung dieser Begründungen mit ärztlichen Bewertungen würde daher eine sachliche Auseinandersetzung noch weiter erschweren.

Überdies stellt die deutliche Trennung zwischen einer sachlichen und eine wertenden Ebene eine Prophylaxe dar. Sie verhindert, dass der Patient die in der Begründung eingeschlossene Wertung ohne jede Reflexion einfach übernimmt oder sie mit der aus seiner eigenen Wertreflexion abgeleiteten Erkenntnis verwechselt. Dies kann möglicherweise zu einer vorschnellen Handlungsentscheidung führen. Treten dann Handlungsfolgen ein, die als unerwünscht angesehen werden, könnte sich in der kritischen Betrachtung durchaus feststellen lassen, dass die individuellen Präferenzen, die auch schon vor der Entscheidung bestanden haben, zu wenig einbezogen worden sind. Geschieht diese Betrachtung nicht, würde jede Replik auf diese Kritik wieder mit der Richtigkeit der sachlichen Argumente begründet werden, und damit letztlich zu keiner Klärung der tatsächlichen Umstände beitragen. Einige rechtlich relevante Aufklärungsverletzungen, die damit begründet wurden, dass die individuelle Bedeutung einer Handlung, insbesondere hinsichtlich der Risiken, nicht ausreichend besprochen worden wäre, lassen sich auf diese Problematik zurückführen!

Durch die Trennung von Sachinformation und Wertung wird weiters eine kommunikative Manipulation eingeschränkt, die sonst etwa gezielt, durch subtile wertende Nuancierungen, oder unbeabsichtigt erfolgen könnte. Die Präferenzen des Arztes können somit weniger die Entscheidungsfreiheit des Patienten beeinträchtigen.

Kritik der die Informationen beinhaltenden Werte

Der zweite Schritt des diskursethischen Verfahrens besteht darin, dass die bislang im sachorientierten Diskurs fraglos vorausgesetzten Werte hinsichtlich ihrer Geltungsansprüche einer Kritik unterzogen werden.

Im medizinischen Aufklärungsprozess findet dieser zweite Schritt statt, wenn die vorangehenden Sachinformationen in Beziehung zum individuellen Wertensemble gesetzt werden. Dazu zählt in erster Linie die Evaluation der konkreten Befunde, die aus der naturwissenschaftlichen Diagnose die notwendige individuelle Krankheitsdiagnose entwickelt. Weiters werden jene Alternativen der bislang „wertneutral" beschriebenen Handlungsoptionen einer näheren Betrachtung unterzogen, die mit den Präferenzen des Patienten zu korrelieren scheinen. Zusätzlich darf der Patient im Zuge dieses Verfahrensabschnitts erwarten, dass sein therapeutischer Partner auch seine eigenen wertorientierten Vorstellungen darlegt.

Damit unterliegt auch die am Beginn des Diskurses eingenommene Position des Arztes einer Wandlung. Denn das Einbringen seiner naturwissenschaftlichen Kenntnisse bei der Sachinformation, im Rahmen der ersten Sprachebene, bestätigte seine Expertenrolle. Die im Zuge dessen vermittelte Information war dabei zumeist für den Patienten, etwa mangels entsprechenden Wissens, nicht überprüfbar. Im gegenwärtigen Abschnitt stehen jedoch zwei individuelle Wertvorstellungen im Zentrum des Diskurses. Selbst wenn der Patient es nicht wahrnimmt und der Arzt es derzeit noch als Zumutung empfinden könnte, stehen einander in diesem Abschnitt auf jeden Fall zwei gleichberechtigte Menschen gegenüber. Sie verfügen über die gleiche Berechtigung, die je eigenen Ansichten zu verteidigen, sowie die Ansichten ihres Gegenübers zu hinterfragen, zu bestätigen und auch kritisieren zu können. Dieser Abschnitt trägt damit zur weiteren Milderung der Asymmetrie bei.

Es ist evident, dass gerade dieser Abschnitt im derzeit üblichen Aufklärungsgespräch kaum beachtet wird. Damit wird deutlich, weshalb die Einschätzung, inwieweit sich eine Entscheidung des Patienten letztlich als kohärent zu seiner Wertewelt erweist, problematisch sein kann. Läuft nämlich dieser wesentliche Prozess nicht in der beschriebenen Weise ab, können die Präferenzen des Patienten nur aus seiner Handlungsentscheidung abgeleitet werden. Dabei scheinen jedoch nicht die einzelnen Wertungsvorstellungen des Patienten, sondern das Ergebnis seiner Abwägung innerhalb seiner Werthierarchie auf. Fehlt das Wissen um diesen Abwägungsvorgang gänzlich, oder wird zu wenig berücksichtigt, ob manche überraschenden Entscheidungen der Stärke eines Wertes zu verdanken sind, oder auf der Schwäche eines anderen beruhen, wird auch eine Interpretation zusehends anfällig für Irrtümer. Dieser Schritt verliert auch dann nicht an Bedeutung, wenn bereits im Rahmen einer Wertanamnese die entsprechenden Informationen sorgfältig erhoben worden sind. Denn wie zuvor bereits gezeigt wurde, kann die Werthierarchie des Patienten, sowohl durch den Krankheitsprozess, als auch etwa durch den Krankenhausaufenthalt einem Umbau unterliegen.

Die Bedeutung dieses, im alltäglichen Entscheidungsprozess oft als unerheblich angesehenen oder unbeachteten Vorgangs konnte bereits im Zusammenhang mit der Abfassung von antizipierten Patientenverfügungen aufgezeigt werden.[429]

3.2 Zweite Sprachebene – Suche nach einem Konsens

Die zweite Sprachebene dient nach Habermas dazu, im Rahmen des Diskurses zu einem Konsens zu gelangen, der kein bloßes Zufallsergebnis darstellt und auch über die konkret beteiligten Personen hinaus plausibel erscheint.

Im medizinischen Kontext dient dementsprechend die zweite Sprachebene dazu, einen Konsens hinsichtlich der weiteren Vorgehensweise zu erwirken, der sich aus den sachlichen Implikationen und den beiden individuellen Wertorientierungen ergibt. Die Ein-

---

[429] Vgl. Pkt. 8.3.2.

beziehung beider Wertensembles ist erforderlich, da jede Entscheidung die Autonomie beider Partner erfordert. Es zeigt sich damit, dass das Ergebnis eines Aufklärungsprozesses eben nicht, wie zumeist unbedacht unterstellt, in der bloßen Zustimmung des Patienten zu einer vorgeschlagenen Handlung besteht. Vielmehr muss im Ergebnis auch die Entscheidung zur Bereitschaft des therapeutisch handelnden Partners eingeschlossen sein, diese Handlung auch durchzuführen, zu leiten, oder zumindest zu begleiten. Da in den Wertungen das Selbstverständnis, die Art der Lebensführung und damit in gewisser Weise die Identität einer Person aufscheint,[430] schwingt im Zuge der Entwicklung des Konsens auf der zweiten Sprachebene auch stets die für die Lebenswirklichkeit grundsätzlich bedeutsame Frage mit, „welches Leben man führen möchte, und das bedeutet: welche Person man ist und zugleich sein möchte."[431] Je nach medizinischer Thematik wird dies mehr oder weniger deutlich zum Ausdruck kommen können. Es ist verständlich, dass sich diese Frage daher gerade bei lebenswichtigen Entscheidungen zur zentralen Frage jedes Handelns verdichten wird.[432] Dies stellt eine weitere Bestätigung dafür dar, wie sehr sich die Entscheidung am Ende jedes Abschnitts eines mehrdimensionalen Aufklärungsprozesses auch qualitativ von einem gewöhnlichen „informed consent" unterscheidet! Zugleich aber wird damit auch, wie schon zuvor angesprochen, ebenso deutlich, weshalb eine Delegation im Rahmen der Behandlungsaufklärung letztlich, allen strukturell bedingten Notwendigkeiten zum Trotz, problematisch bleibt.[433]

Indem am Ende des diskursethischen Verfahrens in der Regel also ein Konsens über das weitere Vorgehen bestehen wird, ist damit auch die Gefahr einer bloßen Wunscherfüllung verringert worden. Denn selbst bei den so genannten imperativen Behandlungswünschen, in denen sich auf der Sachebene keine ausreichende medizinische Begründung finden lässt, müssen einerseits auf der ersten Sprachebene die dem Wunsch zugrunde liegenden Werte dargestellt werden, andererseits unterliegt der Wunsch auf der zweiten Sprachebene der Verpflichtung zum Konsens. Damit können auch die Therapieent-

---

[430] Vgl. Habermas, J., Erläuterungen, 103.

[431] Vgl. Habermas, Erläuterungen, 103: „Gravierende Wertentscheidungen werden seit Aristoteles als klinische Fragen des guten Lebens behandelt."

[432] „Wer in lebenswichtigen Entscheidungen nicht weiß, was er will, wird am Ende danach fragen, wer er ist und wer er sein möchte.": ebd., 103.

[433] „In solchen Selbstverständigungsprozessen überschneiden sich die Rollen von Diskursteilnehmer und Aktor. Wer sich über sein Leben im Ganzen Klarheit verschaffen, gravierende Wertentscheidungen begründen und sich seiner Identität vergewissern will, kann sich im ethisch-existentiellen Diskurs nicht vertreten lassen – weder als Bezugsperson noch als Bewährungsinstanz.": Habermas, J., Erläuterungen zur Diskursethik, 111.

scheidungen von ärztlicher Seite nicht unreflektiert begründet werden. Die bisher gebräuchliche Begründung, wonach der „Respekt vor dem autonomen Wunsch des Patienten", sowie ein daraus abgeleitetes „Recht" die Therapieentscheidung erzwungen hätte, wird an argumentativer Kraft verlieren. Denn damit wird – abgesehen von der bereits an anderer Stelle beschriebenen Problematik der eingeschränkten Autonomie des therapeutischen Partners – unter anderem auch die Notwendigkeit des Konsens nicht entsprechend gewürdigt.

3.3 Bedingungen im Zusammenhang mit dem Ablauf des Diskurses

Die Begründer der Diskursethik setzen einige Bedingungen voraus, damit ein ethischer Diskurs „unter Symmetriebedingungen"[434] verwirklicht werden kann.

Dazu zählen die grundsätzliche Bereitschaft zur Offenheit in einem Diskurs, die Akzeptanz der grundsätzlichen Gleichwertigkeit aller Diskursteilnehmer und die pragmatische Unterstellung, dass eine Überzeugung eines Gesprächspartners nur durch die Qualität der Argumente erfolgen kann. Wenn alle Gesprächspartner diese Bedingungen nicht nur akzeptieren, sondern auch zu ihrer Verwirklichung beitragen, lässt sich dadurch erst eine „ideale Kommunikationsgemeinschaft" verwirklichen.[435]

Die Offenheit und Gleichwertigkeit in der „Idealen Sprechsituation" erweist sich dabei im Diskurs durch folgende Bedingungen.[436]

Alle potenziellen Teilnehmer des Diskurses müssen erstens die Möglichkeit haben, jederzeit einen Diskurs zu eröffnen, sowie durch Rede und Gegenrede, Frage und Antwort fortsetzen zu können.[437]

Im Zusammenhang mit dem medizinischen Kontext bedeutet dies, dass die derzeitige Gesprächsstruktur einer kritischen Betrachtung und Änderung unterzogen werden muss.

---

[434] Vgl. Habermas, J., Theorie, Bd. 1, 47.

[435] Vgl. Habermas, J., Erläuterungen, 18ff. Der Ausdruck „ideale Kommunikationsgemeinschaft" wurde von Apel geprägt und von Habermas bestätigt. In ihr sind, nach Habermas, vier Geltungsansprüche enthalten: Verständlichkeit, Wahrhaftigkeit, Richtigkeit, Wahrheit: vgl. Horster, D., Diskursethik. Jürgen Habermas, 88. Kritiker vermuten in einzelnen Bedingungen der Diskursethik mögliche Zirkelschlüsse. So etwa, dass sich die „Vernünftigkeit eines Diskursteilnehmers", die vorab unterstellt wird, ja selbst gerade auf Normen beruft, die erst im anschließenden Diskurs auf ihre Geltung hinterfragt werden. Die Bedingungen werden jedoch hier bloß im Hinblick auf ihren modellhaften Charakter im medizinischen Kontext besprochen.

[436] Die ideale Sprechsituation vgl. dazu auch Horster, Diskursethik. Jürgen Habermas, 88f.

[437] Vgl. Horster, D., Zur Einführung, 55.

Denn derzeit sind nahezu alle Gesprächseröffnungen den Ärzten und dem Personal vorbehalten. Ebenso werden aktive Gesprächseröffnungen von Patienten häufig als Störung der geordneten Abläufe gedeutet.

Natürlich lassen sich zahlreiche strukturelle Gegebenheiten nur schwer oder kaum ändern. In einem ersten Schritt wäre jedoch schon viel gewonnen, wenn es gelänge, die beschriebene Haltung zu verändern, und die ohnedies spärlichen Gesprächsinitiativen des Patienten, die zumeist nicht ohne Überwindung von inneren Hürden gesetzt werden, bewusst aufzugreifen, beziehungsweise sie nur dann zu vernachlässigen, wenn es die strukturellen Gegebenheiten tatsächlich, etwa im Rahmen unaufschiebbarer Verpflichtungen, nicht zulassen.

Mit der Gleichheit wird, zweitens, bestätigt, dass alle Diskursteilnehmer die gleiche Chance besitzen, Deutungen, Behauptungen, Empfehlungen, Erklärungen und Rechtfertigungen aufzustellen. Ebenso, dass alle Gesprächspartner einen vorgetragenen Geltungsanspruch jederzeit hinterfragen können.

Auf den medizinischen Kontext bezogen, bedeutet dies zunächst eine Zurückweisung der Überzeugung, wonach beispielsweise Deutungen und Empfehlungen nur jenem Gesprächspartner zugestanden werden, der als Experte in das Aufklärungsgespräch eingetreten ist. In besonderer Weise jedoch bezieht sich die Gleichheit auf die sich für den Patienten daraus ergebende Chance, selbst eine „offizielle" Deutung seines Zustandes vornehmen zu können. Dies trägt einerseits zur weiteren Integration des Erlebens in die Lebenswirklichkeit bei, und verringert andererseits auch die für ihn ebenso bestehende Versuchung, durch zu große Konzentration auf die naturwissenschaftlichen Aspekte, das Krankheitserleben auszublenden.

Indem weiters die gleiche Chance für alle Diskursteilnehmer besteht, einen Geltungsanspruch zu problematisieren und eine Rechtfertigung einzufordern, hebt dies die Qualität jeder Begründung, insbesondere für eine vom Arzt vorgeschlagene therapeutische Handlung. Allein der ethische Anspruch, einen Handlungsvorschlag rechtfertigen zu müssen, kann bereits zur Suche nach den „besten Argumenten" beitragen.[438] Damit kann zusätzlich verhindert werden, dass simple Argumente wie der Hinweis, dass es „an der Abteilung gebräuchlich sei", oder, dass es „gewöhnlich so gemacht werde", zu zentralen Begründungen aufsteigen, statt bloß als zusätzliche Bestätigung von tatsächlich wesentlichen Gründen zu dienen. Dazu zählt selbstverständlich auch der Umstand, dass der Hinweis auf den eigenen – jedoch bloß naturwissenschaftlich begründbaren! – Expertenstatus, der garantieren könne, dass deshalb das für den Patient

---

[438] Habermas spricht vom „Zwang des besseren Arguments", das allein „zum Zuge kommen darf": Habermas, J., Erläuterungen, 61.

Notwendige auch schon gewusst würde, seltener verwendet werden wird.

Als weitere Bedingung für eine ideale Sprechsituation führen die Autoren, drittens, die gleiche Chance für alle Handelnden an, ihre Einstellungen, Gefühle und Wünsche zum Ausdruck zu bringen.[439] Diese Bedingung ermöglicht es, dass der Diskurs im Zeichen größerer Wahrhaftigkeit steht.

Im medizinischen Kontext trägt dies zur mehrfach angesprochenen „Echtheit" des Kontaktes, und zur „authentischen Kommunikation"[440] bei. Freilich darf dabei nicht übersehen werden, dass die Einstellungen und Wünsche des therapeutischen Partners als Element einer Manipulation eingesetzt werden können. Diese Gefahr besteht um so mehr, je weniger zuvor bewusst ist, dass in der selben Person sowohl Fachmann als auch Mitmensch zum Ausdruck kommen, deren mitunter unterschiedliche Auffassungen zwar im Geschehen ineinander fließen, in den Argumentationen jedoch getrennt voneinander gesehen werden müssen. Der Gefühlsausdruck des Mitmenschen lässt sich nicht, als Expertenargument getarnt, der konkreten Bewertung durch den Diskursteilnehmer entziehen! Die bereits angesprochene Wahrhaftigkeit erweist sich dabei als ebenso sensibles wie wirksames Instrument, um diese, im Handeln selbstverständliche Vermischung im Rahmen des Argumentationsprozesses sorgfältig zu trennen.

Diese dritte Bedingung trägt auch weiters dazu bei, dass dem Patienten im Diskurs explizit die Möglichkeit eingeräumt wird, seinen Gefühlen Ausdruck zu verleihen. Diese wurden bislang häufig aufgrund ihrer Unwägbarkeit gerne ausgeblendet. Wenn sie, mitunter wegen ihres elementaren Aufscheinens, beachtet werden mussten, wurden sie zumeist als Gegensatz zu der für die Auseinandersetzung mit den Sachargumenten erforderlichen Logik gedeutet und für den weiteren Fortgang des Entscheidungsprozesses als weniger erheblich angesehen. Mit dieser dritten Bedingung kann dem bereits beschriebenen Appell zur „Sachlichkeit"[441] entgegengesteuert werden. Sie fördert damit einerseits die Erhaltung des individuellen Krankheitserlebens, wie sie andererseits auch die Möglichkeit schafft, die emotionalen Kräfte bei Entscheidungen bewusst einzubeziehen. Damit stellt sie, neben der Wertreflexion, eine zusätzliche Chance dar, dass der Patient seine Entscheidung mit größerer innerer Anteilnahme trifft, und beispielsweise eine darin als erforderlich angesehene Änderung des Verhaltens, im Sinne der Compliance, nicht nur verlässlicher, sondern auch leichter beibehält.

---

[439] So genannte „repräsentative Sprechakte": vgl. Horster, D., Zur Einführung, 55.
[440] Vgl. Gottschlich, M., Sprachloses Leid, 28f.
[441] Vgl. Gottschlich, M., Sprachloses Leid, 49f.; vgl. Kapitel „Arzt-Patient-Beziehung".

Schließlich besteht die vierte und letzte Bedingung für die ideale Sprechsituation darin, dass alle Diskursteilnehmer im Handeln die gleiche Chance haben, so genannte „regulative Sprechakte" zu verwenden.[442] Jeder Diskursteilnehmer kann damit gleichberechtigt Handlungen erlauben, beziehungsweise verbieten. Diese Bedingung bietet die Gewähr dafür, dass die in den anderen Bedingungen genannten Möglichkeiten auch faktisch genützt werden können.[443]

Im Kontext des medizinischen Aufklärungsprozesses wird diese Bedingung, also die Entscheidungsmöglichkeit *aller* Beteiligten, nur dann tatsächlich überraschend erscheinen, wenn ein Ergebnis des Informationsprozesses bloß im Erreichen eines „informed consent" des Patienten gesehen wird.

Wie sich jedoch im Zuge der bisherigen Darlegungen zeigen ließ, sind auch vom Arzt zahlreiche Entscheidungen zu treffen. Diese wurden, mit Ausnahme der bislang überschätzten „Therapieentscheidung", die ja infolge der Zunahme der Autonomie des Patienten schon grundsätzlich ein anderes Gewicht aufweist, zweifellos zu wenig wahrgenommen. Die ärztliche Bereitschaft, die eigene Wertreflexion in den Diskurs einzubeziehen, sowie die Entscheidung, die Auswahl von Handlungsoptionen nicht nur „wertneutral" einzusetzen, sondern bewusst auch mit den eigenen Präferenzen in Einklang zu bringen und zu begründen, mögen als Beispiel dafür dienen. Diese individuelle Entscheidungskompetenz ist, wie bereits gezeigt, natürlich besonders im Zusammenhang mit der Thematik der „Patientenwünsche", mit oder ohne Indikation, von Bedeutung.

Der Eintritt in den Diskurs unter dieser Vorbedingung bestätigt weiters schon vor dem Entscheidungsprozess das Recht des Patienten, sich einer Entscheidung zu widersetzen. Wenn dies auch im Zusammenhang mit der Begründung der Patientenautonomie hinreichend aufgezeigt wurde, und rechtlich schon lange außer Zweifel steht, kann es dennoch nicht oft genug betont werden.[444] Denn wenn diese Möglichkeit schon am Beginn des Prozesses, im Zuge der Akzeptanz der jeweiligen Diskursteilnehmer, bewusst wird, kann die Ablehnung eines Vorschlages des Patienten nicht schon grundsätzlich nur als Zweifel an der Kompetenz des Arztes oder als kränkende Verweigerung aufgefasst werden. Andererseits kann die explizite Bestätigung dieses damit außer Streit stehenden Rechts den Patienten bei seiner Argumentationssuche emotional entlasten. Denn wenn er nicht unter der Belastung steht, mit jedem sachlichen Einwand zugleich auch sein „Recht" auf Ablehnung nachweisen zu müssen, kann dies der Logik in der Argumentation nur dienlich sein. Einerseits kann er mit seinen Argumenten weiter auf einer konkreten Sach-

---

[442] Vgl. Habermas, J., Theorie, Bd. 1, 47; vgl. Horster, D., Zur Einführung, 55.
[443] Vgl. Horster, Zur Einführung, 55.
[444] Vgl. dazu auch: Schilling, Ch., Moralische Autonomie.

ebene bleiben, und gerät damit weniger in Gefahr, frühzeitig durch Rückgriffe auf hohe und höchste Werte die einzelnen Argumentationsebenen zu vermischen. Andererseits würde es gerade dieser frühzeitige Rückgriff und die Vermischung der Ebenen auch seinem therapeutischen Partner erschweren, seine bislang noch nicht genannten, besten sachlichen Argumente in den Diskurs einzubringen, in der Hoffnung, dass seine möglicherweise tatsächlich „besseren Argumente" eine Meinungsänderung hervorrufen.

3.4 Das konsenserzielende Argument

Zur Entwicklung eines Konsenses bedarf es nach Habermas eines so genannten „konsenserzielenden Argumentes",[445] das von den Diskursteilnehmern rational als hinreichend begründet anerkannt wird. Dieses Argument muss deshalb drei Anforderungen gerecht werden. Es muss erstens den Übergang von (konsensfähigen) Bedürfnissen zu Normen einsichtig machen, damit so die Bedürfnisbefriedigung legitimiert werden kann.[446] Es muss sich zweitens einer Sprache bedienen, die einer ethischen Überprüfung hinsichtlich ihrer Angemessenheit standhalten muss. Anhand dieser Überprüfung lässt sich feststellen, inwieweit die Sprache das moralische Selbstverständnis der Beteiligten angemessen zum Ausdruck bringt, „und somit eine wahrhaftige Interpretation ihrer Bedürfnisse ermöglicht."[447] Und schließlich muss das Argument, drittens, „im Zusammenhang mit dem jeweiligen Stand unseres Wissens und Könnens darauf hinweisen, was überhaupt gewollt werden kann und soll."[448]

Auch anhand des „konsenserzielenden Argumentes" lässt sich damit letztlich die geradezu unverzichtbare Bedeutung des mehrdimensionalen Aufklärungsprozesses nachweisen. Denn im medizinischen Kontext wird die erste Anforderung, also die Legitimation der Bedürfnisbefriedigung, besonders im Zusammenhang mit dem wertreflexiven Prozess von Bedeutung sein, der zur Umwandlung der naturwissenschaftlichen Diagnose in die persönliche Krankheitsdiagnose und die daraus resultierenden individuellen Handlungsvorstellungen ermöglicht.

Die zweite Anforderung, wonach für eine Sprache, die eine angemessene Interpretation der Bedürfnisse ermöglicht, Sorge getragen

---

[445] Vgl. Pieper, A., Einführung, 180.
[446] Vgl. mit Verweis auf Habermas, Wahrheitstheorien, 250f.: Pieper, A., Einführung, 180.
[447] Pieper, Einführung, 180.
[448] Pieper, 181; „Wir einigen uns auf die Interpretationen unserer Bedürfnisse im Lichte der vorhandenen Informationen über Spielräume des Machbaren und des Erreichbaren.": Habermas, J., Wahrheitstheorien, 254.

werden muss, bestätigt die Kernforderung zahlreicher kommunikationswissenschaftlicher Arbeiten. Diese ständige Überprüfung der Sprache verhindert beispielsweise, dass die Fachsprache die Verständlichkeit des Diskurses einschränkt, oder sie in manipulativer Absicht zu Hilfe genommen wird, um erforderliche, persönlich-wertorientierte Antworten zu umgehen.

Die dritte Anforderung schließlich trägt dazu bei, dass der Diskurs ungeachtet aller Vorstellungen die pragmatischen Gesichtspunkte der Wissenschaft nicht außer Acht lässt. Damit werden sowohl überzogene Forderungen, die sich aus einer unrealistischen Sichtweise des medizinisch Machbaren ergeben, als auch unrealistische Versprechungen hinsichtlich des Therapieergebnisses im Argumentationsprozess leichter auf ihren tatsächlichen Wahrheitsgehalt zu überprüfen sein.

9.4 Weitere positive Auswirkungen des Diskurses im medizinischen Kontext

Ein Ideal des kommunikativen Handelns sieht Habermas in der „reziproken Anerkennung von Personen",[449] womit im medizinischen Kontext ein weiterer Beitrag zur Verringerung der bereits auf vielfältige Weise als korrigierbar ausgewiesenen Asymmetrie geleistet werden kann.

Der Grundsatz der Universalisierung, der dazu auffordert, „dass sich jeder der Beteiligten in die Perspektive aller anderen hineinversetzt,"[450] bestätigt weiters etwa die Unverzichtbarkeit von empathischem Verhalten und unterstreicht die Wichtigkeit, sich mit den zumeist wertorientierten Beweggründen des Gesprächspartners auseinanderzusetzen. Die dadurch erforderliche Aufmerksamkeit und Bereitschaft zum Austausch bereichert das Gespräch. Der Hinweis darauf, dass, abgesehen von den aktuellen Gesprächspartnern im Aufklärungsprozess zumeist noch weitere berücksichtigenswürdige Interessen bedacht werden müssen, schließt damit die Mitglieder der Sozialsphäre des Patienten sowie die Angehörigen der übrigen Gesundheitsberufe explizit ein. Dieser Aspekt wird insbesondere dann von zunehmender Bedeutung sein, wenn auch die Einbeziehung anderer Gesprächsteilnehmer in den konkreten Aufklärungsprozess erwogen wird.

Der Umstand, dass aufgrund dieses Modells die Aufmerksamkeit für den Dialog zunimmt, ist auch für die Berücksichtigung des Konzeptes, das der Patient selbst für seine Erkrankung und zu den The

---

[449] Habermas, J., Erläuterungen, 155.
[450] Habermas, J., Erläuterungen, 157.

rapiemöglichkeiten entwickelt, von Bedeutung.[451] Denn wenn bereits zuvor der geplante Diskurs nach Art eines „inneren Monologs" durchdacht wird, stellt dies, nach Habermas, letztlich einen Dialog mit dem fiktiven Kontrahenten dar. Dabei findet schon vorab eine Auseinandersetzung mit dem Konzept des anderen Teilnehmers, mit seinen mittlerweile bereits bekannten Wertungsvorstellungen und den daher als wahrscheinlich angesehenen Entscheidungsmöglichkeiten statt. Diese Überlegungen können dann im aktuellen Gespräch dazu führen, dass der Standpunkt des je anderen Partners realistischer eingeschätzt werden kann.

Die Bereitschaft, den Aufklärungsdiskurs im konkreten medizinischen Alltag nach dem Modell von Habermas zu gestalten, trägt auch zu einer selbstkritischen Beurteilung der eigenen Argumente bei, und erhöht die Sensibilität dafür, welche manipulative Kraft in der Argumentation liegen kann. Die Erkenntnis, wie leicht sich beispielsweise Aufforderungen durch die Bindung an einen normativen Geltungsanspruch zu einer Anweisung umformen lassen,[452] oder einfache Ankündigungen durch ihre normative Bindung vom Adressaten in ähnlicher Weise wie ein Versprechen verstanden werden können,[453] wird dazu anregen, die Argumente hinsichtlich ihres diesbezüglichen Gewichtes zu überprüfen und letztlich zu einem sorgsameren Umgang mit ihnen führen. Wenn sich im Zuge dieser Überlegungen feststellen lässt, dass ihnen ein Machtanspruch zugrunde liegen könnte,[454] kann dies angesichts der Grundbedingung zu Offenheit und Gleichheit dazu führen, dass auf den Einsatz des Argumentes verzichtet wird, oder zumindest die normative Aufladung „entschärft" wird.

Zudem trägt die im Modell der Diskursethik notwendigerweise akzeptierte Erkenntnis, wonach eine Übereinstimmung prinzipiell revidierbar ist,[455] dazu bei, dass auch bei einer therapeutischen Entscheidung eine mögliche Veränderung grundsätzlich einkalkuliert wird. Dies ist insofern von Bedeutung, als die Entscheidung des Patienten allzu häufig als singulärer Willensakt aufgefasst wird, und daher auch jedes weitere diesbezügliche Gespräch als unnötig angesehen wird. Viele geradezu typische Probleme, die sich beispielsweise aus einer einmaligen Therapieablehnung von Patienten ergeben, wären durch einen kontinuierlich fortgesetzten Gesprächsprozess zu

[451] Vgl. Ripke, Th., Patient und Arzt im Dialog, 102.
[452] Vgl. Habermas, J., Theorie, Bd. 1, 408f.
[453] Vgl. Habermas, Theorie, Bd. 1, 409f.
[454] Einschließlich der dazu erforderlichen Sanktionspotenziale: Habermas, Theorie, Bd. 1, 408; Dieses Sanktionspotenzial stellt sich im medizinischen Kontext zumeist in subtiler Weise dar. Beziehungsentzug, Wartezeit, Delegierung der Betreuung an andere Ärzte, und Ähnliches mehr.
[455] Vgl. Schilling, Ch., Moralische Autonomie, 238.

entschärfen. Die Intention dazu dürfte jedoch gerade nicht darin liegen, nur auf eine Revision der Entscheidung hinzuarbeiten und den Patienten so lange „zu bearbeiten", bis er resignierend in eine seiner Auffassung letztlich keineswegs entsprechenden Handlung einwilligt. Vielmehr sollte dieser fortgesetzte Gesprächsprozess der Zielsetzung unterliegen, gemeinsam anhand der bekannten Reflexionen mögliche diskrete Wertungsveränderungen zu erkennen, und damit den Boden für unter Umständen veränderte Entscheidungen zu bereiten.

9.5 Gesellschaftliche Aspekte

Das Verfahren der diskursiven Willensbildung nach dem Konzept von Habermas trägt sowohl der Autonomie der Personen, die aufgrund ihrer Individualität in ihrem Handeln und ihren Entscheidungen letztlich nicht vertreten werden können, als auch dem Aspekt einer grundsätzlichen und bestehen bleibenden Einbettung in „intersubjektiv geteilte Lebensformen"[457] Rechnung. Daraus folgt, abgesehen von einer deutlich verbesserten Qualität im individuellen, mehrdimensionalen Aufklärungsprozess, dass auch die Einwirkungen einerseits der gesellschaftlichen Werthaltung in diesem Binnenbereich, sowie dessen Entscheidungsergebnisse auf die umgebende Gesellschaft deutlicher festzustellen sein werden. Diese Interaktion beruht unter anderem darauf, dass ja die im individuellen Aufklärungsprozess wirksamen Wertorientierungen zugleich auch Bezug zu den Wertfragen der Medizin haben, „die nicht ohne das Normgefüge der Gesellschaft erörtert werden können."[458]

Die gesellschaftlichen Werthaltungen werden dabei auf unterschiedlichen Öffentlichkeitsebenen abgehandelt, die jedoch, nach Hartmann, hinsichtlich ihrer Bedeutung dem individuellen Arzt-Patient-Gespräch deutlich nachgeordnet bleiben.[459]

So findet sich beispielsweise ein Diskurs, der über das individuelle Arzt-Patient-Gespräch in den öffentlichen Raum hinausreicht, bei alltäglichen Gesprächen mit jenen Menschen, die ein Krankwerden befürchten.[460] Eine weitere Ebene des Diskurses stellt das Gespräch im beruflichen medizinischen Bereich, sowie unter Kollegen dar. Dazu lässt sich auch die Gesprächsebene zwischen den Gesundheitsberufen und den Studierenden zählen. Wenn gerade hinsichtlich dieser letztgenannten Ebene auch festgestellt werden muss, dass derzeit ein qualitatives Gespräch nur in eingeschränktem Maß stattfindet,

---

[457] Vgl. Habermas, J., Erläuterungen, 18ff.
[458] Hartmann, F., Sittliche Spannungslagen, 27.
[459] Vgl. Hartmann, Sittliche Spannungslagen, 28f.
[460] Ebd.

lässt sich doch hoffen, dass dies im Zuge des neuen Curriculums, das die bisherige Vortragspraxis zugunsten einer gesprächsintensiven Gruppenarbeit zurückdrängt, mehr gefördert werden kann.

Gewissermaßen als weiteste und höchste Ebene lässt sich schließlich der öffentliche Diskurs innerhalb einer demokratischen Gesellschaft verstehen.

In diesem öffentlichen Diskurs wird etwa der Gesundheitsbegriff thematisiert, der, wie gezeigt, von gesellschaftlichen Bedingungen und Sozialerwartungen abhängig ist.[461] Auf dieser Ebene findet auch eine Festlegung der Position des Kranken und seiner Betreuer statt, die wieder Rückwirkungen auf die beschriebene Krankenrolle und die Expertenrolle hat.

Im öffentlichen Diskurs wird die grundsätzliche Frage zu klären versucht, welchen Stellenwert die Gesundheit in der Gesellschaft tatsächlich einnimmt, was sie daher der Solidargemeinschaft „wert" ist, und wie sich die daraus abzuleitenden Allokationsfragen befriedigend beantworten lassen könnten.

Der öffentliche Diskurs wird dabei überwiegend mit jüngeren Gesunden und sozial Bessergestellten geführt. Dies ist einerseits wichtig, weil damit die Wertvorstellungen potentieller Kranker deutlich werden können. Andererseits zeigt gerade dieser Umstand auf, weshalb es unverzichtbar ist, dass der Dialog nach Art des diskursethischen Modells stattfindet. Denn nur aufgrund der Habermas'schen Vorbedingung, nämlich, dass dieser Diskurs von den Prinzipien der Gleichheit und Solidarität getragen werden muss, und aufgrund der Tatsache, dass die konkrete Geltung von Werten, die auf der ersten Sprachebene thematisiert werden, explizit unabhängig von Alter und Lebenssituation sind, lassen sich auch Problemlösungen entwickeln, die alle sozialen Schichten und Altersgruppen gleichermaßen berücksichtigen, ohne dass dabei die individuellen Bedürfnisse der am Diskurs unmittelbar Beteiligten vorrangig befriedigt werden. Die im Konsens festgestellte Gültigkeit von Normen, die ja gemäß den Diskursbedingungen auch für alle Menschen außerhalb des Diskurses akzeptiert werden können, ermöglichen es, Lösungsansätze umfassender zu entwerfen, als dies zumeist im Banne von Allokationsproblematiken geschieht, was wiederum zu einer auch im Alltag spürbaren erhöhten Akzeptanz der Ergebnisse führen kann.

Der Einfluss der auf den unterschiedlichen Diskursebenen entstandenen konsensorientierten Ergebnisse auf die je anderen Diskursebenen ist bekannt und beschrieben. Ebenso bekannt und wenig überraschend ist es auch, dass der Einfluss von öffentlichen und privaten Diskursebenen unterschiedlich wirksam ist. Der bescheidene Einfluss eines individuellen Aufklärungsprozesses wird darin liegen können, dass die Entscheidungen durch die beteiligten Partner

---

[461] Vgl. Holzem, Ch., Patientenautonomie, 275.

in anderen Diskursbereichen thematisiert werden und dort möglicherweise vereinzelte Nachdenkprozesse auslösen können. Der Einfluss des öffentlichen Diskurses auf den individuellen Gesprächsprozess erweist sich jedoch als ungleich massiver. Er ergibt sich sowohl daraus, dass etwa die zwei individuellen Wertungsvorstellungen als Produkt der gesellschaftlichen Wertorientierung angesehen werden können, als auch dadurch, dass die Gesellschaft durch die von ihr explizit vertretenen und sogar propagierten Werte als stiller Teilhaber im Gespräch den Konsens zwischen beiden Partnern massiv beeinflussen kann. Dies ist beispielsweise dann der Fall, wenn eine Handlungsentscheidung aufgrund von ökonomischen Sachzwängen letztlich von einer Vorgehensweise abweicht, die dem Ergebnis der gemeinsam reflektierten Werte entsprechend als optimal angesehen wurde.

Der große Verdienst eines öffentlichen, engagiert betriebenen Diskurses für einen mehrdimensionalen Aufklärungsprozess liegt jedoch darin, dass das Bewusstsein von der Existenz der Werte, ihrer Geltung und ihrer möglichen Veränderungen im Rahmen einer Erkrankung bei allen Teilnehmern geweckt und gefördert wird. Dies trägt unter anderem dazu bei, dass beiden Partnern im mehrdimensionalen Aufklärungsprozess schon von Beginn an die Bedeutung der Wertorientierung bewusst sein wird. Der Patient wird dann, wie beschrieben, im Gespräch womöglich nicht erst zum ersten Mal konkret auf seine Wertewelt hingewiesen werden müssen, oder selbst darauf aufmerksam werden. Ja, er kann möglicherweise sogar schon vorher einzelne Reflexionen hinsichtlich seines Zustandes durchgeführt haben und dadurch über sich selbst in dieser geänderten Situation konkreter Bescheid wissen. Der Arzt hingegen, der, wie zu hoffen ist, dann bereits von der Bedeutung der Wertorientierung im Rahmen des mehrdimensionalen Aufklärungsprozesses überzeugt ist, wird die Ergebnisse der verschiedenen öffentlichen Diskurse auch stets im Hinblick auf täglich stattfindende individuelle Aufklärungsprozesse verfolgen, und damit wesentlich aufmerksamer auf Wertungsveränderungen außerhalb und innerhalb des medizinischen Bereiches reagieren können. Auch in diesem Zusammenhang sollte seitens der Medizinethik sowohl im Rahmen des Studiums, als auch im Zuge von Fortbildungsveranstaltungen für genügend Möglichkeiten gesorgt werden, damit sowohl eigene Standpunkte in die laufende Wertdiskussion eingebracht, und die öffentlichen Konsensergebnisse sachlich bewertet werden können, als auch die Sensibilität für die Wahrnehmung von diskreten Veränderungen eingeübt wird.

9.6 Ausblick

Das diskursethischen Konzept, das auf kommunikative Kompetenz, auf Redegleichheit, Wahrhaftigkeit und Vernünftigkeit abzielt,[462] erweist sich anhand dieser wenigen aufgezählten Vorteile als geradezu ideales Modell für einen mehrdimensionalen Aufklärungsprozess, der die Lebenswirklichkeit des Patienten in den Mittelpunkt allen Handelns stellen möchte. Durch seine Strukturen und Bedingungen könnte es damit auf vielfältige Weise einen Beitrag dazu leisten, dass die Autonomie der Partner im therapeutischen Prozess erfahrbarer wird, und dass sie in Schwächesituationen gesichert und gefördert werden kann.[463]

Selbst wenn auf längere Sicht die Umsetzung des Konzepts im konkreten Alltag noch deutlich von den Idealvorstellungen abweichen wird,[464] sind doch die Vorteile, die sich bereits jetzt daraus ergeben können, wenn dieses Modell als „Leitidee" eines medizinischen Diskurses verstanden wird, damit bereits deutlich gemacht worden.

Je größer sich daher die Kompetenz des Arzt erweist, einen Aufklärungsprozess nach Art eines ethischen Diskurses durchzuführen, je sensibler er die Wertungsveränderungen innerhalb und außerhalb des medizinischen Bereiches einzuschätzen versteht, und je stärker er, ungeachtet dieser Fähigkeiten, davon überzeugt ist, dass der Diskurs dabei zwischen grundsätzlich gleichberechtigten Partnern verläuft, desto hilfreicher wird er auch als Partner im Heilungsprozess des Patienten mitwirken können.

---

[462] Vgl. Habermas, J., Wahrheitstheorien, 155f.

[463] Vgl. Schilling, Ch., Moralische Autonomie, 33.

[464] Apel beschreibt folgende Umstände, die einem idealen Diskurs schon außerhalb des medizinischen Kontexts entgegenstehen: die Zeitbeschränkungen, die unterschiedlichen menschlichen Kompetenzen, die notwendigen Kompromisse mit der „funktionalen Systemrationalität" von sozialen Systemen, die „strategische Rationalität" der Interessenvertretung durch Parteien. Dennoch hält er fest, dass auch diese pragmatischen Einschränkungen des idealen Diskursprinzips bzw. die Kompromisse mit anderen Rationalitätsprinzipien selbst noch der Legitimation oder der Kritik durch das Diskursprinzip unterliegen. Vgl. Apel, K.-O., Diskurs und Verantwortung, 205.

Kapitel 4

Die Konversion der Aufklärungshoheit

> Therapie ereignet sich
> weder im Arzt noch im Patienten,
> *sondern zwischen beiden.*
>
> M. Balint

1. Grundsätzliche Überlegungen

Die bisherige Darstellung hat gezeigt, dass die „Aufklärung" im Rahmen der Arzt-Patient-Beziehung bereits einen langen Entwicklungsprozess hinter sich gebracht hat.[1]

Der erste Schritt bestand in der Frage, ob eine Aufklärung grundsätzlich stattfinden solle. Dies wurde in der Anfangszeit unter anderem damit begründet, dass angesichts der geringen therapeutischen Möglichkeiten keine aus dieser Botschaft erwachsende Hilfe denkbar war. Diese Haltung klingt noch ein wenig in jenen Überlegungen nach, die sich heute beispielsweise auf die Aufklärung bei erblich bedingten Erkrankungen beziehen, die zwar diagnostizierbar und auch prognostizierbar sind, für die jedoch ebenso jede therapeutische Hilfe fehlt und diesbezügliche Ansätze auch in absehbarer Zeit nicht erwartet werden dürfen.

Angesichts der Zunahme von medizinischen Möglichkeiten im vergangenen Jahrhundert erhob sich die nächste Frage, ob und inwieweit der Patient im Rahmen der Aufklärung neben der bloßen Mitteilung des Zustandes auch in den Entscheidungsprozess hinsichtlich der verschiedenen Handlungsoptionen eingebunden werden solle.

Der durch die „Entdeckung der Autonomie" ermöglichten Festlegung, dass der Patient eine Berechtigung habe, in eine Variantenentscheidung eingebunden zu werden, folgte der bis heute noch nicht abgeschlossene Diskussionsprozess, inwieweit und wie dies zu verwirklichen sei. Wie anhand der bisherigen Überlegungen deutlich wird, ist, nicht zuletzt auch im Hinblick auf die angestrebte „Heilsamkeit", eine *vollständige* Einbindung unter Respektierung der autonomen Position des therapeutischen Partners unverzichtbar.

Selbst wenn heute sowohl hinsichtlich der Informationsweitergabe, als auch der Entscheidungsteilhabe gewisse Mängel feststellbar sind, darf doch mit größter Wahrscheinlichkeit angenommen werden, dass eine Relativierung der Position des Patienten kaum mehr ernsthaft diskutiert oder angestrebt werden wird. Wenn damit auch das „Wie" der Aufklärung weitgehend außer Zweifel steht, bleibt doch zu disku-

---

[1] Vgl. Glatz, Ch., Der Arzt zwischen Aufklärung und Beratung, 23.

tieren, „Wer" die Aufklärung durchführen sollte. Wer die Frage, „ wie weit" die Aufklärung des autonomen Patienten zu geschehen habe, aufgrund des Selbstbestimmungsrechts eindeutig zugunsten des Patienten beantwortet, wird sich auch der Frage nicht verschließen können, ob dieser damit nicht auch in gewisser Weise mitverfügen könne, „ von wem" er die Information erhalten möchte.[2]

Dazu ist es jedoch notwendig, die Begründungen für das derzeit bestehende „Aufklärungs-Monopol" des Arztes aus ethischer Sicht zu betrachten, und seine Plausibilität angesichts der doch deutlich geänderten Position des Patienten zu hinterfragen.

Denn wenn letztlich nicht mehr der durchschnittlich „vernünftige" Patient als Bezugsperson des gesamten Aufklärungsprozesses gesehen wird, sondern die Individualität immer mehr Bedeutung erlangt, wird auch das einzelne Recht – hier das Recht auf Aufklärung – und das persönliche Informationsbedürfnis immer mehr unter individuellen Gesichtspunkten betrachtet werden müssen.[3] Nicht mehr das „Ausloten, ob" eine Aufklärung erwünscht wird, setzt damit den Maßstab, sondern die klare Entscheidung des Patienten. Nicht mehr ein allgemeines „Recht" setzt damit einen Aufklärungsprozess in Gang, auf dessen weitere Gestaltung der Patient keinen Einfluss mehr hat, sondern der konkrete, dazu berechtigte Mensch erhebt in der konkreten Situation den Anspruch, dass der Aufklärungsprozess nach Maßgabe der Möglichkeiten so gestaltet werden soll, dass er in jeder Hinsicht seinen persönlichen Bedingungen gerecht wird. Die Notwendigkeit der Individualisierung des gesamten Therapiegeschehnisses wurde erkannt, und die Individualisierung von Rechten wird propagiert. Wenn damit nicht zugleich auch ein individuelles Verlangen – hier nach einem Gesprächspartner – in Kauf genommen, oder mehr noch, zugebilligt wird, und in der Folge auch konkret in eine Vorgehensweise einbezogen wird, bliebe jede Propagierung damit bloß eine nach Art von Sonntagsreden nicht ernst gemeinte Absichtserklärung.[4]

Dass diese Forderung keineswegs überzogen erscheinen kann, lässt sich insbesondere durch die Diskussion rund um das Thema der Patientenverfügung zeigen. Der Patient trifft in diesem Fall nicht nur die Entscheidung, dass er eine Verfügung erstellen möchte, wozu er notwendigerweise – und auch als unverzichtbar in den Richtlinien

---

[2] Vgl. Glatz, Ch., Der Arzt zwischen Aufklärung und Beratung, 247.

[3] Relevant ist nicht das durchschnittliche, sondern das individuelle Informationsbedürfnis des Patienten. Vgl. Glatz, Ch., Der Arzt zwischen Aufklärung und Beratung, 257.

[4] Darauf verweisen etwa auch zahlreiche empirische Studien. Ungeachtet der von allen als vorrangig beschriebenen Autonomie lässt sich die paternalistische Fürsorge nach wie vor als das entscheidungleitende Motiv feststellen. Vgl. Grossmann, W. et al., Ethik im Krankenhausalltag, 175.

vorgesehen! – eine sachlich kompetente Informationen benötigt.[5] Sondern es erscheint ihm vielmehr auch selbstverständlich, dass er, ganz abgesehen von den Gesprächen außerhalb der medizinischen Sphäre, auch von seinem Recht Gebrauch macht, jenen medizinischen Gesprächspartner auszuwählen, von dem er sich die ihm notwendig erscheinenden Informationen erhofft.

1.1 Der Aspekt der freien Arztwahl

Die Problematik der Partnerwahl für den Aufklärungsprozess weist einige Parallelen zu der häufig diskutierten Frage auf, inwieweit der Patient das Recht auf eine freie Arztwahl für sich beanspruchen könne.[6]

Dies wird zumeist mit dem Hinweis auf den zwischen Patient und Krankenanstalt abgeschlossenen Behandlungsvertrag, der ihn dazu nicht ermächtigt, zurückgewiesen, sowie durch den Hinweis, dass dies durch die Organisation der Krankenanstalten und infolge der arbeitsteiligen ärztlichen Versorgung kaum möglich sei, abgewehrt. Dennoch lassen sich zahlreiche Autoren finden, die die Überzeugung explizit vertreten, wonach dieses Recht wünschenswert wäre.[7]

Noch deutlicher wird Glatz, wenn er, selbst im Wissen um die hinderlichen Strukturen schreibt, dem Patienten stünde es „jedoch frei zu erklären, dass er nur von einem bestimmten Arzt behandelt werden will."[8]

Damit aber erhebt sich die Frage, ob sich nicht analog dazu der Wunsch des Patienten ableiten lässt, auch, oder wenigstens, hinsichtlich der Auswahl des Gesprächspartners Einfluss nehmen zu können. Wird ihm dies grundsätzlich verwehrt, bliebe letztlich die unbefriedigende Situation bestehen, dass der Patient, indem er mehr oder minder selbstbestimmt einen Behandlungsvertrag abschließt, zugleich auch einen Teil seiner ethisch durchaus begründbaren Berechtigungen zur Mitgestaltung verliert.

1.2 Der Aspekt der schwachen Position des Patienten im Krankenhaus

Ein entscheidendes Motiv dafür, die Position des Patienten in dieser Hinsicht genauer zu erfassen und für Veränderungen einzutreten,

---

[5] Vgl. Abschnitt „Patientenverfügung".
[6] Vgl. Engljähringer, D., Ärztliche Aufklärungspflicht, 52f.
[7] Vgl. Stellamor, K., Handbuch, Bd. 2, 26.
[8] Vgl. Glatz, Ch., Der Arzt zwischen Aufklärung und Beratung, 251f.

lässt sich aus dem Umstand ableiten, dass der Patient im Krankenhaus, ungeachtet zahlreicher diesbezüglicher Mahnungen, nach wie
vor in „denkbar schwacher Position" ist.[9] Diese konnte, wie etwa
anhand der aktuellen Umfragen bestätigt wurde, bislang auch durch
die Bemühungen um eine Verbesserung der traditionellen Aufklärung, die ja gerade mit dem Ziel der Stärkung der autonomen Position
des Patienten begründet wurde, nicht wesentlich verändert werden.[10]
Wenn auch angenommen werden darf, dass mithilfe eines mehrdimensionalen Aufklärungsprozesses, der die individuelle Wertorientierung des Patienten besonders berücksichtigt, ein qualitativer
Sprung, und damit tatsächlich eine umfassende Verbesserung erreicht werden kann, enthebt dies noch nicht der Verpflichtung, nach
weiteren Aspekten zu suchen, die dazu beitragen könnten, die autonome Position des Patienten verbessern.

Es bedarf also der Klärung, inwieweit der Patient entweder eine
Berechtigung hat, oder die Möglichkeit erhalten soll, im Rahmen der
Aufklärung seinen Gesprächspartner mitzubestimmen. Wird dies im
Sinne des Patienten bejaht, muss in weiterer Folge geklärt werden,
welche Wege gefunden werden könnten, um ihm diese Möglichkeit
auch einzuräumen.

2. Grundsätzliche Fragen

Zu dieser Klärung müssen vorerst einige grundsätzliche Fragen beantwortet werden:

Ist die Informationsweitergabe grundsätzlich als Teil der Therapie
zu verstehen?

Wenn dies zutrifft, ist ihre Gestaltung schon deshalb dem gestalten-
den Einfluss des Patienten entzogen? Lässt sich, wenn dies nicht zur
Gänze zutrifft, aus der Beziehung zu therapeutischen Aspekten schon
explizit definieren, dass es sich um eine genuin ärztliche Aufgabe
handelt? Oder lässt sich die Informationsweitergabe auch auf andere
Berufsgruppen ausdehnen, was derzeit, mit Hinweis auf die es ver-
bietende Gesetzeslage, gar nicht näher diskutiert wird?

Hat der Patient eine begründbare Berechtigung, auf die Aufklärung durch eine konkrete Person zu bestehen, und zwar unabhängig
davon, welche Berufsgruppen möglicherweise am Aufklärungsprozess beteiligt werden, oder wer für die Aufklärung die Verantwortung
trägt?

Können strukturelle Gegebenheiten grundsätzlich als ausreichende Begründung angesehen werden, ein möglicherweise bestehendes

---

[9] Vgl. Stellamor, K., Handbuch, Bd. 2, 21.
[10] Vgl. Stellamor, K., Handbuch, Bd. 2, 7.

Recht zu vernachlässigen? Kann die Beachtung des Autonomieprinzips andererseits nicht schon Begründung genug sein, um daher strukturelle Änderungen zu überlegen?

Sind schließlich Gefahren aus der Berechtigung zu erwarten, bei der Auswahl des Gesprächspartners mitzuwirken? Wie sind diese Gefahren angesichts der neuen Vorrangsstellung der Autonomie unter den sicher nicht mehr „prima facie" gleichberechtigten mittleren Prinzipien zu deuten, wodurch Überlegungen zum Wohl des Patienten oder zur Vermeidung von Schaden an Bedeutung verlieren? Welche juridische Aspekte müssten gegebenenfalls geändert werden?

2.1 Ist Aufklärung „Therapie"?

Wie aus den zahlreichen Aspekten, die bislang zum Aufklärungsprozess aufgezeigt wurden, hervorgeht, hat ein mehrdimensionaler Aufklärungsprozess zweifellos einen therapeutischen Charakter. Da jedoch gerade die Wertehierarchie des Patienten den eigentlichen Kern des Prozesses darstellt und wesentlich mehr Aspekte aufgrund der Wertreflexionen als aufgrund der naturwissenschaftlichen Sachinformationen Bedeutung erlangen, erfährt der Begriff „therapeutisch" eine umdeutende Erweiterung. „Therapie" wird in diesem Zusammenhang zweifellos nicht mehr in einer eingeschränkten, streng naturwissenschaftlich-medizinischen Form aufgefasst werden können, und sie wird auch durch eine bloß psychologisch orientierte Ergänzung nicht ausreichend erfasst. „Therapie", die als „Behandlung von Krankheiten" und als „Heilverfahren"[11] verstanden wird, muss vielmehr, aufgrund der Einbeziehung der Wertewelt, im Hinblick auf ihre Bedeutung für die individuelle Lebenswirklichkeit verstanden werden.

Wenn sie jedoch damit gewissermaßen auch alle Aspekte der sich verändernden Lebenswirklichkeit einbezieht, muss überlegt werden, ob das derzeit gebräuchliche Aufklärungsgeschehen damit wirklich noch als isoliert *medizinische* Handlung begriffen werden kann. Wäre auch dies zu bejahen, ließe sich weiterführend fragen, ob diese daher auch tatsächlich als *ärztliche* Handlung dem Arzt vorbehalten bleiben müsse.

Damit geht es also letztlich um die Frage, inwieweit andere Personen des Gesundheitsbereiches aktiv und vorrangig in diesen Aufklärungsprozess eingebunden werden könnten oder sollten, und welche Folgen sich davon erwarten ließen, wenn wesentliche Teile des Aufklärungsprozesses durch nichtärztliche Personen gestaltet werden könnten.

---

[11] Vgl. Pschyrembel, Klinisches Wörterbuch, 1205.

Eines der am meisten vorgebrachten Gegenargumente lautet, dass die Aufklärung „in die Behandlung eingebettet sei."[12] Dieser auf den ersten Blick geradezu traditionelle und selbstverständliche Umstand lässt sich jedoch bei näherer Betrachtung nicht einfach aufrechterhalten. Nach der Meinung Deutschs etwa, wonach eine sogenannte „Sicherungsaufklärung" gerade „keine Aufklärung"[13] darstellt, würde diese damit bereits aus dem Behandlungsrahmen herausfallen.

Ebenso stellt sich die Frage, ob aus dem Umstand, dass bei einem „vorinformierten Patienten" auf die Aufklärung verzichtet werden kann,[14] oder aber bei einem Patienten, der explizit auf seinem „Recht auf Nichtwissen" besteht, tatsächlich damit ein Teil der Behandlung wegfiele. Fände sie jedoch andererseits statt, wenn der Arzt sich in der Folge, entsprechend der juristischen Forderung und gemäß seiner ethischen Fürsorgeverpflichtung, entweder von diesem Wissen überzeugt oder auf die Gefahren des Nichtwissenwollens verweist? Wie ist Aufklärung weiters wirklich als Teil der Behandlung aufzufassen, wenn es sich um die Mitteilung einer prädiktiven Diagnose ohne Therapiemöglichkeiten handelt?[15] Analog dazu wäre zu fragen, welche Kriterien einer „Behandlung" erfüllt wären, wenn der Patient zwar eine Aufklärung über eine Diagnose möchte, jede Therapie aber von vornherein ablehnt, oder, wie im Beispiel der Patientenverfügung, zwar ein Aufklärungsprozess stattfindet, dieser aber aufgrund der zeitlichen Vorgelagertheit explizit nicht in einer Behandlung mündet.[16]

Deutlich wird die uneinheitliche Einschätzung, inwieweit sich Aufklärung als Teil der ärztlichen Behandlung verstehen ließe, auch bei der Präventions-Aufklärung.[17] Beispielsweise betrieben Diätassistenten eine präventive Aufklärung bereits lange, bevor sich das Fach „Ernährungsmedizin" etablierte.[18] In logischer Konsequenz der ge-

---

[12] Vgl. Deutsch, E., Medizinrecht, 88, RZ 120.

[13] Vgl. Deutsch, Medizinrecht, 88.

[14] Vgl Deutsch, Medizinrecht, 88f.; zum Aufklärungsverzicht einer „wissenden" Person bei Abfassung einer Patientenverfügung: vgl. Eisenbart, B., Patienten-Testament, 145f.

[15] Dabei wird die „therapeutische" Frage, inwieweit der Patient imstande sei, diese Mitteilung zu verkraften, zumeist schon zuvor einer psychiatrischen oder psychologischen Begutachtung zugeführt.

[16] Einen deutlichen Hinweis darauf, dass die Verbindung zwischen Aufklärung und Therapie zumeist allzu eng angesehen wird: vgl. Eisenbart, B., Patienten-Testament, 149f.

[17] Es ist interessant, dass die Präventionsaufklärung zwar im Ärztegesetz § 2 (2) Pkt. 5 angeführt wird, jedoch von Stellamor, im Gegensatz zu Deutsch, nicht zur „ethisch fundierten ärztlichen Aufklärung" gerechnet wird: vgl. Stellamor, K., Handbuch, Bd. 2, 4.

[18] Zahlreiche Ärzte sehen es als hilfreich an, wenn die Diätassistenten, bei einschlägigen Erkrankungen, zuerst mit dem Patienten sprechen. Vgl. Grossmann, W. et al., Ethik im Krankenhausalltag, 241. Vgl. auch die im Gesetz für die gehobenen medizinisch-technischen Dienst, BGBl. 460/1992, insb. in § 2 geregelten Beratungen.

nannten Auffassung wurde hier damit entweder eine „Therapie" von Nicht-Medizinern durchgeführt, oder aber diese Aufklärung wurde eben nicht in unmittelbarem Zusammenhang mit der Behandlung gesehen.[19] Eine Wissensvermittlung, die letztlich eine Änderung des Verhaltens anstrebt, lässt sich schon grundsätzlich kaum als „Therapie" im Sinne einer medizinischen Handlung begründen. Denn abgesehen von der Weitergabe der Informationen bleibt der Patient selbst der *Handelnde*. Er trifft zunächst die Entscheidung, dieses Wissen auch grundsätzlich umzusetzen, und steuert anschließend auch allein die aktive Veränderung seiner Gewohnheiten. Diese Einschätzung steht in Kongruenz dazu, dass ja auch außermedizinische pädagogische Ratschläge, die gleichermaßen auf eine Entscheidung und nachfolgende Verhaltensänderung der beratenen Person hinzielen, nicht als „Therapie" zu verstehen sind! Eine Wissensvermittlung muss daher trotz aller ihrer möglichen „therapeutischen Wirkungen", und ungeachtet ihrer Heilsamkeit, noch keineswegs zwingend als Behandlung angesehen werden. Deshalb lässt sich weiters auch keine Begründung für die Ausschließlichkeit *eines* Vermittlers ableiten.

Das Beispiel der „Präventionsaufklärung" legt zudem die Frage nahe, ob nicht auch die gebräuchliche Auffächerung des Informationsprozesses in Sicherheits-, Verlaufs-, Therapie- und Präventions-Aufklärung zu einer weiteren Klärung beitragen könnte, inwieweit Aufklärung in eine Behandlung eingebettet sei.

In den einzelnen Informationsabschnitten lässt sich zunächst eine grundsätzlich unterschiedliche Nähe zur ärztlichen Tätigkeit feststellen.

2.2 Die Therapieaufklärung

Als tatsächlicher Anteil der medizinischen Behandlung und damit als eine geschuldete ärztliche Pflicht lässt sich die Aufklärung zweifellos ansehen, wenn jene Therapieinformationen besprochen werden, die der Patient benötigt, um in eine konkrete ärztliche Handlung einzuwilligen.[20] Die Information über eine Behandlung wird dabei schon deshalb dem Arzt vorbehalten sein und auch bleiben müssen, weil er selbst diese Handlung durchführen möchte, weil er im Zuge des bisherigen Aufklärungsprozesses ihre Risiken im Hinblick auf die individuellen Präferenzen des Kranken abschätzen konnte, und sich überdies damit auch bereiterklärt, für die konkrete Handlung seine Handlungsverantwortung wahrzunehmen.

---

[19] Vgl. dazu auch die Tätigkeit von Apothekern und Gesundheitsberatern. Vgl. Geyer, M., Das ärztliche Gespräch, 82.

[20] Dies stellt den Abschnitt des Aufklärungsprozesses dar, der mit einem „informed consent" beendet wird.

Anhand dieser Begründung zeigt sich, weshalb jede Form einer stellvertretenden Behandlungsaufklärung, abgesehen vom wissenschaftlichen Inhalt, letztenendes selbst dann defizitär bleiben muss, wenn sie durch ebenso erfahrene Ärzte durchgeführt wird.[21] Denn dadurch könnten möglicherweise sowohl der konkrete Bezug zu den individuellen Präferenzen des Kranken, der sich teilweise schon vor dem eigentlichen Gespräch bildet, als auch der individuelle Aspekt des tatsächlich ärztlich Handelnden in die gemeinsame Entscheidung nicht ausreichend einbezogen werden.

Allerdings lässt sich aus dieser ethisch selbstverständlichen und juridisch geschuldeten Aufklärungspflicht des Arztes keineswegs auch schon sein Monopol für die Vermittlung ableiten. Dies umso weniger, als sich, gerade im Zeitalter der unterschiedlichen Informationszugänge und der, wenn auch nur zögernd angestrebten und meist skeptisch beobachteten Einholung einer ärztlichen „second opinion", das Informationsverhalten weder theoretisch begründbar noch praktisch effizient regeln lässt.

Die Informationspflicht als „Bringschuld" des Arztes bezieht sich ausschließlich darauf, dem Patienten damit eine „informierte Zustimmung" zu ermöglichen und dadurch das ärztliche Handeln am Patienten erst zu legitimieren. Sie kann nicht zugleich auch als Verbot gedeutet werden, aufgrund dessen der Patient de facto auf jede alternative Informationseinholung verzichten muss, oder den übrigen Mitgliedern der Gesundheitsberufe ein Schweigen auferlegt wird.

Die Tatsache, dass der Aufklärungsprozess auch heute noch verbreitet als Teil der Therapie eingeschätzt wird, und daher auch insbesondere die Informationsvermittlung kaum als ärztliche Bringschuld wahrgenommen wird, lässt sich am ehesten anhand der historischen Entwicklung verstehen, die unterschiedliche Schlussfolgerungen erlaubt.

Die juridischen und ethischen Richtlinien, die die gesamte Aufklärung dem Arzt übertrugen, stammen aus einer Zeit, in der einerseits die Arbeitsteilung innerhalb eines therapeutischen Prozesses noch nicht zu einer zunehmenden Anonymisierung führte. Andererseits beruhten sie auf der durch mehrere Jahrhunderte entwickelten paternalistischen Struktur, in der das „Wohl" des Patienten gewissermaßen zu einer diagnostischen, dem Ermessen des Arztes völlig anheim gestellten Größe wurde, und die Autonomie des Patienten noch weitgehend ausgeblendet blieb. Auf Basis dieser Gegebenheiten veränderte die daran anschließende, zunehmende Juridifizierung[22] die Sichtweise von Dialog und Kommunikation so umfassend, dass dadurch auch der Begriff des Aufklärungsprozesses missverständlich

---

[21] Auf die Problematik der Aufklärung durch Ärzte in Ausbildung wurde bereits hingewiesen!

[22] Vgl. Wieland, W., Strukturwandel, 74.

verändert wurde. Die Aufklärung wurde zum juristisch geforderten und geschützten Teil der Therapie, der dem Arzt aufgrund seiner ehemals als uneingeschränkt angesehenen Therapiehoheit zuerkannt wurde. Dies führte dazu, dass diese übertragene Pflicht in der Folge auch als Recht abgesichert wurde. Die Berechtigung aufzuklären, mündete so im Grundsatz, dass nur der Arzt reden dürfe, alle übrigen Mitglieder des therapeutischen Umfelds aber zu schweigen hätten.[23]

Mit dieser zunehmenden Monopolisierung der Informationsweitergabe[24] wurde jedoch auch die „Medikalisierung der Gesellschaft"[25] weiter vorangetrieben, da in der Folge nicht mehr bloß das vom Arzt intendierte Handeln betroffen war, sondern es sich auf immer mehr Bereiche der Information ausdehnte, die in den medizinischen Kontext einbezogen wurden. Ungeachtet dessen wurde allerdings auch dieses „Monopol" häufig unterlaufen![26]

Zudem wurde im alltäglichen Kontext und in der einschlägigen Literatur diese geschuldete Pflicht des Arztes so sehr betont, dass, selbst ungeachtet der Defizite, kaum an mögliche ebenso bestehende Rechte des Adressaten gedacht wurde.[27]

Mit der Zunahme der Autonomie stellt sich das Problem jedoch anders dar. Denn selbst wenn die Aufklärung tatsächlich ein isolierter medizinisch-therapeutischer Prozess *wäre*, eine Auffassung, die letztlich so nicht aufrechterhalten werden kann, bliebe zu hinterfragen, weshalb, und mit welcher Begründung die Entscheidungsfreiheit des Patienten eingeschränkt werden dürfte!

Der Umstand, dass außerdem die Arzthaftungsdogmatik in der Aufklärung eine Möglichkeit sieht, dem „individuell-voluntativen Aspekt" über den medizinischen Bereich hinaus Rechnung zu tragen,[28] bestätigt zugleich auch, dass der Patientenwille schon aus grundrechtlichen Motiven *vor* jeder Therapie besteht, und sich seine Respektierung daher weder erst aus den therapeutischen Gegebenheiten noch aus einer berufsspezifischen Pflicht ableitet.

---

[23] Dies begründet nach Menz die eigentliche Vormachtstellung der Ärzte, die zur monopolisierten Aufklärung führt. Die notwendige therapeutische Einschätzung, oder das Verständnis von der Aufklärung als therapeutisches Geschehen wurde erst später zur Begründung herangezogen.

[24] Menz setzt diese Monopolisierung des Wissens schon im 19. Jahrhundert an. Es handle sich um ein „Geheimwissen", das den Machtzuwachs für Ärzte begründete: Menz, F., Der geheime Dialog, 110f.

[25] Vgl. Siegrist, J., Medizinische Soziologie, 228; vgl. auch Illich, I., Die Nemesis in der Medizin.

[26] Dieser Umstand lässt sich etwa auch mit folgender Aussagen bestätigen: „Woher diese Informationen beim Kranken stammen, spielt prinzipiell keine Rolle ... So kann der Patient das einschlägige Wissen ... aus Gesprächen mit Pflegepersonen ... bezogen haben.": Engljähringer, D., Ärztliche Aufklärungspflicht, 221.

[27] Vgl. Engljähringer, D., Ärztliche Aufklärungspflicht, 68.

[28] Vgl. ebd.

Dies lässt sich besonders anhand des wohl bedeutendsten Aufklärungsbereiches zeigen, der sich mit der Information einer Diagnose befasst.

2.3 Diagnoseaufklärung

Der Vorgang zur Erstellung einer Diagnose wird sowohl ethisch, wie auch rechtlich grundsätzlich als Teil des ärztlichen Berufes verstanden.[29] Dies wird mit der „Beurteilung" der Detailinformationen begründet, die sich aufgrund der Untersuchungen in Verbindung mit den Informationen des Patienten ergeben. Zweifelsfrei erfordert diese Handlung ein Fachwissen, das aufgrund einer speziellen Ausbildung erworben wurde.

Diese Auffassung stützt sich dabei auf zwei unterschiedliche Aspekte. Erstens, auf den Diagnosebegriff selbst und zweitens auf den Umstand, dass die Diagnose gewissermaßen den Angelpunkt darstellt, an dem ein „Handeln unter Wahrscheinlichkeiten" in ein „Handeln aufgrund von relativer Gewissheit" umschlägt, was im Einklang mit Wielands Konzept als Handlungsauftrag für den Arzt gewertet wird.[30]

Wenden wir uns zunächst dem Diagnosebegriff zu.

2.3.1 Der Diagnosebegriff

Die Begriffsdefinitionen beziehen sich weitgehend auf die Beschreibung der Ursachen für den Zustand des Patienten, die einem medizinisch erfolgreichen Handeln vorausgehen muss.[31] Wenn zusätzlich noch der prognostische Aspekt sowie der präventive Charakter der wissenschaftlichen Erkenntnis für zukünftige ähnlich Kranke einfließt,[32] scheint der Begriff damit tatsächlich das ärztliche Handeln geradezu typisch zu repräsentieren.

---

[29] Die Aufgabe des Arztes „ist es, in der diagnostischen Phase seiner Arbeit festzustellen, ob und gegebenenfalls in welchem Grade einer dieser Begriffe geeignet ist, den Zustand eines Menschen zu charakterisieren, der seinen Rat und seine Hilfe sucht." Wieland, W., Strukturwandel, 36. Vgl. Ärztegesetz 1998, BGBl. I 169/1998, § 2.

[30] „Ein handlungstheoretisches Konzept für die Medizin lässt sich, wie Wieland es tut, an der Klärung des Begriffs der Diagnose festmachen.": Hartmann, F., Der wissenschaftliche Status, 47.

[31] Der gesellschaftliche Aspekt, der durch den Krankheitsbegriff einfließt, kann hier aus methodischen Gründen weitgehend ausgeblendet bleiben. Vgl. dazu näher: Siegrist, J., Medizinische Soziologie, 200f.

[32] „Diagnosis is the process of inquiry aimed at discovering *the causes* and *mechanisms* of a patient's disease insofar as this information is needed to inform treatment

Es ist jedoch evident, dass alle definitionsbedingten Idealisierungen die tatsächlichen Gegebenheiten verfehlen müssen.[33] Ebenso unzweifelhaft ist es auch, dass sich der Begriff, unabhängig davon, dass der Patient die Mitteilung „seiner Diagnose" als Entlastung erlebt,[34] im medizinischen Alltag keineswegs so handlungsbestimmend darstellt, wie dies theoretisch vorausgesetzt wird.[35]

Immer seltener werden nämlich ärztliche Handlungen mit tatsächlich eindeutigen Diagnosen begründet,[36] die überdies aus den unterschiedlichsten Gründen nahezu immer provisorisch und unvollständig bleiben.[37] Schon diese Aspekte lassen zahlreiche weitere Assoziationen im Hinblick auf den konkreten Gehalt und den pragmatischen Einsatz der Diagnose zu.

Um jedoch anhand dieses Begriffs jenes Konzept entfalten zu können, das sich mit der grundsätzlichen Berechtigung des Patienten zum Erhalt von Informationen auseinandersetzt, ist es sinnvoll, ihn auf seinen ursprünglichen Gehalt im Sinne der „Erkennung und Benennung"[38] einer Krankheit zurückzuführen. Dabei muss zugleich bewusst bleiben, dass in allen nachfolgenden Unterscheidungen zu-

---

and management decisions to achieve the best medical outcome for the patient, and to prevent the disease in others.": Whitbeck, C. Wiesemann bezeichnet dies als „beste" Diagnose, wenn sie zugleich auch anmerkt, dass das prognostische Element fehle: Wiesemann, C., Prognose und Nichtwissen in der Medizin, 34.

[33] Vgl. Wiesemann, C., Prognose und Nichtwissen in der Medizin, 30.

[34] „Der Patient ist mit der Erwartung zum Arzt gekommen, dass dieser seine Krankheit erkennt (eine Diagnose stellt) und diese Erkenntnis dem Patienten in einer Weise übermittelt, die seinen Vorstellungen vom Wesen einer Krankheit entspricht.": Geyer, M., Das ärztliche Gespräch, 67.

[35] „Naturwissenschaftlich ist es ohne weiteres denkbar, dass auf die Krankheitseinheit verzichtet wird und eingegebene Daten der Symptomatik zu output-Daten der Therapie führen.": Hartmann, F., Der wissenschaftliche Status, 54. Andererseits findet das ärztliche Handeln auch nicht immer bloß aufgrund einer Diagnose statt. Die zeigt sich etwa bei Eingriffen, die zunehmend weder einer Heilbehandlung dienen, noch aufgrund einer tatsächlichen Indikation erfolgen, ungeachtet des Umstands, dass viele dieser Eingriffe auch hinterher aus verrechnungstechnischen Gründen durch eine Diagnose „ergänzt" werden. Engeljähringer zählt dazu etwa Amniozentesen oder pränataldiagnostische Untersuchungen: vgl. Engljähringer, D., Ärztliche Aufklärungspflicht, 76.

[36] „Ärztliches Handeln ist weniger ein diagnose-, sondern ein prognosegesteuertes therapeutisches Handeln.": Hartmann, F., Prognose, 257. Nach einer Untersuchung werden über 80% aller Therapievorgänge bei praktischen Ärzten ohne Diagnose durchgeführt, oder zumindest begonnen. Aus medizinisch teilweise durchaus gerechtfertigen Gründen werden beispielsweise Arbeitshypothesen oft zu Diagnosen, wenn sich der Zustand des Patienten durch eine Behandlung verbessert, die sich nur an Symptomen orientierte. Vgl. auch: Wieland, W., Strukturwandel, 100f.

[37] Wiesemann bezeichnet dies als „pragmatische Endlichkeit": Wiesemann, C., Prognose und Nichtwissen in der Medizin, 30f.

[38] Vgl. Pschyrembel, Klinisches Wörterbuch.

gleich auch eine gesellschaftliche Wertung einfließt, die sich durch die automatischen Reflexionen am aktuellen Krankheitsbegriff bestätigt. [39]

Anhand dieses ursprünglichen Diagnosebegriffes lässt sich zwischen „einfachen" und „komplexen" Diagnosen unterscheiden, die wiederum hinsichtlich ihrer Genese und ihrer Individualinterpretation weiter differenziert werden können.

Als „einfach" im Sinne ihrer Genese lässt sich dabei eine Diagnose dann bezeichnen, wenn sie sich aus einem Untersuchungsergebnis ergibt, ohne dass weitere Interpretationen erforderlich sind. „Komplex" sind Diagnosen ihrer Genese nach, wenn sie sich erst in der wissenschaftlichen Auslegung und Gewichtung von zahlreichen Parametern erschließen lassen. [40]

Die Unterscheidung der Diagnose hinsichtlich ihrer Individualinterpretation beruht auf der in Whitbecks Definition anklingenden Auffassung, [41] wonach sich ihr Sinn vorwiegend aus der ableitbaren Handlung ergibt, und weist damit Bezüge zu Wielands Konzept auf, [42] in dem die Diagnose als konkreter Handlungsbegriff gesehen wird und nicht die Erkenntnis von naturwissenschaftlichen Fakten im Mittelpunkt steht, sondern erst die Klärung der Frage, was diese Diagnose in der konkreten Situation für den konkreten Patienten bedeutet. [43] Diese Klärung lässt sich als „Individualinterpretation" bezeichnen.

Hinsichtlich der Individualinterpretation lässt sich dementsprechend dann von einer „einfachen" Diagnose sprechen, wenn die Situation für den Patienten so klar ist, dass jede Diagnose letztlich nur die Bestätigung eines an sich schon ausreichend erkannten Zustandes darstellt, und sich damit gewissermaßen ohne weitere Interpretation in die aktuelle Lebenswirklichkeit einfügt.

„Komplex" im Sinne der Individualinterpretation erweist sich eine Diagnose dann, wenn die Einordnung eines „naturwissenschaftlich abgesicherten Sachverhaltes" in die Lebenswirklichkeit für den Patienten nur durch einen umfassenden Interpretationsvorgang erfolgen kann. [44]

---

[39] Diesen sieht Wieland als „Formelkompromiss", an dem sich die Medizin beteiligt: vgl. Wieland, W., Strukturwandel, 35.

[40] Vgl. Hartmann, F., Der wissenschaftliche Status, 54.

[41] Vgl. Wiesemann, C., Prognose und Nichtwissen in der Medizin, 34.

[42] Vgl. Wieland, Strukturwandel, 115.

[43] Allerdings muss zugleich eingeschränkt werden, dass damit bloß auf Wielands Grundüberlegung Bezug genommen wird. Die Kritik an seiner Schlussfolgerung, dass sich daraus ein Handlungsanspruch ableiten lasse, folgt später.

[44] Dabei ist das prognostische Element, das die je eigene Zukunft betrifft und daher wesentliche Wertungen beinhaltet, von besonderer Bedeutung. Vgl. Wieland, W., Prognose, 43f.

Die Komplexität der Diagnose aufgrund ihrer Genese und ihrer Einordnung in den wissenschaftlichen Kanon, einschließlich der Unterscheidung zu ähnlichen Zustandbildern, erfordert – wie bereits bestätigt – medizinisches Wissen und ärztliche Erfahrung.[45]

Die Komplexität der Diagnose, die sich jedoch aus ihrer individuellen Bedeutung ergibt, erfordert eine zusätzliche wertorientierte Interpretation des naturwissenschaftlichen Gehalts.

Die erstgenannte Komplexität kann im wissenschaftlichen Binnenbereich des Mediziners stattfinden. Sie lässt, da es ja keine tatsächlich „wertneutrale" Erkenntnis gibt, nur dessen eigene Wertorientierung einfließen und kann monologisch und theoretisch bleiben.

Die individuelle Komplexizität hingegen kann grundsätzlich nicht ohne Mitwirkung des Patienten ausgelotet werden.

Zwar kann der Arzt auch in dieser Hinsicht einigermaßen einschätzen, wie das Endprodukt dieser komplexen Diagnose aussehen könnte – insbesondere dann, wenn sich dies bereits innerhalb eines mehrdimensionalen Aufklärungsprozesses mit Wertanamnese ereignet. Jedoch bleibt dies, wenn auch erfahrungsgestützt, letztlich immer nur seine persönliche Annahme, und muss damit keineswegs als gesichert gelten.

Dies lässt sich anhand eines Beispiels veranschaulichen.

Die naturwissenschaftliche Diagnose einer Pneumonie kann aus einigen Parametern erstellt werden. Mitunter genügt dazu auch eine „einfache" Diagnose im Sinne eines einzelnen Befundes, beispielsweise in Form einer radiologischen Lungenuntersuchung. Die Diagnose wird sich relativ „einfach" erstellen lassen und eine typische therapeutische Schlussfolgerung nach sich ziehen. Dennoch lässt sich daraus noch keineswegs auch schon ein zwingender Handlungsappell ableiten. Dieser ergibt sich erst, wenn die naturwissenschaftliche Diagnose zu einer individuellen Krankheitsdiagnose vervollständigt wird.

So kann etwa ein Patient, der an einer lebensbegrenzenden Erkrankung im fortgeschrittenen Stadium leidet, die Pneumonie als lebensbedrohlich einschätzen, weil sie seine ohnehin geringen Kräfte noch weiter verbraucht. Oder er sieht sie möglicherweise sogar als willkommene Chance an, die dazu beiträgt, seinen Leidensweg zu verkürzen.

---

[45] „Alles, was wir Diagnose nennen, ist zwar formal gesehen die Subsumption eines gegebenen Falles unter das Allgemeine einer Krankheit, aber eben im ,Auseinanderkennen', das der wirkliche Sinn der Diagnose ist, liegt die eigentliche Kunst. Gewiss gehört dazu allgemeines und spezielles ärztliches Wissen. Aber dies reicht dafür nicht aus. Fehldiagnose, falsche Subsumption, geht offenkundig im allgemeinen nicht zu Lasten der Wissenschaft, sondern zu Lasten der ,Kunst' und zuletzt der Urteilskraft des Arztes.": Gadamer, H.-G., Über die Verborgenheit der Gesundheit, 34f.

Die *Interpretation* der naturwissenschaftlichen Diagnose im Hinblick auf den individuellen Zustand stellt damit jenen Vorgang dar, dessen Endpunkt durch das Vorhandensein einer individuellen Krankheitsdiagnose definiert ist.[46] Weil dabei das Krankheitserleben des Patienten von wesentlicher Bedeutung bleibt, wird überdies zugleich auch der bereits mehrfach zitierten „Entwendung der Krankheit" entgegengewirkt.

Der Sinn dieser auf den ersten Blick für den Alltag vielleicht als unerheblich eingeschätzten Ausdifferenzierung wird einsichtig, wenn man auf andere Situationen Bezug nimmt.

Erfährt nämlich der Patient beispielsweise die ihn betreffenden Sachinformationen – also etwa die naturwissenschaftliche, theoretische Diagnose – durch andere Personen und führt die Individualinterpretation gewissermaßen „autodidakt" durch, kann er sich seiner individuellen Krankheitsdiagnose bewusst werden, ohne dass ein Arzt konkret an diesem zweiten Schritt mitwirken musste. Dementsprechend aber können die wesentlichen Erkenntnisschritte auf dem Weg zur handlungsleitenden Diagnosestellung kaum als „medizinische Behandlung" verstanden werden.[47]

Die Erkenntnis, wonach es daher eines Doppelschrittes bedarf, um aus dem naturwissenschaftlichen Sachverhalt eine individuelle Krankheitsdiagnose zu erstellen, ist wesentlich, und sollte nicht übersehen werden.[48] Anderenfalls nämlich würde dies dazu führen, dass die Diagnose ein rein „naturwissenschaftlicher Akt" bleibt, der damit grundsätzlich der ärztlichen Verfügungsgewalt unterliegt

2.3.2 Diagnose und Handlungsauftrag

Die Erkenntnis der individuellen Krankheitsdiagnose als Endprodukt dieses Reflexionsprozesses beinhaltet zwar vielleicht mögliche therapeutische Handlungs*optionen* in groben Zügen, sie stellt jedoch nicht

---

[46] „Die Psychosomatik hat immer wieder betont, wie wichtig die Berücksichtigung des individuellen Erlebens von Krankheit für die richtige Einschätzung der Diagnose ist.": Wiesemann, C., Prognose und Nichtwissen in der Medizin, 34, mit Verweis auf Wesiack, W., Die Bewältigung der Unsicherheit in der Medizin: ein semiotisches Problem, Zeitschrift für Semiotik 6/1984, 15–22.

[47] Siehe auch die zahlreichen Erklärungs- und Beratungsvorgänge in Apotheken und nicht-ärztlichen Beratungsstellen, die aus unterschiedlichsten Motiven durchgeführt werden.

[48] Diese Erkenntnis relativiert auch die Befürchtung, wonach Mitteilungen durch andere Personen als die des Arztes leichter „vergessen" werden könnten. Denn es bedarf weniger der Bestätigung des Arztes, sondern mehr dieser individuellen Reflexion, um sie in der Erinnerung zu verankern! Vgl. Helmich, P., Psychosoziale Kompetenz, 228.

auch zugleich schon einen vom Patienten ausgehenden therapeutischen Handlungs*appell* an den Arzt dar.[49]

Denn der Patient könnte sich ja beispielsweise schon mit dem Wissen um seinen Zustand und den daraus ableitbaren Möglichkeiten des Vorgehens begnügen. Denkt man an die Erstellung eines Gutachtens durch einen Vertrauensarzt oder die Vornahme von unterschiedlichen Tests im Rahmen von Gesundheitsuntersuchungen,[50] ist es ebenso evident, dass nicht jede Diagnose nach einer ärztlichen Handlung verlangt, sondern gegebenenfalls isoliert für sich bestehen kann.

Natürlich kann der Arzt von sich aus eine Handlungsnotwendigkeit feststellen und sich auch bemühen, diese begreiflich zu machen. Aber der therapeutische *Handlungsappell*, der letztlich im Auftrag zum konkreten Informationsgespräch bezüglich der vorhandenen Handlungsmöglichkeiten mündet, beruht nicht auf dem naturwissenschaftlichen Sachverhalt, nicht auf der individuellen Krankheitsdiagnose, sondern nur auf einer Entscheidung des Patienten.

Nur mit dieser Entscheidung wird das diagnostische Verfahren in eine Therapieaufklärung übergeführt.

Damit lässt sich folgendes zusammenfassen: Die Diagnose geht als naturwissenschaftliches Statement von einem unverzichtbaren Expertenwissen aus, und wird über eine Wertinterpretation zur individuellen Krankheitsdiagnose, aus der sich konkrete Handlungsoptionen folgern lassen. Der Appell des Patienten initiiert eine ärztliche Handlung, die mit einer Therapieaufklärung ihren Anfang nimmt. Daher kann Wielands Sichtweise, wonach die Erkenntnis eine Dienstfunktion habe, die ein Handeln sowohl ermögliche als auch *legitimiere*,[51] nur insofern zugestimmt werden, als sich dieses Handeln auf das Aussprechen eines naturwissenschaftlich abgesicherten Sachverhaltes, auf die Ermutigung des Patienten zur Reflexion, und gegebenenfalls auch auf die Unterstützung dabei bezieht. Keinesfalls aber lässt sich die Dienstfunktion der Diagnose bereits im Sinne einer Behandlungslegitimation verstehen, da sich diese nur aus der freien Entscheidung des Patienten gewinnen lässt.

.3.3 Folgen des ausdifferenzierten Diagnosebegriffs

Aus dieser Ausdifferenzierung des Diagnosebegriffs lassen sich folgende Schlüsse ziehen.

---

[49] Vgl. etwa die Einschätzung, wonach die Diagnose „Erkenntnis und Handlungsanweisung zugleich" sei: Anschütz, F., Ärztliches Handeln, 113. Der einzige Handlungsappell der sich aus dem diagnostischen Prozess für den Arzt ableiten lässt, besteht in der verpflichtenden Mitteilung seines Wissens an den Patienten!

[50] Vgl. Hartmann, F., Der wissenschaftliche Status, 54.

[51] Vgl. Wieland, W., Diagnose, 42.

Zur Erstellung einer naturwissenschaftlichen Diagnose im Sinne einer Zusammenschau der Fakten sind medizinisches Wissen und ärztliche Erfahrung unverzichtbar. Ebenso ist es einsichtig, dass diese Fähigkeiten umso mehr gefordert sind, je mehr die Komplexität der Genese der Diagnose zunimmt. Nach Gadamer lässt sich anhand dieser Notwendigkeit die ärztliche Kunst zeigen.[52]

Die Mitteilung dieser Informationen ermöglicht es dem Patienten, zu seiner individuellen Krankheitsdiagnose zu finden. Da dies einen Beitrag zur Lebenswirklichkeit darstellt, der es dem Patienten erlaubt, Entscheidungen überlegt zu treffen, lässt sich die Mitteilung auch als Förderung der Autonomiekompetenz auffassen. Daraus ergibt sich beispielsweise die Verpflichtung, dieses Wissen auch verständlich zu vermitteln.

Da zwischen der naturwissenschaftlichen Diagnose und einer ärztlichen Behandlung damit der Patient zumindest in den drei Punkten, nämlich Individualinterpretation, Handlungsappell und informierte Einwilligung, der eigentlich Handelnde ist, kann kaum von einer generellen, direkten und unmittelbaren Verbindung zwischen Diagnose und Therapie gesprochen werden. Die Sicht eines „immer schon verschränkten" diagnostisch-therapeutischen Zirkels[53] lässt sich damit letztlich nicht aufrechterhalten. Dies steht überdies im Einklang mit Wielands Überlegungen. Auch er sieht durchaus die Möglichkeit, dass die Einheit „Diagnose und Therapie" aufgebrochen wird, und die Diagnose, vielleicht als prominente, aber doch bloß als *eine der möglichen* Informationen dienen könne.[54] Anhand dieser Auffassungen lässt sich jedoch auch ableiten, dass die Erstellung der „Diagnose" nicht einfach als ärztliche Handlung bezeichnet werden kann.[55]

Da somit die Diagnose einerseits nicht grundsätzlich automatisch in eine Therapie übergeführt wird, und anderseits die individuelle Diagnose – über den naturwissenschaftlichen Sachverhalt hinausreichend – nicht ausschließlich auf dem ärztlichen Fachwissens beruht, lässt sich der Weg zur Diagnose, so wesentlich auch das medizinische Fachwissen und ärztliche Agieren dabei ist, nicht mit dem Begriff „medizinische Behandlung" erfassen. Eine „Behandlung" im Sinne einer therapeutischen Hilfe erfolgt höchstens, wenn darunter jene interpretatorische Hilfe verstanden wird, die zur Förderung der individuellen Diagnose und dadurch zur Lebenswirklichkeit des Patienten beiträgt. Jeder diesbezügliche Beitrag erhöht die Autonomiekompetenz des Patienten. Er ist jedoch damit nicht notwendigerweise an einen Berufsstand gebunden.

---

[52] Vgl. Gadamer, H.-G., Verborgenheit, 34.
[53] Vgl. Leher, S., Ethik im Krankenhaus, 32f.
[54] Wieland spricht von einer „Kerninformation": Wieland, W., Diagnose, 36.
[55] Vgl. Hartmann, F., Der wissenschaftliche Status, 47.

Diese Ansicht widerspricht damit keineswegs dem Umstand, dass sich der Appell zum therapeutischen Handeln, wie bereits im Rahmen der Autonomie gezeigt, innerhalb des Spannungsbogens zwischen Indikation und Handlungsziel ergibt. Jedoch stellt die naturwissenschaftliche Diagnose, anders als bisher, nicht bereits die Indikation dar. Diese ergibt sich erst dadurch, dass der Patient diese naturwissenschaftliche Erkenntnis in der beschriebenen reflexiven Weise und mit oder ohne Hilfe zu seiner Individualdiagnose vervollständigt, und der Arzt daraus die für ein individuelles Vorgehen entscheidenden Handlungsoptionen ableiten kann.

.3.4 Aspekte des Notfalls

Natürlich lässt sich dieses Vorgehen, wie schon erwähnt, bei Notfallsszenarien nicht ausreichend verwirklichen. Dies widerspricht jedoch dieser neuen Auffassung keineswegs. Denn eine der Grundintentionen des Vorgehens in Notfällen besteht ja gerade darin, durch die Sicherung der vitalen Funktionen einen Beitrag zur Wiederherstellung der Selbstbestimmung des Patienten zu leisten.[56] Ist sie in der Situation nicht gegeben, ist auch eine Wertreflexion von naturwissenschaftlichen Informationen geradezu unmöglich. Die naturwissenschaftliche Diagnose, oder, wie häufig im Notfall, das reflexive Handeln auf lebensbedrohliche Zustände unklarer Genese, muss dann gewissermaßen als „Arbeitshypothese" dienen.

Das Defizit der fehlenden Individualdiagnose wird somit erst dann zu thematisieren sein, wenn der Patient seine Autonomiekompetenz einigermaßen wiedererlangt hat. Erst ab diesem Zeitpunkt wird sich das weitere Vorgehen wieder an dieser Selbstbestimmung orientieren müssen. Ein Problem kann damit letztlich erst dann entstehen, wenn der Patient zwar wieder zu einer Individualreflexion imstande ist und den vorhergegangenen, und möglicherweise noch bestehenden, medizinischen Sachverhalt gewissermaßen „rückwirkend" durch seine Reflexion ergänzt, zugleich jedoch das weitere medizinische Handeln darauf keinen Bezug nimmt und nach wie vor von der aufgrund der vorhergehenden Unfähigkeit des Patienten defizitär gebliebenen naturwissenschaftlichen Diagnose ausgeht. Die Gefahr eines unreflektierten Automatismus liegt immer nahe. Insbesondere, wenn aufgrund eines aktuellen Handelns, das sich durch die relative Wiedererlangung der Autonomie des Patienten als erfolgreich erwiesen hat, weitere Bewertungen kaum mehr in Betracht gezogen werden!

---

[56] Der Notfall unterscheidet sich allerdings von Husaks Auffassung dadurch, dass es hier um Patienten geht, die zur Selbstbestimmung evident unfähig sind, während Husaks Theorie auch von einer Fremdbestimmung bei durchaus kompetenten Personen ausgeht: vgl. Kapitel „Autonomie".

Die Auffassung lässt sich auch im Zusammenhang mit der Anwendung einer Patientenverfügung bestätigen. Denn je deutlicher die Wertorientierung des Patienten darin aufscheint, desto leichter lässt sich nicht nur seine mögliche Haltung zu *therapeutischen Handlungen* interpretieren, sondern auch bereits die naturwissenschaftlich erhobene Erkenntnis mit der vorliegenden Wertorientierung in Bezug setzen. Dies ermöglicht erst die wichtige, bislang oft vernachlässigte Einschätzung, wie der Patient seinen *Zustand*, noch unabhängig von möglichen Handlungsoptionen, bewertet hätte.

Dem Vorwurf, dass dies in Endeffekt auch eine Fremdinterpretation darstelle, lässt sich in dreifacher Weise begegnen.

Erstens stellt jeder Ansatzpunkt, der sich darum bemüht, den Willen eines kommunikationsunfähigen Patienten in die therapeutischen Entscheidungen einzubeziehen, eine Verbesserung der gegenwärtigen Zustände dar.

Zweitens wird aus dem Umstand, dass nicht nur die Frage, welche *Handlungen* der Patient in der diagnostizierten Situation gewünscht hätte, sondern auch, wie er die *Situation* persönlich eingeschätzt hätte, dazu führen, dass etwas mehr auf ein statistisch verstandenes, mutmaßliches Empfinden verzichtet werden kann.

Drittens schließlich wird vor allem das Bemühen, seine therapeutischen Präferenzen auf der Basis seiner individuellen Situationseinschätzung auszuloten, in der Zusammenschau ein deutlicheres authentischeres Bild des individuell besten Handelns ermöglichen.

2.3.5 Konsequenzen aus der veränderten Diagnosemitteilung

Wenn also die Mitteilung eines wissenschaftlichen Sachverhalts zumeist noch nicht als Begründung für eine Behandlung herangezogen werden kann, sondern die Vorbedingung für die Willensbildung des Patienten darstellt, und jede Information erst aufgrund der individuellen Bewertung des Patienten zu einem autonomen Handlungsappell werden kann, lassen sich grundlegende Veränderungen hinsichtlich der Diagnosemitteilung ableiten.

Denn wenn die Mitteilung einer Diagnose keine Behandlung darstellt, lässt sich daraus auch weder ein mit der Therapiehoheit des Arztes begründetes Informationsmonopol ableiten, noch ein auf Basis dieser Einschätzung begründetes Informationsverbot durch Dritte!

Dies ist mit jener Auffassung kongruent, wonach die Aufklärungspflicht „weder Formalakt noch Selbstzweck"[57] sei und bloß das Ziel hätte, eine eigenverantwortliche Behandlungsentscheidung vorzu-

---

[57] Vgl. Kern, B., Laufs, A., Die ärztliche Aufklärungspflicht, 112; vgl auch Engljähringer, D., Ärztliche Aufklärungspflicht vor medizinischen Eingriffen, 221f.

bereiten. Der Grundsatz wird auch durch die Auffassung bestätigt, wonach mit dem Wissen des Patienten die Pflicht des Arztes zur Vermittlung entfällt,[58] wobei prinzipiell unerheblich ist, woher dabei die entsprechenden Informationen stammen.[59] Ungeachtet des Wegfalls dieser Informationsverpflichtung bleibt jedoch die ärztliche Fürsorgepflicht bestehen. Sie äußert sich darin, dass sich der Arzt vor der Zustimmung des Patienten zu einem Eingriff von dessen Wissen überzeugen, und mögliche darin verborgene Irrtümer aufklären muss.

Wenn damit die wissenschaftliche diagnostische Erkenntnis gewissermaßen nur den Ausgangspunkt für den wesentlicheren wertorientierten Erkenntnisprozess des Patienten darstellt, der ihn zur Einschätzung seines Zustandes befähigen soll – wenn also damit die Zunahme der Autonomiekompetenz das eigentliche Ziel der Informationsvermittlung darstellt, muss dem Patienten auch die Möglichkeit eingeräumt werden, in diesen Erkenntnisschritt gestaltend einzugreifen.

Dies bedeutet, dass er nicht nur vorab über das Informationsvolumen entscheiden können sollte oder darauf dringen dürfte, dass seine Vorstellungen hinsichtlich der Vorgehensweise bei der Informationsvermittlung gleichberechtigt berücksichtigt werden. Vielmehr sollte es auch seinem Ermessen unterstellt werden, jene Person um eine Information zu ersuchen, die ihm aufgrund seiner individuellen Präferenzen besonders geeignet erscheint, diese Sachinformation in angemessener Weise mitzuteilen.

.3.6 Begründungen aufgrund der Krankenrolle des Patienten

Diese auf den ersten Blick umfassende Veränderung des Informationsprozesses lässt sich dabei auch in mehrfacher Hinsicht auf eine Verpflichtung des Patienten zurückführen, die sich aus der Krankenrolle nach Parsons ableiten lässt.

Wenn nämlich der Patient verpflichtet ist, seinen Zustand zu verbessern,[60] sind damit auch Maßnahmen, die der Förderung seiner Autonomiekompetenz dienen, legitimiert. Ebenso lässt sich mit dieser Verpflichtung begründen, dass der Kranke, nach Einschätzung der Umstände oder der unterschiedlichen Beziehungsqualitäten, die Mitteilung durch eine konkrete Person bevorzugt, die seine Informationsverarbeitung am besten unterstützen kann. Beide Aspekte werden zweifellos von Belang sein, wenn der Patient, beispielsweise in Erwar-

---

[58] Vgl. Engljähringer, D., Ärztliche Aufklärungspflicht vor medizinischen Eingriffen, 221.

[59] Vgl. Kern, B., Laufs, A., Die ärztliche Aufklärungspflicht, 112ff.

[60] Vgl. Siegrist, J., Medizinische Soziologie, 215.

tung einer Befund-Information, vor der Wahl steht, diese entweder jetzt durch eine Krankenschwester, oder strukturell bedingt, erst am nächsten Tag durch seinen Arzt zu erfahren.

Schließlich wird auch aus der Krankenrolle die Verpflichtung abgeleitet, der Patient habe sich zur Besserung seines Zustandes einem „Experten" anzuvertrauen. Geht jedoch der Begriffsinhalt der Diagnose über den naturwissenschaftlichen Sachverhalt hinaus und bezieht sich besonders auf die Wertungsvorstellungen des Patienten, kann auch der Begriff des „Experten" äußerst unterschiedlich aufgefasst werden. Je nach individueller Präferenz wird der Wunsch nach naturwissenschaftlichem Expertenwissen, nach einem fachmännischen Angebot von psychologischen Bewältigungsstrategien oder nach einem in der mitmenschlichen Begleitung erfahrenen Experten im Vordergrund stehen.[61]

Es ist völlig realistisch, dass nicht immer alle Aspekte in entsprechender Qualität in einer Person vereinigt sein können. Wenn der Patient dies erkennt, muss es ihm jedoch möglich sein, jenen Experten beizuziehen, dessen Kompetenz er am ehesten zu benötigen glaubt, da dies ja in der Folge auch zu einem gerade von dieser individuellen Einschätzung abhängigen Aufbau eines Vertrauensverhältnisses beiträgt.[62] Wenn, wie Hartmann zudem meint, einer der positiven Aspekte, der sich aus dem „informed consent" ableiten lasse, darin besteht, dass der Kranke gewissermaßen dazu angehalten sei, sich selbst zu informieren und sich nicht nur passiv informieren zu lassen,[63] ließe sich nach der Begründung fragen, weshalb er dies nur bei einer konkreten Person tun dürfe.

Einige soziologische Theorieansätze[64] zeigen zudem übereinstimmend auf, dass der Prozess von der Symptomenwahrnehmung bis zur Entscheidung, professionelle Hilfe anzunehmen, zunächst wesentlich im „Laiensystem" verhaftet bleibt,[65] das vor allem in sozioökonomisch schlechter gestellten Schichten besondere individuelle Unterstützung leistet.[66] Aufgrund der im Laiensystem erfolgenden Überlegungen, Beratungen und Empfehlungen wird schließlich die professionelle Hilfe in Anspruch genommen. Es erhebt sich also die Frage, mit

---

[61] Zu den Kriterien, nach denen die Patienten einen Therapeuten auswählen, zählen Sachkompetenz, Vertrauenswürdigkeit, Menschlichkeit, Ansehen, aber auch Sympathie. Je nach Zustandsbild oder Empfinden des Patienten werden unterschiedliche Gewichtungen vorgenommen.

[62] Vgl. Holzem, Ch., Patientenautonomie, 297f.

[63] Vgl. Hartmann, F., Patient, Arzt und Medizin, 24; vgl. dazu Kapitel „Aufklärung".

[64] So zum Beispiel die Studien von Becker, H.S. et al., Models of Health-Related Behaviour, und von Mechanic, D., The Experience and Expression of Distress: The Study of Illness Behaviour and Medical Utilization; beide zit. in Siegrist, J., Medizinische Soziologie, 203.

[65] Vgl. Siegrist, J., Medizinische Soziologie, 204ff.

[66] Vgl. Freidson, E., Der Ärztestand, zit. in: Siegrist, J., Medizinische Soziologie, 205.

welcher Begründung einem Patienten nach seiner autonomen Entscheidung, die professionelle Hilfe in Anspruch zu nehmen, der Rückgriff auf das ihm unter Umständen näher stehende Laiensystem zu verwehren wäre.[67] Zu diesem Laiensystem ließen sich, zumindest nach Einschätzung der dezidierten Gegner jeder nichtärztlichen Informationsvermittlung, jedoch dann auch zweifellos die Mitglieder der Gesundheitsberufe rechnen.

3. Konversion der Aufklärungshoheit

Damit lässt sich die begründete Forderung erheben, dem Patienten sowohl aufgrund seiner bereits zunehmenden, als auch seiner weiter zu fördernden Autonomie die „Aufklärungshoheit" zu übertragen.

3.1 Die Aufklärungshoheit

Mit der „Aufklärungshoheit" lässt sich die bisher eindeutig ärztliche Kompetenz beschreiben, die ihn zur Entscheidung über das Entstehen eines Gespräches, zur Steuerung von Anfangs- und Endpunkt eines Gespräches und zusätzlich zur Übertragung seiner kommunikativen Verpflichtung an einen anderen Kollegen berechtigt. Erst die Bereitschaft des Arztes schafft die Möglichkeit zum Gespräch, seine Entscheidung bestimmt zumeist den Zeitpunkt der Durchführung und er bestimmt letztlich, ob er sich entweder selbst als Gesprächspartner zur Verfügung stellt oder die „Aufklärung" an einen Kollegen delegiert.

3.2 Die Konversion

Die „Konversion",[68] also der Wechsel in der Aufklärungshoheit vom Arzt zum Patienten stellt damit anhand der eben beschriebenen Berechtigungen eine bedeutende Möglichkeit dar, durch welche die Position des Kranken gestärkt werden könnte.[69] Neben jenen Maß-

---

[67] Dies erinnert an den teilweisen Autonomieverlust des Patienten, der dadurch entsteht, dass er autonom zu einer Krankenhausaufnahme zugestimmt hat.

[68] „Konversion: lat. conversio: Wendung, Veränderung, Umkehrung, Umwandlung": Pschyrembel, Klinisches Wörterbuch, 856; vgl. auch „Konversion: Umwandlung, Umkehrung": Duden, 389.

[69] Vgl. MacIntyre, A., Patients as Agents, 210; vgl. auch Arndt, M., Ethik denken, 54f.; vgl. Menz, F., Der geheime Dialog, 150ff.; vgl. Rager, G., Medizin als Wissenschaft, 49.

nahmen, die eine „naturwissenschaftliche Entwendung der Krankheit" rückgängig zu machen versuchen,[70] kann sie damit eine weitere und grundsätzliche Weichenstellung in Richtung Selbstbestimmung des Patienten erreichen,[71] die dem Recht auf Einflussnahme bei Entscheidungen[72] auch eine konkrete und praktikable Möglichkeit eröffnet.

Selbstverständlich unterliegt die Wahrnehmung der damit verbundenen Entscheidungskompetenz diversen, oft unsteuerbaren Einflüssen. Dazu werden strukturelle Probleme wie der Zeitmangel oder eine nur eingeschränkte Verfügbarkeit der gewünschten Auskunftsperson, zählen, sofern beide Begründungen auch tatsächlich zutreffen und nicht bloß vorgeschoben werden. Dennoch unterstreicht doch insbesondere die Möglichkeit, auf die Auswahl des Gesprächspartners Einfluss zu nehmen, die zentrale Bedeutung von autonomen Entscheidungen *aller* im medizinischen Kontext. Denn die Autonomie manifestiert sich einerseits in der Aufklärungshoheit und damit in der bewussten Auswahl des Gesprächspartners. Andererseits zeigt sie sich ebenso in der autonomen Entscheidung des gewählten Partners, sich diesem Wunsch zu öffnen oder zu verweigern.[73]

Dem Wunsch des Patienten, einen speziellen Gesprächspartner auszuwählen, sollte dabei mindestens ebenso viel Gewicht beigemessen werden, wie dies beispielsweise einem zu einer konkreten Therapie „entschlossenen" Patienten zugestanden wird.[74]

3.3 Auswirkungen

Jede Veränderung bedarf hinsichtlich ihrer sicheren, wahrscheinlichen und möglichen Folgen einer sorgfältigen Erwägung, die auch dazu dienen kann, einige Bedenken schon von Beginn an auszuräumen. Um diese Auswirkungen ausführlich behandeln zu können, sollen zunächst die gegenwärtigen gesetzlichen Vorschriften, die zweifellos als erstes Gegenargument angeführt würden, bewusst außer Acht gelassen werden. Sie folgen zumeist der Auffassung, wonach „Aufklärung ein Teil der Therapie" bzw. ein „Teil einer Vertragspflicht" sei, und verbieten daher allen nichtärztlichen Personen die Diagnosemitteilung.

---

[70] Vgl. Widder, J., Das vergessene Leben, 13.

[71] Es hat sich zusehends als Fehlschluss erwiesen, dass es bloß einer qualitativen Verbesserung der bestehenden Konzepte bedarf, um die Selbstbestimmung zu fördern.

[72] Dieses Recht wird als Folge der Konsequenzethik John Stuart Mills beschrieben: vgl. Holzem, Ch., Patientenautonomie, 27.

[73] Vgl. Abschnitt „Wunscherfüllung".

[74] Vgl. Engljähringer, D., Ärztliche Aufklärungspflicht, 223.

3.1 Vorteile für den Patienten

Förderung der Autonomiekompetenz

Jede Form einer Informationsvorenthaltung hätte, selbst wenn dies niemals beabsichtigt wäre, den Charakter einer latenten Entmündigung.[75] Indem der Patient von sich aus die Möglichkeit hat, aufgrund der Konversion in seinen persönlichen Informationsprozess steuernd einzugreifen, wird in erster Linie die Gefahr geringer, dass ihm wesentliche Informationen vorenthalten werden können.[76] Dies kann längerfristig auch zur Folge haben, dass die allgemeine Informationsbereitschaft zunimmt. Die langsame Akzentverschiebung vom „braven" passiven Patienten zum „mündigen" aktiv mitarbeitenden Partner[77] im Heilungsprozess, die ungeachtet zahlreicher Appelle noch immer nicht in ausreichender Weise stattgefunden hat, kann damit eine zusätzliche Dynamik erfahren.

Verringerung institutioneller Regelungen

Neben der Förderung der Autonomiekompetenz trägt eine Konversion der Aufklärungshoheit auch entscheidend dazu bei, dass die von Wieland beklagte ständige Versuchung von Institutionen, menschliche Lebenssituationen ihrer Deutungskompetenz und Regelung zu unterwerfen, gemildert wird.[78] Eine aus einer Notlage heraus entstehende Kommunikation in der Form zu reglementieren, dass sie von der Bereitschaft *einer* Person, der des Arztes, abhängt, ist in diesem Sinn an sich schon problematisch. Die Begründung, die auf die dadurch bestehenden Vorteile wie Sachkompetenz und Erfahrung abzuzielen versucht, diese aber, aus strukturellen Gründen selbstverständlich nicht ständig in dieser Qualität garantieren kann, lässt auch die moralische Berechtigung für diese letztlich selbst verliehene Kompetenz anzweifeln. In einer Grenzerfahrung, wie sich ja nahezu jede Krankheitssituation – insbesondere nach Aufnahme in eine Institution – bezeichnen lässt, muss dem Menschen das Recht zugestanden werden, eine Kommunikation nach seinen Vorstellungen, und nicht nach

---

[75] Vgl. Menz, F., Der geheime Dialog, 169.

[76] Vgl. dazu den Abschnitt „Das therapeutische Privileg"! Dies betrifft auch die Ermessensentscheidungen des Arztes aufgrund kultureller Gegebenheiten: vgl. dazu Huseboe, S., Palliativmedizin, 92; vgl. die Studienergebnisse bzgl. des Informationsstands der Patienten: Grossmann, W. et al., Ethik im Krankenhausalltag, 253.

[77] Vgl. Seidl, E., Walter, I., Angst oder Information im Krankenhaus 68; vgl. Menz, F., Der geheime Dialog, 171.

[78] „Doch sind es gerade die durch Schmerz, Leiden, Tod und die auf den Tod hinführende Krankheit bestimmten Situationen, deren Natürlichkeit sich gegenüber allen Versuchen, sie institutionell einzubinden, am Ende immer wieder als stärker erweist.": Wieland, W., Strukturwandel, 53.

strukturellen Regeln und Vorschriften führen zu können. Diese Vorstellungen werden sich nach der individuellen Einschätzung richten und dazu führen, dass das Gespräch mit jenen Personen angestrebt wird, die in der Not – vielleicht auch nur vermeintlich – als Hilfe empfunden werden. In dieser Grenzerfahrung werden die Themen vom Patienten nach der aktuellen Interessenslage und allenfalls auch nach dem möglicherweise eingeschränkten Wissen der Hilfsperson ausgewählt werden. Mit der Einsicht, dass der Patient kraft seiner Selbstbestimmung von dieser Verfügungsmöglichkeit Gebrauch machen kann, wird seine autonome Position im therapeutischen Umfeld eklatant gestärkt.

Denn die allseits bestätigte Schwäche des Patienten in der Institution Krankenhaus wird sich nicht durch eine lediglich qualitative Verbesserung der bestehenden Strukturen, durch eine aufmerksamere Kommunikation[79] oder eine sensiblere Informationsmitteilung und eine sorgfältigere Berücksichtigung der Selbstbestimmung innerhalb der bislang vorgegebenen Grenzen bekämpfen lassen. Es wird letztlich solcher einschneidenden Veränderungen bedürfen, die es dem Patienten tatsächlich gestatten, seinen Bedürfnissen nach Unabhängigkeit und Selbstkontrolle zu entsprechen, damit die Abhängigkeitsproblematik entschärft wird[80] und dadurch die Position des Patienten tatsächlich und dauerhaft verbessert werden kann.

Damit kann den bedeutendsten „Schönheitsfehlern" einer faszinierend erfolgreichen Medizin, nämlich den strukturellen Einschränkungen und den Kommunikationsdefiziten entgegengetreten werden, die der einzelne Mensch viel konkreter negativ erfährt, als die Hilfsmächtigkeit.

Zugleich kann jedoch auch der Verdacht, dass es sich letztlich um eine diskrete Form von Autarkie handeln könnte, widersprochen werden. Denn der Patient versucht ja keineswegs, sein Informationsbedürfnis außerhalb aller sozialen Strukturen zu verwirklichen, oder sich und der Umgebung zu beweisen, dass er einer Information selbstgenügsam nicht bedarf. Er bestätigt vielmehr die Eingebundenheit in ein aktuelles Sozialsystem, indem er dessen Möglichkeiten bewusst in Anspruch nehmen kann. Er lehnt es nur, kraft Konversion, zu Recht ab, dass sich dieses System im Fall der Aufklärung selbst bloß auf eine „zugeteilte" Person einschränkt, sowie, dass er passiv auf ein Gesprächsangebot warten muss, das, völlig losgelöst von seinen eigenen Vorstellungen, und zumeist weniger aufgrund

---

[79] „Denn eine Veränderung des sprachlichen Verhaltens allein würde die Lage der Patient/inn/en nicht verbessern, sondern nur den *Status quo* verstärken. Eine Veränderung der sprachlichen Strategien muss immer auch eine Veränderung der latenten Ziele beinhalten, sonst bleibt erstere letztlich erfolglos.": Menz, F., Der geheime Dialog, 174.
[80] Vgl. Geyer, M., Das ärztliche Gespräch, 74f.

von Planung, sondern mehr aufgrund der augenblicklich verfügbaren Ressourcen entworfen wird.

Qualitative Verbesserung der Anamnese

Die Konversion der Aufklärungshoheit bringt auch eine qualitative Verbesserung und Erweiterung der Anamnese mit sich. Denn der Umstand, dass dadurch die autonome Position des Patienten aus strukturellen Gründen verstärkt wahrgenommen wird, kann dazu beitragen, dass die anamnestischen Informationen des Kranken damit auch als die Vorleistung eines gleichberechtigten Partners verstanden werden können. Dieses Wissen wird, abgesehen vom Bemühen um eine erfolgreiche Diagnosestellung, zugleich auch die moralische Verpflichtung für den therapeutischen Partner verdeutlichen, dass er zum frühestmöglichen Zeitpunkt, ohne Zögern und Einschränkungen mit allen ihm verfügbaren Informationen ins Gespräch zurückkehren sollte.

Die so oft thematisierte „Bringschuld des Kranken", auf deren Wahrhaftigkeit und Vollständigkeit der Arzt bei der Anamnese vertrauen dürfe, wird damit aufgrund der geänderten Position nicht je nach Ermessen des Arztes, Verfügbarkeit oder Zeit mit einigen „Informationsgeschenken" belohnt oder mit dem Minimum an Information für eine rechtlich gültige Einwilligung beantwortet. Die Informationen des Patienten können vielmehr als „Kapital" verstanden werden, das der Patient dem therapeutischen Partner übergibt, um es später aufgrund seiner Aufklärungshoheit mit den „Zinsen" der Befunde und den naturwissenschaftlichen Interpretationsergebnissen zurückzufordern.

Einschätzung des therapeutischen Partners

Ein weiterer Effekt, der sich aus der Anamnese als Teil des mehrdimensionalen Aufklärungsprozesses durch die Konversion ergeben kann, besteht darin, dass sie nicht nur zur Einschätzung des Zustandsbildes des Kranken beiträgt, sondern zugleich auch zu dessen Einschätzung, inwieweit der ihm bislang vielleicht unbekannte Arzt zum therapeutischen Partner werden könnte.

Denn der Patient kann aus der Qualität, insbesondere durch die Berücksichtung oder Vernachlässigung der Wertassoziationen, Schlüsse auf die mögliche Kommunikationshaltung seines Partners bei einem Diagnosegespräch ziehen. Dieser Aspekt blieb bislang auch mangels Entscheidungsmöglichkeit, sowie aufgrund dessen, dass die Aufklärung weniger nach persönlichen, sondern mehr nach situativen Umständen erfolgte, zumeist ohne Bedeutung.

Wenn jedoch unter geänderten Bedingungen nicht nur die Präferenzen des Patienten thematisiert werden, sondern er sich als

„wahrheitsberechtigte Person"[81] auch in der Rolle des Interviewers wieder findet, der Einblick in die Wertorientierungen seines therapeutischen Partners gewinnt, kann er für sich auch die Heilsamkeit der Beziehung einschätzen. Wenn er dabei möglicherweise zum Schluss kommt, dass aufgrund seiner Erfahrungen im Rahmen der Anamnese der Dialog zur Diagnosefindung kaum seinen Erwartungen entsprechen wird, wird dies eine Änderung des Gesprächspartners nach sich ziehen. Ebenso wird eine im Rahmen der Anamnese gewonnene Überzeugung dazu führen, dass er von jemand anderem eine Information erbittet, wenn ihm für eine individuelle Bewertung der naturwissenschaftlichen Diagnose weniger eine fachliche Kompetenz, sondern mehr eine „Loyalität" hinsichtlich der Motive zum Handeln erforderlich erscheint.[82]

Die Qualität eines Anamnesegesprächs, in dem sich der Patient tatsächlich angenommen und verstanden fühlt, kann sich damit unter anderem auch in seinem späteren Wunsch verdeutlichen, das Diagnosegespräch mit dem selben Arzt durchzuführen.

Auch hier lässt sich eine Analogie zu bisherigen Verfahrensweisen feststellen. Patient wie Arzt hatten ja auch bisher schon die Berechtigung, eine therapeutische Beziehung vorzeitig zu beenden, wobei es zugleich die ärztliche Sorgfaltspflicht erforderte, dass der Arzt dem Patienten zu einer anderen Betreuung verhalf. Analog dazu wäre es, nach einer Phase der Gewöhnung an die Konversion der Aufklärungshoheit, wohl unproblematisch, dass einerseits bei Bedarf die Ursachen weitgehend wertfrei besprochen werden, und andererseits für die Vermittlung einer individuell adäquat erscheinenden Aufklärung durch jemand anderen Sorge getragen wird.

Wenn heute zu Recht gefordert wird, dass die Ablehnung einer Therapie, zu der der Patient zweifellos eine Berechtigung besitzt, nicht durch einen Entzug von Beziehung „bestraft" werden dürfe, muss wohl das Selbe auch für die wesentlich undramatischere Situation der Ablehnung einer aufklärenden Person gelten!

Auch bei dem schon bislang bestehenden Recht auf einen Aufklärungsverzicht werden durch die Konversion Veränderungen erwartet werden dürfen. Betrachtet man nämlich die Motive, welche die Patienten, gemäß Befragungen, als Grund für einen Aufklärungsverzicht angeben, so werden zumeist der (drohende) Sachverhalt, der aktuelle Lebensbezug (Angst!) und die aufklärende Person angeführt.[83] Wenn nun der Patient derzeit unter Umständen auf seine ganze Aufklärung verzichten muss, weil er keine Möglichkeit hatte, eine Aufklärung durch eine andere Person zu erwirken, bietet sich im Rahmen der

---

[81] Vgl. Furger, F., Wahrhaftigkeit, in: Rotter, H., Virt, G., Neues Lexikon der christlichen Moral, 852.
[82] Vgl. Glatz, Ch., Der Arzt zwischen Aufklärung und Beratung, 33.
[83] Vgl. Engljähringer, D., Ärztliche Aufklärungspflicht, 218f.

Konversion die Möglichkeit, dass zumindest dieses eine Motiv eliminiert werden kann.[84]

Verbesserte Krankheitsbewältigung

Schon im Rahmen des mehrdimensionalen Aufklärungsprozesses konnte gezeigt werden, dass die Wertorientierung grundsätzlich dazu beitragen wird, die Bewältigung der Krankheit, das sogenannte „Coping" zu verbessern. Coping dient jedoch auch der Regulation von Gefühlen,[85] weshalb, wie Corbin und Strauß insbesondere im Zusammenhang mit chronisch Kranken nachweisen konnten,[86] auch die Situationsbewältigung unbedingt eine Gefühlsarbeit des Patienten erfordert. Entsprechend dem Sinn des Heilungsprozesses wird es daher auch im Interesse aller liegen, dass alle dafür verfügbaren Ressourcen eingesetzt werden können. Wenn nun nach Einschätzung des Patienten gewisse, unter Umständen nichtärztliche Personen im medizinischen Umfeld von Beginn an eher als Hilfe für diesen Bewältigungsprozess angesehen werden, ist letztlich nicht nachvollziehbar, weshalb diese erst dann hilfreich sein dürften, nachdem ein Arzt die Diagnose „verkündet" hat, und sie nicht, auf dezidiertes Ersuchen des Patienten, selbst einen Befund mitteilen könnten.

Weiters konnte, anhand zahlreicher Studienerkenntnisse nachgewiesen werden, dass das Gefühl einer persönlichen Kontrolle und wirkungsvollen Einflussnahme dazu beiträgt, sowohl die Anpassung an die radikal geänderten Zustände, als auch die Übernahme der Krankenrolle leichter zu bewerkstelligen.[87] Es ist daher evident, dass die grundsätzliche Möglichkeit, durch Auswahl des Gesprächspartners auf den individuellen Gesprächsprozess berechtigt und aktiv Einfluss nehmen zu können, nicht nur zu einer Stärkung der Position nach außen sondern auch zu einem qualitativ verbesserten inneren Bewältigungsvorgang führen kann.

Antwort auf die Anonymisierung

Die Konversion der Aufklärungshoheit versteht sich aber auch als konkrete Antwort auf die zunehmende Anonymisierung und Aufsplitterung des kommunikativen und therapeutischen Handelns.[88] Das kommunikative Geschehen, insbesondere im Hinblick auf die Mitteilung von Befunden, verläuft dann nicht mehr nur nach dem Zufalls-

---

[84] Vgl. Helmich, P. et al., Psychosoziale Kompetenz, 225f.

[85] Vgl. Siegrist, J., Medizinische Soziologie, 218.

[86] Corbin, J., Strauß, A., Weiterleben lernen.

[87] Eine Zusammenfassung dieser Studien findet sich bei Schwarzer, R., 1992, zit. in: Siegrist, J., Medizinische Soziologie, 219.

[88] Vgl. Holzem, Ch., Patientenautonomie, 268; vgl. Wieland, W., Strukturwandel, 58ff.

prinzip, nach Zeitressourcen und über Delegierungen. Der Patient ist nicht bloß passiv der Art, der Person, dem fremdbestimmten Zeitpunkt und der unterschiedlichen Qualität eines Informationsprozesses ausgesetzt. Seine möglicherweise einzige autonome Entscheidung besteht nicht bloß darin, dass er sich einem Gespräch tatsächlich physisch oder durch Berufung auf sein Recht auf Nichtwissen entzieht. Mit seiner Berechtigung zur Auswahl eines Gesprächspartners wird er vielmehr zur zentralen Drehscheibe der ihn betreffenden therapeutischen Kommunikationsabläufe. Mit der Auswahl eines konkreten Informanten wird ein deutlicher Akzent gegen die zahlreichen oberflächlichen und flüchtigen Kontakte gesetzt.[89] Ebenso wird auch dem Umstand begegnet, wonach vom Patienten mitunter eine „Instant-Vertrauensbeziehung" zu einer ihm bis zum Beginn des Gespräches völlig unbekannten Person gefordert wird. Denn durch die Konversion der Aufklärungshoheit gewinnt die individuelle Einschätzung der Vertrauenswürdigkeit an Bedeutung. Eine Person, die vorab als vertrauenswürdig angesehen, und möglicherweise auch so erlebt wird, wird häufiger um eine Information gebeten werden, und diese auch berechtigterweise geben können.

Mit der Möglichkeit, auf diesem Weg eine Bezugsperson zu bestimmen, wird zudem ein Beitrag geleistet, dass der bestehenden, jedoch größtenteils schwer auszumachenden Verantwortung beider Partner im Kommunikationsprozess eine persönliche Dimension zurückgegeben wird.[90] Darin, und aus dem Umstand, dass der Patient durch seine größere Mitgestaltung zum Mittelpunkt des therapeutischen Geschehens wird – eine Position, die er bislang zumeist nur aufgrund eines naturwissenschaftlich interessanten Zustandsbildes erlangen konnte – liegt die Antwort auf die Anonymisierung und Aufsplitterung des therapeutischen Bereichs.

Stärkung der therapeutischen Partnerschaft

Letztlich aber läuft die Konversion der Aufklärungshoheit auch darauf hinaus, die klinische Mentalität behutsam zurückzudrängen,[91] die das „Gesetz des Handelns" beansprucht und dadurch letztlich bloß die Position des Arztes verstärkt.[92] Dieses individuelle Handeln wird auf diese Weise in einen gemeinschaftlich verstandenen Handlungsauftrag übergeführt, in dem die daraus abzuleitenden Rechte, Pflichten und Verantwortlichkeiten geteilt und gemeinsam getragen werden.

---

[89] Vgl. Holzem, Ch., Patientenautonomie, 269f.

[90] Vgl. Rager, G., Medizin als Wissenschaft, 48; vgl auch Grossmann, W. et al., Ethik im Krankenhausalltag, 157.

[91] Vgl Freidson, E., Der Ärztestand, 25ff.

[92] Vgl. Siegrist, J., Medizinische Soziologie, 237.

Verbesserung der Kommunikation

Mithin darf erwartet werden, dass die zahlreichen Verbesserungen, die sich damit sowohl aus der Konversion der Aufklärungshoheit als auch aus der Einführung des mehrdimensionalen Aufklärungsprozesses hinsichtlich der Kommunikation und der Informationsqualität ergeben, auch Auswirkungen auf die Qualität der „Visite" zeigen werden. Wenn nämlich die Kommunikation, losgelöst vom Visitengeschehen, sowohl verbreitert wie vertieft verläuft, wird ein unter den bekannt erschwerten strukturellen Bedingungen stehendes, an sich kaum wirklich den Namen verdienendes „Visiten-Gespräch" tatsächlich von allen Beteiligten als defizitär erlebt werden. Dies kann als weiterer Impuls dienen, dem seit vielen Jahren bestehenden, stets wiederkehrenden Appell zur Verbesserung dieses zumeist als starr und wenig gemeinschaftlich erlebten kommunikativen Interaktionsvorgangs[93] Rechnung zu tragen.

Erweiterung der Information

Letztlich wird die Konversion der Aufklärungshoheit auch zu einer generellen Verbreiterung des Informationsteils eines Aufklärungsprozesses beitragen. So etwa, wenn sich der Arzt am Beginn seines im Hinblick auf eine mögliche therapeutische Vorgehensweise notwendigen Gespräches, in Analogie zum „wissenden Patienten", zunächst hinsichtlich einer eventuell bestehenden Vorinformation vergewissert. Sowohl das Ergebnis eines bis dahin durch die Vorinformation erfolgten Reflexionsprozesses, als auch die Rückfragen des Arztes werden das thematische Spektrum des Gesprächs mehr erweitern können, als dies aufgrund der bloßen Diagnosemitteilung und einer daran anschließenden Beratung hinsichtlich der Behandlungsweise zu erwarten ist.

.3.2 Vorteile für die Partner im Gesundheitsbereich

Vorab sei nochmals festgestellt, dass, analog zum Thema „Wunsch und Autonomie" auch hinsichtlich der gewünschten Aufklärung durch eine konkrete Person der Grundsatz gilt, dass ein autonomer Wunsch noch keineswegs automatisch erfüllungspflichtig ist. Vielmehr muss es auch im Ermessen der ebenfalls autonomen Person stehen, diesem Wunsch zu entsprechen oder ihn abzulehnen.

Ebenso sei, um Missverständnisse zu vermeiden, darauf hingewiesen, dass die Konversion der Aufklärungshoheit keinesfalls mit der Intention vertreten wird, die Kommunikation zwischen Arzt und Pa-

---

[93] Vgl. Scharffenorth, G., Patienten-Orientierung, 204.

tient dadurch bewusst einzuschränken. Es zeigt sich vielmehr anhand zahlreicher beschriebener Aspekte, dass die beste therapeutische Beziehung im Rahmen eines mehrdimensionalen Aufklärungsprozesses dann erreicht werden kann, wenn sich die Partner vom ersten Augenblick der Anamneseerhebung bis zur Entlassung in einem kontinuierlichen, vertrauensvollen Kommunikationsprozess befinden. Andererseits stellt selbst eine gemeinsame Wertorientierung vom Beginn des therapeutischen Prozesses an noch keine ausreichende Begründung dar, weshalb der Patient seine Befundergebnisse nicht auch von anderen Personen erbitten dürfe.

Mitteilung kein „Delikt"

Einer der zentralen Vorteile für alle betreuenden Personen im Umfeld des Kranken besteht nach der Konversion und einer entsprechenden Änderung der gesetzlichen Lage darin, dass es kein Delikt mehr darstellt, wenn konkrete Fragen des Patienten – nach ehrlicher Einschätzung des Wissens und der persönlichen Kompetenz – auch konkret beantwortet werden.[94] Weder der unbefriedigende Verweis auf ein ärztliches Gespräch, noch die derzeit gesetzlich erzwungene, in ihrer Auswirkung keineswegs unproblematische Umgehung einer Antwort sind dann erforderlich.[95] Keine kompetente Pflegeperson muss mehr bei sachlichen Fragen „passen".[96]

---

[94] Hier wird auch heute oft die Tugend der „Epikie" geübt, ein „Ausdruck einer ganzheitlichen Sicht und des Mutes, die Unterscheidungsgabe anzuwenden" (Häring) und in der Abwägung zwischen der existentiellen Not des Menschen und einer Erfüllung von Rechtsnormen ein nicht gesetzeskonformes Vorgehen zu verantworten: vgl. Häring, B., Frei in Christus, Bd. 3, 356f; „Der stetige Wandel der Normen und Regelsysteme, nachhinkende Reaktionen auf neues Wissen, neues Können und neue Probleme, sowie die grundsätzliche Unfähigkeit der Sprache, die volle Gültigkeit einer Norm taxativ so aufzuzählen, dass nicht unversehens besondere Handlungssituationen neue Überlegungen notwendig machen, können zu Situationen führen, in denen es als ein Gebot erscheint, Normen zu übertreten, um menschlich zu handeln. Dies allerdings, ohne dass wir die Notwendigkeit der Normen bestreiten oder leugnen, dass diese im allgemeinen Geltung besitzen. Diese Fähigkeit wird als Tugend der Epikie beschrieben. Ihrem Wesen entspricht es, wenn der Mensch in besonderen Situationen gefordert ist, Normen nicht einfach blind zu folgen, sondern eigenständig die generell geltenden Normen zu verbessern und ihren Wandel in einer konkreten Situation selbst zu verantworten.": Peintinger, M., Christliches Handeln, B.11f. „Epikie ist also nicht Willkür, sondern der subjektive Teil der Gerechtigkeit und die gleichsam höhere Regel der menschlichen Handlungen"; vgl. Honnefelder, L., Güterabwägung, 58; vgl. Gründel, J., Gefährdung des Lebens, 31; vgl. Virt, G., Epikie, 146f.
[95] Vgl. etwa die unvermeidbare nonverbale Kommunikation!
[96] Vgl. Grossmann, W. et al., Ethik im Krankenhausalltag, 146f.

Wegfall eines Kommunikationshemmnisses

Die Pflegedienste werden es weiters als wesentlich erleichternd erfahren, wenn auf diese Weise ein bislang großes Kommunikationshemmnis behoben werden kann.[97] Dieses bestand darin, dass sie, bedingt durch die Kombination von Aufklärungsmonopol, unvollständiger Dokumentation und mangelnder interdisziplinärer Kommunikation, häufig nicht wussten, wie umfassend ein Patient vom Arzt aufgeklärt worden war. Die Gefahr, sich mit einer Antwort, in der Annahme, dass der Patient bereits vom Arzt informiert worden sei, „zu weit vorzuwagen", wäre damit praktisch gebannt. Die Schwierigkeit, vor der Beantwortung von Fragen das Wissen des Patienten möglichst diskret ausloten zu müssen, gehörte dann ebenfalls der Vergangenheit an.

Stellenwert des Gesprächs verbessert

Wenn die Gespräche zwischen dem Patienten und den Pflegeberufen durch diese neuen Inhalte aus einer bloßen Alltagskommunikation herausgehoben werden, wird auch ihr Stellenwert grundsätzlich neu bewertet werden. Sie können dann nicht mehr bloß als Versuch angesehen werden, sich die Durchführung tatsächlich „nützlicher Tätigkeiten" zu ersparen. Die Zeit für ein Gespräch kann nicht mehr als „verlorene Zeit" desavouiert werden. Ja, es ist sogar zu hoffen, dass aufgrund dieser Neubewertung die Gesprächsführung auch dezidiert in den Aufgabenkatalog der Gesundheitsberufe aufgenommen wird.[98] Dass dieses Umdenken zu einer intensiveren Einbeziehung der Pflegepersonen in den therapeutischen Verlauf führt und daher auch in einer größeren Arbeitszufriedenheit münden kann, steht zu erwarten.[99]

Handeln „mit" dem Patienten

Als Vorteil für alle Partner im therapeutischen Prozess jedoch wird sich insbesondere der Umstand erweisen, dass es durch die Konversion der Aufklärungshoheit gelingen könnte, die Eigenständigkeit

---

[97] Vgl. Grossmann, W. et al., Ethik im Krankenhausalltag, 182.

[98] Weidmann macht darauf aufmerksam, dass in den Ausbildungs- und Aufgabenbeschreibungen für das Krankenpflegepersonal in keinem Punkt erwähnt wird, dass es wichtig sei, sich mit den PatientInnen unterhalten zu können: Weidmann, R., Rituale im Krankenhaus, 40.

[99] „Je höher das Ausmaß an Partizipation und patientinnenbezogener Information, desto höher ist auch die Arbeitszufriedenheit, desto weniger sind berufliche Resignation und Leiden unter arbeitsspezifischen Belastungen ausgeprägt.": Leher, S., mit Verweis auf Siegrist, J., Medizinische Soziologie, 238f.: Leher, S., Ethik im Krankenhaus, 238ff.

des Kranken, seine autonome Entscheidungskompetenz und seinen daraus folgenden verantwortlichen Beitrag zum gesamten Therapiegeschehnis so begreifbar zu machen, dass sich das derzeit noch vielfach gebräuchliche medizinische Handeln „im Sinne des Patienten" zu einem partnerschaftlichen Handeln „mit dem Patienten" verändert.[100]

3.3.3 Gegen das Missverständnis: Keine willkürliche Mitteilung

Es wäre freilich ein fatales Missverständnis, würde der Umstand, dass die Information eines Befundes nicht mehr allein dem Arzt zusteht, dazu führen, dass jeder, der über einen Befund Kenntnis erlangt hat, den Patienten nach *seinem* Belieben informieren könne. Denn dies widerspräche der Aufklärungshoheit des Patienten, der ja dann gerade nicht von seiner Auswahlmöglichkeit eines seinen Präferenzen entsprechenden Informanten Gebrauch machen könnte.

Dieser Gedanke leitet zur Behandlung jener Bedenken und Probleme über, die als Folge der Konversion der Aufklärungshoheit befürchtet werden.

3.4 Befürchtete Probleme

3.4.1 Problem: Mitteilungen ungenau und irrtumsanfällig

Die erste Befürchtung lautet zweifellos, dass nur der Arzt die Interpretation der einzelnen Befunde vornehmen könne, weshalb die Mitteilung von Befunden durch Dritte zumindest sehr ungenau, hoch irrtumsanfällig, ja möglicherweise durch fehlerhafte Interpretationen aufgrund mangelnden Wissens überhaupt falsch wäre.

Dem sind einige Gedanken entgegenzuhalten.

Ein Patient, der sich in Abwägung aller Vorteile und Risiken und aus welchen Gründen auch immer dafür entscheidet, einen anderen als den gebräuchlichen Informationsweg zu wählen, wird um diese grundsätzliche Gefahr wohl zweifellos wissen müssen. Dies ist zudem kein bloß im medizinischen Kontext beheimatetes Problem. Auch im gewöhnlichen Alltag finden sich zahlreiche Situationen, in denen eine ungefähre Erstinformation zur grundsätzlichen Orientierung herangezogen wird, und in anschließenden vertiefenden Gesprächen mit einem Experten das bisherige Wissen nachjustiert wird. Auch dabei kann sich der Informationsgehalt so deutlich verändern, dass er mit der ursprünglichen Botschaft weitgehend inkongruent wird.

---

[100] Vgl. dazu die Studienergebnisse in Grossmann, W. et al., Ethik im Krankenhausalltag, 130f.

Zudem darf unterstellt werden, dass der Patienten realistischerweise davon ausgeht, dass er nur vom Arzt selbst eine absolut kompetente naturwissenschaftliche Interpretation erwarten darf.

In der Regel wird es jedoch zumeist darum gehen, dass die Mitteilung eines konkreten Befundes erbeten wird, der zumeist keine Interpretation – im Sinne der Erstellung einer naturwissenschaftlichen Diagnose – erfordert.

Dies zeigt sich beispielsweise deutlich am Wunsch des Patienten, das Ergebnis einer histologischen Untersuchung mitgeteilt zu bekommen. Die naturwissenschaftliche Interpretation des Pathologen hat in der Zusammenfassung einer schriftlichen „Diagnose" bereits vorab stattgefunden. Die Mitteilung des schriftlichen Befundes wird damit weder einen naturwissenschaftlichen Interpretationsspielraum aufzeigen noch eine fachliche Deutung benötigen. Sie wird zudem gerade keine Falschinformation befürchten lassen, die sich höchstens aus dem Umstand ergeben kann, dass eine Namensverwechslung oder ein Irrtum des Pathologen vorliegt. Damit fällt aber die Begründung weg, wonach nur der zur Mitteilung eines Befundes berechtigt sei, dem aufgrund seiner Kompetenz auch eine Interpretation zusteht.

Gerade anhand dieses Beispiels lässt sich die grundsätzliche Frage aufwerfen, ob nicht jeder Befund, der sich entweder aufgrund der kommunikativen Mitarbeit des Patienten oder aufgrund dessen, dass das dazu benötigte „Material" seinem Körper entstammt, so sehr einen Ausdruck seiner „Leiblichkeit" darstellt, dass sich bereits daraus sein Anspruch auf unbeschränkte Einsicht in die daraus gewonnenen Erkenntnisse, bzw. auf die Mitteilung unabhängig von der Position des Informanten ergibt!

Die Gefahr von falschen und einander widersprechenden Informationen wäre jedoch nicht erst aufgrund der Änderung der Aufklärungshoheit zu befürchten! Auch heute kann beispielsweise die strukturell bedingte Arbeitsteilung dazu führen, dass der Patient durch unterschiedliche ärztliche Interpretationen verunsichert wird. Wenn die Gespräche zur Anamnese, zur Diagnosehandlung, zum Befundergebnis, zur Therapieoption und Behandlungseinwilligung, zum Eingriffsergebnis und zu den Verhaltensmaßnahmen für die Zukunft möglicherweise jeweils von einem anderen Mitglied des ärztlichen Teams durchgeführt werden, sind auch jetzt schon Missverständnisse und Fehlinterpretationen zu erwarten.

Es lässt sich sogar vorstellen, dass ein erleichterter Zugang zu Informationen einen Beitrag zur Verringerung von Irrtümern und Informationslücken leistet. Ähnliches lässt sich erwarten, wenn jede Information, die nicht unmittelbar vom Arzt weitergegeben wird, durch die Konversion „entmystifiziert" wird, sodass ihr geheimnisvolles Flair, wonach sie eigentlich rechtlich verboten und ethisch bedenklich wäre, verloren geht. Wenn eine Information deshalb berechtigterweise gegeben werden darf, weil der Patient aufgrund seiner Autonomie zu ihrer Einholung und auch zur Auswahl des Informanten legitimiert ist, wird diese weniger „verstohlen" und weniger halbherzig gegeben, und wird für beide jeweils betroffenen Gesprächspartner zu einem unbefangeneren Umgang mit der Information führen.

3.4.2 Problem: Unerwartete Belastung

Eine weitere Kritik am Modell der Konversion der Aufklärungshoheit könnte etwa darauf abzielen, dass der Patient im Unwissen seiner Diagnose nicht abschätzen könne, welcher Belastung er durch die Mitteilung ausgesetzt sein würde. Dem ist folgendes zu entgegnen. Von Patienten, die eigenverantwortlich um eine Information außerhalb des gewohnten Rahmens ersuchen, darf erwartet werden, dass sie sich auch vor dieser Entscheidung hinsichtlich der möglichen Folgen – Erleichterung oder Belastung – zumindest in Ansätzen bewusst gewesen sind. Ein vielzitiertes „Restrisiko" hinsichtlich einer unerwarteten Belastung wird sich zudem auch dann nicht vermeiden lassen, wenn die Aufklärung nur strikt durch den Arzt erfolgt. Beispiele sind die bereits zitierten Untersuchungen, die „zur Beruhigung" durchgeführt werden, jedoch in der Folge ein unerwartetes und vorher nicht thematisiertes Ergebnis aufweisen.

Es ist, wie Festinger zeigen konnte, dem Menschen keineswegs fremd, in prekären Situationen höhere, teilweise unterschätzte Risiken einzugehen, wenn dadurch eine Bedürfnisbefriedigung erzielt werden kann.[101] Das Bedürfnis, ein Befundergebnis zum ehestmöglichen Zeitpunkt zu erfahren, wird also mit der Bereitschaft einhergehen, das erhöhte Risiko einer überraschenden Belastung, oder eine, mangels augenblicklicher Verfügbarkeit des Arztes, geringere Chance, ergänzende Fragen anschließen zu können oder Interpretationen zu erhalten, in Kauf zu nehmen.

Die Entscheidung, das Risiko einer unerwartet hohen Belastung einzugehen, zielt allerdings in zweifacher Weise auf den bisherigen Verlauf des mehrdimensionalen Aufklärungsprozesses ab. Wie im Zusammenhang mit dem therapeutischen Privileg festgestellt wurde, werden Belastungen im Hinblick auf die Wichtigkeit der Information für die Lebenswirklichkeit grundsätzlich in Kauf genommen werden müssen. Erst eine von Täuschungen freie Erkenntnis seiner Lebenswirklichkeit wird den Patienten zu qualitativ hochwertigen selbstbestimmten Entscheidungen befähigen, die auch weit über einen medizinischen Sachverhalt hinausreichen. Der zweite Aspekt be-

---

[101] Vgl. das Modell des Risikoverhaltens von Leon Festinger, entwickelt 1957, zit. in: Siegrist, J., Medizinische Soziologie, 165.

zieht sich auf den Umstand, wonach die Belastung „unerwartet" käme. Ein mehrdimensionaler Aufklärungsprozess jedoch zielt ja gerade darauf ab, die Frage einer möglichen Belastung *vor* der Zustimmung zu einer diagnostischen Handlung zu thematisieren. Gerade der Umstand, dass der Patient möglicherweise eine Information durch Dritte einfordern könnte, wird dazu anregen, diese Frage auch im Hinblick auf derartige mögliche Auswirkungen gemeinsam auszuloten.

Überdies stellt sich die Frage, inwieweit die Patienten nicht ohnedies bereits täglich und ganz konkret sowohl der Gefahr einer Fehlinformation als auch einer „unerwarteten Belastung" ausgesetzt sind. So etwa, wenn beispielsweise schon Raspe darauf verweist, dass die meisten an Krebs erkrankten Patienten ihre Diagnose bereits vor einem ärztlichen Aufklärungsgespräch aus zweiter oder dritter Hand wüssten.[102]

4.3 Problem: Kompetenz des Informanten

Der Umstand, dass jeder, der dem legitimen Wunsch des Patienten nach Information konkret entspricht, auch für seine Worte verantwortlich ist, erhöht die Sensibilität für das Gesagte und fördert so die Qualität dieser Botschaft. Die je eigene Verantwortlichkeit für eine Mitteilung ist von Interesse, wenn eine Falschinformation oder Fehlinterpretation als weitere Gefahr der Konversion genannt wird.

Der Umstand nämlich, dass der Patient aufgrund der Konversion die Information von einer speziellen Person, die nicht sein ärztlicher Partner ist, erbittet, erzwingt ja, ebenfalls aufgrund der Autonomie des Betreffenden, keineswegs dessen Auskunftspflicht! Wird er diesbezüglich um Hilfe gebeten, muss er vielmehr neben seiner grundsätzlich freiwilligen Bereitschaft auch ehrlich abschätzen, ob er in der Lage ist, diesem Wunsch zu entsprechen.[103]

Dies erinnert an die bisher gebräuchliche Rechtsmeinung, wonach selbst der Arzt nur solche Handlungen nach der Zustimmung des Patienten durchführen dürfe, zu denen er sich ausreichend kompetent fühlt. Analog dazu wird der um Information Gebetene entscheiden müssen, inwieweit eine mögliche Mitteilung den tatsächlichen Sachverhalt wiedergibt, inwieweit seine Mitteilung den Grundsätzen einer heilsamen Kommunikation entspricht, und, gegebenenfalls bei

---

[102] Raspe, H., Aufklärung und Information im Krankenhaus, zit. in: Siegrist, J., Medizinische Soziologie, 253.

[103] „Findet der Patient schließlich [im Krankenhaus, M.P.] eine für ihn geeignete Bezugsperson, so ist damit noch nicht gesichert, ob diese Person auch fähig und willens ist, alle vom Patienten gewünschten Themen zu besprechen.": Grossmann, W. et al., Ethik im Krankenhausalltag, 145.

dramatischen Informationsinhalten, ob er sich auch imstande sieht, ersten emotionalen Reaktionen des Patienten eigenverantwortlich und hilfreich zu begegnen. Selbst eine „überfallsartige" Frage des Patienten stellt noch keineswegs eine ausreichende Begründung dar, weshalb sie mit einer reflexartigen, gewissermaßen „aus der Hüfte geschossenen" Information beantwortet werden müsse!

Im Übrigen ist auch diese Problematik keineswegs neu und daher auch nicht erst durch eine Änderung der Aufklärungshoheit zu erwarten. Denn auch die häufig geübte Praxis der Diagnoseaufklärung durch erst am Anfang ihrer Ausbildung stehende Ärzte, deren Kompetenz für den Patienten ja weitgehend außer Zweifel steht, wenn sie nicht in manchen Fällen sogar suggeriert wird, weist zuweilen, abseits der grundsätzlichen Problematik hinsichtlich fehlender Wertreflexion und mangelnder Erfahrung, deutliche Qualitätsmängel auf. Viele davon wären zweifellos bei rechtzeitiger und ehrlicher Einschätzung der eigenen Kompetenzgrenzen auch zu vermeiden, und sind selbst durch eventuelle Strukturnotwendigkeiten nur teilweise zu entschuldigen!

Die aufgrund des Autonomieprinzips notwendige Konversion der Aufklärungshoheit sollte also in der Folge dazu führen, dass sowohl die Ärzteschaft, als auch die Mitarbeiter in den Pflegeberufen in den Genuss einer verstärkten Schulung hinsichtlich der Kommunikation mit dem Patienten gelangen. Dies umso mehr, als letztere einerseits ohnehin bereits traditionell viel mehr bereit sind, jene Fortbildungsangebote in Anspruch zu nehmen, die einen heilsameren Umgang mit dem Patienten erwarten lassen, andererseits durch die kontinuierliche Nähe zum Patienten den Beitrag zur Heilung, der sich in allen Gesprächen finden lässt, auch häufiger leisten werden.

3.4.4 Problem: Überlastung der leitenden Ärzte

Eine weitere mögliche Gefahr, die aus dem Umstand erwachsen könnte, dass der Patient auf die Auswahl der aufklärenden Person Einfluss ausüben kann, liegt darin, dass dies zu einer Überlastung der obersten Hierarchiestufen der Abteilung beitragen könnte. Nach dem Motto eher „zum Schmied als zum Schmiedel" zu gehen, würde die Information vom jeweils ranghöchsten Arzt erbeten werden.

Eine diesbezügliche Entwicklung ist jedoch kaum zu erwarten, da in der Abwägung zwischen der Person, deren Fachkompetenz aufgrund der hierarchischen Position als am umfassendsten angenommen wird und jener, die zwar einer niedrigeren hierarchischen Stufe angehört, dafür aber bedingt durch die Alltagsarbeit möglicherweise wesentlich häufiger mit dem Patienten in Kontakt tritt, die Entscheidung wohl häufiger zugunsten der zuletzt genannten Person ausfallen wird.

Dies widerspricht zudem auch der Erfahrung, wonach selbst Patienten mit Zusatzversicherungen, die ja die Kompetenz ihres Arztes, zu dem sie schon vorab eine persönliche Beziehung haben, als so selbstverständlich gegeben ansehen, dass sie mit ihm ein Krankenhaus aufsuchen, bei Informationen auf die gerade anwesenden Stationsärzte zurückgreifen.

4.5 Problem: Anspruchsmentalität gefördert

Eine weitere Gefahr, die mit der Konversion der Aufklärungshoheit in Verbindung gebracht wird, lautet, dass damit auch die Anspruchsmentalität des Patienten weiter gefördert würde. Wie bereits im Zusammenhang mit dem Behandlungswunsch gezeigt wurde, ist diese Haltung als Ausdruck einer konsumorientierten Gesellschaft in allen Lebensbereichen verstärkt feststellbar. Die Auswirkungen im medizinischen Bereich lassen sich dabei derzeit immer noch mehr in den Versorgungsbelangen wie Verpflegung und Betreuung feststellen. Ansprüche scheinen damit eher ein Ausdruck der gesellschaftlichen Erwartungshaltung zu sein, als konkret aus den medizinischen Bedingungen zu erwachsen. Auch die Förderung des Rechts auf Aufklärung hat im Krankenhausalltag noch selten dazu geführt, dass der Patient auch mit seinem Anspruch darauf argumentiert.[104] Es ist daher kaum zu erwarten, dass die Konversion der Aufklärungshoheit die bereits bestehende Anspruchsmentalität tatsächlich nur annähernd so verstärken könnte, wie dies durch die bereits bestehenden gesundheitspolitischen Gegebenheiten,[105] die medialen Erfolgsmeldungen oder die aus ökonomischen Gründen beworbenen Angebote auf dem Gesundheitssektor geschieht.

Andererseits scheint es jedoch auch vorstellbar, dass die Problematik der individuellen Wunscherfüllung durch diese Verbesserung der Position des Patienten eine Milderung erfährt. Wenn der Patient nämlich die Wahrnehmung seiner Rechte grundsätzlich gewährleistet sieht, wenn er vor allem durch die Konversion der Aufklärungshoheit und den mehrdimensionalen Aufklärungsprozess die Respektierung seiner Selbstbestimmung, und zwar ungeachtet aller Schwäche, erlebt, können Wünsche, die sich bei näherer Betrachtung möglicherweise bloß als Surrogate für verweigerte Selbstverständlichkeiten erweisen, an Bedeutung verlieren.

---

[104] Dies bleibt zumeist den nachfolgenden juristischen Bewertungen vorbehalten!
[105] Dazu zählt insbesondere das Anspruchsdenken, das jeden Kuraufenthalt als „berechtigt" ansieht.

3.4.6 Problem: Leichtere Delegierung an Mitarbeiter

Eine weitere negative Folge, die sich aus dem Umstand ergeben könnte, dass eine Diagnose nicht mehr ausschließlich durch Mediziner vermittelt werden muss, bestünde möglicherweise darin, dass auch Ärzte die Chance nützen, um, insbesondere bei deletären Sachverhalten, anderen Personen die Vermittlung zu überlassen.

Diese negative Folge scheint jedoch schon deshalb nicht möglich, weil dies ja bloß der bisherigen Delegierung, erweitert um die Zielgruppe des nichtärztlichen Personals, entspräche. Aber gerade die Übertragung der Aufklärungshoheit an den Patienten nimmt dem Arzt diese eigenständig ausgeübte Delegierungsmöglichkeit. Er müsste gegebenenfalls seinen Wunsch, die Diagnosemitteilung, entgegen der Erwartung des Patienten, nicht selbst vorzunehmen, mit diesem besprechen und dessen daraus resultierende Entscheidung abwarten. Die Fürsorgepflicht, der sich keine Person und insbesondere kein Arzt im Umfeld des Kranken entziehen kann, würde im gegebenen Fall sogar nahe legen, dem Patienten bei der ihm zustehenden Auswahl behilflich zu sein. Dass dies gemäß den Erfordernissen eines mehrdimensionalen Aufklärungsprozesses auch schon *vor* einem zur Mitteilung führenden diagnostischen Prozess besprochen werden sollte, bedarf wohl bereits keiner weiteren Erwähnung.

3.4.7 Problem: Behandlungsvertrag

Ein bereits angesprochener Einwand gegen die Konversion der Aufklärungshoheit lautet, dass der Patient durch den Abschluss seines Behandlungsvertrags mit dem Rechtsträger der Anstalt schon grundsätzlich kein Recht auf eine freie Arztwahl habe, weshalb auch eine freie Wahl des Gesprächspartners, insbesondere mit einem begleitenden Hinweis auf strukturelle Probleme, kaum vorstellbar wäre.

Es ist evident, dass der normale Behandlungsvertrag kaum zur Förderung der Autonomie beiträgt.[106] Der erhobene Einwand wird allerdings bereits dadurch relativiert, dass, wie anhand der Begründungen deutlich gezeigt, die Mitteilung eines Befundes ja nicht als „ärztliche Behandlung" angesehen werden kann. Es fragt sich vielmehr, ob aus dem Auftrag nach bestmöglicher Versorgung, der sich jedenfalls aus dem Abschluss des Behandlungsvertrags für den Rechtsträger ableiten lässt, sowie im Wissen um die generelle Prominenz des Autonomieprinzips und um die Heilsamkeit der Kommunikation nicht auch der ethische Anspruch auf eine besondere Be-

---

[106] Vgl. auch Glatz, Ch., Der Arzt zwischen Aufklärung und Beratung, 251.

rücksichtigung des Wunsches erhoben werden könnte. Eine gegebenenfalls notwendige Umgestaltung der strukturellen Bedingungen, sowie eine im Leitbild eines Krankenhauses verankerte Verpflichtung, den geänderten Verhältnissen zwischen Arzt, Patient und Gesundheitsberufen entsprechen zu wollen, und die daraus resultierende Förderung der Kommunikation nach ethischen Kriterien, werden in ihren Auswirkungen vom Patienten zweifellos wahrgenommen werden. In Zeiten des Wettlaufs um die besten Angebote in der „High-Tech-Medizin" bei gleichzeitig wachsender Unzufriedenheit der Patienten hinsichtlich ihrer persönlichen Betreuung, wird sich ein Krankenhaus, das neben allen technischen Möglichkeiten speziell der Selbstbestimmung des Patienten, der Kommunikation, und der Qualität des Aufklärungsprozesses ein besonderes Augenmerk schenkt und dies auch explizit jedem Patienten jeder Gebührenklasse zukommen lässt, längerfristig als erfolgreich erweisen.

4.8 Problem: Schwäche des Patienten

Schließlich stellt sich auch die Frage, ob nicht gerade die bereits beschriebene Schwäche des Patienten, die seine Selbstbestimmung de facto einschränken kann, auch die Ursache dafür sein könnte, dass er, ungeachtet einer allgemein akzeptierten Konversion, dieses neu erworbene Recht nicht nutzen könne, weshalb das ganze Konstrukt zu einer theoretischen „Spielerei" ohne jede Auswirkung im Alltag verkomme.[107]

Die Problematik der tatsächlichen und der bloß missverständlichen Relativierung der Autonomie durch die Situation des Kranken wurde bereits ausführlich beschrieben. Es ist jedoch anzunehmen, dass sich gerade der Zustand der Schwäche als ein wesentlicher Auslöser für die Bitte um Aufklärung durch Dritte erweisen wird. Die aus der Alltagserfahrung entstehende engere Beziehung mit den Pflegenden kann gerade dazu beitragen, dass existentiell wesentliche Fragen früher und leichter gestellt werden. Je vertrauensvoller diese Beziehungen erlebt werden, desto eher wird die Bitte um Information selbst dann ausgesprochen werden, wenn bedrückende Antworten zu erwarten sind.

---

[107] In dem Zusammenhang muss neuerlich auf die Gruppe der alten Patienten Bezug genommen werden. Die jahrzehntelange Verinnerlichung eines paternalistischen Systems lässt es fraglich erscheinen, ob sie diese neue Informationsmöglichkeit tatsächlich nützen werden; vgl. auch Hartmann, F., Patient, 175.

3.5 Grundsätzliche Verbesserung

Schließlich muss allen angeführten Gefahren, die dem Patienten aus seiner Aufklärungshoheit erwachsen könnten, doch Folgendes entgegengehalten werden.

Wer tatsächlich auf die Fähigkeit des Menschen zu selbstbestimmten Entscheidungen vertraut und dies sogar damit dokumentiert, dass er, unabhängig von allen fürsorglichen Bemühungen, selbst eine bewusste Entscheidung gegen eine lebensnotwendige Therapie respektiert, wird wohl die ebenso autonome, jedoch ungleich folgenärmere Entscheidung, einen Gesprächspartner zur Mitteilung von Befunden auszuwählen, als nahezu selbstverständlich und ungefährlich einschätzen.

3.6 Erforderliche rechtliche Regelungen

Die Vorteile, die sich aus der Konversion der Aufklärungshoheit ergeben, legen es nahe, alle Anstrengungen zu unternehmen,[108] dass für die Einführung auch die nötigen gesetzlichen Rahmenbedingungen geschaffen, bzw. die bestehenden Regelungen geändert werden.

Wenn schon die bisherigen rechtsphilosophischen Erwägungen immer mehr darauf abzielten, die Patientenselbstbestimmung besonders zu berücksichtigen, sollte jede weitere Adaptierung der gesetzlichen Regelungen danach trachten, dass die Autonomie des Patienten, entsprechend den ethischen Begründungen, in *allen* Belangen eine grundsätzliche Förderung erfährt. Statt nur in einzelnen Detailbereichen, wie etwa der „Zustimmung zur Heilbehandlung" neue, jedoch allzu spezifische Ansatzpunkte für die bloße Sicherung der Selbstbestimmung zu entwickeln, sollte dafür Sorge getragen werden, dass die Position des Patienten im gesamten therapeutischen Kontext gestärkt wird.

Eine zusätzliche Begründung des Handlungsbedarfs mag sich in einer demokratischen Gesellschaft zweifellos auch dadurch ergeben, dass das in Studien geradezu als überwältigend hoch eingeschätzte Informationsbedürfnis[109] bislang nicht in ausreichender Form und

---

[108] Arndt spricht vom „Mut zum Einfluss auf die Gesetzgebung": Arndt, M., Ethik denken, 58. Nach Eser tragen rechtliche Absicherungen auch dazu bei, dass sie die Wirksamkeit moralischer Appelle fördern: vgl. Eser, A., Der Arzt im Spannungsfeld, 99.

[109] Raspe beschreibt bereits 1983, dass vier Fünftel aller Patienten sehr hohe Informationsbedürfnisse hätten. Die Erhebung fand in einer Zeit statt, in der die Autonomie des Patienten noch keineswegs so ausgeprägt war wie heute; vgl. Raspe, H., Aufklärung und Information, zit. in: Siegrist, J., Medizinische Soziologie, 249.

Qualität gestillt wurde, und sich damit die bisherigen gesellschaftlichen und rechtlichen Normierungen als unzulänglich erwiesen.[110]

Die gesetzlichen Änderungen beziehen sich demnach besonders auf Abschnitte des Ärztegesetzes,[111] des Bundes- sowie der Landeskrankenanstaltengesetze, des Gesundheits- und Krankenpflegegesetzes, des Gesetzes zur Regelung der gehobenen medizinisch-technischen Dienste sowie von einschlägigen Verordnungen.

Dabei sollten folgende grundsätzliche Standpunkte einfließen:

1. Dass der Patient mit der Ausübung seines Rechts auf Ablehnung von Information, in Analogie zur Behandlungsablehnung, auch das Recht auf Ablehnung der Informationsmitteilung durch eine konkrete Person habe.

2. Dass jedoch aus der Ablehnung eines Informanten weder zugleich geschlossen werden dürfe, dass der Patient auf die Information generell verzichten möchte, noch, dass damit eine Informationsvorenthaltung legitimiert sei. Vielmehr, dass gemäß der Fürsorgeverpflichtung verantwortlich nach anderen Informanten zu suchen wäre, die dem Patienten die Information übermitteln könnten.

3. Dass Bezugspersonen, gleich welchen medizinischen und pflegerischen Berufsstandes, die fähig und willens sind,[112] auf Ersuchen des Patienten jede Information, die sich aus der Befunderhebung des Patienten ergibt und auf die sich sein Ersuchen explizit bezieht, auch mitteilen dürfen.[113]

4. Dass der Bitte des Patienten nur dann entsprochen wird, wenn die betreffende Person eigenverantwortlich ihre Fähigkeit zur entsprechenden Mitteilung feststellt, damit Irrtümer und Fehlinterpretationen vermieden werden.

5. Dass der Bitte um Information, entsprechend den schon bisher geltenden gesetzlichen Regelungen,[114] bei allen Patienten ohne jeglichen Unterschied hinsichtlich sozialer, finanzieller oder altersbedingter Unterschiede, nur aufgrund der Respektierung der Autonomie und nach Maßgabe der eigenen Selbstbestimmung entsprochen wird.

6. Dass die erbetene Information, in Übereinstimmung mit den bisher geltenden Regelungen und im Einklang mit der bestehenden

---

[110] Vgl. Stellamor, K., Handbuch, Bd. 2, 22.

[111] BGBl. I Nr. 169/1998; insb. § 2 Abs. 2, in dem die Mitteilung einer Diagnose als „Ausübung des ärztlichen Berufes" definiert wird, und daher in Abs. 4 folgerichtig jeder anderen Person diese „Ausübung" verboten wird. § 22 Abs. 2, der die ärztliche Mithilfe von Hilfspersonen regelt, bedarf insofern keiner Änderung, da ja die Diagnosemitteilung nicht mehr als rein „ärztliche Handlung" angesehen werden kann!

[112] Vgl. Grossmann, W. et al., Ethik im Krankenhausalltag, 144f.

[113] Dies bezieht sich auf Mitteilungen von Befunden, die nicht unter § 14 GuK, etwa bzgl. Pflegediagnose, fallen.

[114] Vgl. § 4 GuK 108/1997, vgl insb. § 9 GuK.

Schweigepflicht auch nur dem Patienten selbst mitgeteilt wird. Nur dessen ausdrücklicher Wunsch ermöglicht es, die Information dessen Vertrauenspersonen oder anderen, vom Patienten explizit bestimmten Personen zukommen zu lassen.

7. Dass die Mitteilung einer erbetenen Information zwecks besseren Wissensstandes des gesamten therapeutischen Teams vom Informationsgeber selbst, analog zu § 51 ÄG, in der Krankengeschichte dokumentiert wird.[115]

8. Dass die Aufklärung für eine informierte Zustimmung zu einem diagnostischen oder therapeutischen Eingriff weiterhin eine Pflicht des Arztes darstellt, die im Hinblick auf das dabei notwendige Fachwissen eine Delegierung nicht zulässt.

9. Dass im Rahmen der Ausbildung aller Gesundheitsberufe, vom Medizinstudium bis zum einfachsten Pflegelehrgang, auf die Konversion der Aufklärungshoheit Bezug genommen wird. Dass dabei insbesondere für den Erwerb der kommunikativen Kompetenz und für eine ausreichende Bewusstseinsbildung hinsichtlich der einschlägigen ethischen Probleme, einschließlich der Aspekte eines mehrdimensionalen Aufklärungsprozesses Sorge getragen wird.

Es ist schließlich darauf zu dringen, dass die Konversion der Aufklärungshoheit auch in geeigneter Form Aufnahme in die Patientenchartas zwischen Bund und Ländern, und in die entsprechenden Abschnitte weiterer Gesetze, welche auf die Patientenrechte Bezug nehmen, findet.

In weiterer Folge sollte die Möglichkeit erwogen werden, diesen innovativen Schritt zur Förderung der Patientenautonomie auch über die Landesgrenzen hinaus zu propagieren und auf eine entsprechende Regelung im Rahmen der Europäischen Union hinzuarbeiten.

4. Exkurs: Zukünftige Aufklärung im Team

Aus der Konversion der Aufklärungshoheit lassen sich schließlich vielleicht auch neue Impulse für eine zukünftige Aufklärung im Team gewinnen,[116] die hier nur in aller Kürze angedeutet werden können.

---

[115] Dies müsste beispielsweise im § 5 Abs. 1 GuK ergänzt werden.

[116] Der Begriff „Therapeutisches Team" wird derzeit als Zusammenarbeit verschiedener medizinischer Berufsgruppen *ohne* die Einbindung des Patienten verstanden. Vgl. Lempp, R., 44; vgl. Untersuchung von Kohlmann in Siegrist, J., Medizinische Soziologie, 259. Vgl. auch Tittel, M., Teamerlebnisse aus der Sicht einer Krankengymnastin, in: Internationale Mediziner-Arbeitsgemeinschaft, Wien, „Das Therapeutische Team". Erfahrungen, Probleme, Perspektiven, 52–55; Auch in der aktuellen Studie ließ sich dieses Verständnis nachweisen: Grossmann, W. et al., Ethik im Krankenhausalltag, 232.

Als Ausgangspunkt dafür könnte eine Zusammenführung von der wertorientierten medizinischen Anamnese und der Pflegeanamnese dienen, die ja bislang schon die Präferenzen des Patienten vermehrt berücksichtigte.[117] Aus der Erfahrung, dass sich daraus zusätzliche wertvolle Aspekte für das weitere therapeutische Vorgehen gewinnen lassen, könnte zunehmend das Bedürfnis entstehen, diese Integration auch weiter gemeinsam in jenen Gesprächen fortzusetzen, die dem Patienten im Rahmen des Aufklärungsprozesses Informationen für seine individuelle Lebenswirklichkeit vermitteln.

Die Einbeziehung des Pflegepersonals ließe sich etwa damit begründen, dass jeder Beitrag zur Selbstständigkeit des Patienten auch als grundsätzliches Element der Pflege angesehen wird,[118] und dass zumeist eine realistischere Einschätzung des Informationsbedürfnisses aufgrund der emotionalen Nähe,[119] der besseren Gesprächsbeziehung[120] und eine genaueren Kenntnis des Umfeldes vorliegt.[121] Die Erfahrung, dass es auch heute nach der Diagnosemitteilung des Arztes oft dringend einer anschließenden seelischen Betreuung durch die Pflegepersonen bedarf, damit der Patient mit dem Wissen umzugehen lernen kann, könnte zusätzlich dazu anregen, vorhandene Synergien zu nützen.[122]

Anstöße für dieses gemeinschaftliche Vorgehen finden sich aktuell beispielsweise im Bereich der Hospizbewegung, in der die Teamarbeit auf besondere Weise berücksichtigt wird. Ansätze lassen sich aber auch im konventionellen medizinischen Bereich nachweisen. Dazu zählen etwa interdisziplinäre Informationskonzepte zur Betreu-

---

[117] Vgl. Scharffenorth, G., Patienten-Orientierung, 113f.

[118] Ebd., 165; sowie Zitat von Virginia Henderson, Scharffenorth, G., Patienten-Orientierung, 169f.

[119] Vgl. Studie von Raspe 1983, in: Siegrist, J., Medizinische Soziologie, 250. Nach Carol Gilligan lässt sich diese Betonung des zwischenmenschlichen Aspekts als besonderes Charakteristikum der „weiblichen" Care-Ethik zeigen: vgl. Holzem, Ch., Patientenautonomie, 20.

[120] Pflegepersonen verwenden weniger Fremdworte im Gespräch, sie übersetzen häufig die Mitteilungen des Arztes und haben schon aufgrund der Kontinuität der Beziehung mehr Gelegenheiten und daher auch mehr Zeit für das Gespräch: vgl. Scharffenorth, G., Patienten-Orientierung, 185; „Krankenschwestern verbringen meist viel mehr Zeit mit den Patienten als Ärzte. Es wäre ein Fehler, ihre Kommunikationsmöglichkeiten mit den Patienten nicht zu unterstützen und zu fördern.": Huseboe, S., Palliativmedizin, 140.

[121] Grossmann, W. et al., Ethik im Krankenhausalltag, 239; es „interessiert immer, wie Schwestern den Gesamtzustand des Patienten beurteilen, ...". Sie „können oft das Sprachrohr der Kranken sein.": Zitate eines Chefarztes in: Scharffenorth, G., Patienten-Orientierung, 145.

[122] Dazu zählt etwa die Verbindung des sachlichen, krankheitsorientierten Gesprächsstils des Arztes mit dem emotionalen Gesprächsstil einer am Erleben des Patienten orientierten Pflege. Vgl. Grossmann, W. et al., Ethik im Krankenhausalltag, 198.

ung von Diabetespatienten,[123] oder auch die gemeinschaftliche präoperative Vorinformation eines Patienten, der mit der operativen
Anlegung eines künstlichen Ausgangs rechnen muss.[124]

Die Zuversicht, dass das Konzept eines *interdisziplinären* wertorientierten Aufklärungsprozesses tatsächlich einen Beitrag zur besseren
Betreuung leisten wird, lässt sich etwa aus den Gründen schließen,
die für den Erfolg von Selbsthilfegruppen als maßgeblich angesehen
werden, und zu denen neben einem vielfältigeren Beziehungsgeflecht insbesondere der gleichzeitige Einfluss von unterschiedlichen
Begabungen und Kreativität gezählt wird.[125] Auch die gelegentlich
praktizierte Einbeziehung „ehemaliger" Patienten ins Gespräch
kann als Beispiel für den Versuch gewertet werden, andere Personen
erfolgreich zum Aufklärungsgespräch hinzuzuziehen.[126]

4.1 Positive Aspekte einer Teamaufklärung

Wie bereits Huseboe zeigen konnte, erweist sich die Aufklärung
durch ein Team für alle Gesprächspartner als hilfreich.[127] Zu dieser
Hilfe zählt beispielsweise, dass das Gespräch auf einer breiteren

---

[123] In diesem Fall sind interdisziplinäre Teams seit langem erfolgreich tätig. Es lassen
sich weiters interdisziplinäre Arbeitsgruppen zu den Themen „Amputation und anschließende physiotherapeutische Betreuung", „Inkontinenz-Operation vs. Becken-
bodengymnastik" oder, in neuerer Zeit, „Therapiealternativen bei Adipositas: ‚Gas-
tric banding' und/oder Diätetik" dazu zählen. Insbesondere die Einbindung von
physiotherapeutischen Diensten in den Aufklärungsprozess, auch im Hinblick auf die
Frage, was grundsätzlich therapeutisch bewirkt werden könne, konnte laut Studie als
sehr umfassend nachgewiesen werden. Vgl. Grossmann, W. et al., Ethik im Krankenhausalltag, 238; dies wird auch als Prävention betrachtet, da der Patient ja mit allen
Berufsgruppen in Verbindung steht, und daher die Gefahr besteht, dass jede Berufsgruppe aufgrund verschiedener Zugänge zu den Problemen unterschiedliche Informationen gibt. Vgl. Grossmann, W. et al., Ethik im Krankenhausalltag, 231 und 240.
[124] Genau genommen liegt hier erst die Wahlmöglichkeit begründet. Während der
Arzt ein Stoma vorwiegend aus der Sicht des medizinisch Sinnvollen und Machbaren begründet, bezieht sich die Pflege, diesbezüglich besser informiert, auf die
Aspekte des Umgangs mit dem künstlichen Ausgang. Die Entscheidung des Patienten wird gerade auch den Aspekt des künftigen Handlings einbeziehen müssen!
[125] Helmich bezeichnet dies als „Erfolgsgeheimnis der Selbsthilfegruppen": vgl.
Helmich, P., Psychosoziale Kompetenz, 316; „Gruppenselbsthilfe ist so elementare
Hilfestellung für den Arzt wie es das Penicillin nach der Entwicklung war.": Uexküll, Th.v., zit. in: Helmich, P., Psychosoziale Kompetenz, 318.
[126] Die Einbeziehung von „ehemaligen", erfolgreich therapierten Patienten wurde
auf einer kardiologischen Abteilung praktiziert. Dabei konnte festgestellt werden,
dass diese mitunter Informationen weitergeben konnten, die der Erkrankte von den
Ärzten nicht angenommen hatte. Vgl. Scharffenorth, G., Patienten-Orientierung, 150.
[127] „Im Krankenhaus hat es sich oft bewährt, Informationsgespräche zur zweit
durchzuführen. Die zweite Person kann ein Arzt oder eine Krankenschwester oder

Beziehungsebene aufgebaut wird. Daher werden durch die individuellen Wahrnehmungsunterschiede auch die verschiedenen Qualitäten und Ebenen einer Mitteilung des Patienten deutlicher aufscheinen und somit auch zielgenauer und befriedigender beantwortet werden können. Außerdem kann, nach der Untersuchung von Sardell und Trierweiler, die Anwesenheit einer Bezugsperson beziehungsweise einer Schwester, die schon bislang in die Betreuung eingebunden war, ein Gefühl der Sicherheit verleihen, was als Beitrag zur Hoffnung verstanden wird.[128]

Ebenso lassen sich auch positive Folgen für Arzt und Pflege erwarten. So werden die Mitglieder eines Teams, das damit einem Beziehungsgeflecht nach Engelhardt ähnelt,[129] nicht nur den Patienten in der interaktiven Kommunikation aus verschiedenen Blickwinkeln heraus wahrnehmen,[130] sondern zugleich, neben dem je eigenen Gespräch mit dem Patienten, auch die übrigen ablaufenden Gespräche verfolgen. Die Reaktionen aller Gesprächsteilnehmer, die beobachtet und individuell bewertet werden, können zu unterschiedlichen Reflexionen und Schlüssen führen und in der Folge eine umfassendere Einschätzung hinsichtlich des besten weiteren Vorgehens erlauben.[131]

Überdies wird diese spezifische, partnerschaftliche Teamarbeit dazu beitragen können, dass sich eine aufgrund der Apparatemedizin verstärkte Differenz zwischen medizinischen und pflegerischen Bereich verringert,[132] und sich dadurch die Kommunikation zwischen Ärzten und Pflegeberufen verbessert.[133]

Schließlich wird damit auch das Berufsbild der Pflege, das selbst in hochtechnologischen Bereichen mehr den pflegerischen Bedürfnissen des Patienten als einer krankheitsorientierten Medizin

---

ein Pfleger sein. Teils kann diese Person für Arzt und Patient im Gespräch oder danach eine Stütze sein. Er/sie kann auch eine wichtige Rolle übernehmen in den nächsten Stunden und Tagen, falls der Arzt nicht anwesend ist. Es fördert auch die Transparenz im Team und die Möglichkeit, mit dem Patienten offen zu kommunizieren.": Huseboe, S., Palliativmedizin, 117.

[128] Sardell, A.N., Trierweiler, S.J., Disclosing the cancer in diagnosis. Procedures that influence patients hopefulness. Cancer (1993) 72: 3355–3365; zit. in: Kappauf, H.W., Aufklärung und Hoffnung, 50.

[129] 3-Zentrum-9-Relationen-Struktur nach Engelhardt, in: Engelhardt, D.v., Ethik im Alltag der Medizin, 5.

[130] Gebert, G., Theoretische Überlegungen, 68.

[131] Dazu zählt etwa auch die wesentliche Frage, welche Themen die jeweiligen Gesprächspartner bewusst *nicht* ansprechen! Vgl. Huseboe, S., Palliativmedizin, 118.

[132] Vgl. Scharffenorth, G., Patienten-Orientierung, 75.

[133] Dabei wird eine größere Integration der nebeneinander laufenden Subsysteme erwartet. Vgl. Scharffenorth, G., Patienten-Orientierung, 117; allerdings muss auch die Möglichkeit in Betracht gezogen werden, dass dies zu neuen Integrationsproblemen beitragen könnte, die auch neue Lösungen erzwingen. Vgl. Grossmann, W. et al., Ethik im Krankenhausalltag, 249.

folgt,[134] einer zusätzlichen Veränderung unterliegen. Neben der grundsätzlichen Bedeutungszunahme,[135] die durch die Konversion der Aufklärungshoheit noch weiter verstärkt wird, werden die Pflegeberufe auf diese Weise auch offiziell zum (Gesprächs-)„Partner und Anwalt der kranken Menschen",[136] eine Funktion die sie heute bloß aufgrund der bestehenden Defizite, gewissermaßen ohne offizielle Kompetenz, wahrnehmen.

Zur Entwicklung und zum späteren Einsatz dieses interdisziplinären Konzepts bedarf es neben der bereits jetzt bestehenden Bereitschaft der Berufsgruppen zur Zusammenarbeit,[137] auch des Vorliegens von geeigneten räumlichen Strukturen im Sinne von Gesprächszimmern. Die bewusste Inanspruchnahme dieser Ressourcen könnte allen Beteiligten die Bedeutung des Gesprächs vor Augen führen und zugleich dem Patienten die entspannende Botschaft vermitteln, dass sich die Teilnehmer für diese Kommunikation ausreichend Zeit nehmen wollen.

Es ist anzunehmen, dass auch im Zusammenhang mit der Teamaufklärung einige Bedenken, etwa im Sinne der mangelnden Vertraulichkeit, vorgebracht werden. Allerdings sollte dabei bedacht werden, dass bis vor wenigen Jahren zahlreiche Aufklärungsgespräche durchaus öffentlich, etwa im Rahmen von Visiten durchgeführt wurden, bevor die Sensibilität für die Intimsphäre des Patienten geweckt, und im Zuge der Patientenrechte auch ein besonderer Wert auf das vertrauliche Gespräch gelegt wurde![138] Ebenso darf nicht vergessen werden, dass auch bisher die Krankenschwester bzw. der –pfleger bei der Aufklärung, etwa durch ihre Hilfe bei der Einsichtnahme in die Krankengeschichte, oder als Vermittlerin für Gespräche mit Angehörigen mitwirken konnte.[139] Selbstverständlich bedarf es jedoch auch hier der Bereitwilligkeit des Patienten, das Gespräch in dieser Weise zu führen, und der klaren Botschaft der Teammitglieder, dass eine eventuelle Ablehnung keineswegs als kränkende Zurückweisung verstanden würde.

Sowohl die Bereitschaft zur Verwirklichung einer Aufklärung im Team, als auch eine kompetente Reaktion auf Bedenken können dabei auf dem ermutigenden Hinweis von Huseboe aufbauen, dass sich dieses Konzept bereits erfolgreich verwirklichen ließ.[140]

---

[134] „Nicht Patientenversorgung, sondern Pflege": Scharffenorth, G., Patienten-Orientierung, 196f.

[135] Vgl. Lempp, R., Der Arzt, 44.

[136] Vgl. auch Scharffenorth, G., Patienten-Orientierung, 164.

[137] Diese bezieht sich allerdings speziell auf die Teamarbeit der Berufsgruppen. Die Sicht müsste also erweitert werden; vgl. Grossmann, W. et al., Ethik im Krankenhausalltag, 228.

[138] Vgl. Scharffenorth, G., Patienten-Orientierung, 150f.

[139] Vgl. Grossmann, W. et al., Ethik im Krankenhausalltag, 274.

[140] „Obwohl es in vielen Krankenhäusern nicht üblich ist, dass eine Krankenschwester am Aufklärungsgespräch teilnimmt, hat sich dies dort bewährt, wo es eingeführt wurde ... Wenn die Krankenschwester anwesend ist, weiß der Patient, dass sie das

5. Ausblick

Es ist durchaus voraussehbar, dass – insbesondere in einer Übergangszeit – die Kranken noch äußerst zögerlich die Vorteile ihrer Aufklärungshoheit nützen werden. Weiters ist zu erwarten, dass diese für die weitere Stärkung der autonomen Position des Patienten unverzichtbare Konversion der Aufklärungshoheit, ähnlich der Problematik der Patientenverfügungen,[141] sowohl von Medizinern als auch Juristen, nur zögernd akzeptiert werden wird. Vor allem seitens der Mediziner steht zu erwarten, dass dies, ähnlich der Problematik eines Entscheidungsmonopols, und ungeachtet bereits jetzt vereinzelt zustimmender Meinungen,[142] zunächst als Angriff auf eine grundsätzliche ärztliche Handlungskompetenz missverstanden wird.[143] Es wird mithin eines längeren Zeitraumes bedürfen, bis die Aufklärungshoheit des Patienten im klinischen Alltag emotionsfrei als Selbstverständlichkeit betrachtet wird und als zusätzlicher Beitrag dazu verstanden wird, dass der Kranke selbst – ungeachtet aller technischen Faszination und medizinischen Kompetenz, die das Leben im Krankenhaus bestimmen – tatsächlich als Hauptperson[144] des klinischen Betriebes erfahren werden kann.

Gespräch gehört hat, und es wird sowohl für ihn wie für die Krankenschwester leichter sein, sich in den folgenden Tagen darüber zu unterhalten ... Vielleicht kann ihre Teilnahme dem Patienten in den nächsten Tagen erlauben, wichtige Fragen oder Reaktionen zuzulassen.": Huseboe, S., Palliativmedizin, 140.

[141] Vgl. Eisenbart, mit Verweis auf eine Studie von Redleaf et al.: Eisenbart, B., Patienten-Testament, 35.

[142] „Also wenn die Schwester gefragt wird und sie glaubt, eine Antwort darauf geben zu können, dann soll sie.": Zitat eines Primararztes im Rahmen der Interviews zur Studie des Instituts: Grossmann, W. et al, Ethik im Krankenhausalltag, 182.

[143] „Aufgrund des buchstäblich ‚blinden Vertrauens', das der Arzt über Jahrhunderte hinweg bei seinen Patienten genoss, war er praktisch der ausdrücklichen Legitimierung seiner Entscheidung enthoben. Von daher gesehen ist es durchaus verständlich, dass der Arzt allergisch reagiert, wenn er diese Entscheidungsfreiheit in steigendem Maße streitig gemacht sieht.": Eser, A., Der Arzt im Spannungsfeld von Recht und Ethik, 80.

[144] Vgl. Huseboe, S., Palliativmedizin, 299.

Nachwort

Nur das echte Gespräch
ermöglicht heilendes Handeln.

J. F. Malherbe

Angesichts einer Vielzahl von durchaus realistisch eingeschätzten Verbesserungsmöglichkeiten, Forderungen, Erwartungen und Vorstellungen lässt sich wohl angesichts der bestehenden Strukturen, der bekannten Ressourcenknappheit und der Erfahrungen rund um die meisten nicht-technischen Erneuerungs- und Verbesserungsvorschläge die Frage stellen, inwieweit sich ein beschriebener mehrdimensionaler Aufklärungsprozess, der die Wertewelt des Patienten besonders berücksichtigt, auch tatsächlich verwirklichen lässt.

Ein möglicher Ansatz für die moralische Verpflichtung dazu lässt sich dabei in der Selbsteinschätzung der Medizin finden, die auf folgenden Fragen aufbaut:

Sieht die Medizin selbst ihren heutigen Stellenwert tatsächlich nur mehr nahezu ausschließlich durch ihre technologischen Fähigkeiten, ihre wissenschaftlichen Erfolge und ihre faszinierenden Möglichkeiten, die Grenzen des Lebens immer weiter hinauszuschieben, definiert?

Rechtfertigen die enormen, auf naturwissenschaftlichen Kenntnissen beruhenden Handlungsmöglichkeiten, auf die zu Recht niemand mehr verzichten möchte, den Verzicht darauf, sich Gedanken über den Sinn von Handlungen und deren längerfristige Auswirkungen auf das Leben des Patienten anzustellen?

Ist der Anspruch des mitmenschlichen Begleitens, nach Art eines „Trostpreises" und mit Verweis auf die vergangenen Jahrhunderte, in denen die Medizin kaum Handlungsoptionen hatte, tatsächlich nur dann zu beachten, wenn „nichts mehr zu machen ist"? Kann etwa ein Kommunikationsdefizit tatsächlich durch eine besondere Operationsgeschicklichkeit oder persönliche wissenschaftliche Erfolge ausreichend und befriedigend begründet werden? Oder bleibt, ungeachtet aller begrüßenswerten Innovationen, das zentrale Selbstverständnis doch am traditionellen Bild des Helfens ausgerichtet?

Wenn letzteres zutrifft, woran – wie wohl unterstellt werden darf – kaum ein Mitglied der Gesundheitsberufe ernsthaft zweifeln wird, müssen die Botschaften, die das Bild der Medizin betreffen, innerhalb und außerhalb des medizinischen Kontextes ernst genommen werden.

Die Unzufriedenheit mit einem Behandlungsverlauf ungeachtet der darin erreichten positiven Ergebnisse, die zahlreichen Kommunikationsdefizite, die, abseits aller Therapieerfolge beklagt werden und

den überwiegenden Anteil der Beschwerden bei den Patientenan-
waltschaften darstellen, das typische Erleben der Schwächeposition
eines Patienten bei Krankenhausaufenthalten, die Angst vor einem
Ausgeliefertsein, all diese Botschaften und noch viele mehr sind nicht
bloß Ausdruck eines überhand nehmenden Querulantentums, oder,
noch schlimmer, typische Auswirkungen der zunehmenden Mündigkeit der Patienten.

Denn die Zunahme der Autonomie geht nicht automatisch mit einer
verringerten Kooperationsbereitschaft einher, sondern erhöht zunächst bloß die Aufmerksamkeit für Defizite und den Mut, sie auch
berechtigterweise auszusprechen!

Im eben begonnenen 21. Jahrhundert wird es daher von eminenter
Bedeutung sein, dass eine Neupositionierung der Medizin vorgenommen wird. Ausgangspunkt ist und bleibt dabei die Gewissenserfor-
schung, ob die Medizin sich tatsächlich als Dienst am Menschen
versteht, oder ob wissenschaftliche Erfolge und die technische Faszination allmählich zu ihrem eigentlichen Inhalt geworden sind. Dadurch würde sich letztlich auch die Wieland'sche Definition von der
Medizin als Handlungswissenschaft wieder relativieren,[1] die eine
anhand der Diagnose erkannte Hilfsbedürftigkeit mit einer Handlung
beantwortet. Dadurch würde sich auch der Trend fortsetzen, dass sich
der Patient wegen zunehmender Unzufriedenheit und aufgrund des
Fehlens von sinnstiftender Betreuung von den immer umfassenderen
Hilfsangeboten abwendet.[2]

Bei dieser Neupositionierung muss besonders von jeder „Alles-
oder-Nichts"-Haltung Abschied genommen, und zu einer „Sowohl-
als-auch"-Überzeugung gelangt werden. Mit anderen Worten: Die
Förderung der Kommunikation darf nicht durch eine Verringerung
des Angebots an wissenschaftlich fundierten Leistungen erkauft werden. Es geht vielmehr darum, die beiden Aspekte als Eckpfeiler einer
zukunftsorientierten Medizin zu verstehen und ihnen die gleiche
Aufmerksamkeit hinsichtlich Anwendung und weiterer Innovation zu
schenken. Im Spannungsbogen zwischen den sich ständig verbes-
sernden biotechnischen Möglichkeiten und einer zugleich an Qualität und Tiefe zunehmenden Gesprächsbeziehung kann es gelingen,
dass das Hauptziel des therapeutischen Prozesses, im Sinne der „Behebung eines Defizits", nicht bloß umdefiniert wird, sondern in seinem Begriffsinhalt wesentlich erweitert wird. Das Hauptziel liegt
dann darin, ein Defizit, das explizit über den naturwissenschaftlichen
Horizont hinausreicht, im Einklang mit den bewusst reflektierten
Wertvorstellungen des Patienten auszugleichen.

[1] Vgl. Wieland, W., Strukturwandel.
[2] „Die Medizin der Zukunft wird eine kommunikative Medizin sein oder sie wird
die Menschen verlieren, für die sie eigentlich da ist": Gottschlich, M., Sprachloses
Leid, 1.

Der Erfolg des Handelns wird sich damit in zwei Komponenten erweisen:

Erstens, in der Verbesserung des Zustandes und zweitens in der durch diesen Prozess gewonnenen, tieferen Erkenntnis der individuellen Lebenswirklichkeit. Der mehrdimensionale, bis zur Anamnese erweiterte Aufklärungsprozess, der explizit wertorientiert verläuft, kann dazu einen für beide Komponenten wesentlichen Beitrag leisten.

„Der ethische Grundauftrag der heutigen Medizin liegt eindeutig in dem Wert, den sie der Sprache beimißt oder verweigert."[3] Diese Feststellung Malherbes wird damit zur Gewissensfrage jeder therapeutischen Beziehung und jeder Behandlung.

Erst wenn die Bereitschaft besteht, diese Erweiterung des Handlungsziels zu akzeptieren, mehr noch, es aktiv und unter Einsatz aller Kreativität zu verfolgen, werden sich etwa auch hartnäckige strukturelle Probleme mitunter überraschenderweise einer Veränderung unterwerfen lassen.

„Wenn du ein Schiff bauen willst, so trommle nicht die Matrosen zusammen, um Holz zu beschaffen, Werkzeuge vorzubereiten, Aufgaben zu vergeben und die Arbeit einzuteilen, sondern lehre die Matrosen die Sehnsucht nach dem weiten, endlosen Meer."[4]

Saint-Exupérys Ausspruch charakterisiert treffend die Aufgabe, die der Medizinethik dabei zufällt.

Sie kann zur Klärung des Standortes und der Selbsteinschätzung der Medizin beitragen. Sie kann eine argumentative Hilfe für die Entscheidungsbegründungen leisten, kann die Vorteile eines Umdenkens aufzeigen und auch argumentativ begründen. Sie kann deshalb auch dazu ermuntern, diesen Weg zu beschreiten. Aber gemäß ihres Selbstverständnisses als eine an der Freiheit orientierte Wissenschaft, wird sie ebenso deutlich darauf verweisen, dass die moralisch fundierte und freie Entscheidung, das eigene Handeln in ein ausgewogenes Verhältnis zwischen den beiden Grundkonstanten zu stellen, die Handelnden selbst zu treffen haben.

Im geschichtlichen Rückblick wird sich einmal zeigen, ob die Medizin am Beginn des neuen Jahrhunderts mit dieser grundlegenden Entscheidung die Chancen verantwortungsvoll wahrgenommen hat, das unbestritten große Heilungspotential, das sie besitzt, tatsächlich in den Dienst eines mündig gewordenen Patienten zu stellen.

---

[3] Malherbe, J.F., Medizinische Ethik, 116.
[4] Saint-Exupéry, A.d., Der kleine Prinz.

Literaturverzeichnis

Adler R, Hemmeler W (1992) Anamnese und Körperuntersuchung. Der biologische, psychische und soziale Zugang zum Patienten. Fischer, Stuttgart

Akademie für Ethik in der Medizin e.V, Göttingen, Städtisches Klinikum Braunschweig (2001) Das Recht des Patienten auf Selbstbestimmung. Patientenforum Medizinische Ethik, Braunschweig, 10. März 2001

Amelung E (1992) Ethisches Denken in der Medizin. Ein Lehrbuch. Springer, Berlin Heidelberg New York Tokyo

Anschütz F (1987) Ärztliches Handeln, Grundlagen, Möglichkeiten, Grenzen, Widersprüche, Wissensch. Buchg. Darmstadt, Darmstadt

Apel K-O (1997) Diskurs und Verantwortung. Das Problem des Übergangs zur postkonventionellen Moral. Suhrkamp, Frankfurt/M

Apel K-O, Kettner M (1993) Zur Anwendung der Diskursethik in Politik, Recht u. Wissenschaft. Suhrkamp, Frankfurt/M

Aquin T v (1977) Summa Theologica, Vollständige ungekürzte deutsch-lateinische Ausgabe. Übersetz von Dominikanern und Benediktinern Deutschlands und Österreichs, herausgegeben von der Philosophisch-Theologischen Hochschule Walberg bei Köln. Kommentiert von OH Pesch

Arndt M (1996) Ethik denken – Maßstäbe zum Handeln in der Pflege. Thieme, Stuttgart

Ausserer O, Paris W (1993) Glaube und Medizin. Apis Theorie 3. Alfred & Söhne, Meran

Avenarius HJ (1995) Erklärung, Verständnis, Einverständnis – Überlegungen zum Gespräch in der Onkologie. Ethik in der Medizin 7: 116–127

Bachinger G, Memmer M, Ortel A, Peintinger M, Pruckner M (2002) Ratgeber zur Patientenverfügung. Die vorausschauende Selbstbestimmung des Patienten. Nö Schriften 137

Barocka A, Lungershausen E (1999) Ethische Brennpunkte der Psychiatrie. Königshausen & Neumann, Würzburg

Barolin GS (1997) Aufklärung bei unheilbarer Erkrankung. ÖKZ 38: 57–59

Bauer F (1965) Geschichte der Krankenpflege. Handbuch der Entstehung und Entwicklung der Krankenpflege von der Frühzeit bis zur Gegenwart. Schriftenreihe zur Theorie und Praxis der Krankenpflege, herausgegeben vom Deutschen Zentralblatt für Krankenpflege, Bd 1. EC Baumann KG, Kulmbach

Baumann J, et al (1986) Alternativentwurf eines Gesetzes über Sterbehilfe (AE-Sterbehilfe). Entwurf eines Arbeitskreises von Professoren des Strafrechts und der Medizin sowie ihrer Mitarbeiter, Stuttgart

Beauchamp TL, Childress JF (Hrsg) (1989) Principles of Biomedical Ethics, 3. Aufl. Oxford University Press, New York Oxford

Beauchamp TL, Childress JF (1994) Principles of Biomedical Ethics, 4. Aufl. Oxford University Press, New York

Begemann H (1994) Auf dem Weg zu einer ökologischen Medizin. In: Meier J (Hrsg) Menschenbilder. Philosophie im Krankenhaus, Olms

Behrens HD, Winter T (1979) Entwurzelung – Entpersönlichung – Infantilisierung. Dissertation, Univ Hannover

Benson H (1997) Heilung durch Glauben. Die Beweise. Selbstheilung in der neuen Medizin. Heyne, München

Benzenhöfer U (1999) Der gute Tod? Euthanasie und Sterbehilfe in Geschichte und Gegenwart. Beck, München (Beck'sche Reihe 1328)

Bernat E (2000) Das Patiententestament. Rechtsdogmatische und rechtsvergleichende Überlegungen zum Abbruch lebenserhaltender medizinischer Behandlung. In: Kopetzki C (Hrsg) Antizipierte Patientenverfügungen. „Patiententestament" und Stellvertretung in Gesundheitsangelegenheiten. Manz, Wien, S 69–88

Betz O (1989) Ringen um Wahrhaftigkeit. In: Christophorus-Hospiz-Verein (Hrsg) Pflege bis zuletzt. Christophorus-Hospiz-Verein, München, S 115–119

Bierich JR (Hrsg) (1992) Arzt und Kranker. Ethische und humanitäre Fragen in der Medizin. Attempo, Tübingen

Binder-Fritz C (1998) Transkulturalität im Gesundheitswesen. Scriptum für das Seminar „Ethische Grundfragen in der Medizin". Institut für Geschichte der Medizin, Abteilung Ethnomedizin

Binding K, Hoche A (1920) Die Freigabe der Vernichtung lebensunwerten Lebens. Meiner, Leipzig

Birnbacher D (1985) Das Recht auf einen selbstbestimmten Tod. Deutsche Gesellschaft für Humanes Sterben. 5. Europäischer Kongress für Humanes Sterben, Augsburg, S 85–89

Birnbacher D (1990) Gefährdet die moderne Reproduktionsmedizin die menschliche Würde? In: Leist A (Hrsg) Um Leben und Tod. Suhrkamp, Frankfurt/M, S 49–74

Birnbacher D (1997) Patientenautonomie und ärztliche Ethik am Beispiel der prädiktiven Diagnostik. Jahrbuch für Wissenschaft und Ethik 2: 105–119

Bodensohn M (1987) Zur Todesfurcht und ihrem Einfluss auf ärztliches Verhalten gegenüber dem unheilbaren Patienten in Abhängigkeit von Kontrollüberzeugungen. Univ. Diss., Mainz

Böhme G (1985) Anthropologie in pragmatischer Hinsicht. Suhrkamp, Frankfurt

Bondolfi A (2000) Die moralischen Prinzipien medizinischen Handelns. Ethisch denken und moralisch handeln in der Medizin. In: Holzhey H v, Stolz F (Hrsg) Anstöße zur Verständigung. Aus der Reihe Theophil, Züricher Beiträge zu Religion und Philosophie, Bd 3, 1. Aufl. Pano-Verlag, Zürich

Bonelli J (1992) Der Patient als Person. In: Bonelli J (Hrsg) Der Mensch als Mitte und Maßstab der Medizin. Springer, Wien New York, S 113–133

Bräutigam HH (1984) Medizin in der Defensive. Die Zeit v 12. 10. 1984, S 87

Brock DW, Wartmann StA (1990) When Competent Patient Make Irrational Choices. Journal of Medicine, New England, 322: 1595–1599

Brody H (1992) The Healer's Power. Yale Univ. Press, New Haven

Brücher K (1999) Professionalität und Verantwortung in der therapeutischen Beziehung. In: Barocka E, Lungershausen E (Hrsg) Ethische Brennpunkte der Psychiatrie. Königshausen & Neumann, Würzburg, S 53–62

Brütt-Klement C (2001) Selbstbestimmt in schwerer Krankheit – wie ist das möglich? Akademie für Ethik in der Medizin e.V, Göttingen, Städtisches Klinikum Braunschweig. Das Recht des Patienten auf Selbstbestimmung. Patientenforum Medizinische Ethik, Braunschweig, 10. März 2001, S 20–24

Buchborn E (1989) Die Innere Medizin zwischen Naturwissenschaft und Geisteswissenschaft. In: Rössler D, Waller HD (Hrsg) Medizin zwischen Geisteswissenschaft und Naturwissenschaft, 3. Blaubeurer Symposion, 30.9.–2.10.88. Attempo, Tübingen, S 69–81

Buchmann M (1975) Krankheitsverhalten: Die Bedeutung von Alltagsvorstellungen über Gesundheit und Krankheit. In: Gebert A, Gutzwiller F, Kleiber C, Kocher G (Hrsg) Der Umgang mit Gesundheit und Krankheit. Schweizerische Gesellschaft für Gesundheitspolitik, Horgen

Bühler K-E, Bieber L (1985) Präoperative Angst. Therapieaufklärung und Zufriedenheit mit ärztlicher Behandlung. Deutsches Ärzteblatt Ausgabe B 82/6

Bundesärztekammer (1998) Grundsätze der Bundesärztekammer zur ärztlichen Sterbebegleitung. Deutsches Ärzteblatt 95: 1689–1691

Callahan D (1992) When self-derermination runs amok. Hastings Center Report 22/2: 52–55

Childress J (1990) The Place of Autonomie in Bioethics. Hastings Center Report 1: 12–17

Condrau G (1991) Der Mensch und sein Tod. Kreuz, Zürich

Conradi M (2002) Der Arzt an den Grenzen seines Behandlungsauftrages. Eine Untersuchung zu Fragen der Sterbehilfe im Zeitalter der Intensivmedizin. Peter Lang, Frankfurt/M Berlin Wien

Corbin JM, Strauss AL (1993) Weiterleben lernen: Chronisch Kranke in der Familie. Piper, München Zürich

Csef H (1998) Sinnverlust und Sinnfindung in Gesundheit und Krankheit. Gedenkschrift zu Ehren von Dieter Wyss. Königshausen & Neumann, Würzburg

Dahmer J (1984) Anamnese und Befund. Thieme, Stuttgart

Demmer K (1991) Die Wahrheit leben. Theorie des Handelns. Herder, Freiburg/Breisgau Basel Wien

Depner R (1977) Arzt und Gesellschaft. In: Wunderli J, Weisshaupt K (Hrsg) Medizin im Widerspruch. Walter-Verlag, Olten Freiburg/Breisgau, S 90–107

Dethlefsen T, Dahlke R (1988) Krankheit als Weg. Deutung und Bedeutung der Krankheitsbilder. Bertelsmann, München

Deutsch E (1998) Aktuelle Hauptprobleme des Arztrechts im Bereich der Einwilligung und Aufklärung sowie des Behandlungsfehlers. In: Mayer-Maly T, Prat EH (Hrsg) Ärztliche Aufklärungspflicht und Haftung. Springer, Berlin Heidelberg New York Tokyo

Deutsch E (1999) Medizinrecht, Arztrecht, Arzneimittelrecht und Medizinprodukterecht. Springer, Berlin Heidelberg New York Tokyo

Deutsche Bundesärztekammer (1997) Entwurf der Richtlinie der Bundesärztekammer zur ärztlichen Sterbebegleitung und den Grenzen zumutbarer Behandlung. Deutsches Ärzteblatt 94: C-988f

Deutsche Gesellschaft für Chirurgie (1996) Entwurf: Leitlinie zum Umfang und zur Begrenzung der ärztlichen Behandlungspflicht in der Chirurgie. Eine Stellungnahme der Deutschen Gesellschaft für Chirurgie zu Therapiebegrenzung und ärztliche Sterbebegleitung

Deutsches Ärzteblatt (1992) 44. Generalversammlung des Weltärztebundes. Hilfe zum Freitod: Unethisch. Deutsches Ärzteblatt 89: 2367–2368

Dichgans J (1992) Zur Aufklärung von Kranken und Sterbenden. In: Bierich JR (Hrsg) Arzt und Kranker. Ethische und humanitäre Fragen in der Medizin. Attempo, Tübingen

Dichgans J (1992) Der Arzt und die Wahrheit am Krankenbett. Arzt und Christ 38: 13–23

Dickhaut HH (2002) Die Patient-Arzt-Beziehung. In: Fuchs H-J (Hrsg) Wege zur patientenorientierten Medizin. Verlag der Österreichischen Ärztekammer, Wien, S 26–44

Duden (1976) Das große Wörterbuch der deutschen Sprache in 6 Bänden. Drosdowski G (Hrsg) Bibliograph. Institut Mannheim, Wien Zürich

Dworkin R (1995) Die Grenzen des Lebens. Rowohlt, Reinbek

Eckensberger LH, Gähde U (1993) Ethische Norm und empirische Hypothese. Suhrkamp, Frankfurt/M

Ehlers APF (1987) Die ärztliche Aufklärung vor medizinischen Eingriffen. Bestandsaufnahme und Kritik. Carl Heymanns Verlag KG, Köln Berlin Bonn München

Eibach U (1994) Der Tod – eine Herausforderung an das ärztliche Selbstverständnis und die Medizinerausbildung. Z Med Ethik 40: 113–118

Eibach U, Schaefer K (1996, 1997) Autonomie von Patienten und Patientenwünsche bei Dialysepatienten. Ergebnisse einer Patientenbefragung und Kommentar aus ethischer Sicht. Z Med Ethik 43/3: 261–272

Eibach U, Schaefer K (2001) Patientenautonomie und Patientenwünsche. Ergebnisse und ethische Reflexion von Patientenbefragungen zur selbstbestimmten Behandlung in Krisensituationen. Medizinrecht. Springer, Berlin Heidelberg New York, S 21–28

Eibach U (1996, 1997) Vom Paternalismus zur Autonomie des Patienten? Medizinische Ethik im Spannungsfeld zwischen einer Ethik der Fürsorge und einer Ethik der Autonomie. Z Med Ethik 43/3: 215–231

Eisenbart B (1998) Patienten-Testament und Stellvertretung in Gesundheitsangelegenheiten. Alternativen zur Verwirklichung der Selbstbestimmung im Vorfeld des Todes. Nomos, Baden-Baden

Eisner B (1992) Die Aufklärungspflicht des Arztes. Die Rechtslage in Deutschland, der Schweiz und den USA. Huber, Bern Göttingen Toronto Seattle

Engelhardt D v (1997) Ethik im Alltag der Medizin. Spektrum der Disziplinen zwischen Forschung und Therapie. Birkenhäuser, Basel Boston Berlin

Engelhardt D v (1997) Zur Systematik und Geschichte der Medizinischen Ethik. In: Engelhardt D v (Hrsg) Ethik im Alltag der Medizin. Spektrum der Disziplinen zwischen Forschung und Therapie. Birkenhäuser, Basel Boston Berlin

Engelhardt D v (1999) Krankheit, Schmerz und Lebenskunst. Eine Kulturgeschichte der Körpererfahrung. Beck, München

Engelhardt D v (1989) Der Abschied von der Geisteswissenschaft in der neuzeitlichen Medizin. In: Rössler D, Waller HD (Hrsg) Medizin zwischen

Geisteswissenschaft und Naturwissenschaft. 3. Blaubeurer Symposion 30.9.–2.10.88. Attempo, Tübingen

Engelhardt D v (1996) Wahrheit am Krankenbett im geschichtlichen Überblick. Schweizerische Rundschau für Medizin 85/14: 432–439

Engelhardt HT (1996) The Foundation of Bioethics, 2. Aufl. Oxford Univ. Press, New York Oxford

Engljähringer D (1996) Ärztliche Aufklärungspflicht vor medizinischen Eingriffen. Orac, Wien

Erlen JA (1997) Ethical questions inherent in compliance. Orthop Nurs 16/2: 77–80

Ernst S (1997) Wie haben wir den Umgang mit Gesundheit und Krankheit in den verschiedenen Ländern erlebt? In: Wiedersheim R (Hrsg) Gesundheit und Krankheit in der Welt; eine medizinische Weltreise. Wissenschaftl Buchg., Darmstadt, S 216–226

Erste Kammer der Generalstaaten (2000) Gesetz zur „Überprüfung bei Lebensbeendigung auf Verlangen und bei der Hilfe bei der Selbsttötung und Änderung des Strafgesetzbuches und des Gesetzes über das Leichen- und Bestattungswesen (Gesetz zur Überprüfung bei Lebensbeendigung auf Verlangen und bei der Hilfe bei der Selbsttötung), aus dem Versammlungsjahr 2000–2001 Nr 137 vom 28. November 2000

Eser A (1988) Der Arzt im Spannungsfeld von Recht und Ethik. Zur Problematik „ärztlichen Ermessens". In: Marquard O, Seidler E, Staudinger H (Hrsg) Ethische Probleme des ärztlichen Alltags. Fink, München

Eser A, Lutterotti M v, Sporken P (1989) Lexikon Medizin, Ethik, Recht. Herder, Freiburg

Faden RR, Beauchamp TL (1986) A History and Theory of Informed Consent. Oxford Univ. Press, Oxford

Feiereis H (1997) Sprechen und Schreiben im ärztlichen Alltag. Ein Beitrag zum Umgang mit der Wahrheit in der Inneren Medizin und Psychotherapie. In: Engelhardt D v (Hrsg) Ethik im Alltag der Medizin, Spektrum der Disziplinen zwischen Forschung und Therapie. Birkenhäuser, Basel Boston Berlin, S 101–132

Feinberg J (1971) Legal Paternalism. Can J Philosophy 1: 105–124

Feinberg J (1986) Harm to Self. Oxford Univ. Press, New York

Festinger L (1957) Theorie of Cognitive Dissonance. Row, Peterson, Evanston

Feuerstein G (1998) Symbolische Gerechtigkeit. Zur verfahrenstechnischen Ausblendung von Wertkonflikten in der Mikroallokation medizinischer Behandlungsressourcen. In: Feuerstein G, Kuhlmann E (Hrsg) Rationierung im Gesundheitswesen. Ullstein Medical, Wiesbaden, S 193–210

Feuerstein G (1995) Das Transplantationssystem. Dynamik, Konflikte und ethisch-moralische Grenzgänge. Juventa, Weinheim

Feuerstein G, Kuhlmann E (1999) Neopaternalistische Medizin. Der Mythos der Selbstbestimmung im Arzt-Patient-Verhältnis. Hans Huber, Bern Göttingen Toronto

Feuerstein G, Kuhlmann E (1998) Rationierung im Gesundheitswesen. Ullstein Medical, Wiesbaden, S 193–210

Fiebig U (1985) Freiheit für Patienten und Arzt. Das Selbstbestimmungsrecht des Patienten als Postulat der Menschenwürde. Urachhaus, Stuttgart

Flick U (1991) Alltagswissen über Gesundheit und Krankheit. Subjektive Theorien und soziale Repräsentationen. Asanger, Heidelberg

Francke R (1994) Ärztliche Berufsfreiheit und Patientenrechte: eine Untersuchung zu den verfassungsrechtlichen Grundlagen des ärztlichen Berufrechts und des Patientenschutzes. Enke, Stuttgart

Frei U, Frewer A, Winau R (1997) Vertrauen und Ethik in der Medizin. Grundsatzfragen einer klinisch orientierten Moraltheorie. Archiv für humane Medizin, Berlin

Freidson E (1979) Der Ärztestand. Enke, Stuttgart

Frewer A, Rödel C (1994) Prognose und Ethik. Theorie und klinische Praxis eines Schlüsselbegriffs der Ethik in der Medizin. Palm & Enke, Erlangen Jena

Fuchs H-J (2002) Ärztliche Konsultationen und Patientenfeedback. In: Fuchs H-J (Hrsg) Wege zur patientenorientierten Medizin. Verlag der Österreichischen Ärztekammer, Wien, S 11–25

Fuchs H-J (2002) Wege zur patientenorientierten Medizin. Verlag der Österreichischen Ärztekammer, Wien

Gadamer H-G (1994) Über die Verborgenheit der Gesundheit. Aufsätze und Vorträge, Suhrkamp, Frankfurt/M

Gahl K (2001) Das Selbstbestimmungsrecht des Patienten und die Fürsorgepflicht des Arztes – ein Widerspruch? Akademie für Ethik in der Medizin e.V, Göttingen, Städtisches Klinikum Braunschweig. Das Recht des Patienten auf Selbstbestimmung. Patientenforum Medizinische Ethik. Braunschweig, 10. März 2001, S 9–14

Ganthaler H, Neumaier O (1997) Anfang und Ende des Lebens. Beiträge zur Medizinischen Ethik. Academia Verlag, St. Augustin

Gärtner HW (1994) Zwischen Management und Nächstenliebe. Zur Identität des kirchlichen Krankenhauses. Grünewald, Mainz

Gebert A, Gutzwiller F, Kleiber C, Kocher G (1975) Der Umgang mit Gesundheit und Krankheit. Schweizerische Gesellschaft für Gesundheitspolitik, Horgen

Gebert G (1981) Theoretische Überlegungen zum Thema „Teamarbeit". Internationale Mediziner-Arbeitsgemeinschaft, IMA, „Das Therapeutische Team". Erfahrungen, Probleme, Perspektiven. Herbsttagung der IMA 6.–8. November 1981, Wien, S 66–71

Geisler L (1987) Arzt und Patient – Begegnung im Gespräch. Pharma, Frankfurt

Gerok W (1992) Grundlagen und Grenzen der wissenschaftlichen Medizin. In: Köbberling J (Hrsg) Die Wissenschaft in der Medizin. Selbstverständnis und Stellenwert in der Gesellschaft. Schattauer, Stuttgart New York, S 27–42

Geyer M (1990) Das ärztliche Gespräch. Allgemein-psychotherapeutische Strategien und Techniken. Verlag Gesundheit GmbH, Berlin

Giesen D (1983) Wandlungen des Arzthaftungsrechts. Mohr, Tübingen

Glatz C (1996) Der Arzt zwischen Aufklärung und Beratung. Eine Untersuchung über ärztliche Hinweispflichten in Deutschland. Duncker & Humblot, Berlin

Gordijn B, ten Have H (2000) Medizinethik und Kultur. Grenzen medizinischen Handelns in Deutschland und den Niederlanden. Frommann-Holzboog, Stuttgart Bad Cannstatt (Reihe Medizin und Philosophie)

Gottschlich M (1998) Sprachloses Leid. Wege zu einer kommunikativen Medizin. Die heilsame Kraft des Wortes. Springer, Wien New York

Grossarth-Maticek R (1979) Krankheit als Biographie. Ein medizinsoziologisches Modell der Entstehung und Therapie der Krebserkrankungen. Kiepenheuer & Witsch, Köln

Grossmann W, Haslinger F (1999) Ethik im Krankenhausalltag. Empirische Studie zur ethischen Bildung und deren Praxisrelevanz in den heilenden Berufen. Peter Lang, Frankfurt/M Wien (Europäische Hochschulschriften: Reihe 7, Medizin: Abt D, Allgemeine Medizin, Bd 32)

Gründel J (1985) Gefährdung des Lebens durch Zuwachs des Wissens? Ethische Implikationen zunehmender Informationen über den Nasciturus. In: Piechowiak H (Hrsg) Ethische Probleme der modernen Medizin, 1. Aufl. Matthias Grünewald Verlag, Mainz, S 29–50

Guardini R (1993) Ethik. Vorlesungen an der Universität München. Aus dem Nachlass herausgegeben von Hans Mercker; unter Mitarbeit von Martin Marschall, Bd 2. Matthias-Grünewald-Verlag, Mainz, Verlag Ferdinand Schöningh, Paderborn

Guckes B (1997) Das Argument der schiefen Ebene. Schwangerschaftsabbruch, Tötung Neugeborener, Sterbehilfe in der medizinethischen Diskussion. Gustav Fischer, Stuttgart Jena Lübeck

Habermas J (1992) Erläuterungen zur Diskursethik. Suhrkamp, Frankfurt/M

Habermas J (1996) Moralbewußtsein und kommunikatives Handeln. Suhrkamp, Frankfurt/M

Habermas J (1988) Theorie des kommunikativen Handelns, Bd 1, 2. Handlungsrationalität und gesellschaftliche Rationalisierung. Suhrkamp, Frankfurt/M

Habermas J (1984) Vorstudien und Ergänzungen zur Theorie des kommunikativen Handelns. Suhrkamp, Frankfurt/M

Habermas J (1973) Wahrheitstheorien. In: Fahrenbach H (Hrsg) Wirklichkeit und Reflexion – Festschrift für W. Schulz. Neske, Pfullingen

Hackenbroch-Hicke B (1997) Der Versuch eines Vergleichs verschiedener Medizinkulturen. In: Wiedersheim R (Hrsg) Gesundheit und Krankheit in der Welt; eine medizinische Weltreise. Wissenschaftl Buchg., Darmstadt, S 211–215

Hahn P (1988) Ärztliche Propädeutik. Gespräch, Anamnese, Interview. Einführung in die anthropologische Medizin – wissenschaftstheoretische und praktische Grundlagen. Springer, Berlin Heidelberg New York

Haidenthaller P (2001) Die Einwilligung Minderjähriger in medizinische Behandlungen. RdM, Recht in der Medizin 6: 163–174

Hansen KJ (1997) Elemente ethischer Leitlinien im Dasein als Patient (Erwartungen und Tugenden). In: Engelhardt D v (Hrsg) Ethik im Alltag der Medizin, Spektrum der Disziplinen zwischen Forschung und Therapie. Birkenhäuser, Basel Boston Berlin, S 295–304

Hare RM (1994) Utilitarism and Deontological Principles. In: Gillon Raanan (Hrsg) Principles of Health Care Ethics. Wiley, Chichester, S 149–157

Harrer ME (1994) Ethik und Verantwortung in der somato-psycho-sozialen Betreuung krebskranker Menschen. Ethica, Wissenschaft und Verantwortung 2: 17–41

Hartmann F (1979) Prognose. In: Seidler E (Hrsg) Wörterbuch medizinischer Grundbegriffe. Herder, Freiburg/Br, S 254–260

Hartmann F (1984) Patient, Arzt, Medizin. Beiträge zur ärztlichen Anthropologie. Vandenhoeck & Ruprecht, Göttingen

Hartmann F (1997) Sittliche Spannungslagen ärztlichen Handelns. In: Engelhardt D v (Hrsg) Ethik im Alltag der Medizin, Spektrum der Disziplinen zwischen Forschung und Therapie. Birkenhäuser, Basel Boston Berlin, S 17–29

Hartmann F (1988) Technisches in der Medizin. Versuche und Versuchungen. In: Arnold W (Hrsg) Medizinischer Fortschritt und Medizintechnik in Bremen. Ergebnisse eines von der Wittheit zu Bremen veranstalteten Symposiums vom 13.–15. Februar 1986, Bremen, S 20–39

Hartmann K (1989) Der wissenschaftliche Status der Medizin in philosophischer Sicht. In: Rössler D, Waller HD (Hrsg) Medizin zwischen Geisteswissenschaft und Naturwissenschaft. Drittes Blaubeurer Symposion vom 30. September – 2. Oktober 1988. Attempto, Tübingen

Heim E (1985) Die Krankheitsbewältigung. Folia psychopract Basel 26: 1–40

Hein N (1985) Gespräche mit dem praktischen Arzt, 1. Aufl. Thesis Vienna

Helmich P, Hesse E, Köhle K, Mattern HJ (1991) Psychosoziale Kompetenz in der ärztlichen Primärversorgung. Ein Lernbuch für Ärztinnen, Ärzte, und Studierende. Springer, Berlin Heidelberg

Herzlich C (1991) Soziale Repräsentationen von Gesundheit und Krankheit und ihre Dynamik im sozialen Feld. In: Flick U (Hrsg) Alltagswissen über Gesundheit und Krankheit. Subjektive Theorien und soziale Repräsentationen. Asanger, Heidelberg, S 293–302

Heubel F (1995) Haben Patienten das Recht, verstanden zu werden?. Perspektiven eines Medizinethikers. Gesundheits-Oeconomica, Schriftenreihe der Österr. Gesellschaft für Gesundheitsökonomie. Vorträge des Internationalen Kongresses „Das Gewissen der Medizin", 19.–22. 4. 1995, S 81–87

Heyll U (1993) Risikofaktor Medizin. Gesundheitsschäden und Kostenexplosion als Folgen ärztlicher Übertherapie. Ullstein, Frankfurt/M Berlin

Hill TE Jr (1995) Gewicht und Bedeutung der Autonomie. In: Nunner-Winkler G (Hrsg) Weibliche Moral – Die Kontroverse um eine geschlechtsspezifische Ethik. DTV, Frankfurt/M, S 271–283

Hillebrand I, Weiffen M (2001) Blickpunkt Sterbehilfe des Deutschen Referenzzentrums für Ethik, 11.4.2001

Hoerster N (1995) Ethische Überlegungen zur Sterbehilfe. Aufklärung und Kritik 2/1: 21–29

Hoerster N (1998) Sterbehilfe im säkularen Staat. Suhrkamp, Frankfurt/M

Hofmann D (2002) Hausärzte und systemische Familientherapie. In: Fuchs H-J (Hrsg) Wege zur patientenorientierten Medizin. Verlag der Österreichischen Ärztekammer, Wien, S 132–142

Hofmann I (1993) Wahrheit am Krankenbett. Dt Krankenpflege-Zeitschrift

Holderegger A (1998) Das medizinisch assistierte Sterben. Zur Sterbehilfe aus medizinischer, ethischer, juristischer und theologischer Sicht. Herder, Universitätsverlag Fb, Freiburg/Br, Freib/Ue

Holderegger A (1998) Zur Euthanasie-Diskussion in den USA. In: Holderegger A (Hrsg) Das medizinisch assistierte Sterben. Zur Sterbehilfe aus medizinischer, ethischer, juristischer und theologischer Sicht. Herder, Universitätsverlag Fb, Freiburg/Br, Freib/Ue

Holzem C (1999) Patientenautonomie. Bioethische Erkundungen über einen funktionalen Begriff der Autonomie. Lit, Münster

Holzer W, Posch W, Schick P (1992) Arzt- und Arzneimittelhaftung in Österreich. Orac, Wien

Honnefelder L (1994) Die Entscheidung im ärztlichen Handeln. Einführung in die Grundlagen der medizinischen Ethik. In: Honnefelder L, Rager G (Hrsg) Ärztliches Urteilen und Handeln. Zur Grundlegung einer medizinischen Ethik. Insel, Frankfurt Leipzig, S 135–190

Honnefelder L (1991) Güterabwägung und Folgenabschätzung in der Ethik. In: Sass H-M, Viefhues H (Hrsg) Güterabwägung in der Medizin, ethische und ärztliche Probleme. Springer, Berlin Heidelberg New York, S 44–61

Honnefelder L, Rager G (1994) Ärztliches Urteilen und Handeln. Zur Grundlegung einer medizinischen Ethik. Insel, Frankfurt/M

Honnefelder L (1990) Medizin und Ethik. Herausforderungen und Neuansätze der biomedizinischen Ethik der Gegenwart. Arzt und Christ 36: 67–77

Hörmann K (1953) Wahrheit und Lüge. Eine drängende Gegenwartsfrage; Aus der Buchreihe „Wissenschaft und Weltbild". Herold, Wien München

Horster D (2002) Diskursethik. Jürgen Habermas. In: Martin H-J (Hrsg) Am Ende (–) die Ethik? Begründungs- und Vermittlungsfragen, zeitgemäßer Ethik. LIT, Münster Hamburg London, S 84–91

Horster D (1999) Jürgen Habermas zur Einführung. Junius, Hamburg

Huerkamp C (1985) Der Aufstieg der Ärzte im 19. Jahrhundert. Vandenhoeck & Ruprecht, Göttingen

Hufeland CW (1823) Von dem Recht des Arztes über Leben und Tod. Journal der practischen Heilkunde LVI: 3–28

Husak DS (1981) Paternalism and Autonomy. Philosophy and Public Affairs 10: 27–46

Huseboe S, Klaschik E (1998) Palliativmedizin. Praktische Einführung in Schmerztherapie, Ethik und Kommunikation. Springer, Berlin Heidelberg New York

Hutterer-Krisch R (1996) Fragen der Ethik in der Psychotherapie. Reihe Psychotherapie. Springer, Wien New York

Ilkilic I (2002) Der muslimische Patient. Medizinethische Aspekte des muslimischen Krankheitsverständnisses in einer wertpluralen Gesellschaft. Lit, Münster (Reihe: Sass HM [Hrsg] Ethik in der Praxis, Bd 10)

Illhardt FJ (1985) Medizinische Ethik. Ein Arbeitsbuch. Springer, Berlin

Illhardt FJ, Heiss HW, Dornberg M (1998) Sterbehilfe, Handeln oder Unterlassen? Schattauer, Stuttgart New York

Illich I (1995) Die Nemesis der Medizin. Die Kritik der Medikalisierung des Lebens. CH Beck, München

Institut Allenbach (1988) Menschen im Krankenhaus. Repräsentative Umfragen über Meinungen und Erfahrungen von Patienten und Besuchern durch 3 Jahrzehnten. Hrsg v d Fachvereinigungen der Verwaltungsleiter deutscher Krankenanstalten e.V. und ihrer Studienstiftung, Mühlheim/Ruhr

Irrgang B (1995) Grundriß der medizinischen Ethik. Reinhardt, München

Jacob W (1981) Hat der Kranke noch Bürgerrechte in der Medizin? Krankendienst 54/11: 357–364

Jacobi R-ME (1999) Menschliches Kranksein – eine Wahrheit des Lebens. In: Barocka A, Lungershausen E (Hrsg) Ethische Brennpunkte der Psychiatrie. Königshausen & Neumann, Würzburg

Jaspers K (1965) Allgemeine Psychopathologie. Springer, Berlin

Jaspers K (1973) Philosophie, Bd 1. Springer, Berlin

Jeske H, Jarmark E, Arzt-Patienten-Gespräch: Wissenschaftliche Analysen zeigen dem Arzt neue Wege. Psycho 8: 561–566, 1982

Joas H (1997) Die Entstehung der Werte. Suhrkamp, Frankfurt/M

Jonas H (1985) Gehirntod und menschliche Organbank: Zur pragmatischen Umdefinierung des Todes. Technik, Medizin, Ethik. Zur Praxis des Prinzips Verantwortung. Insel, Frankfurt/M, S 219–241

Jonas H (1985) Technik, Medizin, Ethik. Zur Praxis des Prinzips Verantwortung. Insel, Frankfurt/M

Kalchschmid G (1997) Das sogenannte Patiententestament, Informationen der Patientenvertretung 1 (Patientenvertretung der Tiroler Landeskrankenanstalten GesmbH, Innsbruck)

Kampits P (1996) Das dialogische Prinzip in der Arzt-Patient-Beziehung. Angermühler Gespräche Medizin-Ethik-Recht, Bd 2. Wissenschaftsverlag Rothe, Passau

Kant I (1990) Metaphysik der Sitten, 2. Teil (Tugenlehre). Felix Meiner, Hamburg

Kappauf HW (2001) Aufklärung und Hoffnung – Ein Widerspruch? Z Palliativmedizin 2: 47–51

Kappler E, Mühlbauer B (1994) Kommunikationstechnik im Krankenhaus. Meinungen, Perspektiven, Auswirkungen. Kongressband zur Fachtagung „Das Krankenhaus der Zukunft", 1. Juni 1989 mit einer Aktualisierung zum Stand Oktober 1992

Katz C, Mann F (1986) Positive Wirkung auf Angstniveau und Wissensstand. Untersuchungen zur präoperativen Stufenaufklärung nach Weißauer. Klinikarzt 15: 410–419

Katz J (1986) The Silent World of Doctor and Patient. Collier Macmillan Publishers, London

Kern B-R, Laufs A (1983) Die ärztliche Aufklärungspflicht – Unter besonderer Berücksichtung der richterlichen Spruchpraxis. Springer, Berlin Heidelberg New York

Kern G (1999) Limitierte Einwilligung. Zum Ausschluss von Behandlungsmethoden. Manz, Wien (RdM, Bd 8)

Kimsma G (1995) Euthanasia and Dying: Dealing with Death in the Netherlands. Gesundheits-Oeconomica. Schriftenreihe der Österreichischen Gesellschaft für Gesundheitsökonomie. Vorträge des Internationalen Kongresses „Das Gewissen der Medizin", 19.–22. April 1995, Wien, S 137–148

Kintzi H (2001) Das Recht auf Selbstbestimmung im Hinblick auf Aufklärung und Therapie. Akademie für Ethik in der Medizin e.V, Göttingen, Städtisches Klinikum Braunschweig, Das Recht des Patienten auf Selbstbestimmung. Patientenforum Medizinische Ethik, Braunschweig, 10. März 2001, S 5–8

Kloppenborg J (1986) Ärztliche Aufklärungspflicht beim alten Menschen. Medizinrecht. Springer, Berlin Heidelberg New York

Kneihs B (2000) Zur Verbindlichkeit von Patientenverfügungen. In: Kopetzki C (Hrsg) Antizipierte Patientenverfügungen. „Patiententestament" und Stellvertretung in Gesundheitsangelegenheiten, 1. Manz, Wien, S 61–68

Kneihs B (1998) Grundrechte und Sterbehilfe, Juristische Schriftenreihe, Bd 121. Österr Staatsdruckerei, Wien

Köbberling J (1992) Die Wissenschaft in der Medizin. Selbstverständnis und Stellenwert in der Gesellschaft. Schattauer, Stuttgart New York

Koch H-G (2000) Aktuelle Rechtsfragen der Sterbehilfe im deutschen Recht. In: Gordijn B, ten Have H (Hrsg) Medizinethik und Kultur. Frommann-Holzboog, Stuttgart Bad Cannstatt, S 225–265

Koch R (1917) Die ärztliche Diagnose. Beitrag zur Kenntnis des ärztlichen Denkens. Bergmann, Wiesbaden

Koerfer A, Köhle K, Obliers R (1994) Zur Evaluation von Arzt-Patienten-Kommunikation – Perspektiven einer angewandten Diskursethik in der Medizin. In: Redder A, Wiese I (Hrsg) Medizinische Kommunikation, Diskurspraxis, Diskursethik, Diskursanalyse. Westdeutscher Verlag, Opladen

Köhle K, Kubanek B, Simons C (1982) Informed Consent – psychologische Gesichtspunkte. Internist 23: 209–217

Köhler K, Raspe H-H (1982) Das Gespräch während der ärztlichen Visite. Empirische Untersuchungen. Urban und Schwarzenberg, München

König R, Tönnesmann M (1965) Probleme der Medizinsoziologie. Westdeutscher Verlag, Köln

Kopetzki C (2000) Antizipierte Patientenverfügungen. „Patiententestament" und Stellvertretung in Gesundheitsangelegenheiten. Schriftenreihe Recht in der Medizin, Bd 10. Manz, Wien

Kopetzki C (1991) Bestandsaufnahme der Patientenrechte in Österreich. BMJ, Kritik und Fortschritt im Rechtsstaat. 17. Tagung der Österreichischen Juristenkommission 1990 in Weißenbach am Attersee, Schriftenreihe des BMJ 53: 51

Kopetzki, C (1995) Unterbringungsrecht, Forschungen aus Staat und Recht, Bd 108. Historische Entwicklung und verfassungsrechtliche Grundlagen, Bd 109. Materielles Recht, Verfahren und Vollzug. Springer, Berlin Heidelberg New York

Kostka, U (1999) Der Mensch in Krankheit, Heilung und Gesundheit im Spiegel der modernen Medizin. Eine biblische und theologisch-ethische Reflexion. Lit, Münster (Studien der Moraltheologie, Bd 12)

Kraft, P (1984) Was bleibt von der ‚idealen' Patientenaufklärung? Fortschritte der Medizin, Medizin im Wandel 102/15

Krohne HW (1975) Angst und Angstverarbeitung. Kohlhammer, Stuttgart

Kuhlendahl H (1979) Ärztlicher Entscheidungsspielraum – Handlungszwänge. In: Kaufmann A v ua (Hrsg) Festschrift für P. Bockelmann. Beck, München, S 465–471

Kuhlmann E (1999) Im Spannungsfeld zwischen Informed Consent und konfliktvermeidender Fehlinformation: Patientenaufklärung unter ökonomischen Zwängen. Ergebnisse einer empirischen Studie (Originalarbeit). Z Ethik in der Medizin 2/3: 146–161

Kummer F (1985) Der Arzt und sein Bild vom Menschen – Der Kranke und sein Bild vom Arzt. Arzt und Christ 31/2: 53–61

Kuttig, L (1993) Autonomie zwischen ethischem Anspruch und medizinischer Wirklichkeit. In: Eckensberger LH, Gähde U (Hrsg) Ethische Norm und empirische Hypothese. Suhrkamp, Frankfurt/M, S 268–283

Lachmann R, Meuter N (1997) Zur Gerechtigkeit der Organverteilung. Ein Problem der Transplantationsmedizin aus interdisziplinärer Sicht. Fischer, Stuttgart

Lalouschek J (1995) Ärztliche Gesprächsausbildung: eine diskursanalytische Studie zu Formen des ärztlichen Gesprächs. Westdeutscher Verlag, Opladen

Lalouschek J, Menz F, Wodak R (1990) Alltag in der Ambulanz: Gespräche zwischen Ärzten, Schwestern und Patienten. Narr, Tübingen (Kommunikation und Institution, 20)

Lalouschek J (1992) Möglichkeiten, Probleme und Grenzen der Arzt-Patienten-Kommunikation: eine diskursanalytische Studie zur Gesprächsausbildung von Medizinstudentinnen. Wien, Univ Diss

Lanzerath D (2000) Krankheit und ärztliches Handeln. Zur Funktion des Krankheitsbegriffs in der medizinischen Ethik. Alber, Freiburg München (Praktische Philosophie, Bd 66)

Lasch HG (1985) Der Arzt und das Sterben. Gießener Universitätsblätter 85: 5–16

Laufs A (1989) Medizin und Recht. In: Rössler D, Waller HD (Hrsg) Medizin zwischen Geisteswissenschaft und Naturwissenschaft. 3. Blaubeurer Symposion, 30.9.–2.10.88. Attempo, Tübingen, S 105–131

Laufs A (1981) Grundlagen und Reichweite der ärztlichen Aufklärungspflicht. In: Jung H, Schreiber H (Hrsg) Arzt und Patient zwischen Therapie und Recht. Enke, Stuttgart, S 74

Lauter H (1996) Die Bedeutung der Einwilligung für die Legitimation ärztlichen Handelns aus medizinisch-psychiatrischer Sicht. Z Ethik in der Medizin 8/2: 68–78

Leher S (1997) Ethik im Krankenhaus. Sozialpsychologischer Befund, philosophische Ethik, theologische Interpretation. Springer, Wien New York

Leist A (1996) Das Dilemma der aktiven Euthanasie: Gefahren und Ambivalenzen des Versuchs, aus Töten eine soziale Praxis zu machen. Humanitas-Verlag, Dortmund (Berliner medizinethische Schriften, 5)

Leist A (1990) Eine Frage des Lebens: Ethik der Abtreibung und künstlichen Befruchtung. Campus, Frankfurt/M

Leist A (1993) Herausforderungen der Bioethik. In: Ach JS, Gaidt A (Hrsg) Herausforderung der Bioethik. Frommann-Holzboog, Stuttgart Bad Cannstatt, S 19–44

Leist A (1998) Leben, Interesse, Selbstbestimmung – Drei rivalisierende Weisen des moralischen Argumentierens zur Sterbehilfe. In: Illhardt F-J, Heiss HW, Dornberg M (Hrsg) Sterbehilfe, Handeln oder Unterlassen? Schattauer, Stuttgart New York, S 36–57

Leist A (1990) Um Leben und Tod. Suhrkamp, Frankfurt/M

Leist A ((1994) Patientenautonomie und ärztliche Verantwortung. Z ärztl Fortbildung 88: 733–742

Lempp R (1992) Der Arzt, das therapeutische Team und der Patient im modernen Krankenhaus. Hat der Mensch noch eine Chance? In: Bierich JR (Hrsg) Arzt und Kranker. Ethische und humanitäre Fragen in der Medizin. Attempo, Tübingen, S 34–48

Lenk H (1996) Komplexe Ebenen der Verantwortung. In: Sänger M (Hrsg) Verantwortung. Reclam, Stuttgart, 64–73

Lenk H, Maring M (1993) Verantwortung – Normatives Interpretationskonstrukt und empirische Beschreibung. In: Eckensberger L, Gähde U (Hrsg) Ethische Norm und empirische Hypothese. Suhrkamp, Frankfurt/M, S 222–243

Linke DB (1991) In Würde Altern und Sterben. Zur Ethik der Medizin, Gütersloher Verlagshaus, Gerd Mohn, Gütersloh

Loewy E (1995) Ethische Fragen in der Medizin. Springer, Wien New York

Löning P, Rehbein J (1993) Arzt-Patienten-Kommunikation. Analysen zu interdisziplinären Problemen des medizinischen Diskurses. Walter de Gruyter, Berlin New York

Luhmann N (1968) Zweckbegriff und Systemrationalität. Mohr, Tübingen

Lukas E (1993) Gesinnung und Gesundheit, Bd 4172. Herder/Spektrum, Freiburg/Br

Lutterotti M (1993) Grenzen ärztlicher Behandlungspflicht und passive Sterbehilfe. Z medizinische Ethik 39: 3–14

MacIntryre A (1977) Patients as Agents. Philosophical Medical Ethics: Its Nature and Significance. Reidel Publishing Company, Dordrecht

Magin MN (1981) Ethos und Logos in der Medizin. Das anthropologische Verhältnis von Krankheitsbegriff und medizinischer Ethik. Alber, Freiburg München

Maier B (2000) Ethik in Gynäkologie und Geburtshilfe, Entscheidungen anhand klinischer Fallbeispiele. Springer, Berlin Heidelberg NewYork

Maio G (1999) Den Patienten aufklären – aber wie? Zur Ethik und Theorie des Aufklärungsgesprächs. Anästhesiol Intensivmed Notfallmed Schmerzther 34: 396–401

Mann F (1984) Aufklärung in der Medizin. Theorie – empirische Ergebnisse – praktische Anleitung. Schattauer, Stuttgart New York

Mann F, Schrader R (1983) Zur schriftlichen Aufklärung vor medizinischen Eingriffen. Informationen des Berufsverbandes der Deutschen Chirurgen e.V. Springer, Berlin Heidelberg New York, S 5

Mannebach H (1997) Die Struktur des ärztlichen Denkens und Handelns. Ein Beitrag zur Qualitätssicherung in der Medizin. Chapman and Hall, London

Manz H-G (1994) Leben und Lebensqualität aus medizin-ethischer Sicht. In: Kampits P (Hrsg) Medizin, Ethik, Recht. Beiträge des Symposiums und des Postgradualen Lehrganges am Zentrum für Ethik und Medizin, S 57–70

Marquard O, Seidler E, Staudinger H (1988) Ethische Probleme des ärztlichen Alltags. Fink, Schöningh, München

Martin H-J (2002) Am Ende (–) die Ethik?, Begründungs-und Vermittlungsfragen, zeitgemäßer Ethik. LIT, Münster Hamburg London

Matouschek E (1989) Arzt und Tod. Verantwortung, Freiheiten und Zwänge. Schattauer, Stuttgart

Mayer-Maly T, Prat EH (1998) Ärztliche Aufklärungspflicht und Haftung. Springer, Wien New York

Meier J (1994) Menschenbilder. Philosophie im Krankenhaus. Olms, Hildesheim

Memmer M (2000) Patiententestament und Stellvertreter in Gesundheitsangelegenheiten. In: Kopetzki C (Hrsg) Antizipierte Patientenverfügungen. „Patiententestament" und Stellvertretung in Gesundheitsangelegenheiten. Schriftenreihe Recht in der Medizin, Bd 10. Manz, Wien, S 1–37

Menz F (1991) Der geheime Dialog. Medizinische Ausbildung und institutionalisierte Verschleierungen in der Arzt-Patient-Kommunikation. Eine diskursanalytische Studie. Lang, Frankfurt/M (Reihe: Arbeiten zur Sprachanalyse, 13)

451

Meran JG (1998) Aspekte der Aufklärung im Zusammenhang mit Patienten-verfügungen. In: Mayer-Maly T, Prat EH (Hrsg) Ärztliche Aufklärungs-pflicht und Haftung. Springer, Wien New York, S 15–30

Meran JG (2000) Ethische und rechtliche Aspekte von Patientenverfügun-gen: ein Vergleich zwischen England und Deutschland. In: Kopetzki C (Hrsg) Antizipierte Patientenverfügungen. „Patiententestament" und Stellvertretung in Gesundheitsangelegenheiten. Schriftenreihe Recht in der Medizin, Bd 10. Manz, Wien, S 89–130

Meran JG (1995) Was macht Leben lebenswert – ist Lebensqualität messbar? Gesundheits-oeconomia. Schriftenreihe der Österreichischen Gesellschaft für Gesundheitsökonomie. Vorträge des Internat. Kongresses „Das Gewis-sen in der Medizin", 19.–22.4.1995, Wien, S 113–126

Meulemann H (1996) Werte und Wertewandel: Zur Identität einer geteilten und wieder vereinten Nation. Juventa-Verlag, Weinheim München

Michel U, Schwarz R, Kaufmann M (1986) Compliance bei adjuvanter Che-motherapie. Rehabilitation 25: 17–23

Mitscherlich A (1967) Der Kranke in der modernen Gesellschaft. Kiepen-heuer und Witsch, Köln Berlin

Mitscherlich A (1997) Krankheit als Konflikt. Studien zur psychosomatischen Medizin 1. Suhrkamp, Frankfurt/M

Mitscherlich, A (1970) Krankheit als Konflikt. Studien zur psychosomatischen Medizin 2. Suhrkamp, Frankfurt/M

Mohm J (1995) Aufklärung und Einwilligung (Tagungsbericht der Akademie für Ethik in der Medizin, 11. Dezember 1993, Hannover), Patientenforum Medizinische Ethik. Z Ethik in der Medizin 7/1: 38–40

Murphy JG (1974) Incompetence and Paternalism. Archiv für Rechts- und Sozialphilosophie LX: 465–486

Nida-Rümelin J (1996) Angewandte Ethik. Die Bereichsethiken und ihre theoretische Fundierung. Alfred Kröner, Stuttgart

Nida-Rümelin J (1996) Wert des Lebens. In: Nida-Rümelin J (Hrsg) Die Be-reichsethiken und ihre theoretische Fundierung. Kröner, Stuttgart, S 833–861

Nietzsche F (1973) Götzen-Dämmerung. Streifzüge eines Unzeitgemässen. No 36. In: München K, Schlechta F (Hrsg) Friedrich Nietzsche, Bd 2. Sonderausgabe für die Wissenschaftliche Buchgesellschaft, Darmstadt

Noelle-Neumann E, Köcher R (1997) Allenbacher Jahrbuch für Demoskopie 1993–1997, Bd 10. Verlag für Demoskopie Allensbach am Bodensee, K.G. Saur, München

Noll P (1993) Diktate über Sterben und Tod. Mit der Totenrede von Max Frisch. Piper, München

Nunner-Winkler G (1995) Weibliche Moral. Die Kontroverse um eine ge-schlechtsspezifische Ethik. DTV, Frankfurt/M

Öls T (1994) Arzt-Patienten-Kommunikation und Krankheitsbegriff. Trans-kulturelle Erfahrungen. In: Redder A, Wiese I (Hrsg) Medizinische Kom-munikation. Diskurspraxis, Diskursethik, Diskursanalyse. Westdeutscher Verlag, Opladen, S 30–43

Österreichische Gesellschaft für Gesundheitsökonomie, Gesundheits-Oeco-nomica (1995) Vorträge des Internationalen Kongresses „Das Gewissen der Medizin", Wien, 19.–22.4.1995

Österreichisches Pastoralinstitut, Seelsorge im Krankenhaus. Ein Text der Pastoralkommission Österreichs. Zusammengestellt vom Arbeitskreis „Kirche im Krankenhaus" (1998–2000): Hinterberger J, Kieslinger J, Krieger W, Krzyzan A, Pedrini M, Peintinger M, Richtarz E, Seyfried A

Parfit D (1984) Reasons and Persons. Oxford University Press, Oxford

Parsons T (1968) Die akademischen Berufe und die Sozialstruktur. In: Rüschenmeyer D (Hrsg) Beiträge zur soziologischen Theorie. Luchterhand, Neuwied Berlin, S 160–179

Parsons T (1951) The Social System. The Free Press, New York

Parsons T (1967) Definition von Gesundheit und Krankheit im Lichte der Wertbegriffe und der sozialen Struktur Amerikas, engl. 1964. In: Mitscherlich A (Hrsg) Der Kranke in der modernen Gesellschaft. Kiepenheuer und Witsch, Köln Berlin, S 57–87

Parsons, T (1961) Struktur und Funktion der modernen Medizin, eine soziologische Analyse. In: König R, Tönnesmann M (Hrsg) Probleme der Medizinsoziologie. Westdeutscher Verlag, Köln, S 16–37

Parsons T (1970) Struktur und Funktion der modernen Medizin. Eine soziologische Analyse. Kölner Zeitschrift für Soziologie und Sozialpsychologie (Sonderheft 3: Probleme der Medizin-Soziologie), Köln Opladen, S 10–57

Patzig G (1989) Gibt es eine Gesundheitspflicht? Z Ethik in der Medizin 1/1: 3–12

Peintinger M (2001) Einige Ethische Aspekte der Organtransplantation. In Tschechisch publiziert: in: Institut pro Bioetiku, občanské sdružení při Masarykově univerzitě, Transplantačni Medicína Současnost a Perspektivy. Sborník k interdisciplinární Konferenci. Editoři: Veselská, Josef Kuře, Brno, 7.–8. listopadu 2001, 10–20

Peintinger M (1997) Aufklärung in der Medizin. Medizinethische Überlegungen zu einem aktuellen Thema. Eine Veröffentlichung der Ethikkommission der Krankenanstalt des Göttlichen Heilandes, Oktober 1997

Peintinger M (1997) Christliches Handeln. Werte Prinzipien, Normen. Anmerkungen zum sittlichen Handeln in einem christlichen Krankenhaus. Eine Handreichung. Script

Peintinger M (2001) Voraussetzungen und Grenzen des „informed consent", Wiener Med Wochenschr 9/10. Themenschwerpunkt „Patientenforum Medizinische Ethik – Aufklärung und Einwilligung", S 200–206

Pellegrino E (1988) Die medizinische Ethik in den USA – Die Situation heute und die Aussichten für morgen. In: Sass HM (Hrsg) Bioethik in den USA: Methoden, Themen, Positionen; mit besonderer Berücksichtigung der Problemstellung in der BRD. Springer, Berlin, S 1–18

Perner RA (2002) Von oben herab? Vom diagnostischen Blick zum mitfühlenden Herzen. In: Fuchs H-J (Hrsg) Wege zur patientenorientierten Medizin. Verlag der Österreichischen Ärztekammer, Wien, S 86–102

Pharmig (Hrsg) (1995) Der mündige Patient: Stütze und Chance des Gesundheitswesens von Morgen. Symposium 26.4.1995. Pharmig-Pressestelle, Wien

Piechowiak H (1985) Ethische Probleme der modernen Medizin. Matthias Grünewald Verlag, Mainz

Piel E (1992) Wie gut ist der Ruf der deutschen Krankenhäuser? Faktoren der Zufriedenheit aus der Sicht des Patienten. In: Kappler E, Mühlbauer B (Hrsg) Kommunikationstechnik im Krankenhaus. Git, Darmstadt, S 129–139

Pieper A (1993) Autonomie. Zeitschrift für medizinische Ethik 39: 95–98

Pieper A (1991) Einführung in die Ethik. UTB, Francke, Tübingen

Pilnacek C, Tiegs T (1995) Verpflichtung des Patienten zur Offenbarung seines HIV-Status? RdM 2/2: 32–34

Pindl M (1998) Versöhnung mit dem Leiden. Leidfreiheitsideologie und Gewalt gegen behinderte Menschen. Peter Lang, Frankfurt/M

Plügge H (1962) Wohlbefinden und Missbefinden. Beiträge zu einer medizinischen Anthropologie. Niemeyer, Tübingen

Pöltner G (1992) Achtung der Würde und Schutz von Interessen. In: Bonelli J (Hrsg) Der Mensch als Mitte und Maßstab der Medizin. Springer, Wien, S 3–32

Pöltner G (1998) Ethische Probleme ärztlicher Aufklärung. In: Mayer-Maly T, Prat EH (Hrsg) Ärztliche Aufklärungspflicht und Haftung. Springer, Berlin Heidelberg New York, S 1–7

Pöltner G (2002) Grundkurs Medizin-Ethik. Facultas, Wien

Pompey H (1993) Die Heilkraft der Wahrheit. In: Ausserer O, Paris W (Hrsg) Glaube und Medizin. Apis Theorie 3. Verlag Alfred & Söhne, Meran, S 136–154

Pompey H (1980) Wahrheit und Wahrhaftigkeit. Arzt und Christ 26: 5–13

Poznanski U (1998) Schutz der Intimsphäre. Ein Projekt der Arbeitsgemeinschaft für Qualitätsverbesserung in der Gesundheits- und Krankenpflege der Niederösterreichischen Landesakademie. Clinicum 10/98: 66–68

Pribersky A (1986) Das Gespräch mit dem Patienten als Aufgabe des Arztes. In: Strotzka H, Wimmer H (Hrsg) Arzt-Patient Kommunikation im Krankenhaus. Facultas, Wien, S 30–42

Pschyrembel W (1990) Klinisches Wörterbuch, 256. Aufl. de Gruyter, Berlin

Radner W (1999) Die ärztliche Aufklärungspflicht. Rechtsprechung und Praxis. Trauner, Linz

Rager G (1994) Medizin als Wissenschaft und ärztliches Handeln. In: Honnefelder L, Rager G (Hrsg) Ärztliches Urteilen und Handeln. Zur Grundlegung einer medizinischen Ethik. Insel, Frankfurt/M, S 15–52

Raspe H (1983) Aufklärung und Information im Krankenhaus. Vandenhoek & Ruprecht, Göttingen

Redder A, Wiese I (1994) Medizinische Kommunikation. Diskurspraxis, Diskursethik, Diskursanalyse. Westdeutscher Verlag, Opladen

Rehbock T (2002) Autonomie – Fürsorge – Paternalismus. Zur Kritik (medizin-)ethischer Grundbegriffe. Ethik in der Medizin 14/3: 131–150

Rhode JJ (1975) Der Patient im sozialen System des Krankenhauses. Leitgedanken zu einer patientenzentrierten Krankenhaussoziologie. In: Ritter-Röhr D (Hrsg) Der Arzt, sein Patient und die Gesellschaft. Suhrkamp, Frankfurt/M, S 167–210

Rhode JJ (1971) Strukturelle Momente der Inhumanität einer humanen Institution. Über die Situation des Patienten im Krankenhaus. In: Albrecht G (Hrsg) Soziologie, Sprache, Bezug zur Praxis, Verhältnis zu anderen Wissenschaften – Renè König zum 65. Geburtstag. Westdeutscher Verlag, Opladen

Rhode JJ (1974) Veranstaltete Depressivität. Über strukturelle Effekte von Hospitalisierung auf die psychische Situation des Patienten. Der Internist 15: 277–282

Richter G (1992) Autonomie und Paternalismus – zur Verantwortung des medizinischen Handelns. Ethik in der Medizin 4: 27–36

Ripke T (1994) Patient und Arzt im Dialog. Praxis der ärztlichen Gesprächs-führung. Thieme, Stuttgart

Rosenhan DL (1990) Gesund in kranker Umgebung. In: Watzlawick P (Hrsg) Die erfundene Wirklichkeit. Wie wissen wir, was wir zu wissen glauben? Beiträge zum Konstruktivismus. Piper, München, S 111–138

Rössler D (1996) Die Bedeutung der Einwilligung für die Legitimation ärztlichen Handelns. Ethik in der Medizin 8/2: 59–67

Rössler D, Waller HD (1989) Medizin zwischen Geisteswissenschaft und Naturwissenschaft. 3. Blaubeurer Symposion 30.9.–2.10.88. Attempo, Tübingen

Rotter H, Virt G (1990) Neues Lexikon der christlichen Moral. Tyrolia, Innsbruck Wien

Sänger M (1991) Verantwortung. Arbeitstexte für den Unterricht. Reclam, Stuttgart

Sass H-M, Viefhues H (1991) Güterabwägung in der Medizin, ethische und ärztliche Probleme. Springer, Berlin Heidelberg New York

Sass HM (1990) Behandlungsqualität oder Lebensqualität? Ethische Implikationen von „Lebensqualität" als Bewertungskriterien in der Medizin. In: Schölmerich P, Thiews G (Hrsg) „Lebensqualität" als Bewertungskriterium in der Medizin. Symposium der Akademie der Wissenschaften und der Literatur, Mainz (Medizinische Forschung 2). Fischer, Stuttgart, S 225–246

Sass H-M (1989) Medizin und Ethik. Philipp Reclam, Stuttgart

Sass H-M (1988) Bioethik in den USA: Methoden, Themen, Positionen; mit besonderer Berücksichtigung der Problemstellungen in der BRD. Springer, Berlin Heidelberg

Schaefer H (1986) Medizinische Ethik. Verlag für Medizin, Fischer, Heidelberg

Scharffenorth G, Müller A (1991) Patienten-Orientierung als Aufgabe. Kritische Analyse der Krankenhaussituation und notwendige Neuorientierungen. Forschungsstätte der evang. Studiengemeinschaft, Heidelberg

Schell P (1994) Pflege HIV-Infizierter und Aids-Kranker. Die Schwester/Der Pfleger 33: 10–12

Schilling C (1996) Moralische Autonomie, Anthropologische und diskursethische Grundstrukturen. Schöningh, Paderborn München

Schipperges H (1999) Krankheit und Kranksein im Spiegel der Geschichte. Springer, Berlin Heidelberg New York

Schipperges H (1991) Medizin an der Jahrtausendwende. Fakten, Trends, Optionen. Verlag Josef Knecht, Frankfurt/M

Schlechta F (1973) Friedrich Nietzsche, Bd 2. In: München K (Hrsg) Sonderausgabe für die Wissenschaftliche Buchgesellschaft, Darmstadt

Schleker R (1995) Thanatologie, Euthanasie, Sterbehilfe: Zur Diskussion in der Zeit der Aufklärung, der romantischen Naturforschung und der positivistischen Naturwissenschaft. Univ Diss, Bonn

Schmeling-Kludas C (1988) Die Arzt-Patient-Beziehung im Stationsalltag. In: Koch U (Hrsg) Reihe: Psychologie in der Medizin. Verlag edition medizin, VCH Verlagsgesellschaft mbH, Weinheim

Schmidt V (1997) Ist die Verteilung knapper Gesundheitsgüter ein medizinisches Problem? In: Lachmann R, Meuter N (Hrsg) Zur Gerechtigkeit der Organverteilung. Ein Problem der Transplantationsmedizin aus interdisziplinärer Sicht. Fischer, Stuttgart

Schmitz-Moormann K (1979) Menschenwürde. Anspruch und Wirklichkeit. Fromm, Osnabrück, S 38–44

Schmoller K (1998) Strafrechtliche Folgen einer unterlassenen oder übermäßigen ärztlichen Aufklärung. In: Mayer-Maly T, Prat EH (Hrsg) Ärztliche Aufklärungspflicht und Haftung. Springer, Wien New York, S 75–116

Schober T (1977) Humanität im Krankenhaus. Krankendienst 50/9: 280–290; Kathol. Krankenhaus Verband e.V., Lambertus-Verlag, Freiburg

Schockenhoff E (1993) Ethik des Lebens. Ein theologischer Grundriß. Matthias Grünewald, Mainz

Schockenhoff E (2001) Recht auf Leben – Recht zu sterben. Grenzen menschlicher Selbstbestimmung am Lebensende. Imago Hominis, Quartalschrift des Institutes für medizinische Anthropologie und Bioethik, Wien

Schölmerich P, Thiews G (1990) „Lebensqualität" als Bewertungskriterium in der Medizin. Symposium der Akademie der Wissenschaften und der Literatur, Mainz (Medizinische Forschung 2). Fischer, Stuttgart

Schöne-Seifert B (1996) Medizinethik. In: Nida-Rümelin J (Hrsg) Angewandte Ethik. Die Bereichsethiken und ihre theoretische Fundierung. Alfred Kröner, Stuttgart

Schöne-Seifert B (1998) Ist Assistenz zum Sterben unärztlich? In: Holderegger A (Hrsg) Das medizinisch assistierte Sterben. Zur Sterbehilfe aus medizinischer, ethischer, juristischer und theologischer Sicht. Herder, Universitätsv Fb, Freiburg/Br, Freib/Ue, S 98–123

Schroeter C (1995) Ärztliche Aufklärung im Alter. Shaker, Aachen

Schulz von Thun F (1981) Miteinander reden. 1. Störungen und Klärungen. Allgemeine Psychologie der Kommunikation. Rowohlt, Reinbek

Schulz von Thun F (1989) Miteinander reden. 2. Stile, Werte und Persönlichkeitsentwicklung. Differentielle Psychologie der Kommunikation. Rowohlt, Reinbek

Schulze G (1993) Die Erlebnisgesellschaft. Kultursoziologie der Gegenwart. Campus, Frankfurt/M New York

Schwarzer R (1992) Psychologie des Gesundheitsverhaltens. Hogrefe, Göttingen Toronto Zürich

Schweizer Akademie der Wissenschaften (1995) Medizin-ethische Richtlinien für die ärztliche Betreuung sterbender und zerebral schwerst geschädigter Patienten. Selbstverlag

Seidl E, Walter I (1979) Angst oder Information im Krankenhaus. Interaktionsprobleme zwischen Patienten, Ärzten und Pflegepersonal. Maudrich, Wien

Seidl E (1995) Kommunikationsprobleme zwischen Experten und Laien. Gesundheits-Oeconomica, Vorträge des Internationalen Kongresses „Das Gewissen in der Medizin", 19.–22. April 1995, S 59–70

Seidler E (1978) Primärerfahrungen von Not und Hilfe. In: Schipperges H, Seidler E (Hrsg) Unschuld, Krankheit, Heilkunst, Heilung. Alber, Freiburg

Seidler E (1979) Wörterbuch medizinischer Grundbegriffe. Herder, Freiburg/Br

Siegrist J (1982) Asymmetrische Kommunikation bei klinischen Visiten. In: Köhler K, Raspe H-H (Hrsg) Das Gespräch während der ärztlichen Visite. Empirische Untersuchungen. Urban und Schwarzenberg, München

Siegrist J (1995) Medizinische Soziologie. Urban und Schwarzenberg, München Wien Baltimore

Skrabanek P, McCormick J (1991) Torheiten und Trugschlüsse in der Medizin. Kirchheim, Mainz

Specht G (1982) Aufklärung vom Patienten aus gesehen. In: Informationen des Berufsverbandes der Deutschen Chirurgen e.V, 3

Spitzy KH (1993) Dialogische Ethik in Klinik und Praxis. In: Kampits P (Hrsg) Medizin Ethik, Recht. Beiträge des Symposiums und des Postgradualen Lehrganges am Zentrum für Ethik und Medizin, S 87–94

Sporken P (1978) Umgang mit Sterbenden. Patmos, Düsseldorf

Springer A, Springer-Kremser M (1996) Ethik in der Psychiatrie. In: Hutterer-Krisch R (Hrsg) Fragen der Ethik in der Psychotherapie. Springer, Wien New York, S 254–263

Steffen E (1983) Schlußwort zur Diskussion über die Stufenaufklärung. In: Wachsmuth W, Schreiber H-L (Hrsg) Die Stufenaufklärung – ein ärztlich und rechtlich verfehltes Modell. Der Chirurg 59/9: 60

Steinbrücken A (1994) Besonderheiten einer Infektionsstation. Die Schwester/Der Pfleger 33: 12–15

Steiner JW (1988) Licht und Schatten in der Patientenaufklärung – rechtliche Belange. ÖKZ 29: 235–239

Stellamor K, Steiner J (1999) Handbuch des österreichischen Arztrechtes: Arzt-Recht – Ethik, Bd 2. Arzt und Ethik. Manz, Wien

Stiefel F, Senn HJ (1993) Euthanasie und fortgeschrittenes Tumorleiden: Klinische Erfahrungen in der onkologischen Palliativstation. Z medizinische Ethik 39: 99–104

Stiefel F, Volkenandt M, Breitbart W (1989) Suizid und Krebserkrankung. Schweizer Med Wochenschrift 119: 891–895

Stratmann R (1994) Was fördert, was verringert Angst? Kommunikationspsychologische Aspekte in Gesprächen vor einer Operation. Pflegezeitschrift 47/3: 159–164

Strotzka H, Wimmer H (1986) Arzt-Patient-Kommunikation im Krankenhaus. Facultas, Wien

Tanzmeister E (2002) Fallstricke und Schwierigkeiten im Umgang mit drogenabhängigen Patienten. In: Fuchs H-J (Hrsg) Wege zur patientenorientierten Medizin. Verlag der Österreichischen Ärztekammer, Wien, S 103–119

Tempel O (1980) Inhalt, Grenzen und Durchführung der ärztlichen Aufklärungspflicht. NJW: 609–611

Ten Have H (1998) Consensus Formation and Healthcare Policy. In: ten Have H, Sass HM (Hrsg) Consensus Formation in Healthcare Ethics. Kluwer, Dortrecht, S 56–57

Tittel M (1981) Teamerlebnisse aus der Sicht einer Krankengymnastin. „Das Therapeutische Team". Erfahrungen, Probleme, Perspektiven. Herbsttagung der IMA 6.–8. November 1981, Internationale Mediziner-Arbeitsgemeinschaft. IMA, Wien, S 52–55

Tournier P (1983) Im Angesicht des Leidens. Sinnerfahrung in dunkler Stunde. Herder, Freiburg/B

Tronto J (1993) Moral Boundaries. A Political Argument for an Ethic of Care. Routledge, New York London

Uexküll T v, Wesiack W (1998) Theorie der Humanmedizin, Grundlagen ärztlichen Denkens und Handelns. Urban & Schwarzenberg, München Wien Baltimore

Vasse D (1983) Le poids du réel, la souffrance. Seuil, Paris

Veatch R (1981) A Theory of Medical Ethics. Basic Books, New York

Virt G (1983) Epikie – Verantwortlicher Umgang mit Normen. Eine historisch-systematische Untersuchung. Matthias Grünewald, Mainz

Virt G (2000) Moraltheologische Überlegungen zu Patientenverfügungen. In: Kopetzki C (Hrsg) Antizipierte Patientenverfügungen. „Patiententestament" und Stellvertretung in Gesundheitsangelegenheiten. Manz, Wien, S 131–142

Virt G (1996) Organtransplantation in ethischer Sicht. Die ethische Begründung der sogenannten „Widerspruchslösung". Vortrag in Oppeln/Polen, 15.4.1996 (Vortragstext)

Volkenandt M, Borasio GD, Atzpodien J (1995) Überlegungen zur ärztlichen Aufklärung von Patienten mit unaufhaltsam progredienten Erkrankungen. Z medizinische Ethik 41/2: 117–128

Vollmann J (2000) Die deutsche Diskussion über ärztliche Tötung auf Verlangen und Beihilfe zum Suizid. Eine Übersicht medizinethischer und rechtlicher Aspekte. In: Gordijn B, ten Have H (Hrsg) Medizinethik und Kultur. Frommann-Holzboog, Stuttgart Bad Cannstatt, S 31–70

Wachsmuth W (1982) Ein falsches Bild vom Patienten und seiner Belastbarkeit. Neue Juridische Wochenschrift: 686ff

Wachsmuth W (1979) Über die ärztliche Verantwortung. Georgia-Augusta 79: 8

Wachsmuth W, Schreiber H-L (1982) Die Stufenaufklärung – ein ärztlich und rechtlich verfehltes Modell. Der Chirurg 59/9: 594

Waldhäusl W (1998) Die ärztliche Sicht zu Fragen der Aufklärungspflicht und Haftung von Ärzten. In: Mayer-Maly T, Prat EH (Hrsg) Ärztliche Aufklärungspflicht und Haftung. Springer, Wien New York, S 31–38

Watzlawick P (1990) Die erfundene Wirklichkeit. Piper, München Zürich, S 111–138

Weidmann R (1990) Rituale im Krankenhaus. Eine ethnopsychoanalytische Studie zum Leben in einer Institution. Dt. Univ.-Verlag, Wiesbaden

Weizsäcker V v (1949) Arzt und Kranker. Köhler, Stuttgart

Weizsäcker V v (1986) Der Mensch und seine Krankheiten. Gesammelte Werke, Bd VII. Suhrkamp, Frankfurt

Widder J (1999) Das vergessene Leben. Philosophisch-ethische Untersuchung zur Bedeutung von Selbstbestimmung in der Medizin. Nijmegen University Press, Nijmegen

Wiedersheim R (1997) Gesundheit und Krankheit in der Welt. Eine medizinische Weltreise. Wissenschaftl. Buchg., Darmstadt

Wieland W (1975) Diagnose, Überlegungen zur Medizintheorie. de Gruyter, Berlin New York

Wieland W (1994) Prognose – Philosophische Überlegungen zu einem Arbeitsbegriff des Arztes. In: Frewer A, Rödel C (Hrsg) Prognose und Ethik. Theorie und klinische Praxis eines Schlüsselbegriffs der Ethik in der Medizin. Palm & Enke, Erlangen Jena

Wieland W (1986) Strukturwandel der Medizin und ärztliche Ethik. Philosophische Überlegungen zu Grundfragen einer praktischen Wissenschaft. C Winter Univ Verlag, Heidelberg

Wiesemann C (1994) Prognose und Nichtwissen in der Medizin. In: Frewer A, Rödel C (Hrsg) Prognose und Ethik. Theorie und klinische Praxis eines

Schlüsselbegriffs der Ethik in der Medizin. Palm & Enke, Erlangen Jena, S 27–36

Wiesing U (1998) Ist aktive Sterbehilfe unärztlich? In: Holderegger A (Hrsg) Das medizinisch assistierte Sterben. Zur Sterbehilfe aus medizinischer, ethischer, juristischer und theologischer Sicht. Herder, Universitätsverlag Fb, Freiburg/Br Freib/Ue, S 233–246

Wiesing U (1995) Zur Verantwortung des Arztes. Frommann-Holzboog, Stuttgart Bad Cannstatt (Reihe problemata 137)

Wimmer H (1993) Information und Beratung von Krebspatienten, Voraussetzungen und Möglichkeiten der Unterstützung von Patienten im Gespräch mit dem Arzt. In: Löning P, Rehbein J (Hrsg) Arzt-Patienten-Kommunikation. Analysen zu interdisziplinären Problemen des medizinischen Diskurses. Walter de Gruyter, Berlin New York, S 403–418

Wimmer H (1986) Die Bedeutung psychosozialer Betreuung von Patienten – Notwendigkeiten, Möglichkeiten, Folgen. In: Strotzka H, Wimmer H (Hrsg) Arzt-Patient Kommunikation im Krankenhaus. Facultas, Wien

Wimmer H (1984) Informationsbedürfnisse und Informiertheit von Patienten im Krankenhaus. Eine zusammenfassende Darstellung der Ergebnisse von Befragungen auf einer chirurgischen und einer internen Abteilung. Script, Wien

Wodak R (1995) Kommunikation zwischen Ärzt/inn/en und Patient/inn/en. Gesundheits-Oeconomica, Schriftenreihe der Österr. Gesellschaft für Gesundheitsökonomie. Vorträge des Internationalen Kongresses „Das Gewissen der Medizin", 19.–22.4.1995, S 45–58

Wodak R, Menz F, Lalouschek J (1989) Sprachbarrieren: Die Verständigungskrise der Gesellschaft. Wiener Journal Zeitungsverlag

Wolff HP (1989) Arzt und Patient. In: Sass H-M (Hrsg) Medizin und Ethik. Reclam, Stuttgart, S 184–211

Wolff HP (1991) Ethische Güterabwägung in der klinischen Medizin. In: Sass H-M, Viefhues H (Hrsg) Güterabwägung in der Medizin, ethische und ärztliche Probleme. Springer, Berlin Heidelberg New York, S 108–115

Wunderli J (1977) Ausgewählte Probleme der speziellen ärztlichen Ethik. In: Wunderli J, Weisshaupt K (Hrsg) Medizin im Widerspruch. Walter-Verlag, Olten Freiburg/Br, S 117–125

Wunderli J, Weisshaupt K (1977) Medizin im Widerspruch. Walter-Verlag, Olten Freiburg/Br

Zöllner N, Hadorn W (1986) Vom Symptom zur Diagnose. Karger, Basel

SpringerMedizin

Gerald Gatterer (Hrsg.)

Multiprofessionelle Altenbetreuung

Ein praxisbezogenes Handbuch

2003. XX, 413 Seiten. 15 Abbildungen.
Broschiert **EUR 39,80,** sFr 64,–
ISBN 3-211-83812-0

Erstmalig im deutschen Sprachraum wird in diesem Handbuch die
Altenbetreuung aus der Sichtweise von unterschiedlichen Fach-
disziplinen präsentiert. Namhafte Fachleute aus den Bereichen der
Altenpflege, Medizin, Psychologie und Therapie sowie Angehörige
von Betroffenen bzw. von Selbsthilfegruppen erläutern praxisbezogene Maßnahmen zur Lösung von leichteren bis schwerwiegenden
Problemen, die mit dem Älterwerden verbunden sind. Von den The-
menkreisen werden sowohl stationäre und ambulante Versorgungsstrukturen, Diagnostik und Therapie psychischer Erkrankungen im
Alter, als auch Rehabilitation, Kommunikation, Psychotherapie,
Palliativmedizin und alternative Betreuungsformen ausführlich
behandelt.
Dieses Praxishandbuch gibt allen professionellen Helfern der Altenpflege sowie den Angehörigen von Betroffenen einen praxisrelevanten Überblick zur Betreuung und Versorgung von älteren Menschen.

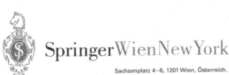
SpringerWienNewYork

Sachsenplatz 4–6, 1201 Wien, Österreich, Fax +43.1.330 24 26, e-mail: books@springer.at, Internet: **www.springer.at**
Haberstraße 7, 69126 Heidelberg, Deutschland, Fax +49.6221.345-4229, e-mail: orders@springer.de
P.O. Box 2485, Secaucus, NJ 07096-2485, USA, Fax +1.201.348-4505, e-mail: orders@springer-ny.com
Eastern Book Service, 3–13, Hongo 3-chome, Bunkyo-ku, Tokyo 113–8480, Japan, Fax +81.3.38 18 08 64, e-mail: orders@svt-ebs.co.jp

SpringerMedizin

Günther Bernatzky,
Reinhard Sittl, Rudolf Likar (Hrsg.)

Schmerzbehandlung
in der Palliativmedizin

2003. Etwa 200 Seiten. Etwa 30 Abbildungen.
Broschiert **EUR 29,80**, sFr 48,–
ISBN 3-211-83883-X
Erscheint Oktober 2003

Zur Palliativmedizin gehört neben der sozialen, psychologischen und spirituellen Begleitung der Patienten unbedingt eine gute Schmerztherapie! Diese richtet sich sowohl nach Art und Intensität der Schmerzen als auch nach der sozialen Umgebung. Neben der adäquaten Schmerztherapie ist eine ausreichende Symptomkontrolle sowie die Prophylaxe und Behandlung der Nebenwirkungen wesentlich, um die Lebensqualität schwerkranker und sterbender Menschen zu verbessern.

Nach einleitenden Kapiteln zu Fragen wie Ethik, Lebensqualität und Kommunikation folgen Grundlagenbeiträge über Klassifikation, Entstehung, Diagnostik und Messung des Schmerzes. Daran schließt eine umfassende, moderne Darstellung der medikamentösen und der nichtmedikamentösen (z.B. TENS, Biofeedback, Musik etc.) Schmerztherapiemethoden sowie der Chemo-, Hormon- und Strahlentherapie in der Palliativmedizin an. Therapieempfehlungen, umfangreiche Tabellen, Rezepturen und Dosierungsschemata sowie Fallstudien erleichtern die Umsetzung in die Praxis.

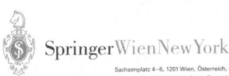

Springer Wien New York

Sachsenplatz 4–6, 1201 Wien, Österreich, Fax +43.1.330 24 26, e-mail: books@springer.at, Internet: **www.springer.at**
Haberstraße 7, 69126 Heidelberg, Deutschland, Fax +49.6221.345-4229, e-mail: orders@springer.de
P.O. Box 2485, Secaucus, NJ 07096-2485, USA, Fax +1.201.348-4505, e-mail: orders@springer-ny.com
Eastern Book Service, 3–13, Hongo 3-chome, Bunkyo-ku, Tokyo 113-8480, Japan, Fax +81.3.38 18 08 64, e-mail: orders@svt-ebs.co.jp

SpringerKrankenpflege

Trixi Rosenthaler, Annelies Fitzgerald (Hrsg.)

Was haben Sie? Was fehlt Ihnen?

Praxisorientiertes NLP im Gesundheitswesen

2003. Etwa 350 Seiten.
Broschiert **EUR 39,80**, sFr 64,–
ISBN 3-211-00826-8
Erscheint November 2003

Was haben Sie? Was fehlt Ihnen?
In diesem praktischen Buch über NLP und seine Anwendbarkeit im Gesundheitswesen denken die Autorinnen nicht nur darüber nach, welche unterschiedlichen Welten die Antworten auf diese beiden Fragen entstehen lassen, sondern sie zeigen Ihnen vor allem praxisbezogene und kompetente Einblicke in die Welt des NLP.
Neben erkenntnistheoretischen Grundlagen des „Neurolinguistischen Programmierens" präsentieren die erfahrenen NLP-Trainerinnen präzise Beschreibungen von Techniken und Methoden, hilfreiche und zielorientierte Sprachmuster, Fallbeispiele, wirkungsvolle Übungen und verständnisfördernde Metaphern. All das ist für die LeserInnen in ihrem beruflichen Umfeld anwendbar und nützlich, fördert Flexibilität und Kreativität, ermöglicht gelungene Kommunikation nach innen und außen und garantiert eine hohe Qualität der Begegnungen. Aufschlussreich, anwendbar, vergnüglich und kompetent, kurz: praxisorientiertes NLP.

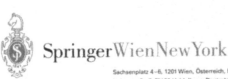
SpringerWienNewYork

Sachsenplatz 4–6, 1201 Wien, Österreich, Fax +43.1.330 24 26, e-mail: books@springer.at, Internet: **www.springer.at**
Haberstraße 7, 69126 Heidelberg, Deutschland, Fax +49.6221.345-4229, e-mail: orders@springer.de
P.O. Box 2485, Secaucus, NJ 07096-2485, USA, Fax +1.201.348-4505, e-mail: orders@springer-ny.com
Eastern Book Service, 3-13, Hongo 3-chome, Bunkyo-ku, Tokyo 113-8480, Japan, Fax +81.3.38 18 08 64, e-mail: orders@svt-ebs.co.jp

SpringerMedizin

Monique Weissenberger-Leduc

Handbuch der Palliativpflege

Dritte, vollständig überarbeitete Auflage.
2002. XVI, 189 Seiten.
Broschiert **EUR 19,90**, sFr 32,–
ISBN 3-211-83829-5

Das Handbuch der Palliativpflege befasst sich systematisch mit der Linderung von Beschwerden im letzten Lebensabschnitt des Menschen, wobei physische und soziale Aspekte integriert gesehen werden.

Die Autorin, Krankenschwester und Pflegewissenschafterin, gibt in knapper und übersichtlicher Form fachliche Pflegehinweise für Alltagssituationen mit Schwerkranken und Sterbenden. Die notwendigen, theoretischen Grundlagen werden ebenso vermittelt. Ein ausführliches Kapitel ist der Schmerzbekämpfung gewidmet, weitere behandeln die Unterstützung bei der Bewältigung anderer quälender Symptome, wie z.B. Dysphagie, Schlaflosigkeit oder Angstzustände. Dieses Buch bietet konkrete, praxisnahe Pflegemaßnahmen an und ermöglicht eine bessere Versorgung von Patienten im letzten Lebensabschnitt.

Die **dritte Auflage** wurde vollständig überarbeitet, aktualisiert, und neue Kapitel über Ziele der Palliativpflege, komplementäre pflegerische Maßnahmen sowie über einige wichtige Symptome wurden hinzugefügt.

„... Das Buch bietet konkrete, praxisnahe Pflegemaßnahmen und ermöglicht eine bessere Versorgung von Patienten im letzten Lebensabschnitt." DoktorinWien

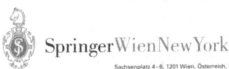

SpringerWienNewYork

Sachsenplatz 4–6, 1201 Wien, Österreich, Fax +43.1.330 24 26, e-mail: books@springer.at, Internet: www.springer.at
Haberstraße 7, 69126 Heidelberg, Deutschland, Fax +49.6221.345-4229, e-mail: orders@springer.de
P.O. Box 2485, Secaucus, NJ 07096-2485, USA, Fax +1.201.348-4505, e-mail: orders@springer-ny.com
Eastern Book Service, 3–13, Hongo 3-chome, Bunkyo-ku, Tokyo 113–8480, Japan, Fax +81.3.38 18 08 64, e-mail: orders@svt-ebs.co.jp

Springer-Verlag
und Umwelt

ALS INTERNATIONALER WISSENSCHAFTLICHER VERLAG
sind wir uns unserer besonderen Verpflichtung der
Umwelt gegenüber bewusst und beziehen umwelt-
orientierte Grundsätze in Unternehmensentschei-
dungen mit ein.

VON UNSEREN GESCHÄFTSPARTNERN (DRUCKEREIEN,
Papierfabriken, Verpackungsherstellern usw.) verlangen wir, dass sie sowohl beim Herstellungsprozess
selbst als auch beim Einsatz der zur Verwendung
kommenden Materialien ökologische Gesichtspunkte berücksichtigen.

DAS FÜR DIESES BUCH VERWENDETE PAPIER IST AUS
chlorfrei hergestelltem Zellstoff gefertigt und im
pH-Wert neutral.